MANUEL PRATIQUE

DE

MÉDECINE LÉGALE,

Librairie médicale de Germer Baillière.

Ouvrages du même Auteur.

LA NYMPHOMANIE peut-elle être une cause d'interdiction, ou les faits qui tendraient à l'établir sont-ils non pertinents? Examen médico-légal de cette question, in-8. 1856.   1 fr.

MÉMOIRE SUR LA POLICE DES CIMETIÈRES, in-8.   1 fr.

EXAMEN MICROSCOPIQUE DU SPERME DESSÉCHÉ SUR LE LINGE ou sur les tissus de nature et de coloration diverses (Mémoire qui a obtenu la médaille d'or du prix de médecine légale proposé pour l'année 1859, par la Société des *Annales d'hygiène et de médecine légale*), in-8, avec une planche gravée, 1859.   2 fr.

DE LA NÉCESSITÉ DES ÉTUDES PRATIQUES EN MÉDECINE LÉGALE. 1840, in-8 br.   2 fr.

MÉMOIRE SUR LA TOPOGRAPHIE MÉDICALE du quatrième arrondissement de Paris, recherches historiques et statistiques sur les conditions hygiéniques des quartiers qui composent cet arrondissement. 1842, in-8, avec 5 cartes.   5 fr.

BARTHEZ et RILLIET. Traité clinique et pratique des maladies des enfants, par MM. les docteurs *Barthez* et *Rilliet*, anciens internes de l'hôpital des Enfants-Malades. 1843, 3 forts vol. in-8.   21 fr.

BRIERRE DE BOISMONT. Manuel de médecine légale. 1835. 1 fort vol. in-18 broché.   2 fr. 50 c.

CHAUSSIER. Médecine légale, recueil de mémoires, consultations et rapports contenant: 1º la manière de procéder à l'ouverture des corps, et spécialement dans les cas de visites judiciaires; 2º plusieurs rapports judiciaires, suivis d'observations et remarques sur les omissions, les erreurs, les négligences, les obscurités, les vices de rédaction ou de raisonnement qui s'y rencontrent; 3º des rapports sur plusieurs cas d'empoisonnement; 4º des considérations médico-légales sur l'ecchymose, la sugillation, la contusion, la meurtrissure, les blessures, etc.; 1858, 1 vol. in-8, 6 pl.   6 fr.

DEVERGIE (Alph.). Médecine légale théorique et pratique; par *Devergie*, agrégé de la Faculté de médecine de Paris, médecin de l'hôpital Saint-Louis, professeur de médecine légale et de chimie médicale, avec le texte et l'interprétation des lois relatives à la médecine légale, revus et annotés par J.-B. DEHAUSSY de ROBECOURT, conseiller à la Cour de cassation. 1840, 3 vol. in-8, 2e édition, très augmentée.   21 fr.

FABRE. DICTIONNAIRE DES DICTIONNAIRES DE MÉDECINE, ou Traité complet de médecine et de chirurgie pratiques. 1840 à 1842. 8 vol. in-8. 50 fr.

FODÉRÉ. Essai médico-légal sur les diverses espèces de folie vraie, simulée et raisonnée, sur leurs causes et les moyens de les distinguer, sur leurs effets *excusants* ou *atténuants* devant les tribunaux, et sur leur association avec les penchants au crime et plusieurs maladies physiques et morales. 1832, 1 vol. in-8.   5 fr.

MARCHESSAUX. Manuel d'anatomie générale. 1843, 1 vol. gr. in-18, jésus, br.   3 fr. 50 c.

MARCHESSAUX. Manuel d'anatomie pathologique. 1843, 1 vol. gr. in-18, br.   3 fr. 50 c.

Paris. — Imprimerie de Bourgogne et Martinet, rue Jacob, 30.

MANUEL PRATIQUE

DE

MÉDECINE LÉGALE

PAR

M. Henri BAYARD,

Docteur en Médecine de la Faculté de Paris,
Inspecteur (suppléant) de la vérification des décès de la ville de Paris, médecin-expert
près les tribunaux, membre de plusieurs Sociétés savantes.

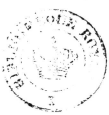

PARIS.

GERMER BAILLIÈRE, LIBRAIRE-ÉDITEUR,

RUE DE L'ÉCOLE-DE-MÉDECINE, 17.

LONDRES.	**LYON.**
H. Baillière, 219, Regent street.	Savy, 48, quai des Célestins.
LEIPZIG	**FLORENCE.**
Brockhaus et Avenarius, Michelsen.	Ricordi et Cᵉ, libraires.
MONTPELLIER.	**BRUXELLES.**
Castel, Sevalle, libraires.	Périchon, rue de la Montagne.

1845.

PRÉFACE.

La médecine légale a profité du mouvement de progrès qui depuis le commencement de ce siècle a été imprimé à toutes les sciences dont elle fait application. Des questions d'une haute importance ont été étudiées avec grand soin, et leur solution pratique en est devenue moins difficile : aussi les médecins sont-ils consultés aujourd'hui par la justice beaucoup plus souvent qu'ils ne l'étaient il y a vingt ans.

Tous les médecins possèdent-ils les connaissances médico-légales pratiques nécessaires pour assister les magistrats dans les investigations judiciaires ? L'expérience de chaque jour démontre malheureusement qu'il n'en est pas ainsi, et que des études spéciales, théoriques et pratiques sont indispensables aux médecins-experts.

J'ai déjà cherché (1) les causes de ce grave inconvénient, et je crois avoir démontré qu'elles prennent leur source première dans l'insuffisance des études pratiques en médecine légale, et dans l'absence complète d'une organisation des médecins rapporteurs. J'appelle de tous mes vœux une réforme si facile à établir, et dont nos voisins d'outre-Rhin nous ont déjà depuis longtemps donné l'exemple par l'institution des *physicats* ou emplois médicaux publics. M. le docteur H. Roger (2), dans son intéressant Rapport au ministre de l'instruction publique, sur l'organisation de la médecine en Allemagne, nous a fait connaître les conditions exigées du médecin *physicus* et les avantages de cette position.

Les traités de médecine légale qui ont été publiés successivement sont autant de monuments de la science dont ils ont constaté les progrès. Si on compare entre eux ces ouvrages, on reconnaît que le plus récent se compose de tous les travaux antérieurs, auxquels l'auteur a ajouté les recherches qui lui sont propres.

Le *Traité de médecine légale* de M. Devergie a été réimprimé en 1840 ; et comme on doit supposer qu'il est le plus complet, j'en dirai quelques mots.

Ce recueil, laborieusement fait, présente les avantages de

(1) *De la nécessité des études pratiques en médecine légale*, in-8. J.-B. Baillière. 1840.

(2) *Annal. d'Hyg.*, t. XXVIII; p. 451. 1832.

certaines collections encyclopédiques, qui sont une source précieuse pour ceux qui savent y puiser ; mais il en a aussi les défauts, la longueur et l'obscurité. On peut reprocher en outre à M. Devergie la forme vicieuse et le mode de rédaction qu'il a adoptés.

Dans l'intention, sans doute, d'être complet, ce médecin a extrait et reproduit plus ou moins textuellement de tous les ouvrages spéciaux tous les documents qui lui ont paru utiles ; mais il n'en fait pas toujours connaître l'origine, de sorte que l'opinion personnelle des auteurs se confondant avec celle de M. Devergie, le lecteur ne peut souvent discerner à qui appartient celle qui paraît prévaloir.

L'obscurité de certaines parties dépend aussi de l'accumulation des rapports qui ont été consignés comme des *modèles à suivre*. Or, on sait combien les faits en médecine légale sont loin d'être identiques, et quelle est l'importance des détails les plus minutieux sur les conclusions à en tirer ; c'est donc à l'expérience du médecin qu'il appartient de faire à *l'espèce* qui lui est soumise une juste application des principes généraux de la science, et la citation répétée de ces *modèles* entraîne à l'hésitation les personnes qui ont besoin d'être guidées dans les recherches médico-légales.

D'un autre côté, on sait aussi quelles modifications et quels perfectionnements ont subis dans ces derniers temps les procédés de recherche et d'analyse chimique actuellement employés ; il en résulte que l'auteur présente dans les rapports qu'il donne comme *modèles* des procédés d'analyse dont l'expérience a démontré aujourd'hui l'insuffisance ou l'inexactitude, et qui sont remplacés par des méthodes plus simples et plus sûres.

Le *Manuel complet de médecine légale*, publié sous le nom du docteur Briand, est un résumé assez habilement fait des principaux ouvrages spéciaux publiés il y a quelques années ; mais outre que ce manuel n'est plus au courant de la science, il n'est qu'une compilation, et il manque d'unité dans sa rédaction. Comme les opinions des auteurs de législation sont cités avec de grands détails, lorsque l'importance des questions m'a paru le mériter, j'ai extrait quelques uns des commentaires rapportés dans cet ouvrage.

Mon but, en écrivant un *Manuel pratique de médecine légale*, a été de présenter au lecteur l'ensemble des règles à suivre dans l'*étude pratique* des questions multipliées, si délicates et si diverses qui composent cette science.

Afin d'éviter les défauts que j'ai signalés dans les ouvrages de MM. Devergie et Briand, et tout en m'efforçant de ne rien omettre, une concision très grande dans la rédaction m'était indispensable : aussi, en citant les opinions des auteurs spéciaux, ai-je eu le soin de ne pas les altérer par des extraits incomplets ou incorrects, mais de noter avec une scrupuleuse exactitude les indications bibliographiques.

Le lecteur peut alors recourir aux sources, et approfondir chacune des questions dont l'étude particulière exige de si nombreuses recherches.

Le médecin, l'avocat, le juré qui veut s'initier à la connaissance des applications médico-légales, ou qui a occasion de les mettre en pratique, a besoin d'être guidé dans le mode d'exécution ou dans l'appréciation des faits pour lesquels il est appelé à donner son jugement ; ce ne sont donc pas des discussions lourdes et confuses qui pourront l'éclairer, mais des règles générales, simples et précises.

Mais, objectera-t-on, en médecine légale les faits sont tellement variés qu'il n'y a pas de règles possibles.

Cette assertion ne me paraît pas juste : en médecine légale, comme en pathologie, interne ou externe, comme en accouchements, etc., un grand nombre de faits apparaissent fréquemment dans un tel état de simplicité, que l'appréciation en est en quelque sorte tracée à l'avance ; des préceptes généraux peuvent donc être formulés et suivis sans difficultés. Lorsqu'au contraire les faits sont compliqués, obscurs, il ne suffit pas d'avoir sous les yeux des observations présentées comme modèles *à suivre*, car les circonstances ne sont pas tellement identiques ou analogues, que l'on puisse appliquer à ces faits des conclusions toutes imprimées à l'avance. Il est évident que, dans ces cas, une longue pratique des expertises médico-légales, de l'expérience et de la sagacité, sont nécessaires au médecin pour lui permettre de distinguer ce que les faits présentent d'obscur ou de contradictoire.

Je me suis attaché dans ce manuel à traiter avec détails

toutes les questions médico-légales qui sont le plus fréquemment le sujet d'expertises : le chapitre des blessures, celui des attentats à la pudeur, la grossesse, l'accouchement, l'infanticide, m'ont paru mériter des développements particuliers.

Sous le titre d'*Examen des taches qui peuvent être l'objet de recherches médico-légales dans les expertises judiciaires*, j'ai résumé tous les procédés d'analyse chimique et microscopique conseillés par les auteurs, et j'y ai joint les recherches qui me sont propres.

M. Decaye, jeune chimiste habitué aux manipulations toxicologiques, a bien voulu m'assister dans la rédaction du chapitre des empoisonnements.

Ici, surtout, la description des procédés usuels et pratiques demandait à être traitée avec clarté et précision, sans omettre aucun des caractères minutieux sur lesquels se base la science. Le lecteur reconnaîtra avec quel soin cette partie de l'ouvrage a été faite.

J'ai eu recours à tous les ouvrages classiques de médecine légale, ainsi qu'aux mémoires spéciaux publiés dans les *Annales d'Hygiène*. Le *Traité de Médecine légale*, et la dernière édition de la *Toxicologie* de M. Orfila, m'ont fourni de nombreux documents.

J'ai puisé dans une pratique de sept années auprès des tribunaux certains faits dont je présente les rapports, non pas comme des *modèles*, mais simplement comme des exemples de la méthode à suivre dans leur rédaction, qui varie selon chacune des questions médico-légales auxquelles ils se rattachent.

Les conseils bienveillants et l'amitié de M. le docteur Ollivier (d'Angers) m'avaient guidé au début de ma carrière médicale ; les avis et l'expérience d'un maître aussi habile ne m'ont pas fait défaut, et je suis heureux de pouvoir lui témoigner publiquement ici toute ma reconnaissance.

MM. les professeurs Adelon, Orfila, Chevallier, ont eu l'obligeance de me communiquer leurs leçons et leurs travaux ; je me suis efforcé de profiter des documents précieux qu'ils ont bien voulu mettre à ma disposition.

MANUEL PRATIQUE

DE

MÉDECINE LÉGALE.

INTRODUCTION.

La médecine légale est la médecine considérée dans ses rapports avec l'institution des lois et l'administration de la justice. Telle est la définition la plus étendue que l'on puisse donner de cette science ; elle est plus complète, plus exacte que celle qui a été donnée par M. Devergie : « La médecine légale est l'art d'appliquer les documents que nous fournissent les sciences physiques et médicales à la confection de certaines lois, à la connaissance et à l'interprétation de certains faits en matière judiciaire. »

Je n'ai pas l'intention de m'occuper des applications que fournissent les connaissances médicales à l'institution des lois : ce n'est que rarement que l'on pense à consulter les médecins ; cependant, il est nécessaire de savoir combien de questions importantes de législation sont basées sur les documents que fournit la science de la médecine.

M. le professeur Adelon divise, dans ses cours, la médecine légale législative en six sections. Cette classification me paraît être la plus complète et la plus méthodique. Je me bornerai à exposer les titres.

Médecine légale législative. — Questions relatives à l'*âge.* On doit étudier, 1° ce que la loi a établi pour l'âge dans les familles ; 2° la question de la majorité civile ; 3° l'âge

1

auquel la loi assigne la responsabilité civile ; 4° l'âge auquel la loi permet le mariage ; 5° celui auquel on devient passible du service militaire ; 6° l'âge pour la capacité politique ; 7° l'âge auquel les peines ou les charges ont été diminuées ou abolies.

En ce qui a rapport au *sexe :*

L'homme et la femme diffèrent par leur condition individuelle , aussi les femmes sont-elles affranchies des charges civiles; — les peines sont moindres. — On leur a conservé certains droits, — la tutelle , — l'administration personnelle des biens.

La loi a dû aussi avoir égard aux conditions physiques, intellectuelles et morales.

Il est des lois qui font de la maladie un motif de dispense des charges sociales; d'autres lois retirent la capacité civile. Dans les cas d'aliénation , par exemple , elles ne reconnaissent pas de crimes dans les actes commis par les aliénés; mais prescrivent leur séquestration. Des dispositions particulières sont prises aussi pour les maladies *endémiques* , *épidémiques* , *contagieuses*.

La loi punit ceux qui, volontairement ou involontairement , causent une maladie externe ou interne.

Viennent ensuite les lois qui concernent la *naissance* , le *mariage* , la *mort*. J'aurai occasion de citer la plupart des dispositions législatives qui ont rapport à ces trois questions.

La médecine légale, ai-je dit, est la médecine considérée dans ses rapports *avec l'administration de la justice.*

Ces applications sont si nombreuses, que l'on a dû faire plusieurs divisions dans leur étude. Ainsi , l'*hygiène* embrasse toutes les questions de salubrité, et beaucoup de dispositions administratives.

La *médecine légale* civile comprend les applications de la médecine aux lois que j'ai tout-à-l'heure dit concerner la naissance, le mariage et la mort. C'est là que se rangent les questions de viabilité, d'impuissance, de mort apparente. Vient enfin la *médecine légale criminelle*, qui étudie spécialement les blessures, l'assassinat, le viol, l'empoisonnement.

NOTIONS HISTORIQUES SUR LA MÉDECINE LÉGALE.

La médecine légale est une science récente ; car elle ne pouvait se développer qu'après les progrès de l'anatomie, de la physiologie, de l'histoire naturelle, de la chimie, enfin de toutes les sciences dont elle est l'application ; elle devait aussi être la conséquence des législations diverses.

La législation romaine (Digeste) consultait quelquefois les médecins à l'occasion de l'opération césarienne sur les femmes mortes enceintes.

Jusqu'en 1532, époque à laquelle Charles-Quint rendit une ordonnance qui exigeait l'intervention des médecins dans les procédures criminelles, on ne découvre aucune trace de médecine légale. Mais bientôt en Italie, *Fortunatus (Fidelis), Zibirius, (Paul) Zacchias;* — en Allemagne, *Jean Bohn, Bernard Valentini, Jean Weyer, Deucher,* publièrent des traités qui renfermaient les décisions raisonnées des plus célèbres Facultés.

En France, *Ambroise Paré* fit paraître en 1575 le premier ouvrage de médecine légale. *Pineau, Vincent Tagereau, Nicolas Blegny,* s'en occupèrent aussi.

En 1692, Louis XIV rendit un édit qui créait des médecins-experts jurés dans toutes les villes du royaume, pour rédiger les rapports, *tant en conséquence d'ordonnance de justice que de dénonciation de corps morts ou blessés.* Il y avait des matrones pour visiter les femmes (1).

(1) On trouvera des détails historiques intéressants dans les ouvrages suivants :
CHAUMETON, *Esquisse historique de la Médecine légale en France.* Paris, 1806.
MENDE (L. J, C.), *Hist. de la Méd. légale.* Leipzig, in-8, 1819,

Depuis la fin du dernier siècle, la médecine légale a fait des progrès réels ; et parmi les médecins qui ont le plus contribué à son développement, on peut citer : *Louis-Antoine Petit, Lorry, Salvin, Delafosse, Royer-Collard, Marc, Mahon, Foderé*, à Strasbourg, *Chaussier, Prunelle, Orfila, Ollivier* (d'Angers), *Devergie*.

Classifications. — L'étude des points de médecine légale a été prise par quelques auteurs dans la législation : ainsi Hebenstreit, Ludwig, Plenk, Muller, l'ont divisée en *droit canonique, criminel, civil ;* mais cette division ne peut pas s'appliquer à tous les pays et à toutes les époques, car les lois sont différentes.

Foderé, Royer-Collard, ont suivi à peu près la même classification ; le droit canonique est remplacé par le droit administratif. M. Prunelle a partagé cette étude en quatre classes selon le sujet de l'expertise, soit que l'on ait à examiner un homme ou une femme vivant ou mort, soit enfin qu'il s'agisse des questions médico-législatives.

Mahon, MM. Orfila, Devergie, n'ont adopté aucun ordre.

M. Adelon a choisi une classification mixte, qui est le développement modifié de celle indiquée par M. Prunelle.

1re SECTION. — *Toutes les questions médico-légales qui peuvent être faites sur l'homme et sur la femme morts ou vivants.*

Détermination de l'âge,
Identité,
Blessures.

2e SECTION. — *Questions médico-légales qui ne concernent que des individus vivants.*

Vices de conformation.

Appréciation de la fonction génitale.
{ Fécondité,
Stérilité,
Puissance,
Impuissance.

Appréciation mentale de l'individu.

Maladies provoquées ,
— prétextées ,
— simulées ,
— dissimulées ,
— imputées.

Explication de l'article 1975, Code civ.

3e SECTION. — *Questions légales au sujet des cadavres.*

Distinction de la mort réelle ou apparente , détermination de l'époque de la mort , examen des divers genres de mort.

4e SECTION.— *Questions qui ne concernent que l'homme.*

Exemption du service militaire.

5e SECTION.— *Questions qui n'ont trait qu'à la femme.*

Grossesse ,
Accouchement ,
Copulation ,
Viol ,
Pédérastie.

6e SECTION.— *Questions relatives à l'enfant nouveau-né.*

Le produit de l'accouchement est-il un produit de conception ? A quelle époque a eu lieu la grossesse ? L'enfant est-il mort avant, pendant ou après l'accouchement ? Est-il né vivant ? A-t-il vécu le temps de la gestation ? Depuis combien de temps est-il mort ? Est-il légitime ? Infanticide.

7e SECTION. — *Recherches des poisons.*

Enfin, certificats , — rapports. — autopsies.

Tel est l'ordre suivi par M. Adelon dans le cours qu'il professe à la Faculté de médecine de Paris. Cette classification a le mérite d'être la plus complète, et elle permet

1.

d'étudier chaque question avec tous les développements qu'elle comporte, en évitant des répétitions qui entraînent presque toujours avec elles de la confusion et de l'obscurité.

Dans un cours ou dans un ouvrage en plusieurs volumes, le temps et l'espace permettent au professeur et à l'auteur de s'appesantir sur des détails minutieux, de nombrer des faits; mais en adoptant le format d'un manuel, et en me bornant à un petit nombre de pages, je me suis efforcé de traiter toutes les questions de la manière la plus complète, et je les ai étudiées sous le rapport le plus pratique.

Après avoir indiqué les cas dans lesquels les médecins sont tenus d'obtempérer aux réquisitions de l'autorité administrative et judiciaire, j'ai tracé les règles qui doivent servir d'une manière générale à la rédaction des certificats, des rapports et des consultations médico-légales. Quelques avis sur les dépositions orales précèdent des considérations sur la responsabilité médicale. Je termine cette introduction par la citation des articles du décret qui a réglé le tarif des honoraires des experts en matière criminelle.

Je traite successivement de la détermination des âges, — de l'identité, — des blessures, — de la mort, — de l'asphyxie, — de la putréfaction, — des exhumations.

Les attentats à la pudeur, — le mariage, — la grossesse, — l'accouchement, — toutes les questions relatives à l'enfant nouveau-né, — l'infanticide, composent la seconde partie.

Les maladies provoquées, prétextées, simulées, dissimulées, imputées, — les causes d'exemption du service militaire, — l'appréciation de l'état mental, sont comprises dans la troisième partie.

Enfin l'empoisonnement et la recherche des substances toxiques complètent l'étude des questions médico-légales.

§ Ier.— Les médecins sont-ils tenus d'obtempérer aux réquisitions de l'autorité administrative et judiciaire?

Cod. d'inst. crimin. Art. 8. La police judiciaire recherche les crimes, les délits et les contraventions, en rassemble les preuves, et en livre les auteurs aux tribunaux chargés de les punir.

Art. 29. Toute autorité constituée, tout fonctionnaire ou officier public, qui, dans l'exercice de ses fonctions, acquiert la connaissance d'un crime ou d'un délit, est tenu d'en donner avis sur-le-champ au procureur du roi près le tribunal dans le ressort duquel ce crime ou délit aura été commis, ou dans lequel le prévenu pourrait être trouvé, et de transmettre à ce magistrat tous les renseignements, procès-verbaux et actes qui y sont relatifs.

Art. 30. Toute personne qui a été témoin d'un attentat, soit contre la sûreté publique, soit contre la vie ou la propriété d'un individu, est pareillement tenue d'en donner avis au procureur du roi, soit du lieu du crime ou délit, soit du lieu où le prévenu pourra être trouvé.

Art. 43. Le *procureur du roi*, lorsqu'il se transporte sur les lieux, *se fait accompagner, au besoin, d'une ou de deux personnes présumées, par leur art ou profession, capables d'apprécier la nature et les circonstances du crime ou délit.*

Art. 44. S'il s'agit d'une mort violente, ou d'une mort dont la cause soit inconnue et suspecte, *le procureur du roi se fait assister d'un ou de deux officiers de santé qui font leur rapport sur les causes de la mort et sur l'état du cadavre.* — Les personnes appelées dans les cas du présent article et de l'article précédent, prêtent devant le procureur du roi le serment de faire leur rapport et de donner leur avis en leur honneur et conscience.

Dans le cas de flagrant délit ou de réquisition d'un chef de maison, les juges d'instruction, les juges de paix, les officiers de gendarmerie, les commissaires de police, les maires et adjoints de maire, peuvent, en l'absence du procureur du roi ou délégués par lui, agir comme il le ferait lui-même, *dans les mêmes formes et suivant les mêmes règles.* Ils *peuvent* comme lui, dans le cas de l'art. 43, et ils *doivent*, dans le cas de l'art. 44, se faire accompagner d'un ou de deux officiers de santé, d'une ou de deux personnes présumées capables d'apprécier la nature et les circonstances du crime ou délit. Requis par l'une de ces autorités, l'homme de l'art n'a pas à en discuter la compétence, ni à rechercher si elle n'empiète pas sur les pouvoirs d'un autre agent judiciaire.

Aux termes de l'art. 10, les préfets des départements, et à Paris le préfet de police, peuvent aussi faire personnellement, ou requérir les officiers de police judiciaire, chacun en ce qui le concerne, de faire tous actes nécessaires à l'effet de constater les crimes, délits et contraventions, et d'en livrer les auteurs aux tribunaux.

Mais indépendamment de cette assistance des médecins, chirurgiens, etc., réclamée par la loi dans les premiers moments de la connaissance d'un crime ou délit, il arrive souvent aussi que le juge d'instruction invoque leurs lumières dans le cours de ses opérations, et qu'au jour des débats ils sont appelés par le président, soit pour donner des explications sur les faits qu'ils ont précédemment observés et qui se trouvent consignés dans leurs précédents rapports, soit pour procéder à de nouvelles investigations, ou pour émettre leur avis sur quelques questions qui se rattachent à leur art ou profession. Il peut arriver aussi que des médecins soient cités à titre de simples *témoins*, et tout-à-fait en dehors de leur profession, pour donner des renseignements sur quelques circonstances d'un crime ou délit dont ils ont pu avoir connaissance.

On doit établir une distinction importante.

Il est évident que lorsqu'ils sont cités comme *témoins*, les médecins ne peuvent se dispenser de comparaître et de faire leur déposition, sans encourir les peines portées par les articles 80, 304, 355 du Code d'instruction criminelle. Mais lorsque, dans le cours de l'instruction et des débats d'une affaire, ils sont requis pour procéder à une expertise, ils ne sont pas tenus d'accepter la mission qui leur est donnée ; et s'ils ne se présentent pas au jour et à l'heure indiqués, ils sont remplacés sur-le-champ, sans être passibles d'aucune peine. Si, au contraire, ils avaient accepté la mission, et si, après avoir prêté serment, ils refusaient de la remplir, ils pourraient être condamnés à tous les frais frustratoires, et même à des dommages-intérêts (art. 355).

Dans le cas des articles 36 et 42, et généralement toutes les fois que les magistrats ou l'autorité administrative (préfets, sous-préfets, maires et adjoints) réclament pour des services urgents l'assistance des hommes de l'art, ceux-ci peuvent-ils refuser de répondre à l'appel qui leur est fait, sans encourir l'application du 12e paragraphe de l'art 475 du Code pénal?

Seront punis d'une amende de 6 à 10 fr. (sans préjudice de peines plus graves, s'il y a lieu) ceux qui, le pouvant, auront refusé de faire le service ou de prêter le secours dont ils auront été requis dans les circonstances d'accidents ou de calamités, dans les cas de flagrant délit, etc.

Je partage l'opinion du docteur Fr.-Ph.-Jos. Cambrelin (1), qui pense qu'aucune loi spéciale n'impose aux médecins l'obligation d'obéir *comme médecins* aux réquisitions des officiers du parquet et des agents de la police judiciaire, et que l'art. 475 ne s'applique qu'à tous les individus, *comme citoyens* et *pouvant* employer leurs forces physiques, dans les travaux, services et secours pour lesquels ils sont requis.

L'expertise doit avoir été acceptée par le médecin pour qu'il se trouve passible de l'art. 355, et son refus ne peut entraîner contre lui l'application d'aucune peine. Je pose

_____
(1) *Annales d'Hyiène*, t. XXIV, p. 407. 1840.

ici le principe ; mais je dois observer qu'il est bien rare que la plupart des médecins n'acceptent pas une mission dont ils ne comprennent peut-être pas tout d'abord l'extrême importance. Que ceux qui voudraient récuser cette grave responsabilité, sachent donc bien qu'ils peuvent dans certains cas refuser d'obtempérer à la réquisition de l'autorité !

§ II. — Des certificats.

Un certificat n'est que l'attestation d'un fait ; il peut être donné sans aucune formalité ; mais s'il n'est pas l'expression de la vérité, la loi punit sévèrement celui qui l'a procuré.

Tout médecin, chirurgien, ou autre officier de santé, qui, pour favoriser quelqu'un, certifiera faussement des maladies ou infirmités propres à dispenser d'un service public, sera puni d'un emprisonnement de deux ans à cinq ans. — S'il y a été mû par dons ou promesses, il sera puni du bannissement ; les corrupteurs seront, en ce cas, punis de la même peine. (Art. 160, Code pénal.)

Lorsqu'il sera constaté par le certificat d'un officier de santé que des témoins se trouvent dans l'impossibilité de comparaître sur la citation qui leur aura été donnée, le juge d'instruction se transportera en leur demeure, quand ils habiteront dans le canton de la justice de paix du domicile du juge d'instruction, etc. — Si ce témoin, auprès duquel le juge se sera transporté, n'était pas dans l'impossibilité de comparaître sur la citation qui lui avait été donnée, le juge décernera un mandat de dépôt contre le témoin et contre l'officier de santé qui aura délivré le certificat ci-dessus mentionné.

Il résulte des termes de l'article 160, que pour qu'il y ait lieu de l'appliquer, il faut que le certificat ait pour but de dispenser d'un service *public*, tel que le service militaire, les fonctions de témoin, de juré, etc. Il faut aussi qu'il soit bien constant qu'il n'y a point eu , de la part du médecin ; erreur involontaire ou ignorance ; et encore ne suffit-il pas que le médecin ait certifié *faussement* des maladies ou infirmités , il faut qu'elles soient de nature à soustraire l'individu au service public auquel il est appelé. Enfin , pour que l'on fasse au médecin application du deuxième paragraphe de cet article , il faut qu'il soit bien prouvé qu'il a été mû par dons ou promesses ; que ces dons ou promesses n'ont pas été le salaire légitime de sa profession.

En matière civile ou administrative , si un certificat , dans lequel des faits sont attestés faussement, est de nature à léser les intérêts de tiers (par exemple , si un certificat constate faussement une aliénation mentale , dans l'intention de provoquer une interdiction , ou bien entraîne l'autorité administrative à faire fermer un établissement industriel, à raison de prétendus inconvénients qui n'existeraient réellement pas), ce ne serait pas l'article 160 qui serait applicable , mais l'article 162. Or , cet article porte que les faux certificats d'où il pourrait résulter , soit lésion envers des tiers , soit préjudice envers le trésor royal , seront punis , selon qu'il y aura lieu , d'après les dispositions des §§ 3 et 4 de la première section du chapitre 3 du Code pénal , relatifs aux faux en écritures publiques ou authentiques , et aux faux en écritures privées , qui entraînent la peine des travaux forcés à temps ou de la réclusion.

En matière criminelle , les rapports ou certificats argués de faux entraîneraient l'application de l'article 361.

Quiconque sera coupable de faux témoignage en matière criminelle, soit contre l'accusé, soit en sa faveur, sera puni de la peine des travaux forcés à temps. — Si néanmoins l'accusé a été condamné à une peine plus forte que celle des travaux forcés à temps , le faux témoin qui a déposé contre lui subira la même peine.

C'est devant la Cour d'assises que serait traduit le médecin ou chirurgien qui, étant chargé de la visite de jeunes soldats lors du recrutement, se serait fait donner ou aurait accepté une somme d'argent ou un présent quelconque. La Cour de cassation a jugé plusieurs fois que, dans ce cas, le médecin étant revêtu d'un caractère public, le fait qui lui était imputé ne constituait pas un simple délit d'escroquerie, mais le crime de corruption prévu par l'article 177.

On voit combien la faiblesse avec laquelle on agirait en cédant à des considérations de reconnaissance ou d'obligeance peut avoir de graves conséquences. Mais la loi a voulu protéger le médecin contre la surprise que l'on pourrait faire de son nom dans cet acte en apparence si simple d'un certificat. L'article 159 du Code pénal est ainsi conçu :

Toute personne qui, pour se rédimer elle-même ou en affranchir une autre d'un service public quelconque, fabriquera, sous le nom d'un médecin, chirurgien ou autre officier de santé, un certificat de maladie ou d'infirmité, sera punie d'un emprisonnement de deux à cinq ans.

Un certificat doit être rédigé en termes simples et clairs; il doit énoncer avec exactitude les nom, prénoms, âge, profession et demeure de la personne que l'on veut désigner, et préciser la maladie ou le fait que l'on certifie. Dans la plupart des cas, le certificat devra être écrit sur papier timbré, et légalisé par le maire, le juge de paix, ou le sous-préfet du lieu habité par le médecin.

Exemple de certificat.

Je soussigné, Henri-Louis Bayard, docteur en médecine, certifie que, le 16 octobre 1839, j'ai été appelé à donner mes soins à M. R... Hippolyte-Louis, âgé de trente-trois ans, demeurant rue de Richelieu, n° 29, qui venait d'être renversé par une voiture.

M. R... se plaignait d'une vive douleur dans le poignet

et dans l'avant-bras droit. J'ai constaté les traces d'une contusion récente sans excoriation ni plaie, et un gonflement considérable de ces parties. L'application de vingt sangsues, des topiques émollients, ont été prescrits, ainsi que les autres soins qui m'ont paru nécessaires. M. R... ne sera pas en état de reprendre ses occupations habituelles avant une dizaine de jours.

En foi de quoi j'ai délivré le présent certificat pour servir ce que de raison.

H. BAYARD, D. M. P.

Paris, 17 octobre 1839.

§ III. — Des rapports.

Un rapport, en médecine légale, est un acte rédigé par un ou plusieurs médecins à la requête de l'autorité judiciaire ou administrative, pour constater certains faits, les détailler avec soin, et en déduire les conséquences.

Un pareil acte sert à éclairer les magistrats sur des faits qu'ils ne peuvent apprécier ; et les conclusions ont une grande influence sur la marche qu'ils impriment à la procédure. La loi a exigé une garantie, et elle a voulu que le médecin prêtât serment devant un magistrat, de bien et fidèlement remplir la mission qui lui est confiée ; l'omission de cette formalité peut être quelquefois une cause de nullité dans les jugements rendus.

On voit combien le *rapport* diffère du *certificat*.

On distingue les rapports d'après leur nature. On appelle rapports *judiciaires* ceux qui sont demandés par les magistrats dans la poursuite des délits et des crimes.

Les rapports *administratifs* ont pour but d'éclairer l'autorité administrative, et ils sont requis par elle à l'occasion des demandes qui lui sont adressées pour l'établissement des fabriques, usines, dépôts, qui peuvent avoir des inconvénients pour la salubrité publique.

2

Dans les grandes villes comme Paris, Rouen, Bordeaux, il existe, sous le nom de Conseil de salubrité, une réunion de médecins, de chimistes, d'ingénieurs, qui donnent leur avis sur toutes les questions d'hygiène et de salubrité qui leur sont soumises par l'autorité administrative.

Les rapports d'*estimation* ont pour objet l'appréciation d'honoraires demandés pour soins donnés, ou médicaments fournis par les médecins et pharmaciens, lorsqu'il y a contestation.

On peut suivre les règles qui ont été indiquées par Devaux, et qui consistent :

1° A marquer à la marge du mémoire ou de la note son opinion sur chaque article.

2° Si l'on réduit le prix, la somme modifiée doit être écrite en chiffres.

3° Lorsqu'on ne trouve rien à retrancher, on met en marge le mot *bon*.

4° Dans l'appréciation des honoraires réclamés par la partie intéressée, il faut avoir égard à la nature et à la gravité de la maladie; aux soins qu'elle a dû nécessiter; à sa durée; aux pansements dont elle a été l'objet; à la proximité ou à l'éloignement du malade, et surtout à sa fortune et à son rang dans la société.

5° Quand il s'agit de la fourniture de médicaments, on doit adopter le prix moyen auquel les substances sont débitées chez les pharmaciens du pays.

Rapports judiciaires. Ces rapports se composent de trois parties : le préambule, la description des faits, les conclusions.

Le *préambule* est une formule commune à beaucoup d'actes; il comprend : 1° les noms et prénoms, le domicile, les titres et qualités des experts; 2° la dénomination du magistrat qui a requis; 3° la nature et le sujet de l'expertise; 4° l'indication du jour et de l'heure, ainsi que du lieu où l'on s'est transporté.

La *description des faits* doit être exposée avec méthode et clarté ; ces qualités ne s'acquièrent que par la pratique, et pour y suppléer, il faut suivre l'exemple des médecins allemands, qui, en notant chaque circonstance, la numérotent ; ils évitent ainsi la confusion et la répétition des faits. On doit éviter l'emploi des termes scientifiques, et ne pas oublier que le rapport est rédigé pour être lu par des personnes étrangères à la médecine.

Les *conclusions* exigent la plus grande attention de la part des experts ; elles doivent être la déduction rigoureuse des faits exposés ou de leur ensemble, et donner la réponse à chacune des questions qui ont été posées par le magistrat.

L'opinion du rapporteur résulte de la valeur qu'il attribue à chacun des faits pris isolément, puis comparés entre eux.

Les rapports que je citerai dans cet ouvrage serviront d'exemple pour la méthode à suivre dans leur rédaction.

§ IV. — Consultations médico-légales.

On désigne sous ce nom l'examen d'un ou de plusieurs rapports médicaux déposés en justice, et sur lesquels on est chargé de donner son opinion motivée, soit que l'on confirme, soit que l'on infirme les conclusions des premiers experts.

Les consultations médico-légales sont demandées ou par le ministère public, ou par la partie prévenue. M. Devergie a exposé d'une manière exacte les règles à suivre dans la rédaction des consultations médico-légales ; j'en citerai quelques unes.

Plusieurs médecins sont ordinairement consultés à la fois. Comme dans le cas d'un simple rapport, ils sont convoqués par un magistrat, et réunis auprès de lui pour requérir et recevoir leur acceptation, ainsi que pour leur faire prêter serment. Alors on met à leur disposition : 1° les différents rapports des médecins qui ont déjà été appelés à donner leur avis; 2° toutes les pièces de l'instruction que l'on croit propres à éclairer sur l'opinion à émettre.

Les consultations ne sont pas toujours demandées par des magistrats qui siègent dans la ville où résident les médecins. Ainsi, dans les affaires très graves, les assassinats, les empoisonnements, il arrive souvent que la justice n'est pas suffisamment éclairée par les rapports des médecins qui ont examiné le corps du délit, ou bien qu'il y a dissidence dans la manière de voir des experts; alors le magistrat éloigné adresse à un juge d'instruction du lieu habité par les nouveaux experts une *commission rogatoire*, par laquelle il l'invite à les consulter, en même temps qu'il lui transmet tout le dossier de l'instruction; souvent même aussi on fait lever des plans qui retracent la disposition des localités dans lesquelles le crime a été commis. — Le juge d'instruction rend une ordonnance qu'il adresse aux médecins dans la forme accoutumée; elle reproduit les termes de la commission rogatoire dans laquelle ont été exposées toutes les questions que les débats pourront soulever par la suite, en raison de la nature de la cause et de la différence dans les opinions émises.

On peut déjà voir par ces préliminaires qu'une consultation médico-légale est un acte dont les limites sont beaucoup plus étendues que celles d'un rapport. Ici il n'y a pas seulement observation de faits et conclusions, les faits doivent y être l'objet d'une discussion, de commentaires; et ces commentaires sont appuyés de tous les raisonnements jugés convenables et de faits même étrangers à la cause. C'est là ce qui établit une différence entre un rapport et une consultation médico-légale.

Chacun des experts examine avec soin les pièces qui ont été communiquées par le juge d'instruction; il apprécie les faits qui sont exposés, et les conclusions qui en ont été déduites par les premiers experts. Lorsque l'on a discuté et arrêté les conclusions nouvelles qui confirment ou infirment celles qui ont été avancées, on procède alors à la rédaction de la consultation, qui comprend quatre parties distinctes :

1° Le préambule ;
2° L'exposition des faits ;
3° La discussion des faits ;
4° Les conclusions.

Le *préambule* est le même que dans tout rapport : seulement, ici il faut tenir compte du nombre de pièces qui ont été confiées, et de leur espèce.

L'*exposition des faits* consiste dans un extrait méthodique de tous les faits puisés dans les pièces de l'instruction. Il faut les coordonner et les classer par numéros, dans l'ordre des événements qui se sont succédé, ou des observations qui ont été faites : ainsi ce sera un résumé succinct des circonstances dans lesquelles un crime aura été commis. S'agit-il, par exemple, d'un empoisonnement ? on passera successivement en revue les faits qui se rattachent aux symptômes morbides observés ; les altérations pathologiques décrites à l'occasion de l'ouverture du corps ; on extraira des rapports les preuves chimiques que les expériences auront fournies, etc. Parmi ces faits, les plus probants, ceux dont on veut tirer par la suite des inductions, seront soulignés.

La partie qui comprend la *discussion des faits* est la plus difficile ; elle exige de la part du médecin beaucoup d'ordre et de sagacité. Il faut qu'il s'élève des moindres preuves à celles de l'ordre le plus élevé ; qu'il commente les faits, soit isolément, soit réunis ou groupés deux à deux, trois à trois, etc. C'est alors qu'il peut puiser dans le domaine de la science toutes les preuves à l'appui de la valeur qu'il leur donne, tous les faits étrangers à la cause, mais qui offrent quelque similitude avec elle. Ces faits, pris dans les auteurs les plus recommandables, donnent ordinairement beaucoup de poids aux consultations. Le médecin consulté peut se livrer à des expériences sur les animaux, à des recherches chimiques nouvelles ; en un mot, dans cette dis-

2.

cussion il n'y a pas de bornes tracées, pas de limites posées à l'expert; et plus il fournira de documents, plus il éclairera l'objet de la discussion : aussi c'est dans cette partie de la consultation qu'il peut faire valoir l'autorité des médecins-légistes appelés à résoudre de semblables questions.

Enfin les *conclusions*, qui sont la conséquence de la discussion précédente, seront exposées avec clarté ; mais dans les consultations médico-légales, elles doivent être *indispensablement* motivées : aussi faut-il y rappeler les numéros d'ordre qui ont été apposés à chaque fait de la seconde partie ou à ceux de la troisième. Ces conclusions ne resteront pas isolées ; il faudra les faire suivre d'un commentaire qui fasse ressortir en quoi elles diffèrent des conclusions des premiers experts.

Cet aperçu sommaire des règles à observer dans la confection des consultations médico-légales, doit suffire pour faire ressortir les différences qui existent entre cet acte et les rapports ; il donne aussi une idée de son importance ; il exige non seulement de la sagacité, mais encore de l'instruction, et l'on peut dire une instruction spéciale, puisée dans la pratique de la médecine légale et dans la lecture des auteurs qui ont écrit sur cette matière.

Je citerai comme exemple de *consultation médico-légale* celle que je rédigeai avec M. Ollivier (d'Angers) dans un cas où l'appréciation de la nature des altérations cadavériques observées dans un cas de mort survenue à la suite de violences extérieures, donna lieu à une discussion fort délicate.

Consultation médico-légale.

Nous, soussignés, Charles-Prosper Ollivier (d'Angers), Henri-Louis Bayard, docteurs en médecine ; en vertu de l'ordonnance en date du 25 juin 1841, de M. Voizot, juge d'instruction, rendue par suite de la commission

rogatoire de M. le juge d'instruction près le tribunal de
Chartres, dans la procédure instruite contre les nommés
B... et P..., inculpés d'avoir porté des coups et fait des
blessures graves au sieur G... qui serait mort à la suite de
ces coups et blessures; nous sommes transportés en son
cabinet au Palais de Justice à Paris, où, après avoir prêté
serment conformément à la loi, remise nous a été faite :
1° de la commission rogatoire de M. le juge d'instruction
de Chartres; 2° du rapport de MM. G... et L...; 3° du
rapport de MM. D... et V...; 4° de la déclaration de
M. Dem., officier de santé; pour donner notre avis sur ces
diverses pièces, dont les détails suivants feront suffisamment connaître le contenu.

Exposé des faits. — Il résulte de la procédure que le
sieur G..., depuis un an jouissait d'une parfaite santé;
que, le 30 mai dernier, il a été renversé à terre d'un coup
de poing dans l'estomac, et frappé sur le côté à coups de
genou par le sieur B...; qu'il est tombé sur des bois qui
lui ont occasionné à la tête une blessure dont le sang a jailli
(*commiss. rogat.*).

M. Dem., officier de santé, qui, il y a un an environ,
avait soigné le sieur G... d'un affection cérébrale et d'une
gastro-entérite, fut appelé de nouveau auprès de lui, et le
visita le 1er juin, par conséquent deux jours après que le
sieur G... avait été frappé. « *Il était au lit et déjà dans*
» *le délire...; à la tête il existait deux contusions avec*
» *épanchement sanguin sur le côté droit. Sur les pre-*
» *mières fausses côtes du côté droit, il y avait ecchymoses*
» *assez larges (de 12 à 14 centimètres).* Une saignée, des
» sangsues n'arrêtèrent pas les symptômes cérébraux; *le*
» *cinquième jour, G... tomba dans l'assoupissement et*
» *dans un état comateux; il avait des contractions mus-*
» *culaires violentes, et il était très agité. Il mourut le*
» *7 juin.* »

Le 8 juin, MM. L..., officier de santé, et Gal..., docteur en médecine, procèdent à la visite et à l'ouverture du corps du sieur G..., afin de constater la cause et le genre de mort. Ils constatent : « 1° le météorisme du » ventre ; 2° les traces d'une contusion avec ecchymose » au niveau des neuvième, dixième et onzième côtes » droites.

» 3° Sur le cuir chevelu, deux petites plaies contuses, » l'une d'environ un centimètre et demi vers le milieu de » la branche droite de la suture occipito-pariétale ; l'autre, » plus petite, du même côté vers l'angle supérieur et pos- » térieur du pariétal.

» 4° Au-dessous des plaies ci-dessus décrites, du sang » était infiltré dans le tissu cutané et les tissus sous-jacens.

» 5° A l'ouverture du crâne, injection bien évidente » des vaisseaux de la dure-mère. — Au-dessous de cette » membrane, une quantité de sérosité *sanieuse, épan-* » *chée, évaluée approximativement à 50 grammes;* con- » gestion sanguine dans tous les vaisseaux cérébraux, mais » plus manifeste à droite et en arrière que dans tous les » autres points ; — injection piquetée de la substance » blanche, plus prononcée dans l'hémisphère droit que » dans le gauche. La base des deux poumons était le siége » d'une hypostase sanguine, notablement plus prononcée » à droite qu'à gauche.

» 6° Dans l'abdomen, la membrane muqueuse gastro- » intestinale a offert de nombreuses stries et plaques rou- » geâtres bien prononcées, surtout au grand cul-de-sac et » sur la petite courbure de l'estomac, dans le tiers supé- » rieur du duodénum, les deux tiers inférieurs de l'iléon. » — La rate paraît ramollie. »

MM. les experts concluent que les plaies contuses de la tête, légères en apparence, et nullement mortelles par elles-mêmes, ont été la cause occasionnelle et le point de départ de l'inflammation du cerveau et des méninges, af- fection qui, compliquée en peu de jours d'une gastro-entérite adynamique générale et très violente, a occasionné la mort de G...

Le lendemain de cette autopsie, le 9 juin, MM. les docteurs D... et V... sont chargés de donner leur avis sur la mort du sieur G...; ils sont obligés de déclarer d'abord « qu'une grande partie des éléments sur lesquels leurs » confrères se sont appuyés pour former leur jugement, » leur manquent entièrement, surtout en ce qui concerne » les organes cérébraux. »

Cependant après l'examen de quelques débris de l'intestin, ils concluent « que G... est mort d'une *gastro-entérite* » qui a été compliquée d'une congestion cérébrale, seule-» ment consécutive à l'affection intestinale. »

Examen et discussion des faits. — Il est établi par la procédure et par la déclaration de l'officier de santé Dem., que le sieur G... était très bien portant le 30 mai, quand il fut frappé par les sieurs B... et P...; deux plaies furent constatées à la tête, et les symptômes d'une affection cérébrale se développèrent avec une telle rapidité que le 1er juin, moins de deux jours après la rixe, G... était dans le délire lorsqu'il fut visité par l'officier de santé Dem. Le cinquième jour après l'accident, au délire avait succédé l'assoupissement, puis un état comateux qui persista jusqu'à la mort, laquelle eut lieu le *septième jour.* Tel est l'ensemble des symptômes les mieux caractérisés dont nous retrouvons l'exposé dans les pièces qui nous ont été soumises. L'autopsie fit reconnaître que les plaies du crâne étaient accompagnées d'infiltration de sang dans les tissus sous-jacents, et que sur une assez grande étendue de la membrane muqueuse intestinale, il existait des stries et des plaques rougeâtres sur la nature inflammatoire desquelles les médecins ont été unanimes.

Les deux premiers experts chargés de l'autopsie concluent : *que les plaies contuses de la tête, légères en apparence, et nullement mortelles par elles-mêmes, ont été la cause occasionnelle et le point de départ de l'inflammation du cerveau et des méninges;* tandis que MM. les experts appelés le lendemain pour procéder à un nouvel examen du cadavre, *tout en reconnaissant qu'une grande partie des éléments sur lesquels leurs confrères se sont appuyés pour former leur jugement, leur manque entièrement, surtout en ce qui concerne les organes cérébraux,* considèrent, *au contraire, comme étant le point de départ des accidents auxquels G... a succombé, les altérations qu'ils disent avoir observées dans l'estomac et les intestins; en sorte que pour eux les symptômes cérébraux n'auraient été que secondaires.*

Mais si la déclaration de l'officier de santé D... est exacte, et rien n'autorise à penser qu'elle ne le soit pas, il est bien évident que son observation confirme en tous points les conclusions de MM. L. et G...; et, à cet égard, nous devons dire que cette opinion est d'autant plus probable qu'il est manifeste, d'après les détails précis recueillis par l'instruction, que G... jouissait d'une parfaite santé immédiatement avant la rixe du 30 mai; que sa maladie n'a commencé qu'à l'issue de cette rixe, et que le surlendemain, quand il a été vu la première fois par un homme de l'art, tous les symptômes qu'il présentait étaient ceux d'une affection cérébrale. Ainsi donc, tout concourt à établir d'abord que les phénomènes cérébraux ont été primitifs, et non pas secondaires, ainsi que le pensent MM... D. et V...

Mais les altérations observées sur le cadavre viennent d'ailleurs confirmer pleinement cette manière de voir. En effet, que les plaies de la tête aient été le résultat d'une chute violente sur des fagots, ou celui de coups portés avec un instrument contondant, toujours est-il qu'après sept jours seulement de maladie, on trouve une sérosité sanieuse à la surface des lobes cérébraux. Or, l'épithète de *sanieuse* a une signification trop précise en médecine pour qu'un doute puisse s'élever sur la nature du liquide que MM. les experts ont qualifié de la sorte. C'est toujours ainsi que l'on désigne les produits d'une inflammation plus ou moins aiguë. Et quand on considère que cette sérosité *sanieuse* a été trouvée dans la cavité des membranes du cerveau, chez un individu qui a succombé avec des symptômes cérébraux, presque immédiatement consécutifs à deux plaies de tête, n'est-on pas conduit à admettre un rapport évident de cause à effet entre les blessures signalées et les accidents qui leur ont succédé si rapidement?

Cependant, comme nous l'avons fait remarquer tout-à-l'heure, MM. les docteurs D... et V... n'hésitent pas à conclure que les premiers symptômes de la maladie ont été ceux d'une gastro-entérite compliquée seulement d'une congestion cérébrale. Sans discuter ici la valeur de cette qualification de *gastro-entérite*, dénomination générale dont on a singulièrement abusé, nous nous bornerons à dire que l'expérience a depuis longtemps démontré que la maladie à laquelle elle se rapporte est réellement aussi rare qu'on la supposait commune. Mais les rougeurs que MM. les experts ont observées dans l'estomac et l'intestin réunissaient-elles bien matériellement tous les caractères propres à l'inflammation aiguë de la membrane muqueuse gastro-intestinale? Toute leur description consiste dans ces mots : *il existait de nombreuses stries et plaques rougeâtres...* Mais la membrane muqueuse qui offrait cette coloration était-elle ramollie, friable? Le tissu sous-muqueux était-il injecté? Existait-il une exsudation sanguine à la surface de l'intestin dans les points correspondant à ces rougeurs, fait qu'on observe assez souvent quand une inflammation bien manifeste, et due à l'influence d'agents irritants, a présenté une marche aiguë et rapidement mortelle? Et encore, en quoi consistait la coloration de ces nombreuses stries et plaques rougeâtres? Résultait-elle de ce pointillé si caractéristique de l'inflammation des membranes muqueuses? Les détails sont nuls sur ce point.

Ne voit-on pas tous les jours, même avec une putréfaction encore peu avancée, des colorations rouges plus ou moins multipliées sur la membrane muqueuse gastro-intestinale, colorations dont la teinte est diffuse, qui proviennent manifestement d'imbibition cadavérique, laquelle forme en même temps des maculations plus ou moins étendues à la surface péritonéale de l'intestin? Où sont les preuves d'après lesquelles on pourrait affirmer que telle n'était pas la nature des plaques rougeâtres de l'estomac et de l'intestin? Les seules preuves qui, à notre avis, existent pour éclairer cette question, tendent à en donner une solution bien différente de celle de MM. les experts.

Ainsi, quand on interroge les symptômes qui ont précédé la mort (la déclaration de l'officier de santé D... est le seul renseignement que nous ayons à cet égard), on n'y voit aucun des phénomènes caractéristiques d'une véritable gastro-entérite ; tandis qu'au moment de l'autopsie, on a constaté dans l'état du cadavre des signes d'un commencement de décomposition putride qui peut suffire pour produire les colorations dont nous parlons.

Ajoutons que l'exposition à l'air des organes mis à découvert depuis la veille par l'autopsie, a dû apporter des modifications notables dans les colorations observées par les seconds experts, et produire surtout une teinte rouge-vif que détermine toujours l'action de l'air extérieur sur les membranes muqueuses, effet qu'on observe journellement dans les salles de dissection. De là, sans doute, l'affirmation si absolue de MM. les docteurs D... et V... dans la conclusion où ils établissent que la mort a été le résultat d'une gastro-entérite.

Si donc nous ne trouvons ni dans les symptômes qui ont précédé la mort, ni dans la membrane gastro-intestinale, les effets et les traces d'une inflammation manifeste, nous sommes naturellement conduits à conclure qu'aucune gastro-entérite n'a existé, et qu'ainsi le point de départ des accidents auxquels G..... a succombé n'a point été une maladie de ce genre, comme MM. V... et D... l'ont pensé.

Quant à la congestion cérébrale que les mêmes experts ont indiquée comme l'effet consécutif de la gastro-entérite qu'ils admettaient, cette congestion elle-même, si elle a existé, n'a laissé aucune trace bien manifeste sur le cadavre; car on ne peut considérer comme telle le piqueté rouge dont MM. les experts font mention dans leur rapport. Il est évident, en outre, d'après les détails de l'autopsie, que la congestion sanguine trouvée dans les vaisseaux du cerveau était en grande partie le résultat d'un effet cadavérique, car on a remarqué qu'elle existait plus spécialement dans le lobe droit du cerveau, en même temps que le même phénomène était aussi plus prononcé dans le poumon droit. Il n'y avait donc ici très vraisemblablement qu'une stase toute mécanique du sang, provenant de la situation dans laquelle se trouvait le corps pendant le refroidissement qui a suivi la mort.

Conclusions. — Il résulte de la discussion à laquelle nous venons de nous livrer, que rien ne prouve qu'il ait existé de *gastro-entérite aiguë* chez le sieur G..., tandis qu'il a offert, pendant la courte durée de sa maladie, les symptômes d'une affection cérébrale manifeste, d'une méningite. Quant à cette dernière, tout autorise à penser qu'elle s'est développée consécutivement aux blessures de la tête, qui sont résultées de la lutte du nommé G... avec les inculpés P... et B...

Cette affaire fut jugée devant la Cour d'assises d'Eure-et-Loir, au mois d'août 1841. Je fus appelé à discuter le rapport de MM. les docteurs D... et V..., et je présentai les divers arguments que nous avions exposés dans la consultation qui précède. Il s'agissait, pour ces messieurs, de démontrer, comme ils l'avaient dit, que la mort du nommé G... avait été déterminée par une inflammation gastro-intestinale; mais ils n'avaient pu, de leur propre aveu, constater d'une manière positive l'existence des caractères anatomiques de cette phlegmasie, et d'un autre côté, il était prouvé par les débats que G... n'avait offert aucun symptôme de cette maladie pendant le peu de jours qu'il survécut aux coups qu'il avait reçus; une discussion, engagée sur pareille question, ne pouvait avoir une issue douteuse. Après les explications données contradictoirement par moi, MM. les docteurs D... et V... modifièrent leur opinion de telle sorte que notre opinion prévalut. Les dépositions des témoins confirmèrent d'ailleurs en tous points l'exactitude des faits recueillis par l'instruction sur les accidents que G... avait éprouvés avant de succomber; un verdict de culpabilité fut prononcé par le jury contre le nommé B..., qui fut condamné, pour meurtre involontaire, à deux ans de prison.

§ V. — Dépositions orales.

Lorsque la première instruction pendant laquelle l'expert a été consulté est parvenue à son terme, une décision des juges du tribunal de première instance termine la procédure ou la renvoie à la Cour royale, qui admet ou rejette la prévention. Dans le premier cas, le prévenu devient accusé, et il est appelé à comparaître devant la Cour d'assises. Ce n'est donc qu'après un ou plusieurs mois que l'expert est appelé à rendre compte verbalement, aux jurés et aux magistrats, des faits qu'il a constatés. Cette déposition orale doit comprendre non seulement les conclusions du rapport écrit, mais aussi les détails les plus importants que l'on y a consignés.

Une timidité excessive, ou une assurance trop grande peuvent avoir des résultats fâcheux: car l'une ne permet pas au médecin d'exposer avec clarté et méthode les détails de son observation; et la seconde donne à son opinion un cachet de présomption blâmable; ces deux défauts compromettent la dignité de la profession, et ils affaiblissent ou détruisent les motifs bien fondés de l'accusation ou de la défense.

En reproduisant les faits qu'il a observés, l'expert aura soin de ne pas se servir d'expressions techniques, et de ne pas faire de description anatomique, qui seraient évidemment incompréhensibles pour les magistrats et les jurés. Le médecin ne se laissera pas troubler par les interpellations des jurés, qui dans leur désir d'arriver à la connaissance de la vérité, et dans leur ignorance des faits médicaux, adressent souvent des questions insolubles; il ne sera pas surpris par les réflexions générales du défenseur, qui a intérêt à citer des faits contraires; mais en ayant soin de préciser les détails de l'*espèce* qui a été soumise à son examen, il y ramènera toujours ses auditeurs, et justifiera facilement la valeur de ses conclusions.

§ VI. — Responsabilité médicale.

Les médecins et chirurgiens ne sont pas responsables des erreurs qu'ils peuvent commettre de *bonne foi* dans l'exercice consciencieux de leur profession; mais ils peuvent être poursuivis s'il y a *faute grave*, *négligence*, *abandon volontaire* du malade ou du blessé. L'on comprend que la preuve de ces torts ne peut être établie que rarement, et par des circonstances particulières très variables.

Si les faits qui encourent la responsabilité sont reconnus après enquête, nul doute que les articles 1382 et 1383 du Code civil ne soient applicables.

« Tout fait quelconque de l'homme qui cause à autrui un dommage, oblige celui par la faute duquel il est arrivé, à le réparer. — Chacun est responsable du dommage qu'il a causé, non seulement par son fait, mais encore par sa négligence ou par son imprudence. »

Il faudrait que les fautes commises présentassent évidemment les caractères des délits prévus par les articles 319 et

320 du Code pénal, pour que les médecins **fussent passibles** des peines portées dans ce cas.

« Quiconque, par maladresse, imprudence, inattention, négligence ou inobservation des règlements, **aura** commis involontairement un homicide, ou en aura involontairement été la cause, sera puni d'un emprisonnement de trois mois à deux ans, et d'une amende de 50 à 600 fr. — S'il n'est résulté du défaut d'adresse ou de précaution que des blessures ou coups, l'emprisonnement sera de six jours à deux mois, et l'amende sera de 16 à 100 fr.

» Tout ce qui précède s'applique complétement aux pharmaciens.

» Quant au degré de responsabilité imposé aux officiers de santé et aux sages-femmes, il est prévu par les art. 29 et 33 de la loi du 19 ventôse an XI.

Les officiers de santé ne peuvent pratiquer les *grandes opérations* chirurgicales que sous la surveillance et l'inspection d'un docteur, dans les lieux où celui-ci est établi; et, dans le cas d'accidents graves arrivés à la suite d'une opération exécutée hors de la surveillance et de l'inspection d'un docteur, il y aura recours en indemnité contre l'officier de santé qui s'en est rendu coupable.

Art. 33. Les sages-femmes ne peuvent employer les instruments, dans les accouchements laborieux, sans appeler un docteur, ou un médecin ou chirurgien anciennement reçu.

Que doit-on appeler, sous le point de vue légal, grandes opérations chirurgicales (1) ? Il est impossible de faire une réponse précise, de distinguer les opérations en *grandes* et *petites :* aussi les magistrats doivent-ils se borner à en demander chaque espèce, si l'opération dont il s'agit dans l'instruction ou au débat doit être considérée ou non comme une *grande* opération chirurgicale.

(1) ADELON, *Annales d'Hygiène*, t. XXV, p. 205.

C'est donc sa conscience et sa circonspection que l'officier de santé doit consulter avant d'entreprendre *seul* une opération dont l'insuccès peut lui attirer des reproches mérités.

§ VII. — Honoraires des experts.

Les honoraires que les médecins, chirurgiens et sages-femmes peuvent avoir à réclamer dans les expertises dont ils sont chargés, ont été réglés par le décret du 18 juin 1811. Il est important de connaître les articles de ce décret qui détaillent le tarif des frais en matière criminelle.

DISPOSITIONS PRÉLIMINAIRES. Art. 1er. L'administration de l'enregistrement continuera de faire l'avance des frais de justice criminelle, pour les actes et procédures qui seront ordonnés d'office, ou à la requête du ministère public : le tout dans la forme et selon les règles établies par notre présent décret.

2. Sont compris sous la dénomination de frais de justice criminelle, sans distinction des frais d'instruction et de poursuite, en matière de police correctionnelle et de simple police..., les honoraires et vacations des médecins, chirurgiens, sages-femmes, experts, etc., les indemnités qui peuvent être accordées aux témoins, etc.

TITRE Ier. Chapitre II. (*Visites ou opérations faites par les experts* DANS LE LIEU DE LEUR RÉSIDENCE.)

Art. 16. Les honoraires et vacations des médecins, chirurgiens, sages-femmes, à raison des opérations qu'ils feront sur la réquisition des officiers de justice ou de police judiciaire, dans les cas prévus par les art. 43, 44 et 148 du Code d'inst. crim., seront réglés ainsi qu'il suit :

17. Chaque médecin ou chirurgien recevra, savoir :

1° Pour chaque visite et rapport, y compris le premier pansement, s'il y a lieu : à Paris, 6 fr.; dans les villes de

3.

40,000 habitants et au-dessus, 5 fr.; dans les autres villes et communes, 3 fr.;

2° Pour les ouvertures de cadavre ou autres opérations plus difficiles que la simple visite, et en sus des droits ci-dessus : à Paris, 9 fr.; dans les villes de 40,000 habitants et au-dessus, 7 fr.; dans les autres villes et communes, 5 fr.

18. Les visites faites par les sages-femmes seront payées : à Paris, 3 fr.; dans les autres villes et communes, 2 fr.

19. Outre les droits ci-dessus, le prix des fournitures nécessaires pour les opérations sera remboursé.

Nota. Ce remboursement ne sera fait que lorsque les médecins, chirurgiens ou chimistes auront joint à leur mémoire un état détaillé des fournitures ; et, quand elles auront été achetées, l'état devra être quittancé par le vendeur.

20. Pour les frais d'exhumation des cadavres, on suivra les tarifs locaux.

21. Il ne sera rien alloué pour soins et traitements administrés, soit après le premier pansement, soit après les visites ordonnées d'office.

24. Dans le cas où ils sont obligés de se transporter à plus de deux kilomètres de leur résidence, outre la taxe ci-dessus fixée pour leurs vacations, les médecins, chirurgiens, sages-femmes seront indemnisés de leurs frais de voyage et séjour de la manière déterminée ci-après (art 90 et suiv.).

Art. 25 combiné avec l'art. 2 du décret du 7 avril 1813. « Dans tous les cas où les médecins, chirurgiens, sages-femmes, seront appelés, soit devant le juge d'instruction, soit aux débats, à raison de leurs déclarations, visites ou rapports, les indemnités dues pour cette comparution leur seront payées comme à des témoins ordinaires, *et seulement s'ils requièrent taxe.* S'ils n'ont pas eu à sortir du lieu de leur résidence, ou s'ils n'ont eu à parcourir qu'une distance d'un myriamètre, il leur sera dû, *pour chaque jour* qu'ils auront été dérangés de leurs affaires : 1° aux médecins ou chirurgiens, à Paris, 2 fr.; dans les villes d'au moins

40,000 habitants, 1 fr. 50 c.; dans les communes moindres, 1 fr.; 2° aux sages-femmes, à Paris, 1 fr. 25 c.; dans les villes d'au moins 40,000 habitants, 1 fr.; dans les communes moindres, 75 c.

TITRE Ier. Chapitre VIII. *(Frais de voyages et de séjour hors du lieu de leur résidence.)*

Art. 90. Il est accordé des indemnités aux médecins, chirurgiens, sages-femmes, lorsqu'à raison des fonctions qu'ils doivent remplir, et notamment dans les cas prévus par les art. 20, 43, 44 du Code d'inst. crim., ils sont obligés de se transporter à plus de 2 kilomètres de leur résidence, soit dans le canton, soit au-delà.

91. Cette indemnité est fixée pour chaque myriamètre parcouru en allant et revenant; savoir: pour les médecins et chirurgiens, à 2 fr. 50 c.; pour les sages-femmes, à 1 fr. 50 c.

92. L'indemnité est réglée par myriamètre et demi-myriamètre. Les fractions de 8 ou 9 kilomètres sont comptées pour 1 myriamètre, et celles de 3 à 7 kilomètres pour un demi-myriamètre.

Nota. L'instruction générale sur les frais de justice, publiée en 1826 par le garde des sceaux, a résolu une difficulté à laquelle donnait lieu la réduction des kilomètres en myriamètres. Cette réduction ne doit pas se faire isolément, d'abord sur les kilomètres parcourus en allant, puis sur ceux parcourus en revenant; mais sur les kilomètres réunis, tant de l'aller que du retour: ainsi, lorsque le domicile est éloigné de 1 myriamètre 3 kilomètres, il faut réunir les 3 kilomètres parcourus en allant avec les 3 kilomètres parcourus en revenant, et compter 2 myriamètres 6 kilomètres, qui comptent pour 2 myriamètres et demi.

(L'art. 94, qui portait à 3 fr. l'indemnité de 2 fr. 50 c., et à 2 fr. celle de 1 fr. 50 c. pendant les mois de novembre, décembre, janvier et février, a été supprimé par le décret d'avril 1813.)

95. Lorsque les individus dénommés ci-dessus seront arrêtés dans le cours du voyage, par force majeure, ils recevront en indemnité, pour chaque jour de séjour forcé, savoir : les médecins et chirurgiens, 2 fr.; les sages-femmes, 1 fr. 50 c. — Ils seront tenus de faire constater par le juge de paix ou ses suppléants, ou par le maire, ou, à son défaut, par ses adjoints, la cause du séjour forcé en route, et d'en représenter le certificat à l'appui de leur demande en taxe.

96. Si les mêmes individus sont obligés de prolonger leur séjour dans la ville où se fera l'instruction de la procédure, et qui ne sera point celle de leur résidence, il leur sera alloué, pour chaque jour de séjour, une indemnité fixée ainsi qu'il suit : 1° pour les médecins et chirurgiens, à Paris, 4 fr.; dans les villes de 40,000 habitants et au-dessus, 2 fr. 50 c.; dans les autres villes et communes, 2 fr.; pour les sages-femmes, à Paris, 3 fr.; dans les villes de 40,000 habitants et au-dessus, 2 fr.; dans les autres villes ou communes, 1 fr. 50 c.

TITRE III. Chapitre 1er. (*Mode de paiement.*)

Art. 133 et 134. Les frais urgents (au nombre desquels sont compris les indemnités de témoins, les frais d'expertises et d'opérations faites par les médecins, chirurgiens, et généralement par tous les individus qui ne sont pas habituellement employés par le tribunal, ou par la cour) seront acquittés, *par le receveur de l'enregistrement*, sur simple taxe et mandat du juge, mis au bas des réquisitions, des citations, des états ou mémoires des parties.

138. Les dépenses réputées non urgentes seront payées sur les états ou mémoires des parties prenantes, revêtus de la taxe et de l'exécutoire du juge et du visa du préfet du département.

139. Les états ou mémoires seront taxés article par arti-

cle, et l'exécutoire sera délivré à la suite, le tout dans la forme prescrite par le ministre de la justice.

143. Les états ou mémoires, taxés et rendus exécutoires, seront vérifiés par le préfet du département, qui apposera son *visa*, sans frais; au bas de l'exécutoire.

144. Les états ou mémoires seront dressés de manière que nos officiers de justice et les préfets puissent y apposer leurs taxes, exécutoires, règlement et *visa* : autrement ils seront rejetés.

145. Il sera fait, de chaque état ou mémoire, trois expéditions, dont une sur papier timbré, et deux sur papier libre. — Chacune de ces expéditions sera revêtue de la taxe ou de l'exécutoire du juge, et du *visa* du préfet. — La première sera remise au payeur, avec les pièces au soutien des articles susceptibles d'être ainsi justifiés. — Le prix du timbre, tant de l'état ou mémoire que des pièces à l'appui, est à la charge de la partie prenante. — L'une des expéditions sur papier libre restera déposée aux archives de la préfecture; l'autre sera transmise au ministre de la justice.

146. Les états ou mémoires qui ne s'élèveront pas à plus de 10 fr. ne seront points sujets à la formalité du timbre.

147. Aucun état ou mémoire fait au nom de deux ou plusieurs parties prenantes ne sera rendu exécutoire s'il n'est signé de chacune d'elles. Le paiement ne pourra être fait que sur leur acquit individuel, ou sur celui de la personne qu'elles auront autorisée spécialement, et par écrit, à toucher le montant de l'état ou mémoire. Cette autorisation et l'acquit seront mis au bas de l'état, et ne donneront lieu à la perception d'aucun droit.

148. Les états ou mémoires qui comprendraient des dépenses autres que celles qui, d'après le présent décret, doivent être payées sur les fonds généraux des frais de justice, seront rejetés de la taxe et du *visa*, sauf aux parties réclamantes à diviser leurs mémoires par nature de dépenses, pour le montant en être acquitté par qui de droit.

149. Les exécutoires qui n'auront pas été présentés au *visa* du préfet dans le délai d'une année, à compter de l'époque à laquelle les frais auront été faits, ou dont le paiement n'aura pas été réclamé dans les six mois de la date du *visa*, ne pourront être acquittés qu'autant qu'il sera justifié que les retards ne sont point imputables à la partie dénommée dans l'exécutoire. — Cette justification ne pourra être admise que par le chancelier (ministre de la justice), après avoir pris l'avis des procureurs généraux ou des préfets, s'il y a lieu.

Nota. On a vu par les art. 133, 134 et 138, que le tarif distingue des dépenses urgentes (au nombre desquelles sont comprises les expertises et les opérations faites par des médecins, chirurgiens, etc., qui ne sont pas employés habituellement par le tribunal ou par la cour), et des dépenses non urgentes, assujetties aux nombreuses formalités des articles 139 et suiv. Il importe donc aux médecins, chirurgiens, etc., de faire en sorte que les honoraires qui peuvent leur être dus entrent dans la première catégorie. Aussi le plus ordinairement, le médecin, chirurgien ou pharmacien qui a été chargé d'une expertise ou d'une opération quelconque, apporte, en venant déposer son *rapport* dans les mains du magistrat par lequel il a été commis, l'ordonnance que ce dernier a dû lui remettre, et dans laquelle sont posées les questions auxquelles il doit être répondu dans le rapport ; et la lettre par laquelle il a été mandé primitivement, ou la réquisition qui lui a été faite de se présenter devant ce magistrat. C'est sur cette lettre ou sur cette réquisition que le magistrat inscrit la taxe, dans les termes suivants :

Vu le rapport du sieur   , en date du   ;

Vu l'art. 17 du décret du 18 juin 1811, avons, sur sa réquisition, accordé taxe au sieur   , et l'avons fixée à la somme de   , pour   visites et rapport.

Et attendu que la partie prenante n'est pas habituellement employée ;

Attendu l'urgence, et l'absence de partie civile en cause ;
Vu les art. 133 et 134 du décret précité :

Ordonnons que ladite somme de   , montant des
causes sus-énoncées, sera payée au sieur   , par le
receveur de l'enregistrement de   .

Signé

Telle est la marche suivie le plus communément, même
par les médecins fréquemment employés par une cour ou
par un tribunal. Lorsqu'il y a en cause une partie civile,
l'expert est payé (sur sa taxe réglée et signée du juge d'instruction) par le greffier du tribunal, entre les mains duquel la partie civile a consigné les frais préjugés nécessaires.

Nous terminerons ce qui est relatif aux honoraires, par
la citation des dispositions législatives qui ont réservé aux
médecins leurs droits après le décès des malades.

HONORAIRES DES MÉDECINS, CHIRURGIENS, PHARMACIENS, etc.

Art. 2101. « Les créances privilégiées sur la généralité
des meubles sont celles ci-après exprimées, et s'exercent dans
l'ordre suivant : 1° les frais de justice ; 2° les frais funéraires ; 3° les frais quelconques de la dernière maladie,
concurremment entre ceux à qui ils sont dus, etc. »

Ces priviléges s'exercent d'abord sur les meubles, et ne
s'étendent sur les immeubles qu'en cas d'insuffisance des
premiers.

Art. 2104. « Les priviléges qui s'étendent sur les meubles et les immeubles sont ceux énoncés en l'art. 2101. »

Art. 2105. « Lorsqu'à défaut de mobilier, les privilégiés
énoncés en l'article précédent se présentent pour être payés
sur le prix d'un immeuble, les paiements se font dans l'ordre qui suit : 1° les frais de justice et autres énoncés en
l'art. 2101 ; 2° les créances désignées en l'art. 2103 (les ven-
deurs de l'immeuble, etc.). »

Ainsi les honoraires des médecins et des pharmaciens, et généralement tous les frais de dernière maladie, sont payés concurremment, immédiatement après les frais funéraires, qui eux mêmes ne sont primés que par les frais de justice. Mais on s'est demandé si ce privilége n'existe que dans le cas de mort du malade; ou bien si, lorsqu'un malade est habituellement traité par un médecin, celui-ci est toujours privilégié pour les visites qu'il a faites dans la dernière maladie, c'est-à-dire dans la maladie la plus récente. Il résulterait de cette dernière interprétation que, dans le cas où un négociant auquel un médecin aurait donné des soins viendrait à tomber en faillite, le médecin, invoquant l'art. 2101, présenterait aux syndics et au juge-commissaire l'état des honoraires qui lui seraient dus, par privilége, conformément à l'art. 533 du Code de commerce, et se trouverait payé intégralement. Les tribunaux ne donnent point à l'art. 2101 cette latitude; ils n'entendent, avec raison, par *dernière maladie*, que la maladie dont un individu est décédé.

Art. 2272. « L'action des médecins, chirurgiens et apothicaires, pour leurs visites, opérations et médicaments, se prescrit par un an. » — Ainsi, lorsqu'il s'est écoulé plus d'un an depuis le jour où le médecin aurait dû être payé, il n'a plus droit de réclamer la somme due; à moins que la dette ne soit constatée par une reconnaissance sous signature privée, ou à plus forte raison par un titre notarié, ou bien encore par une citation en justice donnée avant le délai expiré (art. 2277).

Cependant la prescription n'est point un mode de libération; il ne suffit pas qu'un débiteur invoque la prescription pour se refuser aux honoraires qu'il sait être dus : il faut qu'il affirme par serment qu'il ne doit rien, ou qu'il a payé (art. 2275).

PREMIÈRE PARTIE.

—

CHAPITRE PREMIER.

DE L'IDENTITÉ.

Les questions d'*identité* ont pour but de déterminer si un individu est celui qu'il prétend être, ou s'il est celui que la justice présume reconnaître.

Ainsi, *en matière de succession*, la loi a voulu que la filiation ou que la possession d'état fût établie par diverses preuves (Cod. civ., art. 319, 20, 21), ou que des *indices* vinssent se joindre aux déclarations des témoins (Cod. civ., art. 323). Un absent revient après un long espace de temps réclamer ses biens (Cod. civ., art. 115 à 132), on est appelé à constater son identité. *Après décès*, un escroc usurpe le nom d'un individu longtemps absent, et mort en pays étranger, il veut entrer en possession de sa fortune; un enfant a été changé en nourrice, il a été perdu, sa famille le réclame, etc. Dans tous ces cas le médecin peut être consulté.

En justice criminelle, les questions d'identité ont aussi une grande importance. Un criminel est arrêté en flagrant délit, il cherche à cacher son nom; s'il est dans un cas de récidive, s'il est en rupture de ban, il aura recours à tous les déguisements, à certaines mutilations pour dissimuler son identité.

Les circonstances que nous venons de citer sont les plus fréquentes lorsque les individus sont vivants; mais la constatation de l'identité n'est pas moins nécessaire après la mort, et les recherches qui peuvent l'établir exigent des connaissances anatomiques précises et nombreuses.

4

L'identité s'établit d'après la détermination de l'âge, du sexe, de la stature, la couleur et l'état des cheveux, la physionomie et la ressemblance, d'après l'état anatomique et physiologique de la personne, et enfin d'après les signes particuliers et extérieurs que l'on peut observer. L'examen de quelques uns de ces indices appartient exclusivement aux médecins, car il demande des connaissances spéciales.

Détermination de l'âge. — Pour le médecin, les âges sont les diverses périodes dans lesquelles l'homme présente quelque chose de spécial dans ses organes et dans ses fonctions. Généralement on admet quatre divisions : l'enfance, la jeunesse. l'âge adulte, la vieillesse. Pour rattacher l'étude de chacune de ces périodes à des caractères distinctifs, on les divise :

1° En première enfance, qui comprend une première période jusqu'à sept mois, une deuxième, jusqu'à deux ans et demi, époque à laquelle l'éruption des vingt dents est terminée, une troisième, jusqu'à sept ans ;

2° En deuxième enfance, qui se termine à l'âge de puberté, quinze ans pour les garçons, douze ans pour les filles ;

3° En adolescence, qui s'arrête à vingt-cinq ans chez les garçons, et vingt-un pour les filles ;

4° L'âge adulte comprend la jeunesse de vingt-cinq à quarante, et la virilité de quarante à soixante ;

5° Enfin, la vieillesse s'étend jusqu'à quatre-vingt-cinq ans ; les années suivantes sont celles de la décrépitude.

Les caractères fournis par la dentition et le développement osseux ont une grande valeur chez les enfants ; mais elle s'affaiblit depuis l'adolescence, car la croissance est complète. Il n'existe qu'un petit nombre de signes distinctifs de l'âge adulte et de la vieillesse.

Depuis la naissance jusqu'au septième mois, le bord alvéolaire est recouvert par le *cartilage gengival*, qui s'amincit de plus en plus dès l'apparition des incisives inférieures, puis supérieures, qui finit vers le *huitième* mois.

À *un an*, on trouve des points osseux dans les cartilages de l'extrémité inférieure de l'humérus et du cubitus, dans les têtes du fémur et de l'humérus, dans le cartilage supérieur du tibia. — A *deux ans*, il y a un point osseux dans le cartilage inférieur du radius, au milieu du cartilage de l'extrémité inférieure du tibia et du péroné, et au bord externe de la poulie de l'humérus. — A *deux ans et demi*, la grande tubérosité de la tête de l'humérus, la rotule, l'extrémité inférieure des quatre derniers os métacarpiens; *à trois ans*, le trochanter et l'os pyramidal du carpe; *à quatre ans*, les deuxième et troisième os cunéiformes du tarse; *à quatre ans et demi*, la petite tubérosité de la tête de l'humérus, et le cartilage supérieur du péroné; *à cinq ans*, le trapèze, l'os lunaire du carpe, et le scaphoïde du tarse présentent un commencement d'ossification; *à six ans*, la branche descendante du pubis, et la branche ascendante de l'ischion se touchent; *à sept ans*, l'épitrochlée de l'humérus et les phalangines ont des points osseux. — Du douzième au dix-huitième mois, les quatre dents molaires antérieures sont sorties. A trois ans, les canines et les quatre molaires postérieures complètent les vingt dents de lait.

De sept à neuf ans, les dents de la première dentition commencent à être remplacées par celles de la seconde; incisives médianes inférieures, puis supérieures canines. — A *dix ans*, incisives antérieures. — *Douze ans*, grosses molaires, bicuspides postérieures. — *Quatorze ans*, ossification du petit trochanter. — *Quinze ans*, point osseux de l'angle inférieur de l'omoplate; soudure de l'apophyse coracoïde. — *Vingt ans*, les grosses molaires postérieures, dites dents de sagesse, commencent à paraître. Ossification dans l'extrémité sternale de la clavicule. Ossification complète des corps, et des extrémités de l'humérus et du fémur.

Dès cette époque, les signes fournis par la dentition, et

par le développement osseux, ne peuvent servir qu'à déterminer l'âge approximatif du sujet : sa constitution, son état de santé ou de maladie apporteront beaucoup de variétés dans le tissu osseux lui-même, et dans l'union des sutures. Les signes fournis par l'examen du système osseux ne peuvent d'ailleurs être consultés qu'après la mort ; dans la plupart des cas, ils ne peuvent donc être d'aucune utilité pour l'expert, s'il ne peut former son opinion que d'après l'examen extérieur de la personne, son sexe, l'expression de sa physionomie, sa stature, son état mental, etc.

Dans l'examen extérieur du corps, l'existence de signes particuliers ou leur disparition peuvent être fort utiles pour constater l'identité. — Les *taches* de naissance, désignées sous le nom de *nœvi materni*, sont indélébiles ; elles consistent soit dans une excroissance ou une élévation au-dessus de la peau, soit dans une coloration particulière ; on les compare vulgairement à des fruits ou à divers objets, selon leurs formes ou leurs teintes diverses. Ces signes ne disparaissent que par l'altération du tissu de la peau, et ils sont remplacés par des cicatrices dont les traces persistent pendant longues années.

Les *cicatrices* présentent des caractères différents, selon les causes qui ont déterminé les plaies auxquelles elles ont succédé. Nous exposerons avec quelques détails, au chapitre des blessures, les travaux qui ont été récemment faits sur ce sujet.

La couleur des cheveux, et leur quantité, éprouvent de tels changements par l'influence de l'âge ou des maladies, que l'on ne peut pas établir l'identité d'après ce signe, si un temps assez long s'est écoulé depuis l'époque à laquelle le signalement de la personne a été levé.

En outre, des individus peuvent avoir intérêt à teindre leurs cheveux, et à les décolorer pour se déguiser.

Il résulte des expériences de M. Orfila que l'on peut

rendre les cheveux *noirs*, quelle que soit leur couleur primitive; que les cheveux naturellement noirs peuvent devenir *châtains* plus ou moins foncés, ou prendre une nuance plus ou moins *blonde;* et que les cheveux teints peuvent être ensuite rendus à leur couleur primitive.

Plusieurs procédés peuvent être employés pour rendre les cheveux noirs :

Pour teindre les cheveux en noir.	Pour reconnaitre cette coloration factice.
1° On se sert souvent du *mélaïnocome*, mélange de pommade et d'un charbon léger; mais les cheveux teints par ce procédé noircissent les doigts ou les linges, même plusieurs jours après son application.	Une mèche de cheveux étant mise dans de l'eau bouillante, la pommade se fond et surnage, le charbon se précipite.
2° On donne aux cheveux une belle couleur noire en les lavant d'abord avec de l'eau ammoniacale, les mouillant avec une dissolution de chlorure de bismuth, les lavant et les mettant en contact avec de l'acide sulfhydrique liquide.	Une mèche de ces cheveux traitée par l'acide chlorhydrique ou le chlore faible, reprend sa couleur primitive au bout d'une heure ou deux; et le liquide provenant de cette opération, évaporé à siccité, donne un produit qui a tous les caractères des sels de bismuth.
3° On obtient les mêmes résultats en employant, au lieu de chlorure de bismuth, l'acétate ou le sous-acétate de plomb; mais, en se séchant, les cheveux deviennent d'un brun rougeâtre.	On opère de même sur une mèche de cheveux, et le produit se comporte avec les réactifs comme les sels de plomb.
4° On se sert avec succès	L'acide azotique, versé sur

d'un mélange de litharge, de craie et de chaux vive hydratée, *récemment éteinte :* on en imprègne les cheveux, et on les frotte au bout de quelques heures, d'abord avec du vinaigre étendu d'eau, puis avec du jaune d'œuf.

5° Après avoir dégraissé les cheveux avec un jaune d'œuf, on les mouille pendant environ une heure avec un *solutum* chaud de plombite de chaux : leur couleur est d'un beau noir.

6° Une dissolution d'azotate d'argent ne donne le plus souvent qu'une couleur plus ou moins violette; cette liqueur est d'ailleurs trop caustique pour qu'on emploie ce procédé.

une mèche de cheveux, produit une effervescence, et il se forme de l'azotate de plomb et de l'azotate de chaux. En traitant la liqueur par l'acide sulfhydrique, on obtient du sulfure de plomb noir, et la liqueur filtrée contient un sel de chaux.

Les acides chlorhydrique ou azotique très faibles leur rendent leur couleur primitive, et donnent des liquides tenant en dissolution du protoxyde de plomb.

La couleur violette, et l'action du chlore liquide étendu d'eau, qui donnent un précipité de chlorure d'argent blanc et caillebotté, décèlent de suite cette coloration factice.

C'est au moyen du chlore étendu d'eau que l'on décolore les cheveux naturellement noirs; et l'on peut les faire passer par toutes les nuances de châtain foncé ou châtain clair, de blond foncé, de blond clair, et même les rendre blancs si on les laisse assez longtemps en contact avec cet acide étendu, ou si le chlore a encore suffisamment de force. L'odeur de chlore, qui persiste malgré toutes les lotions que l'on puisse faire, se reconnaît facilement, et les cheveux deviennent d'autant plus durs et plus cassants que le chlore employé était moins étendu ; mais, comme le remarque avec raison M. Orfila, lorsqu'un individu a de fortes raisons de se dérober aux poursuites de la justice, l'odeur désagréable et la dureté des cheveux sont de légers inconvénients, en comparaison de l'avantage qu'il trouve à changer successivement et à volonté la couleur de sa chevelure.

M. Devergie admet *avec peine* qu'un individu cherche ainsi à se décolorer les cheveux, parce que, dit-il, il infecterait toutes les personnes qu'il approcherait, à moins qu'il n'employât les moyens de neutraliser le chlore. Nous ne voyons pas qu'il y ait là rien d'impossible ; et celui qui a intérêt à se cacher ne néglige rien de ce qui peut le faire réussir. Un inconvénient plus grand, mais que l'on parvient à dissimuler, c'est le défaut d'uniformité dans la décoloration après plusieurs teintures successives.

Nous verrons, en parlant des exhumations, que longtemps après la mort, le *sexe*, la *taille de l'individu* et l'*âge* approximatif, peuvent être déterminés quand bien même il ne reste qu'un squelette ou quelques uns des os qui l'ont composé.

Exemple d'un rapport d'identité.— Hernie ; cicatrices de bubons ; engorgement testiculaire. — Cicatrice d'une plaie.

Nous, soussigné, Henri-Louis Bayard, docteur en médecine, avons été commis par ordonnance de M. P. Voizot, juge d'instruction, à l'effet de visiter le sieur Couvry (Simon-Victor), et de constater *s'il est atteint d'une hernie, et s'il porte une grosseur sur l'une des mains.*

Nous nous sommes transporté à la maison de détention de Sainte-Pélagie, où nous avons examiné le sieur Couvry (Simon-Victor), âgé de trente-deux ans, charpentier. *Il nous a déclaré qu'il n'avait pas de descente ou de hernie.*

Nous l'avons visité, et nous avons reconnu QU'IL ÉTAIT ATTEINT D'UNE HERNIE inguinale droite assez volumineuse pour devoir nécessiter un bandage compressif.

En outre, nous avons remarqué que cet homme avait dans l'aine droite deux cicatrices déjà anciennes de bubons syphilitiques ; le testicule gauche est plus volumineux que le droit, pyriforme à sa partie antérieure, dur et bosselé à sa surface. Ces divers signes suffisent pour nous permettre d'établir que le sieur Couvry a été atteint, il y a quelques années, de maladie vénérienne grave.

Sur la main gauche, au niveau de l'articulation du métacarpien et de la première phalange du pouce, il existe la cicatrice *saillante en forme de couture*, d'une plaie longue de 3 centimètres et demi, oblique de dedans en dehors. La cicatrisation de cette plaie a dû se faire lentement; la peau est adhérente à une tumeur du volume d'une petite amande; dans les mouvements de flexion du pouce, la grosseur paraît assez considérable. Le sieur Couvry attribue cette plaie à une coupure qu'il s'est faite.

Paris, 22 avril 1842.

CHAPITRE II.

DES BLESSURES.

Avant de rapporter le texte des articles de la législation relative aux blessures, nous ferons remarquer que l'on a considéré dans la graduation des peines : 1° la volonté de l'auteur des blessures; 2° les conséquences de ces blessures et le dommage plus ou moins grave qu'elles ont entraîné; 3° la qualité de la personne blessée.

Nous verrons que la détermination par les experts, des *conséquences* des blessures, de leur *durée* pendant moins ou plus de vingt jours, fait varier la marche que suit la procédure, et peut diminuer ou aggraver la pénalité. Nous ne saurions trop appeler l'attention des experts sur les devoirs qui leur sont imposés dans cette appréciation, car la crainte de faire infliger aux coupables une peine très grave ne doit pas les engager à modifier leur opinion intime sur la durée de l'incapacité de travail ou de la maladie. En acceptant leur mission, ils ont juré de *fidèlement* la remplir; ils doivent s'attacher à n'exprimer que la vérité.

Législation. — *Meurtre, coups et blessures volontaires.*

Cod. pén. Art. 295. L'homicide commis *volontairement* est qualifié *meurtre.*

Art. 296. Tout meurtre commis avec préméditation ou de guet-apens est qualifié *assassinat.*

Art. 302. Tout coupable d'assassinat sera puni de mort.

Art. 303. Seront punis comme coupables d'assassinat, tous malfaiteurs, quelle que soit leur dénomination, qui, pour l'exécution de leurs crimes, emploient les tortures, ou commettent des actes de barbarie.

(La loi a laissé à la conscience des jurés à déterminer quels actes doivent être réputés *actes de barbarie.* Arrêt du 9 février 1816; Dalloz, III, 313.)

Art. 304. Le meurtre emportera la peine de mort, lorsqu'il aura précédé, accompagné ou suivi un autre *crime.* — Le meurtre emportera également la peine de mort, lorsqu'il aura eu pour objet soit de préparer, faciliter ou exécuter un *délit*, soit de favoriser la fuite ou d'assurer l'impunité des auteurs ou complices de ce délit. — En tout autre cas, le meurtre sera puni des travaux forcés à perpétuité.

Art. 309. Sera puni de la réclusion tout individu qui, *volontairement*, aura fait des blessures ou porté des coups, s'il est résulté de ces actes de violence une maladie ou incapacité de travail personnel pendant plus de vingt jours. — Si les coups portés ou les blessures faites volontairement, mais sans intention de donner la mort, l'ont pourtant occasionnée, le coupable sera puni de la peine des travaux forcés à temps. (Ce dernier paragraphe a été ajouté par la loi du 28 avril 1832.) L'art. 463 du Code pénal réduit à la réclusion ou à un emprisonnement de deux à cinq ans, la peine des travaux forcés à temps; et il change contre un au de prison, la peine de la réclusion portée par le premier paragraphe de l'art. 309.

Art. 310. Lorsqu'il y aura eu préméditation ou guet-apens, la peine sera, si la mort s'en est suivie, celle des travaux forcés à perpétuité, et si la mort ne s'en est pas suivie, celle des travaux forcés à temps.

Art. 311. Lorsque les blessures ou les coups n'auront occasionné aucune maladie ou incapacité de travail personnel de l'espèce mentionnée en l'art. 309, le coupable sera puni d'un emprisonnement de six jours à deux ans, et d'une amende de 16 fr. à 200 fr., ou de l'une de ces deux peines seulement. — S'il y a eu préméditation ou guet-apens, l'emprisonnement sera de deux ans à cinq ans, et l'amende de 50 fr. à 300 fr.

Homicide, coups et blessures involontaires.

Cod. pén. Art. 319. Quiconque par maladresse, imprudence, inattention, négligence, ou inobservation des règlements, aura commis involontairement un homicide, ou en aura involontairement été la cause, sera puni d'un emprisonnement de trois mois à deux ans, et d'une amende de 50 fr. à 600 fr.

Art. 320. S'il n'est résulté du défaut d'adresse ou de précaution que des blessures ou coups, l'emprisonnement sera de six jours à deux mois, et l'amende sera de 16 fr. à 100 fr.

Art. 463. Si les circonstances paraissent atténuantes, les tribunaux correctionnels sont autorisés, même en cas de récidive, à réduire l'emprisonnement même au-dessous de six jours et l'amende même au-dessous de 16 fr. : ils pourront aussi prononcer séparément l'une ou l'autre de ces peines; et même substituer l'amende à l'emprisonnement, sans qu'en aucun cas elle puisse être au-dessous des peines de simple police.

Une sage-femme qui, *dans un accouchement difficile*, néglige d'appeler un médecin, est coupable, en cas de mort

de la mère ou de l'enfant, d'homicide involontaire par imprudence et par inobservation des règlements : elle est passible des peines portées en l'art. 319 (arrêt du 18 septembre 1817 ; Dalloz, XII, 973). Mais cet article n'est pas ap-
p'icable au médecin ou chirurgien qui aurait commis une
erreur dans la pratique consciencieuse de son art.

Bien que les art. 309 et 311 parlent de *coups* et de *blessures*, au pluriel, il n'est pas nécessaire que plusieurs coups
aient été portés ou plusieurs blessures faites, puisqu'un seul
coup peut avoir des suites plus graves que plusieurs coups
moins violents (arrêt du 5 mars 1831, n° 42).

Cette disposition de la loi, qui répute criminelles les violences qui ont produit une maladie ou incapacité de travail
pendant vingt jours, ne doit pas non plus être entendue en
ce sens que ce seraient seulement *les marques* de violence qui
auraient duré pendant plus de vingt jours (arrêt du 17 décembre 1819 ; Sirey, XX, 145). Elle ne s'appliquerait pas
non plus au cas où l'empêchement du blessé n'aurait duré
que juste vingt jours (arrêt du 9 juillet 1812 ; Sirey, XIII,
65). Il faut que la maladie ou l'incapacité de travail personnel ait duré *plus* de vingt jours ; et lors même que les marques de violence et de sévices auraient persisté au-delà de
cette époque, l'art. 309 n'est pas applicable, si l'individu
frappé ou blessé a pu reprendre son travail personnel avant
le vingt-unième jour (arrêt du 17 novembre 1819, n° 135).

Les citations que nous venons de reproduire sur l'interprétation que les jurisconsultes donnent à l'art. 309, font
comprendre aux médecins qu'ils sont de véritables juges
lorsqu'ils évaluent la durée d'incapacité de travail. Nous
devons discuter ici cette question si controversée par les
auteurs de traités de médecine légale.

Quelle a été l'intention du législateur par la détermination d'une incapacité de travail personnel ayant duré plus
de vingt jours ?

M. Devergie admet que *c'est l'incapacité de travail, définie en ce sens que la partie blessée n'est pas rentrée dans l'état normal où elle existait avant la blessure, de manière à ce qu'elle puisse se livrer à toutes les fonctions qu'elle était capable de remplir antérieurement à la blessure reçue.*

Cette interprétation n'est pas conforme à la jurisprudence adoptée par la Cour de cassation, qui a établi par plusieurs arrêts, que : de ce qu'un individu, par suite de la blessure qu'il a reçue, ne peut plus se servir de l'un de ses membres depuis plus de vingt jours, il n'en résulte pas la conséquence nécessaire qu'il a été pendant plus de vingt jours incapable de tout travail personnel.

On ne doit pas non plus avoir *seulement* égard à la *profession* de la personne blessée, car dans beaucoup de cas l'incapacité de travail absolu ne pourrait pas être déterminée.

La conduite que doit tenir l'expert nous paraît indiquée par l'interprétation que la Cour de cassation a adoptée. Ainsi, le médecin doit évaluer 1° la durée probable de la maladie ou du temps nécessaire à la guérison des blessures; 2° il donnera aussi quelques détails sur la profession de *la personne* et sur la possibilité ou l'impossibilité où elle se trouve de reprendre ses occupations habituelles dans un laps de temps donné.

Avec ces renseignements, les magistrats peuvent apprécier les faits révélés par l'instruction et imprimer à la procédure une marche sûre.

Si un individu, déjà atteint d'une maladie qui le met en danger de mort, venait à recevoir des coups ou blessures, et qu'il fût reconnu que ces coups ou blessures ont pu causer la mort ou du moins concourir à la donner, il y aurait lieu d'appliquer l'art. 309, encore que la personne déjà malade ait pu mourir autrement que par suite de ces violences.

Celles-ci ne pourraient être considérées comme de simples délits punissables seulement de peines correctionnelles, sous prétexte qu'il eût été impossible aux juges de fixer la durée de la maladie ou de l'incapacité de travail que ces blessures ou coups auraient occasionnées (arrêt du 7 octobre 1826 ; Sirey, xxvii, 351).

La loi, avons-nous dit, ayant égard à la qualité de la personne blessée, il est important que les médecins connaissent les dispositions suivantes du Code pénal.

Art. 228. Tout individu qui, même sans armes, et sans qu'il en soit résulté de blessures, aura *frappé* un magistrat dans l'exercice de ses fonctions, ou à l'occasion de cet exercice, sera puni d'un emprisonnement de deux à cinq ans. Si cette voie de fait a eu lieu à l'audience d'une cour ou d'un tribunal, le coupable sera en outre puni de la dégradation civique.

Art. 230. Les violences de l'espèce exprimée en l'art. 228, dirigées contre un officier ministériel ou un agent de la force publique, ou un citoyen chargé d'un ministère de service public, si elles ont eu lieu pendant qu'ils exerçaient leur ministère ou à cette occasion, seront punies d'un emprissonnement d'un mois à six mois.

Art. 231. Si les violences exercées contre les fonctionnaires et agents désignés aux art. 228 et 230, ont été la cause d'effusion de sang, blessures ou maladie, la peine sera la réclusion : si la mort s'en est suivie dans les quarante jours, le coupable sera puni des travaux forcés à perpétuité.

Art. 232. Dans le cas même où ces violences n'auraient pas produit d'effusion de sang, blessures ou maladie, les coups seront punis de la réclusion, s'ils ont été portés avec préméditation ou de guet-apens.

Art. 233. Si les coups ont été portés ou les blessures faites à un des fonctionnaires ou agents désignés aux art. 228 et 230, dans l'exercice ou à l'occasion de l'exercice de leurs fonctions, avec intention de donner la mort, le coupable sera puni de mort.

Les lois établissent, dans certains cas, une distinction entre les mots *violences*, *coups*, *blessures*, et elles distinguent (art. 213, Cod. pén.) les blessures avec effusion de sang des blessures sans effusion de sang. En médecine légale, on comprend sous le nom de *blessures*, toute lésion locale, avec ou sans solution de continuité, produite par une cause vulnérante, soit qu'elle ait été dirigée contre le corps, soit que le corps ait reçu une impulsion contre elle.

Nous avons à étudier sous cette dénomination de *blessures* les contusions, les commotions, toutes les plaies, quelle que soit leur cause, les luxations, les brûlures.

Chaque auteur d'un traité de médecine légale a proposé un mode de classification des blessures qui offrît quelque différence avec les classifications déjà publiées; et aucune n'a pu être complète, parce qu'il est impossible de ramener toutes les blessures à quelques types principaux. On doit reconnaître avec Fodéré que les blessures ne peuvent être jugées qu'*individuellement*.

Nous ne chercherons donc pas à présenter *notre classification*, qui serait aussi vicieuse que les autres; mais comme, pour être compris, il faut être méthodique, nous étudierons les blessures dans l'ordre suivant :

1° *Blessures légères* n'entraînant pas une maladie, ou une incapacité de travail de plus de vingt jours.

2° *Blessures graves*, qui occasionnent une maladie, ou une incapacité de travail de plus de vingt jours.

3° *Blessures* suivies d'infirmités temporaires ou permanentes.

4° *Blessures mortelles.*

Premier ordre. — On peut y réunir toutes les blessures qui n'intéressent que l'épaisseur de la peau et les muscles superficiels; les contusions peu profondes, les excoriations, les plaies, qui se réunissent par première intention, les brûlures dites au premier degré, et qui ont peu d'étendue. La résorption du sang épanché, la cicatrisation des plaies, se font ordinairement d'une manière rapide, et n'entraînent pas une incapacité de travail de plus de vingt jours.

Deuxième ordre. — Les blessures graves sont celles qui occasionnent une incapacité de travail de plus de vingt jours. Les contusions violentes avec attrition des tissus, les plaies de la peau avec perte de substance, les plaies pénétrantes dans les articulations, dans la poitrine, l'abdomen, avec hémorrhagie ou épanchement dans ces cavités, ou compliquées de lésion d'un des organes contenus; les entorses, les luxations, les fractures quelles qu'elles soient; les brûlures superficielles d'une grande partie du corps ou celles qui sont aux 3e, 4e et 5e degrés.

Troisième ordre. — Un grand nombre de blessures peuvent être suivies d'infirmités temporaires ou permanentes. Le médecin doit en faire mention, car son opinion sert de base à l'appréciation des indemnités qui sont allouées au blessé. Les plaies et les brûlures profondes des extrémités des membres, toutes les plaies et les fractures nécessitant une amputation, les fractures avec raccourcissement, les luxations non réduites, les ankyloses articulaires, les plaies de l'œil, les hernies, la castration, etc..., sont autant de causes d'infirmités.

Quatrième ordre. — Les blessures le plus communément mortelles sont celles qui ont atteint avec pénétration les organes essentiels, le cœur, les poumons, le cerveau, les intestins, ou un vaisseau artériel important. Mais en déclarant que la blessure qu'il constate peut être une cause rapide de mort, l'expert se rappellera combien sont puissantes les ressources de la nature, et qu'il y a dans les annales de la science un assez grand nombre de guérisons improbables et inespérées.

Il existe des circonstances individuelles, ou fortuites, dont l'examen ne doit pas échapper au médecin, parce qu'elles influent sur les suites des blessures, et qu'elles ne doivent pas être imputées à leur auteur. Ainsi, l'âge du blessé, sa constitution, peuvent retarder la guérison d'une blessure légère ou la rendre très grave. L'état particulier dans lequel se trouve un homme ivre, infirme, une femme grosse, peut entraîner des accidents, des complications auxquels ils n'auraient pas été exposés sans ces circonstances.

Un individu atteint d'une maladie cancéreuse, vénérienne, scrofuleuse, sera obligé de suivre un traitement spécial et long pour obtenir la guérison d'une plaie superficielle ou d'une contusion légère.

Le défaut de soins, l'indocilité du blessé, les écarts de régime, les excès sont autant de causes qui peuvent prolonger la durée d'incapacité de travail, et qu'il est du devoir de l'expert de faire connaître aux magistrats, afin qu'elles ne soient pas mises à la charge de l'accusé.

Contusions. — Les contusions sont des blessures faites par le choc ou la pression d'un corps dur, non tranchant ni piquant, sans perte de substance ni déchirure de la peau. Lorsque la contusion est légère, la partie frappée est un peu douloureuse; elle se tuméfie, devient rouge, puis ces phénomènes se dissipent sans laisser de traces.

Mais si la mort survenait immédiatement par une cause rapide, la peau qui aurait été le siége de cette légère contusion se dessécherait en jaunissant, et par son durcissement aurait l'aspect de parchemin; on y apercevrait un grand nombre de vaisseaux capillaires injectés. Cet effet, qui est produit par le refoulement momentané d'une partie des liquides hors des lames cellulaires de la peau et sa dessiccation très prompte, a lieu également sur un cadavre lorsqu'on exerce une forte pression sur des parties molles; mais dans ce dernier cas les vaisseaux capillaires ne conservent pas l'injection colorée.

C'est à tort que M. Devergie dit qu'il est impossible de déterminer si c'est un phénomène vital ou cadavérique, car cet effet ne s'observe pas chez l'homme *continuant à vivre*. On le remarque dans les cas où la mort a suivi promptement la contusion : ainsi, au cou sur les pendus; aux jambes, aux bras, lorsque des liens ont été appliqués pour faciliter un meurtre ; l'application du pouce au devant du cou, pour déterminer la suffocation, produirait le même résultat.

Si la contusion a été assez violente pour déterminer la rupture des vaisseaux capillaires, il y a *ecchymose;* c'est le nom que l'on donne à l'épanchement de sang.

L'ecchymose par *infiltration* consiste dans la dissémination du sang dans les aréoles des tissus cutanés ou du tissu cellulaire; l'ecchymose par *épanchement* résulte de l'accumulation du sang en une partie où les tissus ont été désorganisés, les vaisseaux déchirés; l'ecchymose apparaît au moment même de l'action du corps contondant, si son siége est à la peau, sous les ongles ; si l'ecchymose est dans l'épaisseur du tissu intermusculaire, ou dans la profondeur des membres, elle ne se manifeste qu'au bout de plusieurs heures, ou même de quelques jours.

La contusion détermine ordinairement une tuméfaction plus ou moins considérable. S'il n'y a que de l'infiltration, la partie lésée est dure, tendue ; s'il existe un épanchement de sang, la tumeur est rénitente, fluctuante; lorsqu'elle a son siége sur un plan résistant, à la tête, aux mains, on la désigne vulgairement sous le nom de *bosse sanguine.*

Lorsque l'ecchymose se manifeste aussitôt après l'action du corps contondant, la peau présente une teinte rouge, bleuâtre, noirâtre, plombée, qui s'éclaircit par degrés, et devient successivement violacée, jaunâtre, citronnée, mais en conservant une teinte plus foncée au centre qu'à la circonférence. Ces nuances varient en durée et en in-

tensité selon la violence de la contusion, son siége, superficiel ou profond, l'âge, la constitution du blessé. En général, la coloration bleuâtre paraît du second au troisième
jour, la nuance noir-vert du cinquième au sixième, et la
teinte citronnée du septième au dixième; le plus souvent il
ne reste aucune trace vers le quinzième jour.

Si des contusions violentes ont donné lieu à une ecchymose profonde, plusieurs jours peuvent se passer sans qu'il
y ait aucune coloration de la peau; mais dès son apparition
les nuances violacées, citronnées, se manifestent successivement.

L'étendue de la coloration varie selon le siége de la contusion, la finesse de la peau et la résistance du plan sur lequel reposent les parties molles. Les ecchymoses des paupières se manifestent par la cause la plus légère. A la suite
des entorses avec épanchement de sang autour de l'articulation, on voit souvent la presque totalité de la jambe prendre une teinte violacée; cette dissémination du sang dépend de la direction des aponévroses; il en sera de même à
la cuisse, au bras, dans la région dorsale. Cette remarque
est importante, car elle évitera des erreurs de pronostic au
médecin, et ne lui fera pas attribuer à une blessure légère
une gravité qu'elle n'a pas.

Il arrive quelquefois qu'il n'y a aucune apparence extérieure des désordres existant profondément. A l'ouverture
du corps d'un soldat atteint par un boulet, Dupuytren a
trouvé tous les muscles de la région lombaire, les musles abdominaux, le rein gauche déchirés; les apophyses transverses des vertèbres lombaires et les dernières côtes brisées;
les cavités abdominale et thoracique remplies de sang, sans
que la peau présentât aucune altération.

Le docteur J. Raid a consigné (dans le numéro de janvier 1841 du *Journal des sciences médicales d'Édim-
bourg*) plusieurs observations d'épanchements considérables de sang dans les tissus sans aucune lésion extérieure.

Quelques uns de ces faits offrent de l'intérêt pour l'étude des diverses modifications que présente le sang, suivant les tissus dans lesquels il est épanché et le temps qui s'est écoulé depuis l'action de la cause vulnérante.

Dans les cas comme celui que nous venons de citer, il y a désorganisation des tissus, altération profonde de leur texture. On désigne ce résultat d'une contusion très violente par le mot d'*attrition;* les suites en sont ordinairement graves, et si elles ne sont pas mortelles, la suppuration donne lieu à des abcès, et les lésions d'organes entraînent une longue maladie.

Si l'action d'un corps contondant produit une solution de continuité de la peau, il y a *plaie contuse.* La perte de substance ou l'*attrition* des tissus ne permet pas le plus souvent une guérison prompte si la plaie contuse est étendue, car la suppuration lui fait suivre la marche des plaies.

Dans un travail spécial (1) j'ai étudié sous le rapport médico-légal, en les désignant sous le nom d'ecchymoses spontanées, celles qui, par l'action de causes internes, se produisent non seulement d'une manière locale, mais générale, et que l'on confond sous la dénomination d'ecchymoses scorbutiques. Quand le peu d'intensité des signes extérieurs rend le diagnostic incertain, il devient possible, par l'examen attentif des divers symptômes morbides, de reconnaître qu'une exhalation de sang s'est produite spontanément. Après la mort cet examen devient plus facile; car à l'ouverture du cadavre, on aperçoit l'infiltration du sang dans des parties où la coloration saine de la peau ne les eût pas fait soupçonner.

Il est cependant un cas très délicat, celui où les individus d'une constitution hémorrhagique sont atteints de

(1) Recherches médico-légales sur le diagnostic différentiel des ecchymoses par causes externes et par causes internes. *Annales d'Hygiène*, t. xxx, 1re partie, 1843.

blessures. L'expert doit distinguer ici attentivement ce qui est le résultat de la violence , de ce qui provient de phénomènes idiosyncrasiques.

Le défaut d'espace ne me permet pas de faire ici l'étude de chacune des espèces d'ecchymoses spontanées ; je me bornerai à présenter un tableau comparatif des principaux signes qui les différencient avec les ecchymoses traumatiques.

ECCHYMOSES

Traumatiques.	Spontanées.
Causes.	
Elles sont le résultat de causes externes.	Elles sont l'effet de causes internes.
Formes.	
Quelquefois elles s'étendent beaucoup, mais localement, et il n'existe qu'un seul épanchement de sang.	Elles sont limitées à une petite étendue , mais les taches sont nombreuses.
Marche.	
La tumeur plus ou moins élevée, souvent élastique, rénitente, présente rapidement des changements de coloration. Au début , la couleur est livide ou plombée , elle devient violacée et jaune-verdâtre.	Elles existent souvent sans tuméfaction ; la teinte noirâtre change peu, et elle ne disparaît que lentement. La couleur est le plus souvent brunâtre ou lie de vin.
Ces ecchymoses ont une partie centrale où la coloration noire est plus fortement prononcée.	Les ecchymoses ont une nuance uniforme.
La température est élevée.	La température n'est pas élevée.
Le sang épanché en quan-	Le sang ne s'épanche qu'en

tité considérable ne se coagule pas et provoque des abcès.

petite quantité ; il ne se coagule pas.

Siége.

Le siége est tout-à-fait indéterminé et accidentel.

Les ecchymoses générales s'observent sur tout le corps ; les ecchymoses locales se manifestent le plus souvent sur les membres et notamment sur les membres inférieurs.

Caractères anatomiques.

Les vaisseaux capillaires sont déchirés ; la coloration des tissus disparaît par la macération.

Le système capillaire est intact ; le plus souvent la couleur ne disparaît pas par la macération.

Complications.

La complication avec une maladie, ou des souffrances générales, est seulement accidentelle.

Une maladie ou des souffrances générales, ou une maladie organique, précèdent presque toujours et provoquent l'ecchymose.

Les hémorrhagies des membranes muqueuses sont le résultat de causes accidentelles.

Les membranes muqueuses sont fréquemment le siége d'hémorrhagies spontanées.

Commotion. — La commotion est l'ébranlement, la secousse plus ou moins forte qu'éprouve une partie du corps par l'effet d'un coup, d'une chute ou d'un choc.

Cette commotion se communique aux organes environnants en raison de l'intensité de la violence, de la structure et du siége des parties lésées ; les fonctions du système nerveux éprouvent un trouble qui varie depuis leur interruption momentanée jusqu'à une cessation complète.

Si les os ont reçu une violente percussion, ils transmettent la secousse avec toute son intensité aux parties voisines, et souvent même à des points fort éloignés. Ainsi, une chute sur les pieds, les genoux ou sur les fesses, détermine une commotion du cerveau, de la moelle épinière ou du foie. Dans ces cas le parenchyme de ces organes présente des déchirures ; il en est de même de la rate, des poumons ou de l'estomac, de la vessie, de l'utérus, lorsque ces viscères sont distendus par les liquides qu'ils contiennent.

Dupuytren (1) désignait sous le nom de *stupeur* cet état particulier d'anéantissement que l'on observe chez les individus qui ont ressenti une commotion assez violente pour porter atteinte au principe même de la vie. Mais il ne faut pas s'exagérer les effets possibles de la commotion, même lorsque des désordres étendus ont été produits, car les conséquences ne sont pas toujours aussi graves qu'on peut le supposer. Nous avons cité plusieurs faits de ce genre qui méritent de fixer l'attention des experts (2).

Plaies. — Une plaie est une solution de continuité des parties molles, le plus souvent accompagnée d'hémorrhagie. En médecine légale, on distingue les plaies en ayant égard à leur cause et à la forme ou à la nature de l'agent vulnérant.

1º *Plaies faites par les instruments tranchants.*

2º *Plaies par instruments piquants et perforants.*

3º *Plaies par arrachement et déchirure. — Plaies contuses.*

Plaies par instruments tranchants. — L'effusion de sang et l'écartement des bords de la plaie résultent ordinairement du mode d'action et de la forme de ces instruments, qui agissent en coupant les tissus avec d'autant plus de

(1) *Leçons oral. cliniq. chirurgicales.* 1839, t. v, p. 261.
(2) *De la commotion cérébrale (Annales d'Hygiène,* tome xxvi, p. 197).

netteté qu'ils sont mieux aiguisés ou que la pression a été plus forte. L'écartement des bords de la plaie varie selon l'élasticité, la tension du tissu divisé et sa contractilité. Ces phénomènes de rétraction servent à distinguer, comme nous le verrons, si les plaies ont été faites pendant la vie ou après la mort.

En général, les plaies faites par un instrument tranchant ont des dimensions plus grandes que celles du corps vulnérant.

Lorsqu'une plaie ne renferme aucun corps étranger et que les bords peuvent être rapprochés, il suffit de les maintenir pour que l'adhésion se fasse promptement. La réunion est dans ce cas immédiate ou *par première intention*. Si les lèvres de la plaie restent béantes, écartées, le contact de l'air y développe un état inflammatoire qui donne lieu à une sécrétion de sérosité pendant un jour ou deux ; au troisième commence l'exsudation d'une matière séro-purulente, et vers le cinquième jour la suppuration est établie. L'étendue et la profondeur de la plaie, la nature différente des tissus intéressés, font varier la durée de la suppuration vers la fin de laquelle s'organise un tissu cellulo-fibreux. Une plaie simple, sans perte de substance, est fermée du quinzième au vingtième jour ; la cicatrice est rosée pendant quelques jours, puis elle se raffermit, perd de sa coloration, et devient blanche du trentième au quarantième jour.

Si la plaie a été compliquée de perte de substance, au milieu de la suppuration, on voit se former et s'élever des bourgeons charnus, d'abord spongieux, mous, saignants au moindre attouchement ; bientôt ils se rapprochent, s'unissent par la matière cellulo-fibreuse et forment la cicatrice. Ce travail réparateur s'opérera avec une lenteur d'autant plus grande que la solution de continuité aura été plus étendue, ou suivant la nature des tissus intéressés, les conditions particulières au blessé.

Un certain nombre d'opérations chirurgicales sont pratiquées d'après la connaissance de ce fait, qu'un lambeau tenant au reste du corps par une partie de ses bords conserve de la vitalité ou contracte des adhérences avec une surface dénudée. Les experts peuvent être interrogés sur la possibilité de ces réunions complètes après ablation, et ils ne doivent pas ignorer les faits cités par Dupuytren dans le Traité des armes de guerre.

Plaies par instruments piquants et perforants. — Ces plaies sont produites par des instruments de peu de largeur, et présentant une extrémité plus ou moins aiguë, qui agissent en écartant les mailles des tissus, et en les déchirant, comme un poinçon, une baïonnette, une lame d'épée, etc.

Le mode d'action de ces instruments mérite une étude particulière ; et il résulte des remarques faites par Dupuytren, Sanson, que si un instrument piquant et tranchant pénètre perpendiculairement à la surface des téguments également tendus en tous les sens, la plaie conserve à peu près la forme de l'instrument ; la solution de continuité est en général moins longue que la largeur de l'instrument, et elle présente souvent plus d'écartement que l'instrument n'a d'épaisseur ; ce dernier phénomène est dû à la contractilité des tissus divisés.

Lorsque l'instrument n'est tranchant que sur un de ses bords, un couteau par exemple, on distingue sur la plaie l'extrémité obtuse formée par le dos de la lame, de l'extrémité aiguë produite par le tranchant.

Si l'instrument est seulement aigu, comme un poinçon, les plaies qui en résultent sont allongées, leurs angles aigus. M. Filhos, qui a fait ces observations, a reconnu que la longueur de ces plaies était en raison directe de la profondeur à laquelle avait pénétré l'instrument ; que la direction de la plaie varie suivant la région du corps, et qu'elle est la même dans chaque région : ainsi, sur les régions latérales du cou, ces plaies sont dirigées obliquement de haut en bas, et d'arrière en avant; à la partie antérieure du cou, elles sont transversales; à la partie antérieure de l'aisselle, ainsi qu'à l'épaule elles sont verticales; au thorax, elles sont parallèles à la direction des côtes; les plaies sont obliques sur les côtés de l'abdomen.

La direction des fibres musculaires produit ces variations dans la forme des plaies, et un même instrument pourra faire des plaies de formes très différentes, selon le degré de tension des parties frappées.

Les plaies par instruments piquants donnent lieu à des accidents inflammatoires dont la gravité dépend de la profondeur à laquelle ils ont pénétré, de la perforation des vaisseaux artériels et veineux, et enfin de l'étroitesse de l'ouverture extérieure, qui augmente les phénomènes d'étranglement en ne donnant pas d'issue aux liquides épanchés.

Plaies par arrachement et déchirure. — Plaies contuses.— Ces plaies, faites par des corps ou par des instruments tels que les crochets, les crampons, les rouages de machines, se distinguent des plaies que nous venons d'étudier, par l'écartement irrégulier des bords, et leur gonflement. La rétraction des divers tissus dont se composent les parois des vaisseaux artériels prévient les hémorrhagies, et diminue le danger de ces blessures, qui ont une durée variable selon leur étendue et le développement de la suppuration.

Les plaies contuses compliquent les contusions, comme nous l'avons dit; leur marche est la même que celle des blessures précédentes, et les phénomènes qui les accompagnent dépendent aussi de l'étendue de la perte de substance.

Blessures par armes à feu. — Les effets si variés que déterminent les projectiles lancés par les armes à feu dépendent de la structure particulière des parties atteintes ou du degré de résistance qu'elles présentent. La forme et la nature des projectiles sont également la source d'une

6

foule de particularités qu'un examen approfondi des blessures fait souvent constater.

Nous ne pouvons rappeler ici que les principaux caractères de ce genre de blessures, et nous engageons à consulter les ouvrages suivants (1).

Lorsque l'arme a été tirée à bout portant, toute la surface de la plaie et ses bords sont noircis et brûlés, la peau est parsemée de poussière noire et de grains de poudre adhérents, les bords de la plaie sont contus, secs, tuméfiés. La combustion de la poudre, lors même qu'elle n'est pas comprimée par une bourre, donne lieu à des blessures fort graves, et qui sont de véritables brûlures. Les bourres, les corps mous agissent comme des projectiles durs lorsque l'arme est tirée à peu de distance. La forme, la nature et le nombre des corps lancés par les armes à feu produisent des effets très divers. Ainsi le plomb de chasse du degré le plus fin fait une blessure semblable à celle d'une balle lorsque le coup est tiré à bout portant. Quant au mode d'action des balles, il est tellement variable, leurs effets sont si bizarres, que la lecture des nombreuses observations qui sont consignées dans la science peut seule les faire apprécier.

L'expérience a fait reconnaître que, *presque toujours, l'ouverture que fait une balle en pénétrant dans les parties molles a un diamètre plus petit que celui de la balle elle-même, et que le canal qu'elle creuse dans son trajet va en s'élargissant ;* le plus souvent aussi, *l'ouverture de sortie a un diamètre beaucoup plus grand que l'ouverture d'entrée.*

Il y a des exceptions à ces caractères. (M. Ollivier d'Angers) a cité (*Annales d'hygiène et de méd. lég.*, tom. XXII, pag. 318) deux faits dans lesquels la plaie d'entrée était double en largeur de la plaie formée par la sortie de la balle.

En général, si une balle frappe perpendiculairement la

(1) DUPUYTREN, ouvrage cité. — PERCY, *Manuel du chirurgien d'armée.*

surface du corps, *la plaie d'entrée est arrondie , sa circonférence est déprimée et enfoncée de dehors en dedans, et les bords de la plaie de sortie sont inégaux , déchirés, saillants et renversés de dedans en dehors.* Lorsqu'une balle frappe un os, quelquefois elle le contourne sans le briser, ou bien elle le fracture avec esquilles. Les os spongieux peuvent être traversés par une ouverture sans que le choc détermine d'autres lésions. — La déformation des projectiles rend les plaies plus contuses et ajoute à la gravité des accidents. Les causes qui font dévier les projectiles et augmentent ou diminuent leurs effets fâcheux, sont : la vitesse d'impulsion, la distance à laquelle l'arme est tirée, la différence de densité des milieux qui sont traversés.

Une circonstance qu'on rencontre fréquemment, c'est l'entraînement dans la plaie des bourres de l'arme ou des vêtements qui recouvraient la partie frappée. Tantôt le morceau d'étoffe n'est que poussé à l'entrée de l'ouverture, et il suffit de le retirer pour ramener le projectile ; tantôt, au contraire, il a été emporté dans la blessure, et on ne l'extrait que par lambeaux.

L'examen des vêtements est très important, car les caractères que présentent les trous faits par le projectile, sont tels, qu'ils peuvent suffire pour indiquer la direction que la balle a suivie dans son trajet. Le tissu, quel qu'il soit, présente, à l'ouverture d'entrée du projectile, un trou avec perte de substance, plus ou moins arrondi, tandis qu'à la sortie il n'y a qu'une déchirure simple ou à lambeau (1).

Le séjour de ces corps étrangers aggrave toujours la maladie et en retarde la terminaison. Soit que le médecin expert ait à se prononcer sur les suites probables d'une plaie d'arme à feu , soit qu'il ait à déterminer les circonstances qui l'ont accompagnée , il devra ne poser ses conclusions qu'avec une grande réserve.

(1) *Annal. d'Hyg.* , tom. XXII, 2e partie.

DIAGNOSTIC ET PRONOSTIC DES BLESSURES CONSIDÉRÉES DANS LES DIVERSES PARTIES DU CORPS.

Blessures à la tête. — Les contusions des téguments du crâne donnent lieu à une ecchymose ou à une *bosse sanguine*, lorsque l'instrument a agi perpendiculairement. La tumeur est fluctuante si les tissus ont été frappés obliquement, et le sang épanché nécessite quelquefois une ponction. Ces blessures, lors même qu'elles se compliquent de plaies, se terminent ordinairement par résolution, et l'incapacité de travail ne dure pas vingt jours. Il n'en est pas de même lorsqu'il y a eu commotion et fractures du crâne.

Les fractures peuvent se produire sur tous les points de ces os et exister au point même de la percussion, ou bien se produire par *contre-coup* dans une partie plus ou moins éloignée du lieu frappé. En médecine légale, la disposition des fractures, leur forme, peuvent fournir des indices précieux sur l'instrument vulnérant, sa force d'impulsion, etc. Ainsi, on se rappellera que si un corps agit par une surface peu étendue, l'extrémité aiguë d'un marteau par exemple, les effets directs en sont plus marqués, le tissu osseux est détruit. Dans le cas où la surface de l'instrument est très large et sa pression violente, comme par un maillet, un pavé, les fractures se produisent plutôt par contre-coup, il y a affaissement des os, et toute l'action transmise se porte à la circonférence, ou dans un point diamétralement opposé. Si la fracture est étoilée, le centre des rayons aura toujours été le siége de la percussion. La texture des os, leur épaisseur variable, leur friabilité plus ou moins grande, l'âge, le sexe du blessé, sont autant de circonstances qu'il suffit d'énumérer pour faire comprendre leur influence sur la facilité avec laquelle les fractures se produisent. Les fractures du crâne peuvent s'accompagner de la rupture des vaisseaux de la dure-mère, de son décollement. L'épanchement du sang, s'il ne se fait que lentement, ne donne pas lieu immédiatement aux phénomènes de compression , et permet au blessé de se mouvoir , de parler, pendant plusieurs heures ou quelques jours. Les faits de ce genre ne sont pas rares, et ils peuvent acquérir une grande importance dans certaines affaires criminelles.

Nous en avons publié plusieurs observations dans les *Annales d'hygiène et de médecine légale* (tom. XXVI, p. 200).

La commotion du cerveau est la complication la plus fréquente et la plus grave des fractures du crâne. Ses principaux signes sont la perte *subite* de connaissance , l'assoupissement ou état comateux , l'anéantissement de l'action musculaire , la paralysie , l'expulsion involontaire des matières fécales. La commotion peut être assez violente pour causer instantanément la mort. La *contusion* du cerveau , cette déchirure qui s'opère dans la substance elle-même est presque toujours suivie d'accidents mortels. Les plaies faites aux téguments du crâne par un instrument tranchant, même celles qui forment des lambeaux, guérissent communément dans l'espace d'une quinzaine de jours.

Les plaies à la tête par un instrument piquant , lorsqu'elles sont simples et qu'elles se réunissent par première intention , se terminent aussi heureusement que les précédentes ; mais si elles se compliquent d'accidents inflammatoires caractérisés par la tuméfaction et la rougeur des bords de la plaie, un empâtement des téguments qui conservent l'impression du doigt , et enfin par des abcès et de la suppuration, il peut survenir un érysipèle simple ou phlegmoneux qui prolonge la maladie.

Si l'instrument vulnérant a intéressé les os , il en résulte des exfoliations qui , jusqu'à leur expulsion complète, entretiennent un état inflammatoire local.

Les contusions et les plaies du globe de l'œil méritent un examen particulier des experts, car elles sont fréquemment suivies d'accidents forts graves ; l'épanchement du sang sur la conjonctive peut aussi se produire spontanément sans aucun coup porté; dans les deux cas il se dissipe aisément; mais l'épanchement sanguin dans le globe oculaire ou la confusion des humeurs de l'œil, sont suivies de cécité. Il en est de même après l'écoulement de l'humeur vitrée. Les plaies de la cornée avec écoulement partiel ou total de l'humeur aqueuse et sortie du cristallin se guérissent au contraire; la cicatrice de la cornée nuit à l'exercice de la vision en raison de son étendue.

L'inflammation du globe oculaire peut avoir été fort légère, et pourtant que la blessure soit une cause d'amaurose, de névralgie ou de trouble dans la vision. Afin de porter un pronostic exact, le médecin devra, dans l'examen de ces lésions, visiter à plusieurs reprises le blessé, avant de donner ses conclusions sur la durée d'incapacité de travail ou les infirmités qui en sont la conséquence.

Blessures du nez. — Les plaies du nez avec perte de substance peuvent entraîner des difformités et une gêne permanente de la respiration. La fracture comminutive des os du nez se reconnaît à la mobilité des fragments; la consolidation se fait vers le dix-huitième jour.

Les blessures des *sinus frontaux* s'accompagnent d'inflammation avec écoulement de matière purulente, floconneuse, épaisse, blanchâtre, dont l'aspect, semblable à celui de la substance cérébrale, pourrait faire croire à une lésion beaucoup plus grave qu'elle ne l'est réellement.

Les plaies du *sinus maxillaire*, surtout si elles sont compliquées de fractures ou de la présence d'un corps étranger, suppurent pendant longtemps avant de se fermer.

Lorsque la substance cérébrale a été atteinte, la mort en est ordinairement une suite nécessaire. Il y a toutefois des faits exceptionnels, de ces *cas rares* dans lesquels des individus ont vécu, malgré l'issue d'une certaine quantité de substance cérébrale, ou la présence de corps étrangers qui s'y étaient logés.

Ce que nous venons de dire s'applique aux blessures par

armes à feu, qui sont des plaies contuses simples ou compliquées de tous les accidents que nous avons successivement étudiés.

Blessures à la face. — Les blessures des sourcils se terminent presque toujours d'une manière assez prompte ;
mais elles donnent lieu quelquefois à des amauroses ou à
des névralgies frontales.

Les contusions et les plaies des paupières ne sont graves
que dans les cas où la perte de substance est assez large
pour que le rapprochement des parties divisées ne s'opère
pas, ou qu'il y ait un renversement en dehors (ectropion).

L'ecchymose des paupières se produit avec une grande
facilité par la plus légère contusion ; mais elle se manifeste
aussi lors même que les paupières n'ont pas été frappées.
Cette ecchymose est alors un signe d'une fracture.

M. Marlhieurat-Lagémar a publié (1) des faits fort curieux sur ce phénomène, comme pouvant servir de moyen
de diagnostic dans les plaies de tête.

Les plaies de l'angle interne de l'œil peuvent être suivies
d'une fistule lacrymale.

Le pronostic des *blessures des joues* n'offre pas de gravité, et la division de la glande parotide ou des joues donne
lieu à des fistules salivaires facilement curables. Ces blessures entraîneraient une incapacité de travail *relative* et
un dommage si les individus atteints exerçaient la profession de musicien d'instruments à vent, de souffleur de
verres, etc. Les blessures *des oreilles*, celles *des lèvres*,
sont ordinairement très simples.

Les *blessures de la bouche* résultent le plus souvent de
l'action des corps contondants ou d'armes à feu. L'inflammation de la muqueuse buccale, le gonflement de la langue,
causent une gêne très grande au blessé, tant par la gêne
de la respiration et de la déglutition, que par l'odeur fétide
qui s'exhale de la bouche ; mais la terminaison se fait heu-

(1) *Archives générales de Médecine*, t. II, 1841. p. 310.

reusement. La perte de substance de la langue apporte de la difficulté dans la prononciation. M. Biessy (*Manuel de médecine légale*) évalue à trois années le temps nécessaire pour que toutes les fonctions se rétablissent à peu près dans leur état naturel. On peut donc sans crainte considérer comme *blessure grave* l'ablation partielle de cet organe.

Les *fractures* de la mâchoire inférieure se reconnaissent en portant les doigts sur les bords de l'os pour constater le déplacement des fragments , et la crépitation qui se produit dans les mouvements que l'on fait exécuter par le blessé. Ces fractures guérissent aisément; celles des condyles se consolident lentement en raison de la difficulté de les maintenir réduites.

Les *luxations* de l'os maxillaire inférieur sont caractérisées par son abaissement persistant, par une dépression au-devant du conduit auditif externe et sous l'extrémité postérieure de l'apophyse zygomatique, ainsi que par la saillie dans la bouche de l'apophyse coronoïde. La réduction de ces luxations se fait très aisément.

Blessures au cou.— Elles méritent une étude attentive ; car le nombre et l'importance des vaisseaux et des nerfs, les organes qui y sont situés, modifient la gravité des lésions qui y sont faites. Les contusions violentes sur la région cervicale postérieure ou latérale déterminent une commotion mortelle ou la paralysie (1).

Les piqûres ou la section des nerfs pneumo - gastrique , diaphragmatique , etc. , déterminent une gêne plus ou moins grande de la respiration , et même l'asphyxie. Ambroise Paré a cité le fait d'un jeune homme qui perdit la voix , et eut le bras paralysé par la lésion du nerf récurrent et du plexus brachial ; il a rapporté aussi l'observation d'une plaie de la trachée-artère par un coup d'épée, à la suite de laquelle se développa un emphysème qui s'étendit

(1) OLLIVIER (d'Angers), *Traité de la moelle épinière*, p. 268 , et observ. 34, p. 373, t. I.

à la face et à tout le reste du corps. A ces accidents on doit joindre l'hémorrhagie, qui peut devenir mortelle, moins par la quantité de sang qui s'écoule que par son introduction dans la trachée.

M. Dieffenbach (1) attribue aux plaies superficielles du cou une gravité qu'elles n'ont que par exception, et l'inflammation ou la gangrène du tissu cellulaire ne sont pas heureusement dans ces cas une terminaison aussi fréquente que ce chirurgien le pense.

Si les plaies du cou sont transversales, la rétraction de la peau et des muscles détermine un écartement considérable des deux bords, et les rend béantes. A la partie antérieure, l'ouverture de la trachée ou du larynx donne issue à l'air et se complique d'hémorrhagies, soit que la plaie siège entre le cartilage thyroïde et l'os hyoïde, soit qu'elle existe au-dessus de la glotte ; il y a aphonie si les cordes vocales sont intéressées, ou si la blessure est au-dessous d'elles. Dans tous ces cas le pronostic est grave, et varie selon les accidents qui se développent.

Les plaies latérales du cou atteignent souvent les troncs vasculaires, et la mort est inévitable si un vaisseau artériel important a été ouvert. La compression peut suffire pour arrêter l'hémorrhagie de la veine jugulaire ; mais les blessures profondes sont presque toujours très graves.

Nous examinerons les lésions produites au cou par l'application d'un lien sur le cou, en faisant l'histoire de la mort par suspension ou par strangulation.

Blessures à la poitrine. — Ces blessures acquièrent de la gravité en raison de la lésion des viscères qui sont renfermés dans sa cavité ; on les distingue en blessures non pénétrantes et en blessures pénétrantes.

Blessures non pénétrantes. — La gravité des contusions des parois de la poitrine dépend de la force avec laquelle a

(1) *Arch. de Méd.*, t. v, p. 235.

agi le corps contondant ; chez les femmes, l'inflammation des seins, leur suppuration, leur induration, et par suite leur dégénérescence cancéreuse, peuvent résulter d'une contusion assez légère. Lorsque la percussion a été violente, les viscères et les principaux vaisseaux reçoivent une commotion qui peut être suivie d'accidents inflammatoires très intenses.

Les plaies par instrument tranchant ou piquant se guérissent rapidement, si elles ne sont pas compliquées d'hémorrhagies abondantes par l'ouverture de vaisseaux artériels. Dans ce cas, s'il se forme un vaste épanchement de sang dans le tissu cellulaire, on doit se hâter de lui donner issue par des incisions convenables, afin de prévenir la formation d'abcès.

La blessure des artères axillaire ou sous-clavière est presque toujours mortelle.

Blessures pénétrantes. — L'issue d'une portion du poumon par un des espaces intercostaux est un accident assez rare et moins grave qu'il ne semble devoir l'être, soit que l'on réduise la portion herniée, soit que l'on l'excise après avoir fait une ligature. L'observation démontre que les blessés qui ont subi cette opération n'éprouvent par la suite qu'une douleur légère sans oppression et une toux peu incommode.

Le danger des blessures des poumons est relatif à l'hémorrhagie et à l'inflammation qu'elles déterminent ; si elles sont fort étendues, les blessures sont mortelles. La pénétration de l'air dans la cavité thoracique n'est très dangereuse que si la quantité d'air introduite comprime les poumons.

La lésion du péricarde est ordinairement mortelle ; il en est de même de l'ouverture de l'aorte, des vaisseaux pulmonaires, de la veine azygos (1), du canal thoracique.

(1) BRESCHET, *Rapp. méd.-lég. sur une plaie d'arme à feu.* 1826.

Les plaies qui pénètrent dans les cavités du cœur sont toujours mortelles. Sur 64 observations de plaies du cœur réunies par M. Ollivier (d'Angers) (1), 29 avaient leur siége au ventricule droit, 12 au ventricule gauche, 9 dans les deux ventricules, 3 à l'oreillette droite, 1 à l'oreillette gauche. Les lésions du ventricule droit sont les moins rapidement mortelles : sur vingt-sept blessés, aucun n'a pas vécu moins de deux jours ; d'autres ont vécu depuis quatre jours jusqu'à *vingt-huit* jours. La présence de l'instrument dans la plaie a toujours retardé l'époque de la mort.

Les plaies du cœur qui n'intéressent que ses parois peuvent se guérir ; les exemples en sont assez nombreux.

Blessures de l'abdomen. — Les contusions des parois de l'abdomen peuvent, sans produire de lésions extérieures, donner lieu à des accidents mortels. Nous avons vu plusieurs fois une péritonite se développer consécutivement à des coups de pied et entraîner la mort en trois à quatre jours. L'autopsie ne faisait constater que les traces d'un épanchement plus ou moins abondant de liquides puriformes.

Plusieurs organes sont déchirés sans qu'il existe de traces extérieures de désordres. M. Davat a démontré par des expériences nombreuses avec quelle facilité s'opère la rupture du diaphragme pendant sa contraction. Les déchirures du foie ont leur siége sur sa face convexe ou sur sa face concave ; elles ont une profondeur de 3 à 6 centimètres, et n'intéressent que très rarement toute l'épaisseur de l'organe. Ces déchirures ont leurs bords peu écartés, granuleux comme la substance du foie ; elles ne contiennent que peu de sang ; ce liquide, en partie fluide ou coagulé, s'accumule dans les parties les plus déclives du bassin. L'épanchement de sang n'est pas, en général, en rapport avec les désordres que l'on observe sur cet organe.

La rate se déchire avec facilité, et si l'action contondante

(1) OLLIVIER (d'Angers), art. COEUR, *Dict. méd.*

a été très violente, sa substance se réduit en une sorte de bouillie par l'afflux du sang dans son parenchyme. Les contusions des viscères creux amènent assez souvent leurs ruptures, lorsque surtout ces organes sont pleins. Le pronostic de ces blessures, si on les reconnaît, est toujours fort grave, et l'autopsie seule fait constater les désordres que nous venons de décrire.

Les plaies de l'abdomen, lorsqu'elles ne sont pas pénétrantes, doivent être considérées comme des plaies simples ; leur étendue peut cependant, après leur cicatrisation, exposer le blessé à une hernie.

Les plaies pénétrantes, sans déchirures de viscères ou de vaisseaux, donnent lieu le plus souvent à l'inflammation du péritoine ; la durée de la maladie dépend de son intensité, de l'énergie ainsi que de la promptitude des soins administrés. Les blessures des intestins, de la vésicule biliaire, de l'uretère, sont suivies d'un épanchement de liquides qui déterminent une inflammation rapidement mortelle.

Il est d'observation que les blessures de l'estomac sont d'autant plus graves qu'elles ont leur siége à ses extrémités cardiaques ou pyloriques, et selon l'état de plénitude ou de vacuité de cet organe. Si les reins ne sont atteints qu'à leur partie postérieure, la guérison peut se faire assez promptement, comme nous en avons vu récemment un cas. L'affaissement ou la distension de la vessie feront varier le danger des blessures de cet organe ; l'infiltration de l'urine ou son épanchement dans le péritoine ou dans le tissu cellulaire sont suivis d'accidents mortels.

Les lésions des mésentères et des épiploons s'accompagnent d'hémorrhagies abondantes qui présentent la même gravité que les blessures des gros troncs artériels et veineux.

Les contusions et les plaies des parties molles du bassin se guérissent facilement si elles sont simples ; mais si la percussion a été violente, que les os du sacrum ou du coccyx se nécrosent, il survient des abcès et une suppuration difficile à tarir. La commotion peut suffire pour occasionner la paralysie des membres inférieurs.

Blessures des organes génitaux chez l'homme et chez la femme. — Les contusions violentes des testicules peuvent être suivies de symptômes graves d'inflammation, ou d'une induration squirrheuse qui nécessite leur ablation. Les plaies de la verge guérissent par réunion, lors même que les corps caverneux ont été intéressés. Mais outre des dangers de l'hémorrhagie, il en résulte une infirmité plus ou moins grave, car l'érection devient incomplète du côté blessé, et il y a inclinaison de la verge. Les déchirures du canal de l'urètre se cicatrisent en formant des brides et des rétrécissements.

L'étranglement de la verge par un lien, ou son introduction forcée dans un anneau très étroit, donnent lieu à des accidents d'autant plus graves que l'on éprouve plus de difficultés à en détruire la cause.

La section du cordon des vaisseaux spermatiques entraîne la mort par l'abondance de l'hémorrhagie. L'enlèvement d'un ou de deux testicules est suivi de diminution ou de cessation de la fonction génératrice.

La castration, dans quelque but qu'elle ait été faite, est toujours un crime, si ce n'est lorsqu'une lésion organique incurable réclame les secours de la chirurgie.

Toute personne coupable du crime de castration subira la peine des travaux forcés à perpétuité. Si la mort en est résultée avant l'expiration des quarante jours qui auront suivi le crime, le coupable subira la peine de mort. (Cod. pén., art. 316.)

Néanmoins, le crime de castration, s'il a été provoqué par un outrage violent à la pudeur, sera considéré comme meurtre ou blessure excusable. (Art. 325.)

Nous devons noter ici que, par *castration*, le législateur

7

n'a pas entendu seulement l'ablation des testicules : l'amputation d'un organe quelconque nécessaire à la génération constitue le crime de *castration* (arrêt de la Cour de cassation, 1er septembre 1814). L'amputation complète du pénis constitue le crime de castration, lors même que les testicules, organes sécréteurs de la semence, seraient restés intacts. Le crime existe (Cod. pén., art. 2) du moment où les parties génitales ont été en totalité ou en partie l'objet d'une amputation ou de blessures volontaires tendant à leur amputation.

Blessures de la vulve et du vagin. — Les contusions et plaies superficielles ne sont pas dangereuses, mais des hémorrhagies mortelles peuvent survenir, ainsi que le prouvent les deux faits rapportés par M. Alex. Watson (1), et dont voici l'extrait :

Chez la femme Pollœk, qui était morte subitement, on trouva, en écartant les grandes lèvres de la vulve, une plaie de 15 lignes de longueur à la face interne de la petite lèvre du côté droit ; elle résultait d'une section nette et parallèle à la direction de la petite lèvre ; le doigt introduit dans son intérieur pénétrait à un pouce et demi de profondeur, dans quatre directions différentes : en haut et en arrière vers la division de l'artère iliaque ; en arrière vers la tubérosité de l'ischion ; latéralement vers l'articulation coxo-fémorale, et en haut vers le mont de Vénus. Aucun vaisseau principal n'avait été ouvert, ce que démontra une injection d'eau chaude poussée par les gros troncs vasculaires. Du côté droit, l'arme avait pénétré jusqu'au péritoine sans intéresser cette membrane, en sorte qu'une quantité considérable de sang s'était épanchée à sa surface. Une autre plaie très petite, nette et superficielle, existait à côté de la première. Du reste, tous

(1) *The Edinburgh med. Journal*, juillet 1831. Traduit dans les *Arch. gén. de Méd.*, t. xxviii, p. 413.

les autres organes , ainsi que la surface extérieure du corps , ne présentaient pas de traces de lésion. Un rasoir avait servi à faire la blessure.

Dans le second cas , celui qui est relatif à la mort de la dame Bridget Calderhaed , morte le 1ᵉʳ janvier 1831, on trouva les vêtements teints de sang au voisinage des parties génitales ; une plaie de 10 lignes environ de longueur existait à la grande lèvre gauche, dirigée parallèlement à son bord externe ; la plaie conduisait à une petite cavité remplie de sang coagulé et capable de contenir un petit œuf de poule ; elle se prolongeait ensuite dans trois directions différentes : en haut vers la symphyse du pubis, en bas vers le périnée , et en arrière le long du vagin et du rectum. La partie la plus profonde avait 2 à 3 pouces d'étendue. Plusieurs vaisseaux avaient été ouverts, et particulièrement la grande artère du clitoris.

Les blessures de la matrice dans l'état de vacuité sont rares en raison de son peu de volume et de sa situation profonde ; mais lorsqu'elle contient un produit de conception , les contusions sur les parois de l'abdomen déterminent souvent une métrite ou l'avortement. Une blessure par instrument piquant ou tranchant est dans ce cas ordinairement mortelle.

L'introduction par le vagin d'instruments propres à percer les membranes et à provoquer l'avortement, amène aussi des accidents fort graves par leurs suites immédiates ou consécutives. Nous reviendrons sur ce sujet en étudiant l'avortement.

Fractures des os du tronc. — Une fracture, en général, ne se consolide pas avant le trentième jour : aussi cette blessure entraîne-t-elle le plus souvent une incapacité de travail personnel de plus de vingt jours. Cette estimation dans la durée d'incapacité de travail varie cependant, selon le siége de la fracture, son état de simplicité ou le nombre des fragments ; on devra tenir compte de l'âge du blessé, de sa constitution, de sa profession. Toutes ces circonstances ne changent pas la matérialité du fait, mais elles peuvent influer sur le jugement des magistrats et des jurés, et atténuer ou aggraver la position du coupable.

Nous allons énumérer les diverses fractures des os qui composent le thorax, en insistant sur les complications fâcheuses qui les rendent mortelles ou qui prolongent la durée de la maladie.

Les *fractures* simples des *côtes* et sans déplacement des fragments se consolident facilement et sans danger; mais s'il y a des esquilles et qu'elles soient déplacées et enfoncées en dedans, elles peuvent déchirer la plèvre ou le poumon, et déterminer des accidents graves.

La *luxation* de l'extrémité sternale de la *clavicule* résulte le plus souvent d'un choc qui a frappé l'épaule d'avant en arrière; on la reconnaît à la saillie que forme en avant l'extrémité libre et à la dépression de l'épaule. La luxation de l'extrémité humérale est caractérisée par la saillie de l'épaule, la mobilité de la clavicule; on obtient sa réduction en portant la tête de l'humérus de bas en haut et de dedans en dehors; mais on ne maintient que très difficilement les surfaces articulaires, et il en résulte fréquemment une difformité.

La *fracture du sternum* n'est pas une maladie grave s'il n'y a pas de déplacement des fragments, et si la contusion n'a pas été violente; la mort peut être au contraire instantanée, si les poumons ou le cœur sont déchirés par suite de la commotion, de l'enfoncement des fragments.

Les *fractures des vertèbres* sont toujours très graves et souvent mortelles. La commotion ou la contusion de la partie intérieure de la moelle épinière déterminent une paralysie temporaire ou définitive des extrémités inférieures, de la vessie et du rectum; si la fracture occupe la région cervicale, l'asphyxie peut être immédiate par la paralysie des muscles inspirateurs.

Les *fractures des os des iles* n'ont lieu que par suite de contusions très violentes ou de chutes d'un lieu élevé ; elles sont très difficiles à reconnaître en raison de l'épaisseur des parties molles; elles sont fréquemment mortelles , par la commotion de la moelle ou la déchirure des vaisseaux et des viscères contenus dans le bassin.

Blessures des membres. — Ces blessures , quoiqu'elles n'intéressent point les organes essentiels à la vie , sont quelquefois fort graves et même mortelles , malgré les secours les plus prompts. Les lésions de l'artère ou de la veine crurale au pli de l'aine sont dans ce dernier cas ; celles des artères fémorale, poplitée , brachiale , sont toujours suivies d'accidents sérieux.

La blessure des nerfs s'accompagne de douleurs d'autant plus vives que leur section n'a pas été complète ; et elles causent des phénomènes convulsifs ou une perte de sensibilité souvent longs à disparaître , quelquefois suivis du tétanos (1).

Les contusions et les plaies des membres présentent les différents degrés de gravité que nous avons étudiés. Il suffit de se rappeler ce que nous avons déjà dit.

Pour compléter ce qui est relatif aux lésions des os ou des articulations, nous allons énumérer celles des extrémités supérieures et inférieures.

Les *fractures* du corps de l'*omoplate* , celles de l'apophyse acromion et de l'angle inférieur, ne sont point graves par elles-mêmes et guérissent promptement. Celles de l'apophyse coracoïde , et celles du col qui supporte la cavité glénoïde , sont au contraire très graves, parce qu'elles sont constamment accompagnées de contusions profondes , d'écrasement des parties molles voisines , ou de lésions des organes thoraciques. Si le blessé ne succombe pas , une gêne plus ou moins considérable des mouvements de l'arti-

_____

(1) J. DESCOT , *Thèse inaugurale sur les blessures des nerfs.* 1822.

7.

culation , ou même l'atrophie et la paralysie du membre ,
sont les suites ordinaires de ces fractures.

Les fractures simples du corps de l'humérus se consolident vers le cinquantième jour ; celles du col de cet os, que
l'on pourrait considérer quelquefois pour une simple luxation , sont presque toujours produites par un coup sur la
partie supérieure et externe du bras ; mais elles peuvent
arriver aussi par un contre-coup, lors d'une chute sur le
coude ou sur la main , le bras étant écarté du tronc. Cette
fracture est plus grave que celle du corps de l'os , parce
qu'elle se complique de contusion profonde ; et souvent ,
malgré les soins les mieux entendus , il reste de la difformité et de la gêne dans les mouvements de l'articulation.
La consolidation est toujours plus difficile et plus longue.

La fracture de l'extrémité inférieure de l'humérus est
également grave , et laisse souvent une fausse articulation :
dans ce cas , la mobilité contre nature , la difformité et l'infirmité qui en résultent , varient suivant le mode et la direction de la fracture.

Les *fractures de l'olécrâne* résultent de coups ou de
chute : lorsqu'elles sont simples elles guérissent facilement ;
mais elles se compliquent souvent de lésions de l'articulation , et sont suivies d'ankyloses.

Les *fractures du cubitus*, ou *du radius*, ou de ces deux
os ensemble sont assez communes , et se consolident assez
rapidement. Les fractures des os de la main ne sont produites que par écrasement ou par les projectiles d'armes à
feu ; dans tous les cas elles sont fort graves, et peuvent nécessiter l'amputation.

Les *luxations de l'humérus* sont le plus ordinairement
le résultat d'une chute , dans laquelle le coude, étant écarté
du corps , appuie fortement sur le sol ou sur un corps résistant ; cependant cette luxation peut aussi avoir lieu lorsqu'un coup violent a porté sur le moignon de l'épaule. La
luxation peut avoir lieu en bas, en avant ou en arrière.

Dans la luxation en bas , qui est la plus fréquente , la tête de l'humérus fait dans le creux de l'aisselle une tumeur arrondie, saillante, non anguleuse ; l'angle inférieur de l'omoplate est entraîné en dedans ; l'épaule et le coude du bras luxé , vus postérieurement , paraissent plus bas qu'à l'autre membre ; le coude ne peut être rapproché du corps. Lorsque la luxation est en dedans , le coude est très écarté du corps, la tête de l'humérus fait saillie sous l'apophyse coracoïde plutôt que dans le creux de l'aisselle ; il y a aplatissement très prononcé du deltoïde en arrière. Dans la luxation en arrière , le bras est dirigé en avant et en dedans ; c'est aussi en avant qu'est la dépression du deltoïde ; la saillie de la tête de l'humérus est en dehors de l'angle antérieur de l'omoplate , au - dessous de la base de l'acromion.

La *luxation de l'avant-bras* dans l'articulation huméro-cubitale a lieu le plus ordinairement en arrière , et résulte d'une chute sur la paume de la main , l'avant-bras étant un peu fléchi sur le bras. Cette luxation , qui pourrait en imposer, dans certains cas , pour une fracture de l'humérus , guérit en peu de temps , lorsqu'elle est exempte de complication : dès le huitième ou dixième jour, on commence à faire exécuter à l'articulation quelques mouvements pour prévenir l'ankylose. Le plus ordinairement on la reconnaît à la tuméfaction des muscles biceps , brachial et brachial antérieur, à la saillie que fait en arrière l'olécrâne , et à celle que font en devant les deux condyles de l'humérus. Mais souvent il y a en même temps déchirure de l'artère brachiale et du nerf médian.

La *luxation du poignet* en dehors ou en dedans résulte d'un coup sur le côté de la main , d'une chute , ou d'un renversement brusque sur l'une des parties latérales de l'avant-bras. Si la luxation a lieu en avant, la main est étendue , le carpe fait saillie en avant , les doigts sont fléchis ; lorsqu'elle a lieu en arrière , le corps fait saillie de ce côté, et les muscles extenseurs sont fortement tendus.

Les *fractures du corps du fémur* résultent souvent d'une violence directe, mais quelquefois aussi elles ont lieu par contre-coup, dans les chutes sur les pieds ou sur les genoux. La consolidation est complète ordinairement du trentième au quarantième jour chez les enfants, du cinquantième au soixantième chez les adultes, et seulement vers le soixante-dixième chez les vieillards : mais, quelque bien appliqué qu'ait été l'appareil, il arrive fréquemment que le membre blessé reste plus court que l'autre, et, dans tous les cas, le blessé ne doit marcher pendant assez longtemps qu'à l'aide de béquilles.

Une chute sur les pieds ou sur les genoux peut aussi fracturer le *col du fémur :* néanmoins, sur 30 fractures du col observées par Desault, 24 dépendaient d'une chute sur la hanche. Même dans leur plus grande simplicité, les fractures du col du fémur ont été longtemps regardées comme incurables : du moins est-il certain qu'il y a presque toujours raccourcissement du membre et claudication. Cependant, Dupuytren a prouvé qu'on pouvait obtenir une consolidation complète et sans raccourcissement, mais qu'il fallait pour cela que le blessé séjournât dans l'appareil pendant 120 à 130, et même 140 jours. — Quelquefois la forme des surfaces fracturées est telle qu'elles ne se séparent point immédiatement, et que le blessé peut encore marcher plus ou moins longtemps, et même pendant plusieurs jours, avant que leur déplacement ait lieu.

La fracture de l'extrémité inférieure du fémur est beaucoup moins grave, et ne demande guère plus de temps pour sa guérison que celle du corps de l'os.

Les *contusions du genou* exigent un repos très longtemps continué, et peuvent avoir les suites les plus graves, lors même qu'elles ont été traitées avec soin. Un coup violent sur le genou peut déterminer une tumeur blanche de cette articulation; mais, dans ce cas, la violence n'est le plus souvent que la cause occasionnelle de la maladie : la mauvaise constitution du blessé en est la cause déterminante ; les plaies du genou avec pénétration dans l'articulation sont graves en raison de l'inflammation qui ne manque pas de s'y développer.

La fracture de la rotule peut être produite par une contraction trop brusque des muscles extenseurs. Elle est alors presque toujours transversale. Quelle que soit la cause de la fracture, la consolidation de l'os n'est complète qu'au bout de plusieurs mois.

Les *fractures de la jambe*, c'est-à-dire du tibia et du péroné à la fois, sont plus fréquentes que celles d'un des deux os seulement. Elles sont ordinairement l'effet d'un coup porté directement sur le corps de ces os, et elles ont le plus souvent lieu à peu de distance au-dessus des malléoles. Quelquefois le tibia seul est fracturé, et le blessé peut continuer de marcher, les fragments étant maintenus en rapport par le péroné ; mais souvent aussi, le péroné, incapable de supporter le poids du corps, se rompt à son tour. Le diagnostic des fractures du tibia exige, par conséquent, dans certains cas, une très grande attention.

La fracture du péroné peut arriver soit que le pied ait été violemment tourné en dedans, soit qu'au contraire son bord externe ait eu à supporter tout le corps. Dans le premier cas (lorsque le pied a tourné en dedans), son bord externe refoule le péroné de bas en haut, et cet effort tendant à exagérer sa courbure le fait éclater. Dans le second cas, l'extrémité inférieure de l'os est fracturée par l'effort de traction qu'exercent sur elle les ligaments distendus. Ces fractures peuvent avoir lieu dans la moindre chute, et ne dépendent souvent que d'une position accidentelle du pied, circonstance qui doit être prise en considération.

Les fractures de la jambe ne se consolident que vers le quarante-cinquième ou le cinquantième jour ; ce n'est qu'au bout de ce temps que le blessé peut commencer à marcher avec des béquilles, et en prenant de grandes précautions. La consolidation est à peu près aussi longue, lors même qu'il n'y a qu'un seul os de fracturé.

Les luxations du fémur, du tibia, du péroné, ont lieu moins souvent que celles du membre supérieur ; elles entraînent toujours une maladie de plusieurs mois.

DES BRULURES.

Les brûlures ne sont considérées par la loi que comme des blessures ordinaires, soit qu'elles résultent du contact d'un corps en ignition, ou qu'elles soient produites par des agents chimiques. Dans un rapport, il faut préciser les désordres qui ont eu lieu, et les décrire avec soin.

Nous ne rappellerons ici que très succinctement les signes principaux des cinq degrés de brûlures adoptés par Dupuytren.

1er *degré.* Rubéfaction de la peau, s'effaçant sous le doigt. Douleur vive, qui disparaît en quelques jours.

2e *degré.* L'épiderme est soulevé et forme des phlyctènes pleines de sérosité citrine.

3e *degré.* Le corps muqueux et la surface papillaire du derme sont détruits.

Le 4e *degré* est caractérisé par la désorganisation de toute l'épaisseur du derme, qui se détache par escarres au bout de plusieurs jours, et laisse à découvert une plaie irrégulière profonde, dont la guérison s'accompagne souvent de difformités et de gêne dans les mouvements selon la partie qui en est le siége.

5e *degré.* La brûlure intéresse toute la profondeur de la partie qui est carbonisée, et nécessite son ablation. Le pronostic de ces brûlures dépend de leur intensité, de leur étendue, et de la douleur qui les accompagne. La réaction inflammatoire, et surtout l'abondance de la suppuration, augmentent beaucoup leur gravité. Les deux dermiers degrés entraînent presque constamment des difformités ou des infirmités.

Une question fort importante est celle de savoir comment on peut distinguer une brûlure faite pendant la vie de celle qui aurait eu lieu après la mort. Le professeur Christison a fait, pour résoudre cette importante question, des expériences (1) d'où il résulte ce qui suit :

De tous les effets qui suivent l'application de la chaleur au corps vivant, le plus immédiat est le développement d'une rougeur plus ou moins étendue. Ensuite se forme une ligne d'un rouge vif, étroite, séparée du point où siège la brûlure par un espace d'un blanc mat, bornée de ce côté par une ligne de démarcation bien nette, et se fondant insensiblement de l'autre côté avec la rougeur non circonscrite, mais ne disparaissant pas comme elle sous une pression modérée. Cette ligne rouge se montre constamment au bout de quelques *secondes :* elle peut avoir 3 à 6 lignes de largeur ; elle est située autour de l'escarre et à peu de distance de son bord, et elle persiste quelque temps après la mort. Lorsque le corps qui a produit la brûlure est un liquide, les phlyctènes se montrent ordinairement au bout de quelques *minutes ;* quelquefois cependant, surtout chez les enfants, il n'y a pas de traces de vésication, même au bout de quelques heures. Si la brûlure a été produite par un corps solide, la vésication est encore moins constante. Le plus souvent, au contraire, elle se manifeste très promptement après une brûlure ordinaire, par exemple lorsque le feu a pris aux vêtements.

Ces deux phénomènes : 1° la formation d'une ligne étroite, rouge, entourant la partie brûlée et non susceptible de disparaître sous la pression du doigt ; 2° les phlyctènes remplies de sérosité, sont les seuls qui, apparaissant immédiatement après l'accident, *persistent sur le cadavre.* Le

(1) *Annales d'Hygiène et de Méd. lég.,* t. VII, p. 148.

premier est constant ; le second n'est observable qu'autant que la mort n'a pas suivi de trop près l'accident ; et il est, comme nous venons de le dire, moins constant que le premier. *Ces phénomènes , premiers effets de la réaction vitale, n'ont point lieu lorsque le calorique est appliqué sur un cadavre,* pour peu qu'il se soit écoulé quelques minutes depuis la mort : on doit donc les considérer comme des signes certains que la brûlure a eu lieu pendant la vie.

M. Devergie (1) prétend qu'une brûlure faite pendant la vie ne laisse pas toujours des traces de son existence après la mort. Cette remarque ne peut s'appliquer sans doute qu'à une brûlure tellement légère que la peau ait été à peine rubéfiée.

M. Leuret a publié (2) une observation qui mérite plus d'attention : un réchaud appliqué 24 heures après la mort sur la peau d'un cadavre *infiltré,* a fait paraître des phlyctènes remplies d'une sérosité rougeâtre ; mais *il n'y avait pas de phlyctènes,* si la partie brûlée *n'était pas infiltrée.*

Les brûlures qui sont le résultat de caustiques ont des caractères physiques très variables et qui n'ont pas encore été décrits avec soin ; Baruel (3) a indiqué les procédés à employer pour reconnaître et distinguer entre elles les taches jaunes des tissus faites par l'acide nitrique , l'iode ou la bile, et qui consistent à verser quelques gouttes de solution concentrée de potasse sur la partie tachée, qui devient rouge pourpre si elle est due à l'acide nitrique , se décolore immédiatement si elle est produite par l'iode , et enfin conserve sa nuance jaune si elle est formée par de la bile.

Mais les escarres consécutives à des brûlures par les acides sulfurique, chlorhydrique, par la potasse concentrée, sont difficilement distinguées entre elles , et , nous le répétons,

(1) DEVERGIE, *Médecine légale,* 1re édit., p. 172 , t. II,
(2) *Ann. d'Hyg. et de Méd. légale,* t. XIV, p. 370.
(3) *Annales d'Hygiène,* t. I, p. 270.

des expériences directes ou des faits bien observés manquent complétement.

Sous le rapport chirurgical et pour le pronostic, ce que
nous avons dit précédemment sur les cinq degrés de brûlures s'applique à cette espèce de blessures.

DE LA COMBUSTION HUMAINE SPONTANÉE.

On désigne sous ce nom un phénomène assez rare, mais
dont l'authenticité est démontrée aujourd'hui. La possibilité de la combustion d'une partie ou de la totalité du corps
par le contact momentané d'une substance en ignition, et
même, comme quelques uns le prétendent, sans l'action de
cette cause, mérite l'attention des hommes de la science,
et particulièrement des médecins légistes. En 1725, Lecat
fit proclamer l'innocence d'un habitant de Reims, nommé
Millet, qui avait été accusé d'avoir assassiné sa femme et
de l'avoir brûlée. Ce médecin démontra que la mort avait
été l'effet d'une combustion spontanée. Le docteur Dun-
can (1), en Écosse, fit acquitter deux hommes sur lesquels
pesait une pareille accusation.

La cause de ce singulier phénomène n'est pas encore reconnue, et les hypothèses pour l'expliquer ont varié avec
les auteurs (2). Marc (3) supposait chez certains individus
la sécrétion et l'accumulation d'un gaz inflammable dans le
tissu cellulaire, et sa combustion spontanée par un état d'é-
lectricité particulière.

L'opinion généralement admise, parce qu'elle s'appuie
sur un plus grand nombre de faits (17 sur 20), est que l'u-

(1) *Annales d'Hygiène*, t. VII, p. 148.
(2) *Arch. de Méd.*, t. XXIX, p. 430. —*Bulletin de Thérapeutique*,
t. XXVIII, 1840.—Journaux américains. — *Gazette médicale*, p. 10.
1843. — *Nouv. Dict. de Méd.*, BRESCHET, art. COMBUST. SPONTANN.
— *Lancette française*, n° 97, 1830, DUPUYTREN.
(3) *Dictionnaire des sciences médicales*, art. *Combustion spontanée.*

8

sage prolongé des boissons alcooliques, et l'absorption de
ce liquide par les tissus, leur communique la propriété de
s'enflammer spontanément ou par l'approche d'un corps
comburant.

Sur 20 individus, 16 femmes ont été brûlées. Le froid
intense paraît avoir exercé une certaine influence. Quant à
la cause déterminante, une pipe allumée, une chandelle
dont le contact n'était pas immédiat, ont suffi pour entraîner la combustion de la presque totalité du corps.

Dans les cas de combustion humaine, on a observé sur
les individus une flamme bleuâtre, mobile, persistant jusqu'à l'incinération des organes; quelquefois des meubles,
des papiers atteints par cette flamme n'ont pas été brûlés.

Le plus communément une fumée épaisse, noire, s'élève
du corps et recouvre les objets environnants d'une couche
grasse et fétide. La durée de ce phénomène peut n'être que
de deux heures, et au bout de ce temps, la petite quantité
de cendres trouvées n'est pas en proportion avec la masse
et le volume des parties consumées.

De tels phénomènes sont trop inexplicables pour que l'on
puisse les confondre avec les caractères des brûlures ordinaires; mais quelle que soit l'hypothèse que l'on adopte
sur la cause intime de la combustion spontanée, l'évidence
des faits oblige à ne pas en repousser l'authenticité.

DES CICATRICES.

Les cicatrices, considérées sous le rapport médico-
légal, n'ont pas été étudiées d'une manière spéciale par
les auteurs classiques; et cependant elles fournissent
certains signes caractéristiques à l'aide desquels on pourrait éclairer les questions d'identité, ou déterminer la
direction, la profondeur, la nature et la cause des plaies
anciennement faites. M. le docteur Malle (1) a cherché à

(1) *Essai médico-légal sur les cicatrices*, MALLE (*Ann. d'Hyg. et
de Méd. lég.*, t. XXIII, p. 409).

remplir cette lacune : son Mémoire est le résumé le plus complet que l'on ait publié jusqu'ici sur ce sujet. Aussi, quoiqu'il ne contienne pas de faits nouveaux, nous y renvoyons le lecteur.

La cicatrice est formée, comme on le sait, par un tissu de nouvelle formation que Dupuytren appelait *tissu de cicatrice*, Delpech *tissu inodulaire*, et qui est toujours identique, quelle que soit la solution de continuité qu'il remplace. A son début, ce n'est qu'une trame celluleuse qui devient ensuite fibreuse, et, selon Delpech, peut passer à l'état cartilagineux dans certains cas. La nature et l'origine des plaies font varier la configuration des cicatrices qui leur succèdent : ainsi les cicatrices d'une brûlure se distinguent par leur aspect des traces de la variole ou des abcès scrofuleux. Quant à la forme de la cicatrice, M. Martel a reconnu qu'elle était le plus souvent *linéaire* dans les parties où la peau est lâche, *concave* au pli de l'aine, à l'aisselle, dans l'intervalle des doigts (1). La cicatrice est *elliptique* selon la tension de la peau, la connexité des parties sous-jacentes, et l'action des plans musculaires sur lesquels elle repose. M. Martel admet une forme *circulaire* lorsque la tension de la peau est très forte dans un point et nulle dans un autre.

Les cicatrices qui succèdent aux brûlures ont été parfaitement décrites par Dupuytren (2) ; elles n'ont jamais l'étendue des pertes de substance qu'elles recouvrent, et la profondeur variable des tissus détruits concourt à leur donner cet aspect couturé, ces bords rugueux, inégaux, qui caractérisent ce genre de cicatrice.

Les cicatrices qui proviennent d'abcès scrofuleux ont de l'analogie avec celles des plaies d'armes à feu ; mais leur siége dans la région cervicale et leur multiplicité aideront à les reconnaître. Citer les cicatrices de la vaccine, celles

(1) MARTEL, *Thèse*. 1837.
(2) Ouvrage cité.

qui sont consécutives à la variole confluente, etc., c'est rappeler à chacun des signes physiques qu'il a été à même d'observer souvent, aussi nous bornons-nous à ce très succinct exposé.

En résumé, lorsque l'on constate sur une personne vivante une cicatrice, il faut en noter exactement le siége, l'étendue, l'aspect, la forme, la coloration, le degré d'organisation ; on s'assure par de légères tractions si elle est adhérente aux tissus sous-jacents, si les bords de la cicatrice sont indurés ; on constate les dilatations variqueuses des veines, la facilité de la partie qui en est le siége à s'infiltrer et à s'œdématier. Lorsque la cicatrice occupe l'extrémité d'un membre, on lui imprime certains mouvements dans le but d'apprécier le degré de gêne qu'elle peut apporter dans la fonction. L'état général de la personne, sa constitution, ne doivent pas être oubliés.

A l'aide de ces renseignements, on peut déterminer approximativement la profondeur de la blessure à laquelle a succédé la cicatrice, évaluer l'époque probable de cette blessure, et enfin reconnaître si le libre exercice de quelque fonction en a souffert.

RÉSUMÉ DES RÈGLES A SUIVRE DANS L'EXAMEN MÉDICO-LÉGAL DES BLESSURES PENDANT LA VIE.

Lorsque l'on visite un blessé qui est encore vivant, on lui fait exposer toutes les circonstances qui ont précédé, accompagné ou suivi sa blessure, et on se fait représenter les vêtements qu'il portait ; on note la forme des ouvertures faites aux étoffes, leur situation, leur dimension, la quantité plus ou moins grande de sang dont elles sont tachées. Il faut chercher à connaître la forme et la nature de l'instrument vulnérant, l'examiner s'il a été saisi et le rapprocher des incisions faites aux vêtements. Si la blessure était déjà couverte d'un appareil et que l'on craignît de provoquer une hémorrhagie, ou que l'on eût besoin de l'assistance d'un confrère, on remettrait à un examen ultérieur la description de la blessure, en ayant soin toutefois d'énoncer dans son rapport les motifs qui ont engagé à apporter ce retard.

Dans la description de la blessure, que ce soit une *contusion*, une *plaie*, une *fracture*, une *luxation* ou une plaie d'*armes à feu*, le médecin notera la situation, l'étendue des parties intéressées, la direction, la forme de la blessure, l'époque où elle a été faite, si elle est ancienne ou récente. Il indiquera son état de simplicité ou ses complications.

Si la blessure paraît *légère*, l'expert peut, dès sa première visite, déclarer que' la guérison aura lieu dans l'espace de quelques jours, *à moins de circonstances imprévues*. Cette restriction est nécessaire, puisqu'il arrive souvent que les lésions en apparence très simples ont des suites fort graves.

Si la blessure est grave par son siége, son étendue, etc., le médecin expose son opinion sur le traitement et les soins particuliers qui sont nécessaires, ainsi que sur la terminaison qu'elle peut avoir. Au bout de plusieurs jours, il visite de nouveau le blessé, et après avoir indiqué les changements divers qui sont survenus, il fixe d'une manière approximative la durée de la maladie. A cette époque, on ne peut pas toujours déterminer si la blessure entraînera ou non une infirmité, et on ne doit le faire qu'avec circonspection.

Le danger des blessures qui ne sont pas immédiatement mortelles s'apprécie d'après les désordres existants ou les complications survenues; ces dernières dépendent de la mauvaise constitution du blessé, de ses écarts de régime ou du défaut de soins convenables, de l'insalubrité du local ou de l'atmosphère, enfin de la mauvaise direction donnée au traitement.

L'expert doit en outre noter avec soin tout ce qui peut contribuer à établir si les blessures sont le résultat d'un

8.

accident, de violences étrangères ou d'un suicide ; ou bien
si elles n'ont pas été aggravées ou simulées afin d'obtenir
des dommages plus considérables.

EXAMEN DES BLESSURES APRÈS LA MORT, OUVERTURE DU CADAVRE.

Plusieurs des indications que nous venons d'exposer sont
applicables lors de l'examen après la mort. Ainsi, la description minutieuse des vêtements, du siége, de l'étendue,
de la profondeur des blessures, l'énumération de leurs caractères particuliers, devront être faites avec méthode en
parcourant successivement chacune des régions du corps.
Mais il est en outre certaines précautions prescrites par les
auteurs (Chaussier, Fodéré, Orfila), et que l'expérience
pratique engage à suivre.

Dans une blessure de la poitrine , par exemple , il ne faut
pas inciser les bords de la plaie, et détruire ainsi les rapports nouveaux formés par l'instrument vulnérant, mais,
au contraire, conserver intacte cette plaie , détacher les tissus à 5 ou 6 centimètres d'elle , les disséquer par couches , en pénétrant jusque dans la cavité viscérale dont on
ouvre la voûte osseuse. On reconnaît alors si la blessure a
intéressé des organes essentiels à la vie , et quels ont été
les vaisseaux ouverts par l'instrument ou par le projectile
dans le trajet qu'il a parcouru.

Ce que nous venons de dire pour une blessure située à
la poitrine s'applique à toute autre blessure, quel que soit
son siége. Dans les fractures du crâne on notera le nombre
et la direction des fragments , leur degré d'enfoncement,
la quantité de sang épanché , la compression qu'il a exercée, le décollement ou la déchirure de la dure-mère, la
présence du pus , etc...

On se rappellera qu'il existe un certain nombre de signes
propres à déterminer si les blessures ont été faites pendant
la vie ou après la mort.

Ainsi, on ne peut pas confondre les plaies par instrument tranchant, les piqûres ou les plaies d'armes à feu, faites peu de temps avant la mort, avec celles faites plusieurs heures après, parce que *dans ces dernières, les lèvres de la division, dont la rétraction peut être assez considérable, sont pâles, sans gonflement et sans aucune trace de caillot adhérent à leur surface.* A moins d'atteinte d'un gros vaisseau veineux, il n'y a pas d'infiltration sanguine dans les aréoles du tissu cellulaire environnant.

Quant à la distinction des blessures faites quelques jours avant la mort et celles faites après, la marche de la cicatrisation éclairera la diagnostic.

Si tout un membre a été coupé, la section présente des différences marquées. Sur un cadavre, la section est uniforme en procédant de la peau aux parties profondes. Toutes les parties sont sur le même plan. La plaie est pâle, décolorée, blafarde, les artères sont vides, béantes, leur paroi est blanche.

Pendant la vie, au contraire, la peau est rétractée, à moins qu'on ne l'ait tendue, la surface de la section des muscles est inégale, les vaisseaux y sont enfoncés, rétractés, les muscles sont colorés, couverts de sang. S'ils étaient décolorés, l'air fait reparaître la coloration rouge, le tissu cellulaire se boursoufle, proémine, s'injecte d'air.

Pendant la vie, un phénomène constant des plaies est l'écoulement de sang qui varie en raison, 1° du volume des vaisseaux ouverts ; 2° de la nature des vaisseaux ; 3° de la quantité de vaisseaux capillaires sanguins dont la partie est pourvue ; 4° de la plasticité variable du sang.

Or, après la mort, un vaisseau peut être ouvert et donner lieu à l'issue du sang ; mais si le refroidissement du corps était complet, le sang ne se coagulera pas. La coagulation ne serait qu'imparfaite avant le refroidissement. Quant aux infiltrations et épanchements de sang intérieurs, après la mort et même avant toute extinction de chaleur, ils sont très limités , le sang est peu coagulé , et non pas incorporé avec les tissus comme si c'eût été pendant la vie.

La putréfaction rapide peut modifier ces résultats comme nous le verrons en faisant son histoire. — Nous avons déjà tracé les caractères distinctifs des brûlures faites après la mort. On se rappelle qu'une ligne étroite, rouge, entourant la partie affectée, et non susceptible de disparaître sous la pression du doigt, persiste sur le cadavre si la brûlure a eu lieu pendant la vie ; que des phlyctènes remplies de sérosité ne se développent pas si la mort a suivi de très près la brûlure. Sur le cadavre , ces phlyctènes ne sont remplies que d'air.

Le but principal de l'ouverture du corps étant de rechercher la cause de la mort , l'expert aura soin de décrire les altérations importantes , les traces de maladies d'organes qui n'ont pas été atteints par la cause vulnérante , mais qui ont pu influer sur la rapidité de la mort.

EXEMPLES DE RAPPORTS SUR LES BLESSURES.

Contusions , plaies contuses , morsures.

Nous, soussigné, Henri-Louis Bayard, docteur en médecine , conformément à l'ordonnance en date du 9 juillet, de M. Voizot, juge d'instruction , qui , vu la procédure commencée contre les époux Fabre , nous commet à l'effet de *constater les blessures du sieur Normant* (François-Placide), *de déterminer leur gravité et la durée de l'incapacité de travail ;*

Nous nous sommes transporté aujourd'hui , 10 juillet, quai des Ormes, nº 44, au domicile du sieur Normant. Là, ayant été informé que le sieur Normant avait été porté , par les soins de M. le commissaire de police du quartier, à l'Hôtel-Dieu, nous nous y sommes rendu, et nous avons trouvé le sieur Normant couché au nº 78 de la salle Sainte-Marthe.

Le blessé nous a donné les détails suivants sur l'accident qui lui est arrivé :

Dimanche dernier, 7 juillet, un individu de petite taille, qui lui est inconnu, se présenta à huit heures du soir à son domicile, réclamant une somme de trois francs qui lui étaient dus, disait-il. Sur le refus du sieur Normant de payer cet argent, l'assaillant le mordit au sourcil, à la langue, à la main gauche, et enfin lui porta sur la tête des coups d'un bâton qu'il tenait à la main et qui se brisa en frappant.

Aujourd'hui, 10 juillet, quatrième jour depuis l'accident, nous constatons :

1° Au côté externe de l'œil droit, sur l'arcade surcilière, une plaie vive formée par l'enlèvement d'un lambeau de peau de forme quadrangulaire, longue de *trois* centimètres, large de *deux* centimètres. La moitié de la longueur du sourcil a été arrachée ; les paupières droites sont fortement ecchymosées ainsi que la peau qui recouvre l'os de la pommette du même côté ; toute cette région est douloureuse ; les paupières gauches présentent aussi une ecchymose de couleur violacée.

2° Sur la partie antérieure du crâne, à l'union de l'os frontal et des pariétaux, *une plaie* contuse de 2 centimètres d'étendue ; sur le sommet du crâne, et au niveau de la bosse pariétale gauche, *deux plaies contuses* de même étendue, recouvertes, ainsi que la première, de croûtes formées par du sang coagulé et desséché. Le sieur Normant accuse beaucoup de sensibilité à la tête, il se plaint aussi d'étourdissements et de pesanteur quoiqu'il ait été largement saigné au bras lors de son entrée à l'hôpital.

3° A la partie médiane et à la pointe de la langue, une plaie vive ; un lambeau d'environ *un centimètre* a été enlevé à toute l'épaisseur de la langue. Le sieur Normant nous a dit que cette blessure lui avait été faite tandis qu'il était renversé à terre, et que son agresseur, couché sur lui, avait placé sa bouche sur la sienne.

4° A la main gauche, entre le pouce et l'index, une plaie vive, longue de deux centimètres, large d'un centimètre, formée par l'arrachement d'un lambeau de peau de cette étendue.

5° A la partie interne et à la partie inférieure du **genou** gauche, plusieurs excoriations superficielles de la peau.

Conclusions. — 1° Nous avons constaté sur le sieur Normant une plaie au sourcil droit, une à l'extrémité de la langue et une à la main gauche. Ces trois plaies ont été faites par arrachement et peuvent résulter de violentes morsures.

2° Les trois plaies superficielles du crâne ont été faites par un corps contondant tel qu'un bâton.

3° Les excoriations du genou gauche paraissent résulter de coups de pied.

4° Les plaies résultant de morsures seront guéries dans douze jours; mais par suite de l'arrachement d'une partie du sourcil droit, le sieur Normant conservera dans cette région de la face un peu de gêne et de la difformité. Le sieur Normant, âgé de soixante ans, est d'une vigoureuse constitution, et jusqu'à présent les contusions qu'il a reçues sur la tête n'ont pas été suivies d'accidents graves.

5° S'il ne survient ultérieurement aucune complication, le sieur Normant sera en état de reprendre ses occupations dans douze jours, et la durée d'incapacité de travail ne sera que de dix-huit jours.

Fracture de la mâchoire inférieure.

Nous, soussigné, Henri-Louis Bayard, docteur en médecine, demeurant à Paris, conformément à l'ordonnance en date du 26 juillet dernier, de M. Salmon, juge d'instruction, qui nous commet à l'effet *de visiter le sieur Hyacinthe Dubuisson, dit Guépin, de constater la nature et la gravité de ses blessures, de déterminer la durée de l'incapacité de travail;*

Nous nous sommes transporté aujourd'hui, 27 juillet, à l'hôpital Necker, où nous avons trouvé le sieur Dubuisson couché au n° 9 de la salle Saint-Pierre.

Le blessé ne nous a donné que fort peu de détails sur les circonstances qui ont accompagné ses blessures. Il aurait été frappé à coups de poing, mais il penserait que les agresseurs tenaient des corps contondants dont il ignore la forme et la nature. Le sieur Dubuisson n'a pas été renversé à terre, il n'avait pas de plaie sur la face, mais il rendait beaucoup de sang par la bouche.

Le 11 juin, le jour même où il avait été blessé, le sieur Dubuisson a été reçu à l'hôpital Necker, et M. le chirurgien de garde a constaté une double fracture de la mâchoire inférieure.

La première à gauche, à l'angle formé par la branche ascendante et la branche horizontale, au niveau de la dernière grosse molaire, le fragment inférieur était croisé sur le fragment supérieur un peu obliquement de droite à gauche.

La seconde fracture était située en avant et à droite au niveau de la dent canine ; l'action des muscles qui s'insèrent sur l'arcade mentonnière l'avait fait dévier en bas et un peu à gauche. Un appareil convenable fut appliqué pour maintenir réduits les fragments des deux fractures ; mais des accidents graves ne tardèrent pas à se manifester : il y eut un gonflement énorme de la face, des abcès entre les fragments et du délire pendant trois jours. La congestion cérébrale céda à l'emploi des émissions sanguines, et les complications disparurent quelque temps après.

Aujourd'hui, 27 juillet, le *quarante-sixième* jour depuis l'accident, le sieur Dubuisson est dans l'état suivant : un bandage maintient la mâchoire inférieure, dont les fragments sont réunis, avec chevauchement, en avant et à droite du fragment droit sur le fragment gauche, et à gauche du fragment inférieur sur le fragment supérieur.

Il n'existe sur la face aucune cicatrice de plaie récente ou ancienne ; aucune dent n'a été enlevée de son alvéole.

Conclusions. — 1° Le sieur Dubuisson est en traitement d'une double fracture de la mâchoire inférieure.

2° Ces fractures sont le résultat de coups violents portés sur la mâchoire, et selon toute probabilité, simultanément et en direction inverse.

3° En raison des symptômes graves qui se sont manifestés et qui ont retardé la consolidation des fragments, la guérison ne sera complète que dans trois semaines, si toutefois il ne survient pas ultérieurement de nouveaux accidents.

4° Le sieur Dubuisson conservera une légère déviation à gauche de la mâchoire inférieure, et un peu de gêne dans les mouvements d'abaissement et d'élévation.

5° La durée de l'incapacité de travail peut être évaluée à *soixante-dix* jours à dater de l'époque de l'accident.

Fracture de jambe.

Nous soussignés, Ch.-P. Ollivier (d'Angers), H.-L. Bayard, docteur-médecin, nous sommes transportés aujourd'hui 15 septembre, à Bercy, au domicile du sieur C..., à l'effet de donner notre avis sur la fracture de la jambe gauche qui a eu lieu le 11 juin dernier, attendu qu'il importe de savoir si cette fracture est le résultat d'une violence telle que celle qui proviendrait d'un coup de pied, ou si elle a été causée par la chute qu'a faite le sieur C.....

La jambe n'était enveloppée que d'un simple bandage roulé. Et après l'avoir enlevé, nous avons pu constater que la fracture de la jambe gauche n'était pas bornée au péroné, comme on l'avait présumé d'après la seule inspection de l'appareil qui était appliqué sur le membre, quand le sieur C... fut visité au mois de juin dernier.

Cette fracture a intéressé tout à la fois le tibia et le péroné, et ces deux os ont été brisés à la réunion du quart inférieur de la jambe avec ses trois quarts supérieurs. Aujourd'hui que la consolidation est parfaite, nous avons reconnu que le tibia a été fracturé transversalement, et le péroné est réuni de telle sorte que l'extrémité du fragment inférieur correspond à un pouce et demi environ au-dessous du niveau de la fracture du tibia.

La peau est intacte autour de cette fracture, et le sieur C... nous a dit qu'il n'y avait eu aucune plaie, aucune déchirure de la peau par les fragments au moment de l'accident. Il n'existait qu'une meurtrissure due à l'épanchement de sang sous la peau autour des fragments et des parties molles plus ou moins déchirées dans le voisinage des os fracturés.

Le sieur C... ne peut encore marcher qu'à l'aide de béquilles, et il commence à appuyer le pied à plat dans les mouvements de progression. La peau est uniformément violacée, œdémateuse dans toute la moitié inférieure de la jambe; les mouvements de l'articulation du pied sur la jambe sont roides, bornés, mais sans douleur.

Conclusions. — 1° la jambe gauche du sieur C... a été fracturée complétement;

2° Il est impossible de déterminer si cette fracture a été produite plutôt par un coup directement porté sur le membre que par suite de la chute faite par le sieur C...

Toutefois, nous devons faire remarquer que les fractures de la jambe qui résultent de cette dernière cause n'intéressent ordinairement que le péroné, quoiqu'il soit également très possible qu'une brisure des deux os soit la conséquence d'une simple chute. Ajoutons qu'ici l'absence de toute contusion de la peau est une circonstance qui tend à faire admettre que chez le sieur C... la jambe a pu être fracturée uniquement par le fait de la chute, qui a bien évidemment été déterminée par les coups que lui a portés par derrière le sieur Georges. La hauteur à laquelle cette fracture a eu lieu vient encore à l'appui de cette opinion.

3° D'après l'état actuel du sieur C..., nous ne pensons pas qu'il puisse reprendre ses travaux ordinaires avant un mois, attendu la roideur et la difficulté des mouvements du pied sur la jambe, et l'impossibilité où se trouve le blessé de pouvoir marcher encore sans appui.

Suicide. — Fractures comminutives de la face et du crâne. — Deux coups de pistolet.

Nous soussignés, Ch.-P. Ollivier (d'Angers), membre de l'Académie de médecine, H.-L. Bayard, docteur en médecine, nous sommes transportés aujourd'hui, 10 octobre 1839, aux Prés-Saint-Gervais, rue Plâtrière n° 22, au domicile du sieur L...; et là, en présence de M. de Charancey, substitut de M. le procureur du roi, et de M. Labour, juge d'instruction, entre les mains desquels nous avons prêté serment, nous avons recherché les causes de la mort du sieur L.

Dans une chambre située au second étage de la maison, nous avons aperçu, étendu sur un lit placé dans l'alcôve, le corps d'un homme âgé. La tête était inclinée à droite, la face horriblement mutilée, du sang s'était écoulé des deux oreilles. Une grande quantité de sang coagulé baignait la chemise, le gilet de flanelle du sieur L..., et s'était surtout épanché à la gauche du cadavre. Le bras gauche était fléchi, rapproché du corps, et placé sur les couvertures; le pouce, l'indicateur et le médius, et l'intervalle qui sépare le pouce de l'indicateur, étaient noircis par de la poudre dont ils exhalaient l'odeur. Le bras droit était étendu le long de la cuisse droite, et placé sur la couverture; on observait la même coloration noire aux mêmes doigts de cette main. Un pistolet à deux coups et récemment déchargé était en avant à quelque distance de la main droite. Dans l'angle de l'alcôve, à gauche et au-dessus de la tête, existait au plafond un trou circulaire et fait récemment, dirigé un peu obliquement de bas en haut, et de droite à gauche relativement à la position du corps. Cette ouverture avait le caractère de celles faites par la pénétration d'une balle; les recherches qu'on pourra faire dans l'épaisseur du plafond feront sans doute retrouver ce projectile.

Le cadavre était encore chaud, quoique présentant un état de rigidité assez prononcé. La moitié inférieure de la face était irrégulièrement déchirée par l'explosion récente d'une arme à feu. Cette mutilation consistait en lambeaux irréguliers qui tous s'étendaient de la circonférence de la bouche : aucun des bords de ces déchirures n'était noirci par la poudre. Tous les os de la face, ainsi que la mâchoire inférieure, étaient brisés en un grand nombre de fragments. La langue n'avait plus de forme distincte.

Les téguments du crâne étaient intacts ; mais en les touchant, on sentait que les os étaient brisés, notamment à gauche au-dessus de l'apophyse mastoïde. L'ouverture du crâne nous a fait trouver une balle déformée par les os qu'elle avait traversés (nous la joignons à notre rapport). La substance cérébrale, dans le trajet qu'avait suivi la balle, était déchirée, et mêlée de sang et de poudre. Une bourre de papier y a été retrouvée. — L'explosion avait déterminé la fracture du temporal et du pariétal gauche, ainsi que des os qui composent la base du crâne.

La mort du sieur L... a été le résultat des fractures multipliées du crâne, ou destruction du cerveau, déterminées par l'explosion de ces deux coups de feu, qui ont été tirés à bout portant dans la tête. La coloration noire que nous avons constatée sur la peau, l'indicateur et le médius de chaque main, la situation du cadavre, et les lésions que nous avons constatées dans le crâne, sont autant de circonstances qui confirment l'opinion que le sieur L... s'est suicidé en se tirant le pistolet tenu à deux mains, le canon introduit dans la bouche.

Il est vraisemblable que le sieur L... était alors assis sur son séant, et que le mouvement imprimé au pistolet au moment de l'explosion aura fait légèrement dévier le canon à gauche, de telle sorte qu'une des deux balles a frappé le plafond au-dessus de sa tête après avoir traversé la joue gauche.

Plaies pénétrantes de l'abdomen et de la poitrine faites par un couteau-poignard. — Guérison.

Nous soussigné, H.-L. Bayard, commis par ordonnance de M. Geoffroy-Château, juge d'instruction, nous sommes transporté, le 10 octobre 1839, rue du 29 Juillet, n. 7, au domicile des demoiselles D..., que nous avons trouvées couchées. L'une d'elles (mademoiselle Joséphine) se plaignait de douleurs dans le ventre, de coliques. Elle avait de la fièvre. Sa sœur (mademoiselle Eugénie) paraissait être dans un état plus satisfaisant. Nous désirions visiter les blessées en présence de l'un des médecins qui les soignaient, et compléter ainsi les renseignements qui nous étaient nécessaires. Nous nous y sommes de nouveau transporté le 11 octobre, et en présence de M. le docteur Hours, nous avons constaté ce qui suit :

Mademoiselle Joséphine, âgée de 36 ans, a été frappée dans le ventre. Il existe à 5 centimètres au-dessous et un peu à gauche de l'ombilic une plaie à angles aigus, à bords nets, longue de *un* centimètre, dirigée de haut en bas, un peu obliquement de gauche à droite. Cette plaie donnait passage à une portion d'épiploon, lorsque M. le docteur Hours a donné ses soins à la blessée. La réduction a été faite promptement. Des sangsues au nombre de soixante, une saignée du bras, tels sont les moyens actifs et habilement dirigés dont l'emploi a prévenu les accidents très

graves qui accompagnent habituellement les plaies pénétrantes de l'abdomen.

Aujourd'hui, cinquième jour, la plaie est en voie de
réunion ; des bandelettes agglutinatives, un bandage compressif, sont appliqués sur le ventre ; le météorisme est
peu développé. Les coliques qui hier soir tourmentaient la
blessée ont cédé à l'usage des lavements émollients. Pouls
108. Peau halitueuse, moiteur. La bouche est pâteuse, sans
sécheresse. La soif n'est pas vive. Il n'y a pas d'envies de
vomir. L'état de la blessée est satisfaisant.

Eugénie D..... a reçu dans le dos un coup d'instrument
tranchant à droite de la colonne vertébrale. Au niveau et à
3 centimètres de la quatrième vertèbre, il existe une plaie à
angles aigus, à bords nets et écartés, longue de un centimètre, dirigée obliquement de droite à gauche, et probablement de haut en bas.

Après avoir été frappée, mademoiselle Eugénie a craché
du sang, et des symptômes d'inflammation du poumon droit
se sont déclarés. Des ventouses sur le siége de la blessure
ont dissipé l'épanchement du sang qui s'y était formé ;
quatre saignées du bras ont arrêté les progrès de la pneumonie. Aujourd'hui, cinquième jour, nous constatons en
arrière, et à la base du poumon droit, de l'engouement. On
y entend de la respiration bronchique ; il y a matité à la
percussion.

Nous devons faire remarquer que, il y a plusieurs mois,
mademoiselle D... avait été atteinte d'une inflammation de
poumons ; et la dernière fois, les symptômes se sont manifestés avec d'autant plus de rapidité, que l'organe respiratoire était incomplétement guéri.

Les crachements de sang ont cessé aussitôt après les émissions sanguines. Nous n'avons pas aperçu de crachats rouillés
ou même safranés pendant nos deux visites. Le pouls est élevé,
et se maintient à 100 pulsations. Il y a de la transpiration,
et la gêne de la respiration a diminué. Toutefois la toux
persiste.   9.

Conclusions. — 1° Mademoiselle D... (Joséphine) a reçu près de l'ombilic un coup d'instrument piquant et tranchant qui a pénétré dans le ventre. La forme de cet instrument est celle d'un couteau-poignard.

2° Les soins qui ont été donnés immédiatement, et le traitement énergique employé, ont prévenu les conséquences très graves d'une pareille blessure. S'il ne survient ultérieurement aucune complication, mademoiselle D. J... sera complétement guérie dans douze jours.

3° Mademoiselle Eugénie D... a été frappée à la partie supérieure du dos et à droite avec le même instrument qui a blessé sa sœur. Il est à présumer que l'extrémité de l'instrument a pénétré dans la poitrine, et qu'il a atteint légèrement le poumon droit. Les accidents inflammatoires ont diminué, mais ils exigent la continuation de soins prolongés.

4° Mademoiselle E... ne sera pas guérie entièrement avant une vingtaine de jours.

CHAPITRE III.

DE LA MORT.

En physiologie on définit la mort par la cessation de la vie; et on ne peut définir la vie. En médecine légale, ce qui est important, c'est de rechercher quels sont les divers modes selon lesquels la mort peut survenir. La mort est naturelle, ou accidentelle; dans l'un ou l'autre cas, elle résulte de la cessation d'action de l'un des trois organes principaux : le système nerveux, les poumons ou le cœur. Il est donc essentiel pour déterminer *la cause de la mort* de rechercher quel est l'état anatomique de ces organes, et quel est celui d'entre eux qui a cessé le dernier d'agir.

Les idées émises par Bichat, et qui sont adoptées par la plupart des physiologistes, sont trop connues pour qu'il nous soit nécessaire d'insister sur la division qu'il a établie ; il nous suffira de rappeler ce qui s'observe dans chacun de ces modes de classification de la vie.

Mort par le système nerveux. — Elle résulte soit de la congestion sanguine, soit de la commotion du cerveau, ou de la moelle épinière. Dans le premier cas, ces organes sont gorgés de sang, ainsi que le cœur droit et les vaisseaux veineux pulmonaires; dans le second cas, le cœur gauche et les artères sont vides de sang, et la substance cérébrale n'est pas congestionée.

Mort par les poumons. — L'arrêt de la circulation dans ces organes y détermine la congestion, ainsi que dans les cavités droites du cœur. Les veines pulmonaires, les cavités gauches ne contiennent qu'une quantité minime de sang.

Enfin, si la mort *est survenue par le cœur*, toutes ces cavités renferment une quantité de sang à peu près égale, et les poumons et le cerveau sont dans un état normal.

DE LA MORT SUBITE.

La *mort subite* est fréquemment observée chez l'homme sain ou malade. C'est à tort que l'on a considéré l'hémorrhagie cérébrale (apoplexie) comme étant la cause la plus commune de la mort subite chez les individus en bonne santé. M. Devergie a fait à ce sujet des recherches intéressantes dans lesquelles il a réuni à ses observations celles qui ont été publiées par les auteurs anciens et modernes.

Il résulte de ce travail, 1° que la mort subite la plus fréquente est la mort par congestion pulmonaire, ou par congestion pulmonaire et cérébrale à la fois ; 2° que la mort subite reconnaît presque toujours pour cause directe une congestion de la totalité de l'un ou de deux des trois organes principaux de la vie; 3° que la mort par congestion cérébrale seule, et avec foyer circonscrit, est peu commune; 4° que la mort subite s'observe plus souvent chez les hommes que chez les femmes; que les vieillards y sont plus exposés, surtout pendant l'hiver; 5° que l'ivresse est une des causes les plus ordinaires.

Le genre de la mort subite ne peut être reconnu que par l'ouverture du corps : aussi le médecin ne doit-il pas chercher à la préciser d'après l'état extérieur du cadavre, mais demander que l'autopsie soit pratiquée.

Dans la congestion pulmonaire, il se produit des phénomènes que la cessation de la vie ne fait pas disparaître. Ces caractères anatomiques ont une assez grande valeur pour que nous les retracions succinctement, pour les distinguer de ceux que l'on observe dans l'asphyxie par cause extérieure.

La coloration intense du tissu pulmonaire, la quantité abondante de sang qu'il renferme, sont les phénomènes les plus constants; la membrane muqueuse de la trachée et des bronches est injectée d'un rouge noirâtre, le parenchyme pulmonaire est d'un rouge brique, brunâtre, lorsqu'on l'incise profondément, et le sang qui s'en écoule est épais, noir.

L'aspect du tissu pulmonaire dans ces cas de congestion est tellement remarquable, qu'on ne peut pas le confondre avec celui qui résulte d'une cause moins rapide. M. Devergie a eu raison de dire que cette congestion s'opère d'une manière si brusque, si instantanée, *qu'elle est une pneumonie qui tue dès son début.* Les caractères anatomo-pathologiques de cette maladie sont tellement connus que, par cette comparaison, l'on peut mieux comprendre la rapidité de l'injection capillaire et de l'accumulation sanguine dans le système vasculaire.

Dans l'asphyxie simple, l'obstacle mécanique apporté à l'introduction de l'air a eu pour effet de suspendre la fonction respiratoire, et la stase sanguine est bornée aux vaisseaux; il n'y a pas cette congestion capillaire active que nous venons de signaler.

La coloration du tissu pulmonaire à sa surface ou dans

ses parties déclives varie, on le comprend aisément, et présente toutes les nuances possibles ; la coïncidence d'une congestion cérébrale contribue nécessairement à diminuer leur intensité.

La mort subite ' par congestion cérébrale présente comme caractères anatomiques les plus ordinaires, l'accumulation du sang dans les méninges, ou l'injection sablée de la substance cérébrale.

Dans la mort subite par syncope, le cerveau et ses membranes, les poumons n'offrent rien de particulier. Les cavités du cœur sont remplies de sang d'une manière égale ; mais ce liquide, qui est très fluide dans tous les cas de mort rapide, a été observé trois fois par M. Devergie, dans un état de coagulation analogue à celui qui se produit chez les individus qui succombent à une mort lente, la sérosité sanguinolente séparée d'un caillot fibrineux.

Ce signe particulier n'a pas encore été noté assez souvent pour qu'il ait quelque valeur, mais il mérite d'être recherché.

Chez l'homme malade, les morts subites dépendent d'un grand nombre de causes, dont nous énumérerons quelques unes en citant les auteurs qui en ont fait le sujet de leurs recherches.

M. le docteur Lebert a réuni (1) un grand nombre de faits, parmi lesquels il a distingué les morts subites d'après leur cause et leur siége dans les poumons, il les divise en :

1° *Congestion avec exhalation sanguine à la surface interne des ramifications bronchiques sans engouement notable des poumons* (hémoptysie) ;

2° *Engorgement sanguin des poumons sans splénisation, et congestion avec splénisation.* Ce dernier état est l'analogue de celui que nous avons ci-dessus décrit ;

3° *Apoplexie pulmonaire ou congestion sanguine brus*

(1) *Archives de Médecine*, t. I, p. 389, 3e série.

que, *avec déchirure ou infiltration dans le tissu de l'organe ;*

4° *Congestion inflammatoire des poumons.* Les vieillards sont très sujets à ce genre de mort, après lequel on trouve le tissu pulmonaire en suppuration sans qu'il y ait eu de signes de pneumonie (1);

5° *OEdème ou congestion séreuse des poumons :* se développe à la fin des maladies éruptives ;

6° *Emphysème spontané des poumons.* MM. Ollivier (d'Angers) (2), Piedagnel, Andral, et récemment M. Prus, en ont rapporté des exemples.

7° Les *affections nerveuses des poumons* ont donné lieu aussi à des cas de mort subite.

A ces causes nombreuses de mort subite, il faut joindre les ruptures spontanées du cœur, celles des gros vaisseaux, dont M. Ollivier (d'Angers) (3) a rapporté quarante-neuf observations, et ces cas rares de méningite, de déchirures de la moelle, etc.

Le développement d'une quantité plus ou moins grande de gaz dans le cœur et dans les organes de la circulation, sans qu'il existât aucun signe de décomposition putride, est considéré par M. Ollivier comme cause de mort :

1° Quand, chez l'individu qui a succombé tout-à-coup, inopinément, un état de syncope avec décoloration de la face, ou un tremblement convulsif général de quelques secondes de durée, précède, ou pour mieux dire, accompagne cette brusque cessation de la vie. Quelques paroles exprimant une douleur violente ont été proférées quelquefois au moment de la mort ;

(1) HOURMANN et DECHAMBRE, *Archives de Méd.*, t. xii, 2e série, 1836.

(2) OLLIVIER (d'Angers), *Arch. de Méd.*, mars 1833. — PRUS, *Bullet. de l'Acad. de Méd.*, mars 1843.

(3) OLLIVIER (d'Angers), *Dict. de Méd.*, t. viii, 2e édition, art. CŒUR. — Gaz dans le cœur, *Arch. de Méd.*, t. i, 3e série.

2° Lorsqu'on trouve alors les cavités droites du cœur distendues par un gaz, ou du sang écumeux et rouge, de telle sorte que la percussion des parois de l'oreillette et du ventricule donne une résonnance analogue à celle qu'on perçoit en frappant sur l'estomac, ou sur tout autre organe creux gonflé par l'air. Le mélange du fluide aériforme avec le sang est une présomption de plus pour faire admettre que ce phénomène a eu lieu pendant la vie (ainsi qu'on le voit dans les expériences sur les animaux vivants); toutefois, l'oreillette et le ventricule droit ne contiendraient qu'un fluide gazeux sans présence de sang écumeux, que cette particularité ne suffirait pas pour faire considérer le phénomène dont il s'agit comme un effet cadavérique; car, dans plusieurs cas où la mort a été causée chez l'homme par la pénétration accidentelle de l'air dans les veines, on a trouvé le cœur droit vide de sang, et ses cavités distendues par l'air sans mélange de ce liquide;

3° Enfin, quand il n'existe ncore aucun commencement de putréfaction au moment de l'ouverture du cadavre, lorsqu'il n'y a aucun signe de décomposition putride qui puisse être la source du gaz qu'on retrouve accumulé dans les cavités droites du cœur.

Quelle que soit la cause qui donne lieu au dégagement d'un fluide gazeux dans le sang pendant la vie, et quelle que soit la nature du gaz, il n'est pas douteux, d'après la rapidité de la mort, qu'il tue de la même manière que l'air qui pénètre accidentellement par l'ouverture d'un tronc veineux voisin du cœur. Il est à noter que cette promptitude de la mort est encore accélérée par l'état plus prononcé de faiblesse dans lequel se trouve la personne.

CHAPITRE IV.

DE L'ASPHYXIE.

On désigne sous le nom d'*asphyxie* l'état particulier qui résulte de la suspension de la respiration. L'asphyxie peut avoir lieu lorsque l'air ne pénètre pas dans les poumons, ou parce que celui qui y pénètre est impropre à la respiration. Les gaz délétères déterminent un véritable empoisonnement ; nous étudierons plus loin ce genre d'asphyxie. Les individus qui périssent par le froid, ou frappés de la foudre, succombent plutôt par la cessation de l'influence nerveuse que par la suspension de la respiration.

Les phénomènes de l'asphyxie sont le résultat du défaut d'hématose. Le sang veineux n'est pas changé en sang artériel dans son passage à travers les poumons ; le cœur l'envoie dans tous les organes, qui, n'étant plus stimulés par le sang rouge, cessent leur fonctions. Le cerveau perd toute action et entraîne l'anéantissement de l'innervation.

Cette théorie, donnée par Bichat (1), est la plus généralement adoptée par les physiologistes. Quelques auteurs, Goodwin (2), le docteur Kay (3), M. Magendie (4), ont modifié cette théorie, et ont admis, l'un, que le sang noir exerçait son action stupéfiante sur la membrane interne des cavités gauches du cœur ; les autres, que le sang noir, malgré son action stupéfiante sur les organes, peut rétablir momentanément la contractilité musculaire.

(1) BICHAT, *Recherches sur la vie et la mort.*
(2) GOODWIN (Edm.), *Dissert. de morbo morte quæ submersorum investigandis.* Edinburg, 1786, in-8.
(3) *Expériences physiologiques et observations sur la contractibilité du cœur et des muscles, dans les cas d'asphyxie, chez les animaux à sang chaud* (*Journal des progrès*, t. x et xi).
(4) *Physiologie.*

Les causes principales qui ne laissent pas pénétrer l'air dans les poumons, sont : 1° le séjour du corps dans l'eau ou dans le vide ; 2° les obstacles mécaniques qui compriment le canal aérien, comme une corde, une tumeur, l'application de la main, ou l'introduction de corps étrangers qui l'obstruent.

DE LA STRANGULATION ET DE LA SUSPENSION.

La strangulation et la suspension sont deux genres de mort qui présentent, dans leurs causes déterminantes et dans leurs phénomènes, une grande similitude ; on doit cependant distinguer ces deux expressions, afin de préciser le sens qu'on y attache.

La *strangulation* consiste dans une compression exercée sur une étendue plus ou moins considérable du cou, de manière à ne pas laisser pénétrer l'air dans la poitrine, quelle que soit l'attitude du corps sur le sol ou sur toute autre partie solide.

La *suspension* n'est qu'un mode de strangulation opérée, le corps étant suspendu par le cou ; mais la mort peut s'effectuer sans que la suspension soit complète, alors que les pieds, les genoux touchent le sol, ou que le corps est soutenu par un plan presque horizontal.

La strangulation ou la suspension peuvent ne pas être suivies de la mort ; la position du lieu et sa constitution font varier la rapidité des phénomènes d'asphyxie, qui ne se produiront qu'avec lenteur, dans le cas, par exemple, où le lien serait placé sur le cartilage thyroïde ; la compression du lien au-dessous du cartilage cricoïde fait ordinairement saillir la langue hors de la bouche. Selon la remarque de Belloc, cet organe est refoulé en arrière, et ne sort pas si l'os hyoïde est pressé par le lien situé au-dessus du cartilage thyroïde. Le docteur Fleischmann a traité ce sujet avec détails (1).

(1) *Ann. d'Hyg. et de Méd. lég.*, t. viii, 1832.

10

La mort par la strangulation ou par la suspension résulte de l'asphyxie ou de la congestion cérébrale, ou de ces deux causes réunies.

Le lien, quelle que soit sa nature, imprime sur la peau un ou plusieurs sillons qui sont en rapport avec sa forme et le nombre de ses tours. Le sillon peut être unique et dirigé plus ou moins obliquement d'avant en arrière, en se relevant en haut jusque sur la nuque, ou bien il est presque transversal.

La présence d'écume dans la trachée est assez fréquente, et elle dénote qu'un certain temps s'est écoulé avant que la mort fût complète.

Les médecins ont à examiner : 1° si la strangulation ou la pendaison ont été opérées pendant la vie ; 2° dans le cas d'affirmative, sont-elles l'effet du suicide ou de l'homicide ?

Ces importantes questions ont été l'objet d'expériences nombreuses et de recherches très détaillées. Le travail le plus récent sur la suspension, et à notre avis, le plus logique est celui que M. Orfila a lu à l'Académie de médecine, au mois d'octobre 1840. Nous exposerons successivement les divers signes indiqués par les auteurs de médecine légale (1).

1° La lividité et le gonflement de la face et des lèvres, la tuméfaction des paupières à demi fermées et bleuâtres, la rougeur et la proéminence des yeux, sont des signes fréquemment observés chez les individus qui ont été pendus ; mais très souvent aussi ils ont manqué chez des suicidés.

2° La tuméfaction, la lividité de la langue, peuvent exister dans tous les genres d'asphyxie ; sa sortie hors de la bouche et surtout l'impression avec ecchymoses par un lien établissent quelques probabilités de suspension pendant la vie.

---

(1) *Mémoires de l'Acad. royale de méd.*, t. IX. —*Mémoire sur la suspension.*

3° **La** présence d'écume sanguinolente dans les voies aériennes ou dans la bouche, la congestion sanguine du cœur, des poumons ou du cerveau, varient selon que la mort est le résultat de l'asphyxie ou de l'apoplexie, ou de ces deux causes réunies. Ces signes sont donc encore communs à tous les genres d'asphyxie.

4° L'impression ecchymosée de la corde serait un caractère très essentiel pour établir que la suspension a eu lieu pendant la vie, s'il ne manquait pas très souvent, ainsi que l'ont constaté Klein (1), Esquirol (2), Fleichmann (3), M. Devergie (4), contrairement à l'opinion de Remer (5).

L'injection ou la coloration violacée des lèvres du sillon se manifestent, selon M. Devergie, dans les cas où le lien a été appliqué immédiatement ou peu de temps après la mort.

5° L'existence d'excoriations sanglantes de la peau, ou d'ecchymoses dans le tissu cellulaire ou dans les muscles de la partie antérieure et postérieure du cou, si elles ne résultent pas de contusions faites pendant la vie ou aussitôt après la mort, prouvent que la suspension a eu lieu pendant la vie.

6° La déchirure des muscles des régions sus et sous-hyoïdiennes, la fracture de l'os hyoïde ne fournissent pas un caractère probant, car ces lésions peuvent être le résultat de violences pendant la vie ou plusieurs heures après la mort.

7° La congestion des organes génitaux et la présence du sperme dans le canal de l'urètre s'observent assez souvent après la suspension pendant la vie ; mais ces phénomènes n'en sont pas une preuve, car M. Orfila les a con-

(1) *Journal pratique de Hufeland.*
(2) *Arch. gén. de Méd.*, janv. 1823.
(3) *Médecine légale*, t. II, 395.
(4) *Ann. d'Hyg.*, octobre 1832, t. VIII.
(5) *Ibid.*, oct. 1830, t. IV.

statés chez des individus qui, après avoir succombé à
divers genres de maladies, étaient restés couchés sur le
dos, ainsi que sur des corps d'individus qui avaient été
suspendus plusieurs heures après la mort.

Nous avons constaté, ainsi que M. Ollivier (d'Angers) (1),
que la congestion des organes génitaux n'existait pas chez
deux pendus qui s'étaient suicidés, et que cependant il y
avait écoulement de sperme.

8° La rupture des tuniques interne et moyenne des carotides a été signalée par M. Amussat en 1824. M. Devergie ne l'a constatée que deux fois; d'une autre part,
M. Malle l'a déterminée deux fois sur des *cadavres*, de
telle sorte que l'on ne peut tirer de ce signe aucune importance.

9° Les déchirures et les ruptures des ligaments, les
fractures et les luxations des vertèbres, ainsi que des ecchymoses et des épanchements de sang, peuvent également
exister sur un individu assassiné comme sur un corps qui
aurait été meurtri peu de temps après la mort et avant de
le pendre; ces lésions, considérées en elles-mêmes, ne
permettent donc pas d'affirmer que la suspension a eu lieu
plutôt pendant la vie qu'après la mort.

En résumé, aucun des signes précédents, *pris isolément*, ne peut établir d'une manière certaine que la suspension a eu lieu pendant la vie.

La constatation sur le cadavre de tous les signes de la
mort par asphyxie, par apoplexie ou par ces deux causes
réunies et l'état parcheminé de la peau du sillon, la coloration brune de leurs bords, l'absence complète de traces
de violence sur le corps, suffisent, quoiqu'il n'existe aucune lésion au cou, pour faire présumer que la suspension
a eu lieu pendant la vie, et qu'elle est le résultat d'un suicide; mais le cadavre d'un individu qui aurait été étouffé,

(1) *Annales d'Hygiène*, t. 24, ann. 1840, p. 314.

et pendu après sa mort, pourrait présenter les mêmes caractères.

La présence d'ecchymoses dans l'épaisseur de la peau ou du tissu cellulaire des bords du sillon jointe à ces signes augmente beaucoup les présomptions de suspension pendant la vie.

L'existence d'ecchymoses au cou avec ou sans fracture de l'os hyoïde et d'un ou de plusieurs cartilages du larynx, les caractères de l'asphyxie ou de l'apoplexie, l'absence de blessures à la surface du corps, donnent de la probabilité à la suspension pendant la vie, et il n'est pas impossible qu'elle résulte d'un suicide ; mais on pourrait observer les mêmes lésions chez un individu étouffé, meurtri à la région du cou, puis pendu. Les mêmes conclusions s'appliquent au cas où l'on constaterait, en outre, la déchirure de quelques uns des ligaments qui unissent les vertèbres. Cette dernière lésion n'a été constatée qu'une seule fois dans un cas de suicide par M. Ansiaux.

La fracture des vertèbres cervicales et la déchirure de quelques uns de leurs ligaments, constatées en même temps que les caractères sus-énoncés (1), feraient penser que la pendaison n'a eu lieu qu'après la mort, ou que, si elle a été faite pendant la vie, elle n'est pas le résultat du suicide.

La luxation de la première vertèbre sur la seconde nécessite de tels efforts pour être produite (lorsque ces os sont sains), qu'elle ne peut être que consécutive à la mort. On peut donc affirmer qu'il y a eu homicide.

La suspension est-elle l'effet du suicide ou de l'homicide?

Si l'état cadavérique et l'examen *isolé* de chacun des signes qu'il présente ne sont pas suffisants dans certains cas pour reconnaître que la suspension a eu lieu pendant

(1) Ansiaux.

10.

la vie, nous avons vu que la réunion de plusieurs de ces
caractères autorise souvent à conclure pour l'affirmative.

Pour la solution de la question actuelle, on doit s'aider
de toutes les considérations matérielles et morales que l'on
peut rassembler. On notera l'existence de blessures sur
une partie quelconque du corps, qu'elles aient été ou non
capables d'occasionner la mort, la longueur et la direction
du lien, sa situation autour du cou, le nombre de tours
qu'il forme, le nombre et la direction des sillons. L'individu pouvait-il se suspendre au lieu où il a été trouvé?
La mort est-elle due à une autre cause que celle de l'asphyxie
par suspension? Le désordre des vêtements, des meubles,
du lit et de tous les objets qui entourent le cadavre; l'état des
portes et fenêtres restées ouvertes ou fermées en dedans ou
en dehors; la mélancolie ou la démence, les chagrins do-
mestiques..., en un mot, toutes les circonstances matérielles et morales servent à déterminer si la mort est plutôt
le résultat d'un suicide que d'un homicide.

ASPHYXIE PAR SUBMERSION.

L'étude médico-légale de l'asphyxie par submersion
comprend les deux questions suivantes: 1° *Rechercher si
la mort est le résultat de la submersion; 2° Si l'individu
était vivant au moment de son immersion dans l'eau; reconnaître s'il y est tombé par accident, s'il s'y est précipité, ou bien s'il est la victime d'un crime.*

Ces deux questions sont ordinairement posées par les
magistrats; pour les résoudre, il faut se rendre compte des
circonstances dans lesquelles la mort peut survenir. Ainsi,
un individu qui tombe ou est précipité dans l'eau, ou qui
se noie en nageant, s'efforce de regagner la surface du liquide; chaque fois que sa tête apparaît hors de l'eau, il
cherche à respirer, mais il aspire de l'air et de l'eau, qu'il
rejette en partie par des efforts de toux; de là, formation

de l'*écume*. La mort est produite par asphyxie résultant de la non-pénétration de l'air dans les poumons.

Si, au contraire, l'individu éprouve une frayeur vive, qu'il perde connaissance, et qu'il soit en *syncope* au moment de sa chute dans l'eau, les caractères de la mort par submersion seront différens (voy. p. 103); une congestion ou une hémorrhagie cérébrale peuvent aussi survenir pendant son séjour dans l'eau.

Ces diverses causes peuvent agir ensemble ou successivement, et donner naissance à des phénomènes que nous allons étudier séparément.

1° *Rechercher si la mort est le résultat de la submersion.*

Lorsque le corps d'un individu récemment retiré de l'eau ne présente aucune trace de putréfaction, il présente le plus fréquemment l'état suivant :

Pâleur de la face, commune à presque tous les cadavres, ou coloration rosée ou violacée partielle de cette région ; bouche et paupières entr'ouvertes; arcades dentaires en général rapprochées; langue placée immédiatement derrière les arcades dentaires. — Pâleur générale du corps. — Excoriation à la face dorsale de quelques uns des doigts, selon la nature et la disposition du cours d'eau où a séjourné le corps. — La boue, le sable ou la vase sont observés souvent dans la concavité du bord libre des ongles, chez les noyés anciens : c'est un simple dépôt qui s'y est fait. Lorsqu'on le constate sur un noyé récent qui est à peine resté dans l'eau, il est à présumer qu'avant de périr, l'individu en a gratté le fond. — L'état piqueté de la substance cérébrale est fréquent dans la plupart des cas de congestion cérébrale. — La présence d'eau et d'écume dans la trachée-artère a été niée par certains auteurs, tels que Wepfer, Conrad Becker (1), Littre, Petit, Waldschmitdt, Detharding, Anger, Fothergill, Callemann, Evers.

(1) BECKER. *Mémoire de l'Académie royale des sciences*, 1725.

Fine de Genève l'a constaté dans certains cas.

Les expériences de Morgagni (1), Haller (2), Louis (3), Godwin, Berger (4), Piollet (5), leur ont permis d'affirmer que l'on trouvait toujours dans les poumons des animaux submergés vivants une certaine quantité du liquide dans lequel ils avaient été plongés. M. Piorry a annoncé, en 1826, que si l'animal qui se noie est maintenu au-dessous de la surface du liquide jusqu'à sa mort, il n'y a pas d'écume. M. Orfila (6), d'après des expériences nombreuses, a reconnu comme un fait *constant et certain* qu'il entre de l'eau dans les poumons des chiens que l'on noie vivants ; qu'elle s'y trouve en plus grande quantité lorsque le chien est retiré du liquide la tête en haut ; que *dans tous les cas où l'animal* est venu respirer *à la surface de l'eau*, il existe dans la trachée-artère et les bronches une matière écumeuse ; qu'enfin, on ne rencontre pas d'écume lorsque l'animal est resté au fond de l'eau, mais qu'il y a une quantité plus ou moins grande de liquide dans le canal aérien. Chez un homme noyé, si la mort résulte de l'*asphyxie* seule, on trouvera ordinairement de l'eau et de l'écume dans la trachée et dans les bronches. Si la mort a été déterminée par *syncope,* on ne trouvera pas d'écume, mais il peut y avoir une petite quantité d'eau.

Il est rare que l'on trouve de la vase ou du gravier dans les voies respiratoires ; ce phénomène n'a lieu qu'après un séjour prolongé dans l'eau. — Les débris d'aliments ne se retrouvent guère que si des gaz produits par la putréfaction ont distendu l'abdomen et fait refluer jusque dans le pha-

---

(1) MORGAGNI. *Epistola* XIX , n⁰ 21.

(2) HALLER. *Élémenta physiologiæ* , liv. 8 , sect. IV, p. 175.

(3) LOUIS. *OEuvres diverses de Chirurgie*, 1770.

(4) BERGER. *Essai philosophique sur la cause de la submersion,* 1804.

(5) PIOLLET. *Archives générales de Médecine*, t. 9, p. 610.

(6) ORFILA. *Traité de Médecine légale* , 3ᵉ édit., 1836, p. 380.

rynx les matières contenues dans l'estomac. M. Orfila dit en avoir trouvé chez des individus récemment noyés.

L'état de plénitude des cavités droites du cœur par le sang, et la vacuité à peu près complète des cavités gauches, varient selon le genre de mort. La coloration du ventricule droit est peu marquée chez les individus récemment noyés; lorsqu'on l'observe, elle résulte du séjour prolongé du sang, ou de la décomposition de ce liquide. Il est assez commun de trouver entièrement vides le cœur et les gros vaisseaux, lorsque le cadavre est resté très longtemps sous l'eau.

La fluidité du sang est remarquable et presque constante chez les noyés; mais on observe aussi cet état particulier dans certaines maladies, et dans l'asphyxie par les gaz.

L'estomac des noyés contient presque toujours de l'eau; ce liquide y pénètre par le fait de la déglutition dès les premiers instants de la submersion. *Comme on n'en trouve pas dans l'estomac des individus que l'on a submergés après la mort,* ce signe acquiert une grande valeur pour prouver que l'individu était vivant au moment de sa submersion, s'il est établi que le liquide contenu dans l'estomac n'a pas été avalé avant la submersion, ni injecté après la mort. La vessie est tantôt vide, ou bien elle contient une quantité assez abondante d'urine, de telle sorte que ce signe n'a aucune valeur.

En résumé, il n'existe pas de signe caractéristique de la mort par submersion. Parmi ceux que nous avons énumérés, on observe le plus communément l'eau et l'*écume mousseuse* dans la trachée et dans les bronches, l'eau dans l'estomac, la fluidité du sang, la position de la langue entre les dents ou derrière les arcades dentaires, les excoriations aux doigts, et le sable sous les ongles. Considéré séparément, chacun de ces signes n'aurait pas de valeur; mais la réunion de plusieurs d'entre eux, ainsi que les indices fournis par l'examen du cadavre, par la connaissance des circonstances dans lesquelles il a été trouvé, peuvent établir des présomptions plus ou moins fondées de la mort par submersion.

La disparition des signes de la submersion est d'autant
plus prompte que la température de l'atmosphère est plus
élevée, que le corps est resté plus long temps exposé à l'air
après avoir été retiré de l'eau, et qu'il a séjourné davantage
dans ce liquide.

3° *Si l'individu était vivant au moment de son immer-*
sion dans l'eau, peut-on reconnaître s'il y est tombé par
accident, s'il s'y est précipité, ou bien s'il est la victime
d'un crime ?

Le plus souvent il est impossible au médecin de résoudre
cette question, et les investigations des magistrats peuvent
seules éclairer la justice. Un grand nombre de traces de violences, de blessures, peuvent être le résultat d'un suicide
aussi bien que d'un homicide; c'est donc leur siége, leur nature, que l'expert devra constater avec le plus grand soin.

Peut-on déterminer, d'après l'état du cadavre d'un
noyé, le temps pendant lequel il est resté dans l'eau ?

Les phénomènes de la putréfaction des cadavres dans
l'eau ou à sa surface sont hâtés ou retardés selon un grand
nombre de circonstances qui dépendent de l'état de santé
ou de maladie de l'individu, ou de la température du liquide ou de l'atmosphère. Il n'est pas possible de déterminer d'une manière rigoureuse la durée de la submersion;
ce n'est donc qu'à titre de renseignements que nous pré-
sentons ici le tableau que M. Devergie a donné, *en suppo-*
sant que la submersion ait eu lieu en hiver; ce qui en
restreindrait encore singulièrement l'application, car on
sait que pendant l'été la putréfaction marche avec une
grande rapidité dès que le corps est exposé à l'air (1).

Pendant les trois premiers jours, nulle altération.

Du 3e au 5e, rigidité cadavérique : l'*épiderme des mains*
commence à blanchir. Cette coloration, d'abord très peu

(1) DEVERGIE. *Médecine légale*, t. I, 1re édit., p. 227.

marquée, commence par les éminences thénar et hypo-thénar et les côtés des doigts ; la main a alors une couleur blanche ardoisée.

Du 4e au 8e, *l'épiderme de la paume des mains est très blanc ;* toutes les parties ont encore leur couleur naturelle, mais sont très souples.

Du 8e au 12e, *l'épiderme de la face dorsale des mains commence à blanchir ;* flaccidité de toutes les parties ; face ramollie, présentant une teinte blafarde différente de celle de la peau du reste du corps ; *teinte blanche de la face plantaire des pieds.*

Vers le 15e jour, *épiderme des mains et des pieds tout-à-fait blanc* (excepté à la face dorsale de ces derniers) ; *celui de la paume des mains commence à se plisser ;* face légèrement bouffie, rouge par place ; *teinte verdâtre à la partie moyenne du sternum ;* le tissu cellulaire sous-cutané de la poitrine se colore en rouge.

A un mois environ, face rouge-brunâtre ; paupières et lèvres vertes ; *plaque rouge-brune environné d'une teinte verdâtre, à la partie antérieure de la poitrine ; épiderme des pieds et des mains très blanc, plissé comme par des cataplasmes émollients ;* cheveux, poils, ongles encore fort adhérents ; tissu cellulaire déjà très rouge dans les parties envahies par la putréfaction, poumons très emphyséma-teux.

A deux mois environ, *épiderme des mains et des pieds en grande partie soulevé et détaché du derme,* ongles en partie adhérents, en partie détachés, mais tenant toujours à l'épiderme, de manière à former une sorte de gantelet ; cheveux et poils peu adhérents ; face généralement brunâtre, énormément tuméfiée ; lèvres très volumineuses, très écar-tées, laissant les arcades dentaires à découvert et la bouche largement ouverte. La teinte brune de la région sternale est plus étendue ; la coloration en vert de la partie latérale de la poitrine a gagné les épaules et les côtés de l'abdomen ;

elle s'est réunie, dans ce dernier sens, à une autre coloration verdâtre développée d'abord isolément au pli de l'aine. A la partie moyenne de l'abdomen, aux bras et aux avant-bras, aux cuisses et aux jambes, la peau est encore dans son état naturel. Au cou et à la poitrine, le tissu cellulaire superficiel et profond est rouge-brunâtre, et infiltré d'un liquide rougeâtre. A cette époque, les cadavres sont presque toujours recouverts d'une vase à molécules très fines, qui s'est pour ainsi dire *tamisée* à travers les vêtements; les veines sont presque complétement vides; les artères et le péricarde sont rougeâtres. — Le cœur est flasque et ne contient plus de sang; et si ses cavités droites en étaient gorgées au moment de la mort, leur paroi interne est d'un noir de jais qui fait contraste avec la couleur des cavités gauches; l'inverse a lieu si ce sont les cavités gauches qui étaient pleines de sang. On pourrait donc, même à cette époque, reconnaître si le noyé a succombé par asphyxie ou par syncope. L'estomac et les intestins sont, à l'intérieur, d'un rouge intense, qui pourrait faire croire à une violente inflammation. Tous les organes creux, comme tous les vaisseaux, sont distendus par des gaz; et c'est sans doute à cette cause qu'il faut attribuer la sortie de l'écume contenue dans la trachée, et la formation d'une bave écumeuse.

A deux mois et demi, *l'épiderme et les ongles des mains sont complétement detachés; aux pieds, l'épiderme est détaché, mais les ongles sont encore adhérents.* En outre, chez la femme, le tissu cellulaire sous-cutané contenant plus de graisse, il est converti en gras de cadavre aux joues, aux sourcils, au menton, à la partie supérieure du cou, très superficiellement aux mamelles et à la partie antérieure des cuisses, plus profondément aux aines. Les autres parties du corps sont, ainsi que tout le cadavre de l'homme, comme dans la période précédente, à l'exception des progrès de la coloration verte, qui a envahi les membres.

A trois mois et demi, destruction d'une partie du cuir chevelu, des paupières, du nez, saponification partielle de la face, de la partie supérieure du cou et des aines, corrosion et destruction de la peau sur diverses parties du corps ; épiderme des mains et des pieds complétement enlevé, ongles tout-à-fait détachés. — Le tissu cellulaire n'a plus la teinte rouge des époques précédentes ; il est plus consistant, filandreux, et se laisse déchirer comme de la filasse, au cou et aux aines ; les poumons n'occupent plus qu'une partie de la cavité de la poitrine ; le cœur est comme dans la période précédente.

A quatre mois et demi, décollement et destruction de la presque totalité du cuir chevelu ; calotte osseuse dénudée, commençant à devenir friable ; saponification presque totale de la graisse de la face, du cou, des aines, et de la partie antérieure des cuisses ; commencement de saponification de la partie antérieure du cerveau ; état opalin presque général de la peau.

Passé cette époque, il n'est plus possible d'indiquer, même approximativement, les phénomènes caractéristiques des périodes suivantes.

CHAPITRE V.

SIGNES DE LA MORT RÉELLE.

Les travaux de Louis, de Bichat et de Nysten ont contribué à faire rejeter, comme inexacts et incertains, la plupart des signes que l'on considérait à tort comme étant caractéristiques de la mort réelle ; nous en citerons quelques uns.

Ainsi, l'*aspect cadavéreux de la face*, désigné par quelques auteurs sous le nom d'*hippocratique*, est produit aussi pendant la vie chez des individus épuisés par des maladies, et cet aspect de la face manque souvent chez des individus morts subitement, ou d'une maladie aiguë.

La *pâleur de la peau ou sa lividité*, *l'affaissement des yeux*, ou *leur obscurcissement*, sont des caractères fort équivoques, et qui peuvent être le résultat de causes très diverses.

L'absence de la circulation et de la respiration ne peut être un caractère de la mort réelle ; car dans la léthargie, la syncope, la suspension de ces fonctions peut durer plus ou moins longtemps, sans que la vie soit éteinte.

Le *refroidissement du corps* est un phénomène cadavérique constant, qui est accéléré ou retardé selon le genre de maladie, l'âge, l'état d'embonpoint ou de maigreur, la saison ou la température du lieu où est placé le corps, l'état de vacuité ou de plénitude de certains viscères.

On admet, comme signes certains de la mort : 1° la *rigidité cadavérique* ; 2° *l'absence de contractions musculaires*, sous l'influence des fluides galvaniques ; 3° la *putréfaction*.

La *rigidité cadavérique* a son siége dans les muscles ; elle se développe en général d'autant plus vite que les individus sont plus affaiblis, et elle ne survient que longtemps après la mort chez ceux qui ont été enlevés rapidement, ou qui étaient encore pleins de force. Sa durée moyenne est de vingt-quatre heures. Nysten l'a vue commencer seize heures après la mort, et se prolonger pendant sept jours dans un cas d'asphyxie par le charbon (1).

La température froide et sèche augmente sa durée, tandis qu'elle cesse assez rapidement par un temps humide et chaud.

On distingue la roideur cadavérique de la contraction convulsive en ce que, dans la première, le membre perd toute rigidité aussitôt que, par un effort, on a surmonté la résistance qu'il offrait, tandis que dans la seconde le

(1) *Recherches de physiologie et de chimie pathologique*, 1811.

membre reprend toute sa roideur dès que l'on cesse d'agir sur lui.

On ne peut pas confondre la rigidité cadavérique avec la congélation ; car, dans ce dernier cas, il suffit d'une force très modérée pour fléchir l'articulation et briser les glaçons accumulés dans le tissu cellulaire. On entend alors un bruit que l'on a comparé au cri de l'étain.

L'*absence de contractions musculaires* sous l'influence du galvanisme ou de l'électricité, est considérée comme un signe certain de la mort. Bichat, Nysten, Hallé, ont fait sur ce sujet des expériences nombreuses qui ont été répétées en Angleterre et en France sur des suppliciés.

Ce mode de constatation est rarement mis en usage.

La *putréfaction* est le caractère le plus certain, car elle ne se développe qu'après l'extinction complète de la vie ; on la reconnaît à la coloration et au ramollissement des tissus, et à l'odeur caractéristique qui les accompagne.

Plusieurs maladies peuvent simuler la mort ; et c'est dans des cas d'*asphyxie*, de *lipothymie*, de *catalepsie*, d'*hystérie*, qu'ont eu lieu ces inhumations d'individus vivants, et qui étaient dans un état de mort apparente, citées par Bruhier, Louis (1), Ambroise Paré, Rigaudeaux, et dont quelques exemples sont encore rapportés de nos jours dans les journaux quotidiens.

La détermination de l'*époque de la mort* ne peut être faite que par approximation, en raison des différences que présente chaque cadavre, selon le genre de mort, la température atmosphérique, etc. etc. Aussi les diverses périodes que M. Devergie a cherché à établir ne présentent-elles aucune précision et conséquemment aucune utilité, et on doit reconnaître avec M. Orfila qu'il n'existe pas encore aujourd'hui de caractères cadavériques certains d'après lesquels on puisse assigner l'époque de la mort.

(1) *Traité sur l'incertitude des signes de la mort*, 1740.

CHAPITRE VI.

DE LA PUTRÉFACTION.

La putréfaction est l'état particulier que présente le
corps de l'homme ou des animaux, lorsque la mort l'a
frappé.

Les phénomènes qu'on voit se manifester sont modifiés
selon que la putréfaction a lieu à l'air libre, dans la terre,
dans l'eau ou dans d'autres milieux.

Putréfaction à l'air libre. — Le premier signe est la
coloration verte des parois abdominales ; bientôt la poitrine, le cou, la face, les membres inférieurs et supérieurs présentent le même aspect. Des gaz se développent
dans tous les viscères et dans le tissu cellulaire. Des phlyctènes se forment à la surface de la peau ; les veines sont
distendues par le sang, et tracent un réseau noirâtre. L'o-
deur fétide est très forte. Le ramollissement et l'affaissement de toutes les parties molles deviennent très marqués.

Putréfaction dans la terre. — On a distingué les phénomènes de décomposition en plusieurs phases, suivant
le ramollissement des tissus, leur coloration verte ou brunâtre, le développement gazeux, l'humidité ou la dessiccation des tissus ; l'état de gras, ou de saponification
qu'ils présentent ; la destruction des parties molles et des
parties osseuses, et leur changement en résidu graisseux
ou en poussière.

Mais ces diverses phases peuvent se succéder très rapidement ou très lentement ; une multitude de causes fort
difficiles à déterminer accélèrent ou retardent la putréfaction. Ainsi, la nature argileuse et sablonneuse du terrain où
le corps a été inhumé, son degré d'humidité habituel ou de
sécheresse, la profondeur de la fosse, le genre de maladie
ou de mort, l'âge, le sexe, la constitution du sujet, la

température sèche ou humide du lieu où le corps est placé, etc. : toutes ces causes isolées ou réunies font varier la marche de la décomposition putride.

Il devient donc impossible d'évaluer le temps qui s'est écoulé depuis la mort, en se basant sur l'état plus ou moins avancé de la putréfaction d'un cadavre que l'on exhume. Mais nous avons dit que les changements qui surviennent peuvent être distingués en plusieurs phases, ainsi qu'il résulte des nombreuses expériences de M. Orfila.

Aux signes que nous avons déjà énumérés, on peut joindre les suivants.

Première phase. — L'épiderme commence à se ramollir et à se détacher ; il adhère aux enveloppes du cadavre. — Dans quelques parties, il se plisse, s'épaissit ; il blanchit aux pieds, comme après une application de cataplasmes. Souvent il se forme des vésicules remplies d'une sérosité verdâtre. Les ongles se ramollissent ; la peau prend une teinte rosée, puis verdâtre, bleuâtre ou jaune sale, tout en conservant la résistance de son tissu.

Les yeux, le nez, toutes les parties molles de la face s'affaissent ; les humeurs de l'œil deviennent bientôt de couleur bistre. Le thorax conserve son aspect. L'abdomen devient vert, ou jaune marbré de vert, ou ocracé. Les membres se colorent plus ou moins promptement, et prennent les mêmes couleurs que l'abdomen : seulement les parties des membres supérieurs appuyées sur le thorax ou sur l'abdomen, conservent plus longtemps leur couleur. Les muscles se ramollissent, perdent de l'intensité de leur couleur, ou prennent une teinte verte comme aux parois abdominales. Le tissu cellulaire semble se détacher en avant ; il devient de plus en plus humide sur les côtés du tronc ; et, dans les parties les plus déclives, il est rempli d'un liquide rosé, à la surface duquel on aperçoit des bulles huileuses.

Le cerveau commence à prendre une teinte grisâtre et

11.

à se ramollir. Les poumons deviennent emphysémateux, et remplissent le thorax. Le cœur se ramollit. Sa surface interne prend une teinte noirâtre, d'autant plus foncée que ses cavités contiennent plus de sang. Les parois des vaisseaux ont une teinte plus ou moins rouge-brune, surtout intérieurement. La langue, le pharynx, l'œsophage se ramollissent, et prennent intérieurement une teinte verdâtre.

Selon le genre de mort, l'estomac conserve sa couleur naturelle ou se colore en rose ou en rouge, soit uniformément, soit par places, mais particulièrement à sa surface interne ; d'autres fois il présente des taches brunes, vertes, ardoisées, et son tissu se ramollit. Sa membrane muqueuse présente quelquefois des taches en apparence scorbutiques. Le volume de l'organe peut être doublé par des gaz putrides, ou, au contraire, être sensiblement diminué. — Il en est de même des intestins, et surtout de l'iléon. — Le duodénum et le jéjunum sont les portions intestinales qui conservent le plus longtemps leur état naturel. Les épiploons prennent une teinte grisâtre ou rosée. Le foie et la rate se ramollissent et brunissent, ou deviennent verdâtres. La vessie offre le même aspect que les intestins ; les organes de la génération sont ramollis, mais conservent encore leurs formes.

Deuxième phase. — Le cadavre est recouvert d'une couche de matière d'un aspect graisseux, jaune, rougeâtre ou brune ; ou bien d'une mucosité gluante, ou bien d'un enduit sec, analogue à la croûte de fromage desséchée. Ces enduits sont souvent recouverts de moisissures. Les ongles sont tombés, ou très ramollis. La peau est jaunâtre, recouverte de granulations comme sablonneuses, formées par du phosphate calcaire, décollée au dos, aux membres et dans beaucoup de points du tronc, où elle forme poche. Elle conserve son épaisseur, mais se déchire facilement.

Les parties molles du front, du nez, des paupières, des lèvres, sont amincies et presque détachées.

Les côtes commencent à se séparer de leurs cartilages ; le sternum, déprimé, se rapproche de la colonne vertébrale. Les parois abdominales, affaissées, sont très rapprochées de la colonne vertébrale, et disposées à s'amincir et à se dessécher. Les muscles sont plus ou moins déformés. Les muscles des orbites sont saponifiés ; ailleurs, ils ont une couleur verdâtre. Ils sont partout humectés d'un liquide séro-sanguinolent, si abondant dans certains points que les muscles ressemblent à une gelée. Du reste, ils sont plutôt amincis qu'augmentés de volume.

Le tissu cellulaire sous-cutané est saponifié chez les sujets gras : il a le toucher et la consistance du suif. Incisé, il offre un aspect poreux, dépendant d'un commencement de dessiccation, et de ce que ces vacuoles, auparavant distendues par des gaz, sont vides.

Les aponévroses et les tendons, après avoir conservé pendant longtemps leur couleur, prennent une teinte bleuâtre. — Les cartilages et les ligaments jaunissent et se ramollissent.

Le cerveau diminue de volume, et se ramollit extérieurement, en prenant une teinte grise-verdâtre.

Les poumons sont affaissés et diminués de volume. Ils ont une couleur ardoisée. Leur tissu est facile à déchirer. Le cœur est plus aplati et plus mince. Le diaphragme se conserve longtemps. L'estomac, considérablement ramolli, est gris, blanchâtre, parsemé de taches bleuâtres. Les intestins sont réduits à un petit volume et collés les uns aux autres. Leur surface libre commence à se dessécher.

Le foie présente à sa surface des granulations comme sablonneuses de phosphate calcaire. La rate est réduite en une bouillie noirâtre. Les corps caverneux s'affaissent ; le scrotum, d'abord distendu par des gaz, se dessèche.

Troisième phase. — La peau est desséchée, amincie, de couleur jaune-fauve, ou jaune-orangé, ou brune, recouverte de moisissure. Percutée, elle donne un son ana-

logue à celui du carton. Les parties molles de la face sont
détruites. Les côtes sont décharnées. — Le sternum et ses
cartilages sont entièrement détachés des côtes. — Les espaces intercostaux sont à jour. Les parois abdominales sont
appliquées contre la colonne vertébrale , de manière à laisser une excavation profonde entre l'appendice xiphoïde et
le pubis.

Les membres sont en grande partie dépouillés de leurs
parties molles. Ce qui en reste a quelquefois l'aspect de
bois pourri. Les muscles prennent une couleur plus ou
moins brune et noirâtre, et sont réduits à un très petit volume. Quelquefois ils sont en partie saponifiés.

Le cerveau a encore diminué de volume. Il a un aspect
terre glaise bien prononcée. Les poumons ont l'apparence
de deux membranes aplaties et collées le long de la colonne
vertébrale. Leur situation seule les fait reconnaître. Le diaphragme est desséché , olivâtre, en partie détruit dans ses
portions musculeuses. L'estomac n'est plus qu'un petit cy-
lindre creusé d'une cavité. Les intestins éprouvent successivement les mêmes altérations que l'estomac , et se détruisent comme lui.

Le foie est réduit en une masse aplatie, épaisse d'un
demi-pouce , brune-noire , légèrement desséchée. Coupée ,
cette masse se sépare en feuillets, entre lesquels il y a une
matière bitumineuse.

Le scrotum se dessèche de plus en plus ; la verge est
aplatie , déformée, semblable à une peau d'anguille. Les
testicules, diminués de volume , ont une couleur vineuse.

Quatrième phase. — La peau est jaunâtre , amincie ,
desséchée, dans les endroits où elle existe encore, excepté
en arrière , où elle conserve plus d'humidité, et où elle
est percée en beaucoup de points par des vers. Les os de
la tête sont presque à nu ; on peut voir l'apophyse basi-
laire , et le moindre mouvement imprimé à la tête suffit
pour la détacher du tronc.

Le sternum, séparé des côtes, occupe le fond de la poitrine, ou est dans l'abdomen, laissant antérieurement une large ouverture. Les parois abdominales, réduites à quelques débris tégumentaires, de couleur bistre, olivâtre, ou noirâtre, tiennent encore aux dernières côtes, au pubis et à la partie postérieure des crêtes iliaques. Les muscles sont transformés en feuillets membraneux, grisâtres ou d'un jaune brunâtre, dans lesquels les fibres ne peuvent plus être distinguées. Ils ressemblent çà et là à des feuilles sèches de tabac. Dans quelques parties, on ne trouve à leur place que des masses aréolaires, brunes ou noirâtres, semblables par leur aspect à certains polypiers. Le tissu cellulaire est saponifié dans les endroits où il contient de la graisse; ailleurs il est ou détruit, ou desséché. Les ligaments ont presque entièrement disparu. Le cerveau, réduit au 10e ou 12e de son volume, n'est plus qu'une masse semblable à une terre argileuse. Les poumons ne se reconnaissent plus que par la place qu'ils occupent.

Cinquième phase. — L'amincissement de la peau a été porté à un tel point que cette membrane a fini par disparaître. Les os de la tête sont complétement désarticulés, les os du crâne sont recouverts d'un *magma* mélangé de terre et de cheveux, qui, enlevé, laisse voir leur couleur bistre clair, tachée çà et là de larges plaques brunes foncées. La cage du thorax est détruite, les côtes sont détachées et tombées les unes sur les autres. On ne trouve plus, à l'abdomen et sur les côtés du rachis, qu'une matière noire, humide, ayant le luisant du cambouis, adhérente aux os, n'ayant en quelques endroits qu'un demi-pouce d'épaisseur : c'est le reste de toutes les parties molles. Les muscles, les ligaments, les tendons, se sont amincis à un tel point, qu'ils finissent par disparaître. Les os des membres sont nus, séparés et détachés les uns des autres. Le cerveau est un des organes dont il reste le plus longtemps des traces. Les restes des poumons ont disparu, ainsi que ceux du foie et de la rate. L'estomac n'est plus qu'une matière noire humide, ayant le luisant du cambouis, confondue, en un mot, avec les restes des autres viscères abdominaux. Voyez ci-dessus. Les organes génitaux sont réduits en une masse feuilletée et noirâtre, sur laquelle sont placés les poils, mais sans aucun indice de sexe.

Putréfaction dans l'eau.

La plupart des phénomènes que nous avons précédemment étudiés se produisent d'une manière isolée ou simultanément. Nous nous bornerons à quelques détails qui peuvent servir à caractériser ce genre de décomposition.

La *coloration verte* de la peau commence sur le sternum, puis elle s'étend à la face, au cou, à l'abdomen, aux épaules, et envahit les membres. Cette couleur verte acquiert une teinte vert-bouteille peu après l'exposition du cadavre à l'air.

Le *développement du gaz* se fait en été vers le 5e jour de submersion ; il en résulte une distension énorme de toutes les parties et une déformation complète. Le poids spécifique du corps se trouve alors changé, et la surnatation s'opère. En hiver, ce phénomène est de beaucoup retardé, car la putréfaction gazeuse ne s'opère qu'après plusieurs semaines de séjour dans l'eau.

La *coloration brun-rougeâtre* de la peau succède à la teinte verte, et elle annonce le ramollissement des parties qu'elle occupe ; aussi leur destruction putride se fait-elle rapidement.

Chez les femmes ou les individus très gras, la *saponification* arrête cette fonte putride, et transforme en un tissu dense, savonneux, toutes les parties qui subissent cette modification.

Lorsque des cadavres ont séjourné pendant longtemps dans l'eau, ils présentent quelquefois une dessiccation de plusieurs organes coïncidant avec la saponification du reste du corps, et des incrustations calcaires qui résultent de la réaction du sulfate et du carbonate de chaux sur la substance grasse ammoniacale.

En général, la putréfaction dans l'eau de certaines parties du corps est retardée par les vêtements qui les recouvrent exactement, tels que les bottes, les gants, les corsets.

La marche de la putréfaction est beaucoup plus retardée en hiver qu'en été; les experts doivent tenir compte de la saison dans laquelle ils se trouvent, et de la température moyenne à l'époque de leur opération.

Bichat (1) décrit avec beaucoup d'exactitude les altérations diverses que subissent les différents tissus par leur séjour dans l'eau. Pour le détail de ces expériences, nous y renvoyons le lecteur, afin de compléter l'exposé des modifications que la putréfaction fait éprouver aux corps submergés.

Epiderme. — Il blanchit et se plisse surtout aux mains et aux pieds, puis il se soulève et se détache par lambeaux.

Les *ongles*, les *cheveux* se détachent rapidement; mais ils n'éprouvent pas de décomposition.

Tissu cellulaire. — L'infiltration des gaz et de la sérosité sanguinolente le soulèvent et le colorent en rouge brun. Plus tard, cette coloration s'efface, et il devient grisâtre. La densité de ce tissu est surtout modifiée par la saponification qui le durcit considérablement.

Les *muscles* conservent leur couleur pendant longtemps, puis ils deviennent rosés; ils s'affaissent et se putréfient beaucoup plus promptement que les tissus fibreux et cartilagineux.

Les *os* acquièrent par un long séjour dans l'eau une couleur rosée, notamment dans les parties qui ont été en contact immédiat avec le liquide; ils deviennent aussi très friables.

(1) BICHAT. *Anatomie générale*, t. I et II.

Les *membranes séreuses* résistent à la putréfaction ; souvent elles se dessèchent, et semblent préserver les viscères qu'elles recouvrent.

Cerveau. Moelle épinière. — La putréfaction du cerveau débute par la substance cervicale. Une teinte verdâtre envahit successivement les autres couches. Les enveloppes nerveuses n'éprouvent pas d'altération sensible pendant longtemps (1).

Organes de la circulation. — Les gaz qui se développent dans les veines et les artères déterminent le passage du sang à travers leurs parois, et les vaisseaux se colorent en rouge brun. Le tissu artériel résiste à la putréfaction ; il se comporte comme les tissus cartilagineux. Le tissu veineux est moins durable, mais plus que le tissu musculaire (2).

Le sang est presque toujours fluide. *Après un long séjour* dans l'eau, on n'en retrouve que fort peu dans les gros vaisseaux et dans le cœur. Cet organe s'affaisse, se ramollit, et prend une teinte rouge-brun.

Organes de la respiration. — Peu de temps après l'immersion, des gaz se dégagent dans les poumons et les distendent, s'il s'est écoulé plusieurs semaines (en hiver), ou quelques jours (en été). La trachée et les bronches se colorent en rouge brun. L'écume et le liquide écumeux sont chassés après une dizaine de jours de submersion. Les poumons s'affaissent ensuite, et conservent longtemps leur aspect normal.

Estomac. Intestins. — Les portions les plus profondes du canal intestinal prennent une teinte brune par leur contact avec la sérosité sanguinolente ; cette coloration se communique aux parties plus superficielles, et pourrait faire croire à une phlegmasie. Il existe souvent de l'emphysème sous-muqueux.

(1) BICHAT. *Anatomie générale*, t. I, p. 145.
(2) Même ouvrage, 286-409.

Le *foie* se putréfie moins rapidement que le *rein*, qui se réduit en une bouillie rougeâtre.

Trop de circonstances font varier la marche de la putréfaction dans l'eau, et la durée du temps qui s'est écoulé depuis la sortie du liquide et son exposition à l'air amènent des changements si rapides, qu'il n'est pas possible de préciser les caractères à l'aide desquels on pourrait déterminer l'époque de la submersion et la durée du séjour dans l'eau. Nous ne pouvons donc pas adopter le travail de M. Devergie, qui a cru possible d'établir certaines moyennes sur la durée de la submersion pendant l'hiver.

Nous les avons citées pour mémoire en parlant de la submersion (p. 119), et nous faisons remarquer de nouveau que l'on ne doit attacher aucune valeur absolue aux indications données par ce médecin.

Putréfaction dans les fosses d'aisances

M. Orfila a recherché quels étaient les changements éprouvés par des fœtus et des enfants nouveau-nés, immergés pendant un certain temps dans ces liquides. Les descriptions qu'il en a faites sont fort importantes, car elles servent de comparaison aux expertises qui peuvent être demandées dans les cas d'infanticide.

La division des phénomènes en plusieurs périodes ne présente qu'un degré assez faible d'approximation ; nous la donnons pour faciliter les applications pratiques.

Au 15e *jour*. — Coloration olivâtre de la peau ; épiderme plissé, blanchâtre ; muqueuse buccale, teinte ardoisée ; poumons emphysémateux ; trachée et bronches de couleur verdâtre.

Au 30e *jour*. — Epiderme détaché ; peau verdâtre avec des taches violacées et rougeâtres ; cartilages violets ; ramollissement de tous les tissus.

Au 50e *jour*. — L'épiderme et les ongles sont détachés ; les portions de peau qui ne sont pas détruites

12

offrent un mélange de teintes vertes, ocracées, bleuâtres. Granulations de sous-phosphate de chaux sur un grand nombre de points de la partie antérieure du corps. Destruction de plusieurs muscles ; dénudation des os de la tête ; substance cérébrale en putrilage.

La nature du milieu dans lequel les corps étaient placés a déterminé, comme on peut l'observer, certaines colorations de tissus, fort remarquables, et qui caractérisent ce genre de putréfaction. Les phénomènes de la *putréfaction dans le fumier* se succèdent avec une grande rapidité, et démontrent avec quelle puissance de désorganisation agit la fermentation. Pour éviter des répétitions inutiles, nous ne donnerons pas la description des colorations si variées que présentent les tissus des cadavres placés dans le fumier. Mais il est essentiel de remarquer que dès les premiers jours l'*épiderme* se couvre de moisissures blanchâtres ; bientôt il se détruit et fait place à un enduit de consistance molle.

La peau se colore d'abord en jaune abricot, puis en rose clair ; les teintes changent promptement, et forment des marbrures très diverses.

En résumé :

1° L'*air humide et chaud* est de tous les agents celui qui hâte le plus la putréfaction des matières animales ;

2° On peut, en second lieu, considérer le fumier comme exerçant l'action la plus prompte ;

3° Viennent ensuite l'*eau*, surtout si elle est renouvelée, *la matière des fosses d'aisances*, la terre, si l'inhumation a eu lieu à la profondeur d'au moins un mètre ; enfin, l'air sec retarde la putréfaction, et l'arrête.

CHAPITRE VII.

ALTÉRATIONS CADAVÉRIQUES

POUVANT ÊTRE CONFONDUES AVEC DES LÉSIONS PATHOLOGIQUES.

On rencontre souvent certaines altérations cadavériques que l'on pourrait confondre avec des lésions pathologiques; c'est notamment dans ces circonstances que les experts doivent apporter le plus de circonspection, s'ils n'ont pas une grande habitude des autopsies cadavériques pratiquées soit peu de temps, soit longtemps après la mort.

Coloration de tissus ou d'organes.

Lividités. — Pendant les premiers jours qui suivent la mort, la teinte violacée de la peau peut être considérée, à tort, comme le résultat de contusions ; mais il faut noter que ces lividités sont situées le plus souvent dans les régions les plus déclives, relativement à l'attitude occupée par le corps. La liquidité du sang, après l'asphyxie, ou certaines maladies favorisent le développement de ces lividités qui se manifestent à des époques variables avant ou après la mort. Ces lividités sont dues à la stase du sang dans une partie de l'épaisseur du derme, et les incisions que l'on y pratique en font sortir à peine quelques gouttes; tandis que s'il y a eu contusion et ecchymose avant la mort, on trouve dans l'épaisseur de la peau, et surtout au-dessous d'elle, une infiltration de sang noir, en partie liquide, en partie coagulé, dont l'étendue correspond à celle de l'ecchymose.

La peau conserve sa blancheur dans les points qui ont été soumis accidentellement à la pression du vêtement; les plis graisseux de la peau du cou produisent le même effet, en n'y laissant pas stagner le sang. Cette absence de coloration est naturelle, et ne doit pas être considérée comme résultant de l'application d'un lien.

Les maladies dans lesquelles le sang est altéré, les affections désignées sous le nom de scorbut, produisent à la surface du corps, et dans l'épaisseur des tissus, des colorations et des altérations que l'on pourrait confondre avec les traces de violences. Je les ai étudiées spécialement dans mon mémoire sur le *diagnostic différentiel des ecchymoses par cause interne et par cause externe* (1). J'ai cité déjà les conclusions principales de ce mémoire, p. 56.

On a cherché à déterminer si les ecchymoses faites après la mort peuvent être distinguées de celles qui existaient pendant la vie. MM. Christison, Dalmas, Orfila, ont fait des recherches desquelles il résulte : 1° que la coloration des parties contuses quelques heures après la mort ne diffère pas d'une manière sensible de celle qui est la suite de contusions reçues pendant la vie ; 2° que cette teinte résulte le plus souvent de l'épanchement du sang sous l'épiderme ou dans le tissu cutané : ce sang est *liquide*, *noir ;* 3° que si ces nuances sont semblables à celles qui résultent d'un coup peu violent porté pendant la vie, il n'en est plus de même lorsqu'un individu vivant a reçu une contusion très forte, car on observe sur le cadavre les signes suivans : une tumeur qui varie selon l'étendue de l'épanchement de sang, des nuances jaunes ou verdâtres qui indiquent que l'ecchymose existait depuis plusieurs jours, et des caillots de sang coagulé qui peuvent, il est vrai, se former par des contusions reçues immédiatement après la mort, mais non pas quelques jours après ; 4° enfin, dans les contusions faites après la mort, il n'y a pas de diffusion de sang dans

(1) Ce Mémoire a été couronné par la Société de Médecine légale du grand-duché de Bade, août 1840, qui l'a traduit en allemand et inséré dans *Annalen der staats-Azzneikunde*, p. 489, 1841. Freiburg im Breisgau. J'ai publié ce travail dans le t. xxx des *Annales d'hygiène et de médecine légale*, juillet 1843.

le tissu cellulaire, et il n'y a pas cette incorporation du sang avec toute l'épaisseur de la peau ; ce qui en augmente la densité et lui communique la couleur noire que l'on observe pendant la vie.

Colorations livides des intestins. — Les taches noirâtres, rouges, que l'on observe sous la membrane séreuse del'estomac et des intestins dépendent de la stase sanguine, et ne peuvent pas être considérées comme des traces d'inflammation. En outre, toute l'épaisseur des organes est occupée par ces taches qui sont nettement circonscrites, et tranchent sur un fond blanchâtre. Les teintes rouges, ramiformes, capilliformes, pointillées et striées (1), qui sont produites par l'inflammation, s'accompagnent ordinairement de produits de sécrétion puriforme qui les distinguent de ces colorations brunes, violacées ou ardoisées propres à la décomposition cadavérique.

Imbibition cadavérique. — La transsudation des divers fluides communique aux tissus qui en sont baignés, des colorations que l'on ne doit considérer que comme le résultat de la décomposition. C'est ainsi que les viscères abdominaux acquièrent une teinte jaune par leur contact avec la vésicule biliaire, une teinte rouge par le voisinage de la rate ou des vaisseaux remplis de sang liquide. Les recherches de Chaussier, celles de MM. Bigot et Rousseau (2), et l'observation de chacun, ne permettent pas d'ignorer ces faits.

Congestion sanguine du cerveau et des poumons. — La situation du corps, la déclivité de l'une ou l'autre de ces cavités, déterminent l'accumulation du sang dans les organes qu'elles renferment. Les poumons présentent, surtout à leur partie postérieure, cette congestion sanguine qui, sans être le résultat d'une phlegmasie, peut dépendre de la ra-

(1) BILLARD. *De la membrane muqueuse gastro-intestinale*, 1825.
(2) *Archives générales de médecine*, t. XII et XIII, 1826-27. ROUSSEAU et RIGOT.

pidité plus ou moins grande avec laquelle est survenue la
mort. On reconnaîtra les traces d'une pneumonie aux divers
degrés d'hépatisation, et aux teintes différentes des liquides
qui baignent le tissu pulmonaire et les bronches.

Les *ramollissements cadavériques* sont tellement variés
qu'il est le plus souvent impossible de les distinguer de
ceux qui ont été produits pendant la vie, à moins que la
mort ne remonte qu'à un petit nombre d'heures, et que la
conservation du corps ne soit parfaite. La consistance *du
cerveau et de la moelle épinière* à l'état normal étant très
variable, on conçoit que les progrès de la décomposition
s'y manifestent avec rapidité. M. Millet (1) a fait à ce sujet
quelques recherches intéressantes, que nous engageons à
consulter, ainsi que les observations de Billard (2). Nous
n'essaierons pas de décrire les ramollissements du *canal di-
-gestif;* il n'appartient qu'à l'expérience des médecins de
reconnaître celles qui résultent évidemment d'altérations
vitales.

CHAPITRE VIII.

CONSTATATION DES DÉCÈS. — INHUMATIONS.
LEVÉE ET OUVERTURE DE CORPS.

Afin de prévenir les inhumations précipitées, et de donner le plus de garanties à l'acte de décès, des dispositions
législatives ont été prises ; elles sont ainsi conçues :

(Code civil, art. 77.) « Aucune inhumation ne sera faite
sans une autorisation, sur papier libre et sans frais, de l'officier de l'état civil, qui ne pourra le délivrer qu'après s'être
transporté auprès de la personne décédée, pour s'assurer du

---

(1) *Annales d'hygiène et de médecine légale*, t. xxv, p. 193.
(2) *Traité des maladies des enfants nouveau-nés*, t. i.

décès (ou sur le rapport d'un médecin commis par lui pour le constater), et que vingt-quatre heures après le décès, hors les cas prévus par les règlements de police. »

(Code pénal, art. 356.) « Ceux qui, sans l'autorisation préalable de l'officier public, dans le cas où elle est prescrite, auront fait inhumer un individu décédé, seront punis de six jours à deux mois d'emprisonnement, et d'une amende de 16 francs à 50 francs, sans préjudice de la poursuite des crimes dont les auteurs de ce délit pourraient être prévenus dans cette circonstance. La même peine aura lieu contre ceux qui auront contrevenu, de quelque manière que ce soit, à la loi et aux règlements relatifs aux inhumations précipitées. »

(Code civil, art. 80.) « *En cas de décès dans les hôpitaux* militaires ou civils, ou autres maisons publiques, les supérieurs, directeurs, administrateurs et maîtres de ces maisons, seront tenus d'en donner avis, dans les vingt-quatre heures, à l'officier de l'état civil, qui s'y transportera pour s'assurer du décès, et en dressera l'acte, sur les déclarations qui lui auront été faites, et sur les renseignements qu'il aura pris. »

Art. 84. « En cas de décès dans les prisons ou maisons de réclusion et de détention, il en sera donné avis sur-le-champ, par les concierges ou gardiens, à l'officier de l'état civil, qui s'y transportera, comme il est dit en l'article 80, et rédigera l'acte de décès. »

A Paris et dans beaucoup d'autres villes, il y a dans chaque quartier un médecin qui est spécialement chargé de la vérification du décès, et qui la fait *seul*, sans l'assistance des officiers civils. Ceux-ci se bornent à recevoir la déclaration des décès, et à en donner avis au médecin vérificateur, dont ils attendent le rapport pour indiquer l'heure à laquelle l'inhumation devra avoir lieu.

Aux termes d'un arrêté de M. le préfet de la Seine, les médecins qui sont chargés, dans chaque arrondissement municipal de la ville de Paris, du soin de constater les décès, doivent indiquer, dans les bulletins qu'ils transmettent à MM. les maires :

1° Les nom et prénoms du décédé; 2° le sexe ; 3° l'état de mariage ou de célibat; 4° l'âge ; 5° la profession; 6° la date exacte du décès (mois, jour et heure) ; 7° le quartier, la rue et le numéro du domicile ; 8° l'étage et l'exposition du logement; 9° la nature de la maladie, et (s'il y a lieu) les motifs qui peuvent occasionner l'ouverture du cadavre ; 10° les causes antécédentes et les complications survenues ; 11° la durée de la maladie; 12° le nom des personnes (ayant titre ou non) qui ont fourni les médicaments nécessaires ; 13° le nom des personnes (ayant titre ou non) qui ont donné des soins au malade.

Pour que ces précautions puissent avoir leur entier effet, et qu'elles préviennent toute inhumation précipitée, l'inhumation, d'après une ordonnance récente de police (1839), ne peut avoir lieu que vingt-quatre heures après l'heure de la déclaration à l'officier de l'état civil.

Elle prescrit aussi (1) les formalités à suivre à Paris pour le moulage, l'autopsie, l'embaumement et la momification des cadavres. Il est à souhaiter que des mesures semblables, modifiées selon les localités, soient adoptées dans les départements.

L'accroissement de la population à Paris a engagé depuis plusieurs années le préfet de la Seine à créer un service d'inspection qui a pour objet de surveiller l'exactitude de la vérification des décès, et de contrôler la constatation des causes et de la réalité de la mort. On ne peut qu'approuver de pareilles mesures, qui prouvent toute la sollicitude de l'administration.

Ces visites n'ont pas seulement pour effet d'éviter l'inhumation trop prompte d'individus en état de mort appa-

(1) 6 septembre 1839.

» rente, elles servent aussi à empêcher que l'on fasse dispa-
ȶ raître des traces de mort violente et de crimes. Ces cas ont
٭ été prévus par l'article 81 du Code civil ainsi conçu :

Lorsqu'il y aura des signes ou indices de mort violente,
ou d'autres circonstances qui donneront lieu de la soupçonner,
on ne pourra faire l'inhumation qu'après qu'un officier de
police, assisté d'un docteur en médecine ou en chirurgie,
aura dressé procès-verbal de l'état du cadavre, et des circonstances relatives, ainsi que des renseignements qu'il aura
pu recueillir sur les prénoms, nom, âge, profession, lieu de
naissance et domicile de la personne décédée.

S'il reste certitude ou même soupçon de délit, l'inhumation pourra être retardée par l'officier de police. — Si, au
contraire, il ne reste ni certitude ni soupçon de délit, l'officier de police se conformera de suite aux dispositions de
l'art. 82 du Code civil. — Indépendamment des précautions
ordonnées par l'art. 81 du Code civ., les corps dont il est
question dans cet article seront inhumés au cimetière dans
une fosse isolée (Ordonn. de police du 4 messid. an XII,
3 juillet 1804, art. 3, 4 et 7.)

3° *Quiconque aura recélé ou caché le cadavre d'une personne homicidée* ou morte des suites de coups ou blessures,
sera puni d'un emprisonnement de six mois à deux ans, et
d'une amende de 50 fr. à 400 fr., sans préjudice de peines
plus graves, s'il a participé au crime. (Code pénal, art. 359.)

Le recélé du cadavre d'une personne homicidée n'est puni
que de peines correctionnelles, parce que ce genre de com-
plicité n'a pas eu pour objet d'aider le meurtrier, mais seulement de provoquer son impunité. (Arrêt du 22 septembre
1815, n° 50).

Levée de corps. — On désigne ainsi les détails de l'opération à laquelle procède le médecin chargé de constater
l'état *extérieur* d'un cadavre *trouvé sur la voie publique*,
ou présentant des signes ou indices de mort violente.

Dans cet examen, le médecin rapporte avec détails les signes de la mort, et tous les caractères physiques qui lui
font penser qu'il y a eu asphyxie, suspension, submersion,
mort subite; lorsqu'il existe à la surface du corps des traces de blessures, il décrit leur siége, leur nombre, leur
gravité, faisant connaître si elles lui paraissent résulter
d'un accident ou d'un crime. Il dépeint les vêtements ou
les linges, les taches qui les recouvrent, etc.

L'importance de tous ces détails détermine les magistrats
à faire procéder à une autre opération distincte de la première, à l'ouverture du corps.

Ouverture de corps. — Chaussier a insisté avec raison
sur les règles à suivre dans les ouvertures de corps : l'observation de ces règles facilite l'examen que l'on est chargé de
faire, et prévient des omissions graves. Nous reproduisons ces
préceptes, consignés dans tous les traités de médecine
légale.

1° Après avoir prêté serment entre les mains du juge
d'instruction, du maire, du juge de paix, ou du commissaire de police par lequel il a été requis de remplir en
son honneur et conscience la mission qu'il a acceptée, le
médecin-expert décrit les lieux où est placé le corps, et
tous les indices pouvant établir la perpétration d'un crime.

2° Il note l'aspect général du cadavre, l'âge, le sexe...,
et tous les caractères d'identité; l'état plus ou moins avancé
de putréfaction, etc. S'il n'a pas encore examiné le cadavre, le médecin entre dans tous les détails qu'il aurait consignés lors de la levée du corps.

3° On procède ensuite à l'ouverture successive de la tête
et du cou, de la poitrine, de l'abdomen, et on termine
par l'examen des membres et du rachis.

Examen de la tête. — Au niveau de la racine des cheveux, inciser le cuir chevelu circulairement, mener une
seconde section du front à l'occipital, détacher les deux
lambeaux semi-lunaires qui en résultent, et les renverser.

Noter les ecchymones, contusions ou plaies qui existent dans les téguments du crâne. Enlever le périoste et reconnaître les lésions du tissu osseux. *Autant que possible*, ouvrir la tête au moyen d'un trait de scie circulaire ; l'emploi d'un marteau, par l'ébranlement qu'il communique, peut, dans certains cas, déterminer des déchirures, des épanchements de liquides, et modifier l'aspect des altérations pathologiques. Ouvrir la dure-mère d'avant en arrière, en suivant chaque côté du sinus longitudinal supérieur ; renverser les lambeaux ; ne pas enlever le cerveau, et décrire avec soin sa coloration, sa consistance, etc. ; pratiquer des sections horizontales dans les substances cérébrales, et pénétrer dans les ventricules pour noter la nature et l'abondance du liquide qu'ils renferment. Inciser la tente du cervelet, examiner cet organe jusqu'au-dessous de la protubérance annulaire.

Examen de la face du cou et de la poitrine. — M. Devergie décrit ainsi cette opération (1) : «On pratique 1° deux sections qui partent de chaque commissure des lèvres et s'étendent jusqu'aux conduits auditifs ; 2° une section qui divise la lèvre inférieure à sa partie moyenne et se prolonge jusqu'au sternum ; 3° une incision qui longe toute l'étendue des deux clavicules, de manière à venir couper la précédente à angle droit à sa partie inférieure ; 4° deux incisions qui, de chaque côté, partent du point de jonction du tiers interne de chaque clavicule avec les deux tiers externes, et se rendent obliquement en dehors à la base de la poitrine, vers l'extrémité antérieure de la quatrième fausse côte. Il résulte de ces incisions : d'abord deux lambeaux de forme quadrilatère sur le cou ; ensuite un lambeau triangulaire qui recouvre le sternum et la partie antérieure des côtes, dont le sommet obtus se trouve en haut et la base en bas. On dissèque les deux premiers lambeaux ; on

_____

(1) T. 1, p. 316, *Médecine légale.*

met à nu l'os maxillaire inférieur et les muscles du cou on prolonge la dissection sur les parties latérales de la poitrine, et l'on enlève dans cette partie les muscles avec la peau, afin de découvrir les côtes; enfin on renverse de haut en bas sur l'abdomen le lambeau sternal. On scie l'os maxillaire inférieur à sa partie moyenne; on détache de haut en bas les muscles du cou; la trachée-artère, le larynx et les vaisseaux se trouvent ainsi mis à nu. Alors on fait la section de la clavicule et des côtes à l'aide d'un trait de scie pratiqué au tiers interne de chaque clavicule, et on la prolonge sur les côtes. On renverse, en bas et sur l'abdomen, le plastron osseux que l'on a détaché. Les poumons et le cœur sont à découvert. On les examine successivement en notant leur coloration, leur volume, la quantité de sang qu'ils renferment. Après avoir coupé tous les vaisseaux de la base du cœur, on dissèque la trachée-artère jusqu'aux bronches pulmonaires, et on incise le larynx pour noter la coloration de la membrane muqueuse.

Examen de l'abdomen. — On pratique l'incision des parois abdominales dans toute leur circonférence inférieure, en longeant l'épine antérieure et supérieure de la crête de l'os des iles et les branches des pubis; on relève ce lambeau, et on examine chacun des viscères contenus dans cette cavité. L'exploration des organes de la génération est facilitée par la section des branches horizontales des pubis et des branches ascendantes de l'ischion; et en renversant en bas le pubis, afin de mettre à nu la vessie, l'utérus et ses annexes.

Examen des membres. — Les ecchymoses et les épanchements sanguins ou purulents qui peuvent y exister, se découvrent en faisant de profondes incisions.

Examen du rachis. — Après avoir renversé le cadavre sur le ventre, et avoir placé sous l'abdomen une bûche ou un pavé qui fassent saillir la colonne rachidienne, on dissèque les muscles des gouttières vertébrales, et avec un rachitome, ou une scie courbe, on enlève toute la partie postérieure des vertèbres, en se rapprochant le plus possible des apophyses transverses ; il suffit alors d'inciser la dure-mère pour noter l'état dans lequel se trouve la moelle.

Nous avons indiqué déjà (page 14) le mode de rédaction des rapports, nous ne reviendrons pas ici sur ce sujet.

Les règles que nous venons d'exposer pour l'ouverture des corps varient peu, quel que soit l'âge de l'individu ; les indications spéciales, à l'ouverture des fœtus ou des enfants nouveau-nés, trouveront leur place dans le chapitre de l'infanticide.

Les rapports suivants, que nous avons rédigés avec M. le docteur Ollivier (d'Angers), nous paraissent, par les nombreux détails qu'ils renferment, très propres à servir d'exemple dans les cas de *levée et d'ouverture de corps.*

Double assassinat. — Examen du cadavre du sieur Vandercruse, dit Lacroix, rue de Malte, n° 5.

Dans un petit salon situé à droite dans le corridor d'entrée, était étendu sur le dos, les pieds tournés vers la porte, et la tête près d'un poêle placé au milieu de la pièce, et contre le mur opposé à la porte, le cadavre d'un homme de 70 à 75 ans, qu'on nous a dit être celui du sieur Vandercruse. Il était couvert d'une redingote bleue, d'un gilet de piqué blanc, d'un pantalon de toile grise ; des souliers à boucle étaient à ses pieds. Près de la tête, qui était chauve, on voyait une perruque de l'espèce de celles qu'on maintient appliquées à l'aide d'une préparation emplastique. Près du bras gauche, qui était étendu transversalement, il y avait une pipe en partie remplie de tabac, et une vessie ou sac à tabac se trouvant sous la manche de la redingote. Une autre pipe, dont la tige était brisée, fut également ramassée près du corps, du côté gauche. Le gilet était ouvert, ainsi que la chemise ; l'un et l'autre

13

étaient ensanglantés. Une incision verticale de 11 lignes d'étendue existait sur le bord gauche du gilet. Un petit sachet contenant encore quelques morceaux de sucre pendait au-devant de la poitrine.

La poitrine, ainsi à découvert, présentait *sept* blessures, toutes de 10 lignes de longueur, à angles aigus, et situées ainsi : quatre occupaient la région du cœur, 1 pouce 1/2 en dedans du mamelon : elles étaient presque dirigées verticalement, et pénétraient manifestement dans la poitrine. Trois étaient placées presque sur le plan, celle du milieu était un peu plus inférieure que les deux autres ; la quatrième était au-dessous, et correspondait au rebord cartilagineux de la sixième et septième côte gauche. Elles étaient distantes les unes des autres de 1 pouce à 1 pouce 1/2.

A droite, *deux plaies*, presque transversales et très rapprochées, existaient à 2 pouces au-dessus et en dehors du mamelon. Une troisième, oblique en bas et en dehors, pénétrait profondément vers le milieu du bord cartilagineux des côtes droites.

Une excoriation de la peau existait sur la face dorsale du doigt médius de la main gauche ; il n'y avait pas d'autres blessures aux mains. Il y avait 11 excoriations linéaires sur le côté gauche de la face.

Du sang s'était écoulé par la bouche et le nez. On n'observait pas sur les vêtements et autour du cadavre de traces indiquant que le sang eût jailli à quelque distance, au moment où les coups avaient été portés.

Examen du cadavre de Marie-Anne Bouteillier.

Au milieu du corridor d'entrée, en face la porte de la cuisine, et au pied de celle de la chambre à coucher qui lui est contiguë, se trouvait un second cadavre ; c'était celui d'une femme de 50 à 55 ans, et qu'on nous a dit être celui de la fille Bouteillier, femme de confiance du sieur Vandercruse dit Lacroix.

Le corps était couché sur le dos, un peu tourné à gauche, le bras de ce côté étendu, la tête inclinée sur l'épaule droite, et les jambes demi-fléchies. Une grande quantité de sang, en partie coagulé, était répandue autour de la tête et du cou; il s'était écoulé le long du mur du corridor, jusqu'à la porte du jardin, une quantité assez considérable de sang encore liquide. Le corps était couvert d'une robe d'indienne à fond gris et raies roses. Le corsage de la robe était relevé de manière à laisser le genou gauche et une partie de la cuisse à découvert. La manche gauche était aussi relevée, de telle sorte que l'avant-bras et le bras gauche étaient à nu. Un fichu souillé de sang était sous l'épaule droite du cadavre. Les cheveux étaient épars et souillés de sang. Près de la main gauche, on remarquait un gant en tricot de coton de couleur jaunâtre, très usé, et imbibé de sang. Une pipe brisée était près du côté gauche du corps. L'avant-bras couvrait en partie une lame de tranchet longue de 5 pouces 1/2, large de 10 lignes, à deux tranchants dans la moitié de sa longueur, ébréché dans plusieurs points sur l'un de ses tranchants. Elle était couverte de sang dans lequel elle trempait.

Le cadavre était couvert de nombreuses blessures, on en comptait vingt-sept, situées aux parties ci-après indiquées.

Une à la partie latérale droite et supérieure de la tête; elle avait 11 lignes de longueur, et dirigée obliquement en haut et en avant.

Trois sur la partie latérale gauche supérieure de la tête, de 2 à 3 pouces de longueur, formant par leur réunion un lambeau de peau qui laissait à découvert une grande partie de la région temporale.

Une, presque verticale, longue de 11 lignes, divisant la peau sur la saillie de l'angle orbitaire externe gauche;

du même coup l'instrument vulnérant avait brisé l'os de la pommette, et pénétré profondément dans la fosse temporale.

Deux plaies divisant toute l'épaisseur du cartilage de l'oreille gauche.

Une plaie avec fracture et enfoncement de l'os temporal gauche.

Une plaie de 11 lignes pénétrant à 2 pouces 1/2 de profondeur et obliquement à droite dans les muscles de la région lombaire.

Deux plaies à l'épaule gauche, l'une à sa partie supérieure, l'autre à sa partie postérieure; toutes deux de 11 lignes, et pénétrant à plus de 2 pouces de profondeur.

Une autre plaie, de même dimension, à la partie postérieure du bras gauche, et pénétrant à plus de 2 pouces dans les muscles sous-jacents.

Une, plus superficielle, de 4 lignes de longueur, à la partie interne du bras.

Trois à la main gauche, dont deux séparaient le pouce de l'index.

Deux à l'avant-bras gauche, de 11 lignes chacune, et faites d'un seul coup de l'instrument qui avait traversé de part en part et transversalement cette partie de l'avant-bras; chacune d'elles était dans la direction de l'axe du membre.

Deux à la main droite, et divisant aussi profondément la peau et les muscles intermédiaires du pouce et à l'indicateur.

Deux plaies contuses et longitudinales à la partie moyenne et antérieure de la poitrine.

Cinq plaies au cou, dont une presque verticale pénétrait à 1 pouce 1/2 de profondeur au-dessus de l'os hyoïde, dans la base de la langue; deux, dirigées obliquement et se réunissant suivant leur longueur, formaient une ouverture triangulaire de 2 pouces d'étendue et de 1 pouce à sa base, où elles se confondaient avec une quatrième incision verticale qui avait laissé une languette de peau de 2 lignes de largeur, qui s'étendait d'un bord à l'autre de cette large blessure. Une lame de tranchet était fixée dans la plaie, et sortait à droite par une ouverture de 11 lignes. Le cou était ainsi traversé de part en part, en arrière du larynx; d'après la situation de cette plaie, il était évident que les principaux vaisseaux du cou avaient été divisés au moins du côté gauche.

La lame de tranchet que nous retirâmes du cou avait 5 pouces 1/2 de longueur, 11 lignes 1/2 de largeur; elle était à deux tranchants dans la moitié de sa longueur environ. Sa pointe était brisée, et l'un de ses tranchants ébréché dans deux endroits. La partie du tranchet qui se trouvait engagée dans la profondeur du cou, était de 2 pouces 9 lignes.

La robe et la chemise portaient des incisions dans les points correspondants aux blessures de la poitrine et de l'épaule. Quant à celle des lombes, il n'existait d'incision à la robe que dans sa partie inférieure, ce qui indique que, lorsque la fille Bouteillier fut frappée dans la lutte, sa robe était probablement relevée, de telle sorte que sa chemise seule recouvrait la partie inférieure du corps.

Toutes les blessures que nous venons de décrire, à l'exception de la fracture avec enfoncement de l'os temporal gauche, ont été faites avec les deux tranchets trouvés près du cadavre; il ne serait même pas impossible qu'un coup violent de la pointe d'un de ces instruments ait pu causer la fracture avec enfoncement circulaire de l'os que nous avons constatée. Le tranchet le plus étroit est celui qui a servi à frapper le sieur Vandercruse. Tous deux ont pu servir à frapper la fille Bouteillier. Nous indiquerons comment les blessures ont causé la mort, lorsque nous aurons procédé à l'ouverture des cadavres.

18 octobre 1838.

13.

Ouverture des corps.

Nous soussignés..... conformément à l'ordonnance de M. Salmon, en date du 13 août, nous sommes transportés aujourd'hui, 14 août, rue de Malte, n° 5, à l'effet de *procéder à l'autopsie du sieur Vandercruse, dit Lacroix, et de la femme Bouteiller (Marie-Anne); de déterminer les causes de leur mort.*

En présence de M. Croissant, substitut de M. le procureur du roi, et après avoir prêté serment entre les mains de M. Salmon, juge d'instruction, nous avons constaté ce qui suit :

Examen du sieur Vandercruse. — 1° Le corps du sieur Vandercruse, dit Lacroix, est recouvert de ses vêtements ; la roideur cadavérique est totalement dissipée ; des taches marbrées existent à la partie externe des cuisses. Il existait du sang desséché par le froid ; il s'était écoulé de la *face* et du *nez*.

Après avoir détaché et enlevé les vêtements dont était couvert le corps du sieur Lacroix, nous avons pu reconnaître toutes les blessures déjà décrites dans le rapport fait précédemment par nous.

Les plaies de poitrine, au nombre de sept, sont toutes pénétrantes. A gauche, dans la région du cœur, deux des plaies les plus externes s'accompagnent de fractures des 4e et 5e côtes; la troisième plaie, située un peu plus en dedans, intéresse le sternum. Cet os a été divisé verticalement dans une longueur de 10 lignes, à sa jonction avec les cartilages ossifiés des 4e et 5e côtes. L'instrument a pénétré entre les lames du médiastin ; il a traversé le cœur à la base du ventricule droit, dans le point correspondant à la cloison interventriculaire ; il a traversé aussi de part en part l'artère pulmonaire à sa base, en pénétrant jusque dans l'oreillette gauche.

Le médiastin et le péricarde sont remplis de sang noir coagulé.

La 4e plaie du côté gauche, et située la plus inférieurement, pénètre dans la poitrine à travers les cartilages des 6e et 7e côtes. L'extrémité de l'instrument a traversé le péricarde sans léser le cœur, et s'est arrêtée dans les fibres musculaires du diaphragme. La cavité gauche de la poitrine est remplie de deux livres environ de sang en partie liquide et coagulé.

A droite, les deux plaies situées au-dessus et en dehors du mamelon, pénètrent dans la poitrine. L'instrument a brisé les 3e et 4e côtes; le poumon est traversé dans les points correspondants à une profondeur d'un pouce et demi environ, par deux plaies de 9 lignes. La plaie la plus inférieure du côté droit traversait obliquement de haut en bas les rebords cartilagineux des 8e et 9e côtes; elle pénétrait à une profondeur d'un pouce et demi le diaphragme et le foie.

La section des cartilages et du muscle intercostal correspondant avait plus de 2 pouces de longueur, et démontrait que la lame de l'instrument vulnérant avait glissé obliquement sous la peau avant de pénétrer dans le foie.

Autopsie de la femme Bouteillier.

Nous avons ensuite procédé à l'examen des blessures, au nombre de vingt-sept, situées en différentes parties du corps de la femme Bouteillier, et qui ont été décrites avec soin dans un premier rapport.

Nous ne reviendrons avec détail que sur celles de ces blessures dont l'autopsie nous aurait fait découvrir des particularités qui n'auraient pas été notées dans le premier rapport. A la partie latérale droite et supérieure de la tête, une plaie de 11 lignes d'étendue, et dirigée obliquement en haut et en avant, intéresse toute l'épaisseur des téguments du crâne; aucun épanchement de sang n'existe au-dessous de cette section de la peau. A gauche, les os étaient intacts au-dessus du lambeau quadrangulaire résultant des trois coups portés sur cette partie de la tête.

Une infiltration de sang considérable existait à l'entour de l'orbite et de la fosse temporale gauches, par suite de la blessure de l'angle orbitaire externe de ce côté.

A l'ouverture du crâne, nous n'avons trouvé aucune trace d'épanchement sanguin entre la dure-mère et la fracture de la région temporale. La partie correspondante du cerveau n'offrait non plus aucune trace de contusion.

La dissection du cou nous a fait constater que l'instrument avait divisé à gauche la veine jugulaire interne et l'artère carotite externe ; que l'épiglotte avait été séparée du larynx à sa base ; que la paroi du pharynx se trouvait elle-même incisée transversalement, et de telle sorte qu'une partie des ligaments de la colonne vertébrale étaient eux-mêmes incisés ; la trachée-artère et les bronches étaient remplis d'un sang rouge et écumeux ; les contusions de la poitrine n'intéressaient que la peau et les muscles sous-jacents.

Conclusion. — La dissection des parties blessées confirme cette opinion déjà émise dans un précédent rapport, que toutes les blessures ci-dessus décrites ont été faites par les deux tranchets retrouvés près du cadavre de la femme Bouteillier.

2° Les blessures du cœur observées chez le sieur Vandercruse, dit Lacroix, ont dû être suivies d'une mort presque instantanée, en entraînant la chute immédiate du corps : aussi ne restait-il chez lui que de légères traces d'une lutte antérieure à la mort. Ces traces étaient les excoriations de la joue gauche, qui peuvent avoir été produites par la pression des ongles.

3° La multiplicité des blessures de la femme Bouteillier démontre une lutte violente et prolongée de sa part avant de succomber. La mort a été évidemment déterminée par

l'hémorrhagie abondante qui a suivi la section des vaisseaux du cou, et elle a pu être hâtée par l'asphyxie qui est
résultée de la pénétration du sang dans les voies aériennes.

D'après les caractères présentés par la fracture du crâne
et la plaie de la région parallèle droite, il est vraisemblable
que ces deux blessures ont été faites après la mort, ou du
moins au moment où la femme Bouteillier venait d'expirer.

4° D'après la disposition des localités, la situation relative des cadavres, la présence de deux tranchets auprès de
la femme Bouteillier, tandis que l'autre était encore enfoncé
dans la plaie du cou, il est très vraisemblable que le sieur
Vandercruse a été frappé le premier; et cette circonstance
jointe à la nature particulière de ses blessures, nous porte
à penser qu'il a dû succomber avant la femme Bouteillier.

DES EXHUMATIONS JUDICIAIRES.

Un grand nombre d'exemples ont démontré tout à la
fois l'importance et la nécessité des exhumations juridiques. Les médecins qui peuvent en être chargés ne doivent pas se laisser effrayer par les récits de maladies ou
d'accidents qui ont été attribués aux exhalaisons éma--
nées des cadavres exhumés (1). Il leur suffit de s'entourer
de quelques précautions fort simples pour ne ressentir
aucun effet fâcheux de l'opération à laquelle ils se livre-
ront (2).

Les exhumations ne peuvent être faites qu'en vertu d'une

---

(1) RAMAZZINI. *Maladies des artisans*, p. 205, 1777.

VICQ D'AZYR. *Essais sur les lieux et les dangers des sépultures*,
p. 113.

NAVIER. *Réflexions sur les dangers des inhumations*, p. 9, 1775.

FODÉRÉ. *Médecine légale*, t. III, p. 71.

(2) THOURET. *Rapport sur l'exhumation du cimetière des Innocents*,
1789, p. 10.

ordonnance du procureur du roi ou d'un juge d'instruction. (Violation des sépultures punie par l'article 360 du
Code pénal.) C'est donc en présence de l'un de ces magistrats ou de celui qu'ils ont délégué, que l'on vérifie avec la
plus scrupuleuse attention le lieu de la sépulture et tous les
indices qui peuvent contribuer à constater l'identité. A
Paris et dans les grandes villes, ces recherches présentent
beaucoup de difficultés; nous les avons signalées dans un
travail publié en 1836 (1). Le moyen que nous avons proposé vient d'être adopté à Paris; il consiste dans l'emploi
d'une estampille de plomb clouée au cercueil, portant un
numéro d'ordre correspondant à celui des registres, et en
un chiffre de série. — On comprend facilement toute l'utilité de ce nouveau signe d'identité et son importance dans
les cas d'exhumation judiciaire.

Précautions à prendre. — M. Orfila, qui a fait un si
grand nombre d'exhumations, donne les conseils suivants :
S'il ne s'agit que de l'exhumation d'*un seul cadavre* enterré
dans une fosse particulière, il faut faire l'exhumation de
grand matin en été, en raison du dégagement du gaz;—se
munir de linges, d'éponges, d'eau et de chlorure de chaux
en dissolution, que l'on répondra *autour* et non sur la bière ;
— faire enlever rapidement le cercueil de la fosse, par des
hommes se relayant souvent. — procéder à l'autopsie aussitôt après la sortie du corps du cercueil.

Pour les fouilles nombreuses à exécuter dans un cimetière, les mêmes précautions seront à prendre, en ayant soin
d'employer un assez grand nombre d'ouvriers robustes pour
qu'ils puissent se relayer fréquemment. — Il ne faut pas que
les hommes soient affaiblis ou en état d'ivresse. On leur fera
changer chaque jour de vêtements (2).

(1) *Mémoire sur la police des cimetières.*
Annales d'hygiène et de médecine légale, t. XVII.
(2) Exhumation après 10 ans. *Annales d'hygiène*, t. XXIX.
Exhumation en août 1830. *Annales d'hygiène*, t. IV.

Dans les cas d'exhumation des caves sépulcrales, outre l'observation des indications précédentes, on aura soin d'établir des courants d'air et une ventilation très forte, au moyen d'un fourneau disposé à l'ouverture de la cave. — Avant de laisser descendre les ouvriers, on s'assurera qu'une bougie allumée, plongée jusqu'au fond, continue à brûler dans le caveau, et on les suspendra à une corde passant sous les aisselles. — L'emploi du chlorure pour arroser fréquemment le sol, ne devra pas être négligé. — Pour plus de détails, nous engageons le lecteur à consulter l'ouvrage de M. Orfila (1) et le rapport de Thouret.

Les exhumations permettent de reconnaître après plusieurs années le sexe, l'âge, la taille d'un individu dont on ne retrouve que le *squelette*. — La présence de débris de vêtements, de cheveux, de bijoux, ou certaines particularités de conformation servent à confirmer les probabilités d'identité.

Sexe. — Chez la femme, la tête est plus petite, plus arrondie; le tronc, le col et les lombes sont plus longs, les cuisses plus courtes, en sorte que la moitié de la hauteur du corps ne correspond plus, comme chez l'homme, au pubis même, mais au-dessus. Le thorax et le bassin sont plus évasés que chez l'homme; ce dernier est moins haut, plus circulaire et plus incliné sur le rachis. Les membres sont plus petits, plus arrondis; les genoux plus rapprochés, les os plus petits et d'un tissu moins compacte; leurs aspérités font moins de saillie.

Age. — L'état plus ou moins avancé de l'ossification, le nombre et le développement des dents, la forme de l'os maxillaire, etc., serviront pour la détermination approximative de l'âge.

Taille. — Lorsque la putréfaction a désarticulé les os, il est impossible de mesurer la taille des individus; mais en

(1) ORFILA. *Traité des exhumations*, p. 26.

connaissant la proportion naturelle qui existe entre la longueur totale d'un squelette et celle de chacune de ses parties , on peut déterminer la taille , si on possède le fémur ou l'humérus d'un squelette exhumé.

Sue (1) avait fait déjà un tableau de ces proportions ; mais M. Orfila (2) en mesurant 51 cadavres , et 20 squelettes, a fourni le moyen d'arriver assez près de la vérité. Nous plaçons ici les tableaux des mesures prises par ce médecin. Il faut avoir soin d'ajouter un ou deux pouces à la longueur totale pour tenir compte de l'épaisseur des parties molles et ligamenteuses.

(1) Proportions du squelette de l'homme , t. II , *Mémoires académiques des sciences.* 1755.

(2) ORFILA. *Traité de médecine légale.*

SEXE.	ÂGE.	TAILLE. Du vertex à la plante des pieds	LONGUEUR DU TRONC. Du vertex à la symphyse pubienne	LONGUEUR des membres supérieurs, depuis l'acromion.	LONGUEUR des membres inférieurs, depuis la symphyse pubienne.	FÉMUR.	TIBIA.	PÉRONÉ.	HUMÉRUS.	CUBITUS.	RADIUS.
	ans.	m. c.	c.	c.	c.	c.	c.	c.	c.	c.	c.
Homme.	18	1.43	71	65	72	38	31	30	27	22	19
Femme.	40	1.50	78	65	72	42	33	32	29	25	21
Homme.	40	1.53	77	70	76	42	34	33	30	24	22
Femme.	60	1.53	78	69	75	43	35	34	29	24	21
Homme.	35	1.54	78	64	76	38	33	32	26	23	21
id.	18	1.54	74	70	80	43	34	33	30	25	23
Femme.	50	1.54	78	66	76	43	36	35	30	25	23
id.	18	1.54	79	69	75	42	35	34	30	24	21
id.	30	1.54	80	64	74	38	33	32	27	24	21
Homme.	60	1.58	78	72	80	41	35	34	30	25	23
Femme.	20	1.58	82	68	76	44	36	35	30	26	24
id.	35	1.60	79	74	81	40	35	34	21	25	23
Homme.	35	1.63	82	71	81	43	35	34	31	25	22
id.	70	1.63	84	73	79	44	36	35	30	26	23
id.	50	1.64	80	76	84	45	37	36	32	26	24
id.	60	1.64	84	75	80	42	35	34	30	26	23
id.	18	1.65	82	75	83	43	36	35	30	26	23
id.	55	1.66	86	73	80	42	35	34	31	26	24
id.	65	1.66	83	72	83	43	35	33	31	24	21
id.	45	1.66	83	77	83	46	38	37	32	27	25
id.	60	1.66	85	75	81	45	37	36	31	27	24
id.	60	1.67	85	75	82	42	35	34	30	26	23
id.	55	1.67	85	71	82	45	38	37	32	26	24
id.	55	1.68	85	73	83	44	36	35	32	26	23
id.	25	1.68	84	74	84	45	36	35	32	26	24
id.	40	1.68	82	77	86	46	38	37	32	27	25
id.	40	1.68	84	74	84	45	36	35	32	26	24
id.	60	1.69	83	72	86	44	36	35	31	26	24
id.	60	1.69	85	72	84	45	38	37	33	26	23
id.	25	1.69	84	72	85	46	37	36	32	27	25
id.	30	1.69	86	75	83	45	37	35	32	27	25
id.	30	1.70	85	75	88	44	37	36	31	27	24
id.	35	1.70	84	78	86	44	38	37	32	28	25
id.	35	1.70	86	72	84	45	38	37	32	26	24
id.	20	1.70	86	77	84	45	37	36	31	27	25
id.	35	1.70	85	75	85	44	37	36	31	27	25
id.	45	1.70	86	76	84	45	36	35	33	26	24
id.	35	1.73	86	78	87	46	37	36	32	26	23
id.	35	1.73	86	78	87	46	37	36	32	27	24
id.	50	1.73	85	79	88	47	38	37	33	27	24
id.	30	1.74	84	81	90	48	39	38	34	29	26
id.	60	1.75	89	76	86	45	37	36	32	26	23
id.	30	1.77	90	81	87	49	39	38	33	27	25
id.	40	1.77	89	78	88	45	37	36	32	27	24
id.	25	1.78	91	77	87	48	40	39	33	27	25
id.	35	1.78	92	77	86	46	38	37	33	27	25
id,	35	1.79	90	78	89	47	39	38	32	28	26
id.	30	1.80	91	75	89	49	39	38	32	27	25
id.	65	1.83	90	84	93	49	40	39	34	29	27
id.	40	1.86	96	82	90	49	40	39	34	29	26
id.	35	1.86	93	82	93	46	39	38	34	28	26

Le mètre équivaut à 36 pouces 11 lignes.
1 centimètres = 4 lignes 43/100.   8 centimètres = 1 pouce 1 ligne.

14

MESURES PRISES SUR 20 SQUELETTES.

TAILLE. Du vertex à la plante des pieds.	TRONC. Du vertex à la symphyse pubienne.	LONGUEUR des extrémités supérieures depuis l'acromion.	LONGUEUR des extrémités inférieures depuis la symphyse pubienne.	FÉMUR.	TIBIA.	PÉRONÉ.	HUMERUS.	CUBITUS.	RADIUS.
m. c.	c.	c.	c.	c.	c.	c.	c.	c.	c.
1.38	70	55	68	32	27	26	24	19	17
1.43	71	65	72	38	31	30	27	2	19
1.45	70	67	75	40	32	31	29	22	20
1.47	74	60	73	38	32	31	26	21	19
1.49	74	65	75	38	32	31	29	22	20
1.54	75	69	79	40	33	32	29	24	21
1.60	80	75	80	45	38	37	32	26	22
1.64	81	71	84	44	36	35	30	26	24
1.65	75	72	90	45	38	37	32	27	25
1.67	80	76	87	45	38	37	31	27	24
1.69	85	72	84	44	36	35	31	25	22
1.70	82	75	88	46	38	37	32	27	25
1.75	86	76	89	46	39	38	32	26	23
1.77	89	78	88	46	38	37	33	28	25
1.78	90	75	88	46	37	36	33	26	24
1.79	91	77	88	46	38	37	33	27	24
1.80	92	77	88	46	40	39	33	27	25
1.83	95	78	88	46	29	38	34	28	25
1.83	90	78	93	47	43	42	33	27	25
1.86	95	78	81	47	39	38	33	27	25

Supposons qu'on ne trouve que quelques os d'un cada-vre, par exemple un fémur de 0^m,46 de longueur et un tibia de 0^m 38 : nous voyons par le tableau ci-dessus qu'un fémur de 0^m,46 suppose que la longueur totale du sque-lette est de 1^m,70 à 1^m,83 : ce qui donne la moyenne de 1^m,77. Nous voyons également qu'un tibia de 0^m,38 sup-pose la longueur totale de 1^m,75 à 1^m,83, dont la moyenne serait 1^m,79. La longueur du squelette serait donc de 1^m,77 à 1^m,79, c'est-à-dire de 5 pieds 5 à 6 pouces; et en ajoutant un pouce et demi pour l'épaisseur des parties molles, on trouverait que la taille de l'individu devait être d'environ 5 pieds 7 pouces.

Supposons qu'on n'ait trouvé que les os d'un membre supérieur, ou seulement un humérus de 0^m,33 et un cubitus de 0ᵐ,28. Nous voyons par le tableau qu'un humérus de 0ᵐ,33 suppose que la longueur totale du squelette est de 1ᵐ,77 à 1ᵐ,86, dont la moyenne est de 1ᵐ,81. Un cubitus de 0ᵐ,28 suppose pour longueur totale 1ᵐ,77 à 1ᵐ,83 dont la moyenne est 1ᵐ,80. Le squelette doit donc avoir 1ᵐ,80 à 1ᵐ,81 ; et en ajoutant l'épaisseur des parties molles, la taille pouvait être de 5 pieds 7 pouces et demi.

Règles à suivre lors de l'exhumation d'un squelette. — Il faut avoir la précaution de ne pas commencer les fouilles sur le lieu même où l'on soupçonne la situation du squelette, mais ouvrir la tranchée à 3 ou 4 mètres au delà, et se rapprocher peu à peu du lieu que l'on veut explorer, en notant la nature des couches de terre, la profondeur à laquelle on pénètre. — Dès que l'on trouve des ossements, on n'enlève la terre que par petite quantité et on la passe à la claie. — On recueille les os en décrivant leur état de développement, et les particularités qu'ils présentent.

Consulter les rapports *rédigés à l'occasion* de l'affaire Bastien (1).

<hr/>

CHAPITRE IX.

DES QUESTIONS DE SURVIE.

Législation. — Code civil, art. 720. Si plusieurs personnes, respectivement appelées à la succession l'une de l'autre, succombent dans un même événement, sans qu'on puisse reconnaître laquelle est décédée la première, *la présomption de survie est déterminée par les circonstances du fait, et, à leur défaut, par la force de l'âge ou du sexe.*

Art. 721. Si ceux qui ont péri avaient moins de quinze ans, le plus âgé sera présumé avoir survécu ; s'ils étaient tous

(1) *Annales d'hygiène*, t. xv, p. 214.

au-dessus de soixante ans, le moins âgé sera présumé avoir survécu ; si les uns avaient moins de quinze ans, et les autres plus de soixante, les premiers seront présumés avoir survécu.

Art. 722. Si ceux qui ont péri ensemble avaient quinze ans accomplis, et moins de soixante, le mâle est toujours présumé avoir survécu, lorsqu'il y a égalité d'âge, ou si la différence qui existe n'excède pas une année. — S'ils étaient du même sexe, la présomption de survie qui donne ouverture à la succession dans l'ordre de la nature doit être admise : ainsi le plus jeune est présumé avoir survécu au plus âgé.

Tels sont les principes absolus posés par le législateur, et d'après lesquels les tribunaux peuvent établir leurs jugements dans les questions de survie. Mais, comme on le voit, la loi a précisé le cas dans lequel une décision arbitraire doit être prise ; c'est *lorsque la détermination des circonstances du fait* n'a pas pu être obtenue, quand, par exemple, une famille entière est détruite par un incendie ou par un naufrage, et qu'il n'existe aucun témoin du désastre. La présomption de survie est alors résolue d'après des considérations basées *sur la force de l'âge et du sexe*, ainsi que l'ont établi les articles précités 721, 722 du Code civil. Cette décision est arbitraire (1), car on ne peut rien établir de précis sur la durée relative de la vie de plusieurs individus qui meurent ensemble par accident, sous l'influence d'une même cause, quand on se fonde uniquement sur la force de leur âge ou de leur sexe.

Relativement à cette dernière condition du *sexe*, peut-on conclure, avec M. Devergie, que dans l'asphyxie par le charbon, par exemple, qui est une cause si fréquente de morts plus ou moins simultanées, les femmes succombent moins rapidement que les hommes, parce que, snr dix-neuf cas de suicide double opéré de la sorte (femme et

_____

(1) OLLIVIER (d'Angers), *Mémoire sur la question de survie* (*Annales d'hygiène*, t. XXIX, p. 368).

homme) , trois individus seulement ont pu être rappelés à la vie, et que ces trois personnes étaient trois femmes ; et parce que , sur un certain nombre de suicides isolés, pour chaque sexe, *un quart* des femmes a survécu, et pas *un cinquième* des hommes? M. Ollivier (d'Angers) ne le pense pas ; car il faudrait , pour que cette proposition fût incontestable , que l'asphyxie eût eu lieu pour tous ces individus dans des circonstances semblables ; qu'il y eût eu identité dans la disposition , la clôture et l'étendue du local, dans la quantité du charbon brûlé, dans la durée du temps écoulé depuis le commencement de l'asphyxie jusqu'au moment où les secours ont été donnés, etc. , etc. Or, chacun comprend que ce n'est qu'en tenant compte de ces différentes circonstances , qu'un chiffre proportionnel peut avoir ici quelque valeur, et l'expérience a démontré qu'on ne peut établir à cet égard aucune comparaison précise et concluante.

Dans ce genre d'asphyxie simultanée, la rapidité de la mort présente une différence relative très grande suivant l'*âge*. Il résulterait de quelques faits bien constatés (1) que les enfants *au-dessous de quinze ans* succombent, en général, beaucoup plus promptement que les *adultes*, toutes circonstances égales d'ailleurs. Ce que nous venons de dire n'est applicable qu'à l'asphyxie par le charbon , et quand on considère combien le degré de résistance vitale des individus dépend de conditions diverses , on est forcé de conclure que, pour les autres genres de mort , on ne peut rien établir de certain sur la question de survie, d'après les seules données fournies par le *sexe* et l'*âge*.

Il est donc impossible d'établir des principes généraux et précis pour la solution de toutes les questions de survie ; c'est dans l'examen et la discussion de chaque cas particu-

---

(1) *Gazette des Tribunaux*, 30 juillet et 10 août 1827.—Observ. de M. Sardaillon, *Annales d'hygiène*, t. v, p. 168 et t. xx, p. 112.

lier qu'il faut chercher les éléments de cette solution. Le
médecin expert devra s'attacher surtout à bien examiner et
apprécier les caractères que présentent les lésions diverses
qui existent sur les cadavres. Nous avons exposé précédemment les règles à suivre pour cet examen; nous y renvoyons le lecteur.

DEUXIÈME PARTIE.

—

CHAPITRE PREMIER.

DES ATTENTATS A LA PUDEUR.

Code pénal, art. 33o. « Toute personne qui aura commis un *outrage public* à la pudeur, sera punie d'un emprisonnement de trois mois à un an, et d'une amende de 16 fr. à 200 fr.

Art. 331. Tout *attentat* à la pudeur, consommé ou tenté sans violence sur la personne d'un enfant de l'un ou de l'autre sexe, âgé de moins de onze ans, sera puni de la réclusion.

Art. 332. Quiconque aura commis le crime de viol sera puni des travaux forcés à temps. — Si le crime a été commis sur la personne d'un enfant au-dessous de l'âge de quinze ans accomplis, le coupable subira le *maximum* de la peine des travaux forcés à temps.

Quiconque aura commis un attentat à la pudeur, consommé ou tenté avec violence contre des individus de l'un ou de l'autre sexe, sera puni de la réclusion. — Si le crime a été commis sur la personne d'un enfant au-dessous de l'âge de quinze ans accomplis, le coupable subira la peine des travaux forcés à temps.

Art. 333. Si les coupables sont les ascendants de la personne sur laquelle a été commis l'attentat, s'ils sont de la classe de ceux qui ont autorité sur elle, s'ils sont ses instituteurs ou ses serviteurs à gage, ou serviteurs à gages des personnes ci-dessus désignées, s'ils sont fonctionnaires ou ministres d'un culte, ou si le coupable, quel qu'il soit, a été aidé dans son crime par une ou plusieurs personnes, la peine sera celle des travaux forcés à temps, dans le cas prévu par l'art. 331 ; et des travaux forcés à perpétuité, dans les cas prévus par l'article précédent. »

L'art. 330 est uniquement dans l'intérêt de la morale publique : c'est la publicité que la loi punit. Par *outrage public* à la pudeur, elle entend des *faits* ou *actions* contraires à la pudeur et aux bonnes mœurs, mais non les propos obscènes, les injures verbales (arrêt du 30 nivôse an XI ; Dalloz, tom. XII, p. 89 ; Sirey, tom. III, p. 403). — Quant au caractère que doit avoir la *publicité*, la loi, en ne s'exprimant que d'une manière générale, comprend tous les genres de publicité que l'outrage à la pudeur est susceptible d'avoir, soit par le lieu où il a été commis, soit par les autres circonstances dont il est accompagné : ainsi l'outrage est public s'il a été vu de quelques personnes, bien que le lieu où il a été commis ne soit pas un lieu public (arrêt du 22 février 1828, n° 48) ; un individu qui se montre en public dans un costume contraire à la décence ou dans un état de nudité, commet un outrage public à la pudeur.

Le consentement de la femme avec laquelle un homme aura été surpris *outrageant la pudeur* et la morale publique, dans une rue, ne peut les soustraire à l'application de l'art. 330, non plus que la circonstance que le fait aurait eu lieu la nuit (arrêt du 28 mars 1813, n° 58 ; Dalloz, tom. II, p. 88).

Le Code pénal n'avait pas prévu le cas d'attentat à la pudeur commis sans violence (*Voy.* un arrêt de cassation du 2 février 1815 ; Sirey, tom. XV, p. 221) ; et plus d'une fois les cours d'assises s'étaient trouvées dans la pénible nécessité de faire application de l'art. 364 du Code d'instruction criminelle, et de prononcer l'absolution d'accusés qui cependant étaient reconnus coupables. Ainsi, l'instituteur même, ou le ministre d'un culte, qui, à la faveur de l'autorité que leur donnent leurs fonctions, abu-

sait de l'inexpérience d'un enfant âgé de moins de quinze
ans, était voué à l'infamie, mais échappait à la vengeance
de la loi (arrêt de la Cour d'assises de Strasbourg, 12 juillet 1827). La loi du 28 avril 1832, pour combler cette lacune, a modifié les art. 331, 332, 333 : elle prévoit les
cas d'attentats à la pudeur *sans violence*, mais seulement à
l'égard d'enfants âgés de moins de onze ans; l'ancienne
disposition est conservée à l'égard d'individus plus âgés,
mais les peines sont mieux proportionnées.

Ainsi, à l'égard des adultes, c'est la circonstance de *violence*, c'est-à-dire l'emploi de la force, la *violence physique*, qui donne le caractère de crimes aux attentats à la
pudeur (arrêts des 2 février 1815, n° 7 ; 20 janvier 1820,
n° 26 ; 22 mars 1821, n° 40 ; 28 janvier 1830, n° 25).

Sous cette dénomination d'*attentats à la pudeur*, la loi
ne comprend pas seulement ceux qui sont commis par le
désir de se procurer des jouissances sexuelles (coït) ou analogues à ces jouissances (pédérastie), mais aussi ceux qui
peuvent être commis par tout autre motif, par haine, vengeance, curiosité, etc. (arrêt du 6 février 1829, n° 31);
et il résulte du rapprochement que le législateur a fait dans
l'art. 332 de l'attentat seulement tenté et de celui qui a été
consommé, que la tentative avec *violence* d'un attentat à
la pudeur n'ayant pas le viol pour objet est, par elle-même
et nécessairement par le fait de la violence, assimilée au
crime lui-même et passible des mêmes peines (arrêts des 17
février et 10 mars 1820, n° 26 et 40 ; 20 septembre 1822,
n° 131 ; 10 juin 1830, n° 163 ; 15 septembre 1831, n° 226).

Il n'en est pas de même de la tentative de *viol*, attendu
que, dans ce cas, la consommation du crime peut avoir
été arrêtée par la volonté et le repentir de son auteur. Il
faut, pour que la tentative soit assimilée au crime lui-
même, que chacune des circonstances énoncées en l'art. 2
du Code pénal se rencontre dans l'espèce ; dans le cas
contraire, le *viol* étant, par sa nature, nécessairement ac-

compagné de *violence* (arrêt du 20 octobre 1819, n° 108), la tentative de viol n'est qu'un attentat à la pudeur avec violence.

Les commentaires des articles 330, 331, 332, 333 du Code pénal, relatifs à l'outrage ou à l'attentat à la pudeur, nous ont paru les plus complets, et nous les avons extraits de la *Médecine légale* de Briant.

Les médecins ne sont appelés qu'à constater les *résultats matériels* du viol, ou d'un attentat à la pudeur : ainsi, ils sont chargés par les magistrats de visiter une fille ou une femme, de rechercher s'il existe aux parties génitales, ou sur les diverses parties du corps, des traces de violences ; si la *défloration* a eu lieu, et dans ce cas de déterminer si elle est récente ou ancienne ; enfin de constater s'il y a un écoulement ou quelques signes d'une maladie syphilitique récente ou ancienne.

L'expert ne doit pas se préoccuper de l'intention ou de la volonté de l'auteur de l'acte, circonstances que les magistrats établissent d'après les témoignages et les faits recueillis par l'instruction ; mais il doit rechercher dans les traces de violences la preuve d'une lutte ou d'une résistance plus ou moins longue.

La question du *viol*, traitée avec grands détails par plusieurs médecins légistes, est bornée pour l'expert dans la solution des demandes qui sont adressées par le magistrat ; et quoique réduit à une constatation de violence ou de blessures, cet examen est un de ceux qui exigent le plus de connaissance pratique et de circonspection.

Les visites corporelles ne sont ordonnées que dans les cas d'une absolue nécessité, et qu'autant qu'elles sont indispensables pour l'intelligence des faits ; mais comme elles ne sont pas prescrites formellement par la loi, le médecin, après avoir employé tous les moyens de persuasion auprès de l'inculpée ou de la plaignante, devra, en cas de refus formel, le constater dans son rapport, et se retirer.

Une discrétion et une délicatesse extrêmes sont néces-

...res lorsque l'on procède à la visite des jeunes filles et des enfants; on doit mettre beaucoup de mesure dans les questions qu'on leur adresse, et *en tous cas*, il ne faut les visiter qu'en présence d'une des parentes ou d'une femme. On prévient ainsi toutes les récriminations, et on se met à l'abri de la calomnie.

Quels sont les signes de la défloration ? Pour résoudre cette question, il faut d'abord rappeler quelles sont les parties à examiner.

1º Le *pénil*, portion saillante, légèrement proéminente, placée sur le pubis, pourvue de plus ou moins de graisse, suivant l'âge et l'état d'embonpoint. Après la puberté il est recouvert de poils.

2º Les *grandes lèvres* sont ordinairement épaisses, lisses, fermes; leur couleur est rosée, ainsi que le reste de la vulve, chez les jeunes filles. Mais l'habitude de la masturbation et l'état de maladie peuvent les décolorer et les rendre blafardes.

3º La *fourchette*, espèce de bride qui unit inférieurement les grandes lèvres, en laissant en arrière une légère cavité que l'on nomme la *fosse naviculaire*.

4º Le *clitoris*, qui chez les jeunes enfants a une longueur assez considérable.

5º Les *petites lèvres*, qui, partant du prépuce du clitoris, descendent sur la partie interne des grandes lèvres pour se terminer en avant de la membrane hymen.

6º La *membrane hymen* est un repli de la membrane muqueuse qui tapisse la face interne des lèvres de la vulve et la cavité du vagin; son épaisseur est variable; la forme semilunaire est la plus commune, sa concavité est formée par le bord libre; quelquefois elle est circulaire.

L'existence de cette membrane a été niée par beaucoup d'auteurs, parmi lesquels on peut citer Fallope, Buffon, Mahon..., mais elle a été admise par la plupart des anatomistes modernes, et par les médecins légistes.

M. Devilliers fils a publié une excellente monographie
sur la membrane hymen ; il a résumé toutes les opinions
des auteurs , et après les avoir discutées avec talent , il a
éclairé par ses recherches plusieurs points douteux d'anatomie et de physiologie (1).

Il a démontré que la membrane hymen existe toujours
et d'une manière sensible dans les derniers mois de la vie
intra-utérine et chez les enfants en bas âge ; que son absence totale peut être considérée comme *une anomalie.*

Pendant la première enfance, l'hymen se présente, dans
la très grande majorité des cas , sous la forme d'une membrane repliée dans le sens de sa largeur , dont les deux
feuillets sont accolés dans une direction perpendiculaire ,
et semblent un simple prolongement de la muqueuse ; à
mesure qu'on approche de la puberté , cette direction se
perd et devient horizontale. Ce changement de disposition
dépend de la longueur de la membrane et du développement plus ou moins précoce du bassin en général.

La plupart des anatomistes modernes s'accordent à
regarder la formation des *caroncules myrtiformes* comme
consécutive à la défloration , et pensent qu'elles ne sont
autre chose que des lambeaux de l'hymen déchiré par une
cause quelconque. M. Devilliers fils a nettement établi les
caractères qui peuvent servir à distinguer ces caroncules
des productions charnues accidentelles qui peuvent exister
aux mêmes parties, ou à l'extrémité des plicatures de la
membrane muqueuse vaginale. Ce médecin a établi par ses
recherches que la terminaison inférieure des colonnes et
rides du vagin concourt à former l'hymen et à le fortifier ;
que la déchirure de cette membrane s'opère sur les points
les moins résistants ou les premiers exposés à la distension,
et que les *véritables caroncules* hyménéales sont le résultat
de cette déchirure , et n'existent qu'à la place occupée par

(1) *Revue médicale,* 1840. *Recherches sur la membrane hymen.*

cette membrane dont elles indiquent l'ancienne insertion. Ces débris de membrane se durcissent et se déforment, mais ils ne disparaissent pas entièrement.

7° Le *vagin* constitue un canal très étroit chez les enfants et les jeunes filles ; mais sous l'influence prolongée de certaines causes, telles que les flueurs blanches, les lotions émollientes, etc. , l'orifice vaginal peut présenter un état de relâchement assez notable.

Chez les femmes qui ont des rapports sexuels *fréquents* avec les hommes, la membrane muqueuse a perdu sa teinte rosée ; elle est blafarde, violacée, la membrane hymen est détruite, et à sa place on trouve les caroncules. L'ouverture du vagin est facile à l'introduction du doigt indicateur. On rencontre sans doute des femmes qui font exception à cette observation générale ; mais ces signes sont suffisants pour guider l'expert.

L'intégrité de la membrane hymen ne prouve pas d'une manière absolue que des tentatives de viol ou d'introduction d'un corps étranger dans le vagin n'aient pas été faites ; mais son existence permet au médecin de conclure qu'il n'y a pas eu défloration ; il est autorisé à dire qu'il y a défloration toutes les fois que la membrane hymen a été déchirée, et qu'il en constate les débris ou caroncules. — Mais qu'on le remarque bien, la défloration peut être produite par l'introduction brusque et violente dans le vagin d'un corps d'un diamètre plus grand que celui de l'ouverture de ce canal ; un bâton, un étui, le doigt, peuvent déchirer la membrane hymen *tout aussi bien que le membre viril ;* un saut, l'élargissement subit des cuisses, peuvent agir de même. D'une autre part, il peut arriver que l'introduction graduelle et lente dans le vagin d'un corps très volumineux, ne déchire pas la membrane hymen, et qu'il la distende, l'efface en partie ; dans ces cas, le bord libre de l'hymen est plissé, frangé profondément. Lorsqu'on écarte convenablement les cuisses de la jeune fille, cette membrane se

15

tend sous forme d'un ruban, et il n'y a pas trace de caroncules. Dira-t-on alors qu'il y a défloration? Pour nous
qui considérons ces cas comme assez rares, nous pensons
que le médecin doit signaler cette conformation particulière,
et ne conclure pour la défloration que s'il existe des traces
récentes de violences aux parties sexuelles. Dans des cas
rares et particuliers, des ulcérations vénériennes, un état
inflammatoire aigu des parties génitales, peuvent détruire
en partie ou en totalité la membrane hymen.

Fodéré, Belloc, ont admis que les efforts de la menstruation et que la sortie d'un caillot peuvent opérer la rupture
de cette membrane. Ces cas exceptionnels se conçoivent
difficilement.

Lorsque la défloration est récente et qu'elle dépend d'une
cause physique, la déchirure de la membrane hymen, ses
lambeaux *non cicatrisés*, les meurtrissures de la vulve, la
rougeur et la tuméfaction des parties, en sont autant de
preuves; mais à moins que la résistance n'ait été très grande,
soit à cause du volume du corps introduit, soit à raison de
l'étroitesse du vagin, toutes les marques de violences s'effacent après trois ou quatre jours.

Lorsque la défloration est ancienne, on ne peut pas lui
assigner une époque; et en matière de viol, une défloration est déjà ancienne au bout de huit à dix jours.

Chez une femme qui a eu des rapports avec des hommes
ou qui a eu des enfants, on ne constate presque jamais de
traces de violences aux parties génitales, par suite de tentative de viol; car si la femme a conservé sa connaissance, et
à moins qu'il n'y ait entre elle et son agresseur une différence trop grande de forces, elle ne peut pas être violée;
et dans le cas où elle est dans l'impossibilité de résister, l'acte
vénérien s'exécute sans violence.

La constatation de traces de contusions ou de pressions
sur diverses parties du corps, et notamment aux seins, aux
bras, aux cuisses, ne doit pas être omise par l'expert: ce

sont autant de faits qui se joignent aux autres éléments de l'instruction.

L'existence des symptômes d'une maladie vénérienne augmenterait les présomptions d'une tentative de viol, s'ils apparaissaient *vers le troisième ou le quatrième jour* qui a suivi le crime, et si l'inculpé était aussi atteint de syphilis.

Mais il arrive très souvent que de jeunes filles d'une constitution lymphatique ou scrofuleuse ont une affection catarrhale de la membrane muqueuse du vagin; on observe chez elles un écoulement liquide ou épais, blanc, jaunâtre, ainsi que des excoriations superficielles de la membrane muqueuse ; des soins de propreté et des liquides émollients suffisent pour les faire cesser. Mais si malgré les soins convenables l'écoulement persiste au-delà d'une quinzaine de jours, qu'il soit jaune-verdâtre, purulent, on doit craindre qu'il ne soit de nature vénérienne.

Les médecins ne doivent accueillir qu'avec la plus grande réserve les plaintes des parents, qui sont toujours disposés à regarder les écoulements que peuvent avoir leurs enfants comme une preuve certaine de viol. MM. Biessy (1) et Capuron (2) ont cité des faits dont la connaissance engagera le lecteur à apporter dans cet examen une grande prudence.

L'examen de l'homme inculpé de viol est nécessaire s'il existe chez l'enfant ou la femme un écoulement abondant, afin de constater s'il est lui-même atteint de quelque affection blennorhagique ou vénérienne, et de déterminer, d'après le volume du pénis, sa conformation, si l'acte qui lui est reproché a été possible..... On n'omettra pas l'examen de la bouche, de la gorge, du nez, des aines, qui peuvent présenter des traces anciennes de maladie.

Nous ne parlerons ici de la *pédérastie* que pour la mentionner. — Les traces de déchirure de l'anus n'existent

(1) BIESSY, *Manuel médico-légal*, 149.
(2) CAPURON, *Méd. lég. relative aux accouchements.*

que si les actes sont très récents, et chez certains individus
les hémorrhoïdes, les fissures peuvent jusqu'à un certain
point en imposer. Quant à l'enfoncement infundibuliforme
de l'anus, il ne peut pas être considéré comme un signe
caractéristique, non plus que l'élargissement ou le relâchement du sphincter. L'existence d'ulcérations vénériennes sur
le bord périnéal de l'anus est en général une présomption
très grande de pédérastie ; les fissures et les végétations
s'observent au contraire plus souvent sur le bord postérieur
de l'anus, ainsi que l'a observé M. le docteur Jacquemin.

L'examen des linges tachés et la détermination de la
nature de ces taches présentent une telle importance dans
les investigations relatives au viol ou aux attentats, que
nous avons cru devoir traiter ce sujet avec les détails qu'il
mérite, et nous en avons fait l'objet d'un chapitre spécial
(voy. TACHES).

EXEMPLES DE RAPPORTS SUR DES ATTENTATS A LA PUDEUR.

*Attentat à la pudeur. — Virginité. — Blennorrhagie. —
Présomption de communication de la maladie.*

Nous soussignés C.-P. Ollivier (d'Angers), H.-L. Bayard,
docteurs en médecine, en vertu de l'ordonnance de
M. Dieudonné, juge d'instruction, qui, vu la procédure
suivie contre S....., inculpé d'avoir, dans les premiers
jours de mars dernier, commis le crime de viol ou
d'attentat à la pudeur sur la jeune Marie-Adélaïde T...,
âgée de douze ans et quatre mois, demeurant à Belleville,
nous commet, à l'effet de visiter la jeune T..., de constater si elle a été déflorée, et si elle est atteinte de maladie
vénérienne.

Nous nous sommes transportés le 25 avril au cabinet de
M. Dieudonné, sis au Palais de Justice, et nous y avons
examiné la jeune T... Il résulte des détails que cette jeune
fille nous a donnés, que sa mère et que le sieur S... parta-

geaient le même lit ; toujours sa mère s'y trouvait placée de manière à la séparer de l'inculpé.

Dans les premiers jours du mois de mars, la jeune T... venait de se mettre au lit ; elle y était seule. Le sieur S... se coucha auprès d'elle, lui mit un mouchoir sur la bouche, et s'étendant sur elle, chercha à lui faire pénétrer quelque chose entre les cuisses ; il s'agita ainsi jusqu'à ce qu'elle se sentit toute mouillée. Pendant cet acte, la mère de la jeune T... était dans la chambre voisine. Deux jours après, le sieur S... renouvela ses tentatives sur la jeune fille, qui se sentit encore toute mouillée.

Trois jours après ce dernier rapprochement, elle éprouva de la cuisson en urinant, de la gêne pour marcher, une sensation de brûlure dans les parties génitales. Elle s'aperçut bientôt qu'elle avait un écoulement de matières qui tachaient sa chemise en jaune.

Dans les premiers jours de ce mois, un médecin visita la jeune T..., et constata qu'elle était affectée d'un écoulement très abondant. Par suite de cet examen, cette jeune fille fut placée, il y a quinze jours environ, à l'hôpital de Lourcine, où elle est encore actuellement.

Après avoir recueilli ces renseignements, nous avons procédé à l'examen de la jeune T...

Il n'existe aucune trace de violences récentes ou anciennes à la partie supérieure des cuisses. La commissure postérieure de la vulve et la membrane hymen sont intactes. La surface de la vulve est d'un rouge assez vif dans plusieurs parties ; il existe des ulcérations superficielles, de forme allongée, qui n'offrent pas les caractères des chancres syphilitiques. Nous devons noter qu'à l'hôpital de Lourcine, d'après ce que nous a déclaré cette jeune fille, des cautérisations auraient été faites sur deux points de la vulve.

Le méat urinaire est rouge, douloureux, ainsi que l'entrée du vagin. Un liquide blanchâtre s'écoule de ces deux ouvertures ; il est peu abondant, mais la chemise de l'en-

15.

fant en est cependant tachée. La jeune T... éprouve tou=
jours de la cuisson en urinant.

Trente-cinq sangsues ont été récemment appliquées sur
l'hypogastre, pour dissiper les douleurs qu'elle ressentait
dans le bas-ventre.

Conclusion. — De ce qui précède, nous concluons :

1° La jeune T... Marie-Adélaïde n'a pas été déflorée; la
membrane hymen est intacte;

2° Cette jeune fille est affectée d'une blennorrhagie uré-
trale et vaginale. Cet écoulement ne diffère en rien, par
ses caractères physiques, de celui qui aurait été communiqué par contact. Si l'on a égard, d'une part, à l'époque
de l'apparition des premiers symptômes de cette maladie
trois jours après le dernier rapprochement de cette jeune
fille avec l'inculpé, d'autre part à son siége dans le canal
de l'urètre, on est porté à admettre que cette maladie a été
consécutive à la tentative de viol dont elle a été l'objet, et
à la communication d'une maladie analogue dont l'inculpé
aurait été affecté à cette époque.

Accusation d'attentat à la pudeur. Fausses déclarations
de l'enfant. Absence de traces matérielles d'attentat.
Aveux de l'enfant devant la Cour d'assises. Acquitte-
ment de l'accusé.

Nous soussignés, Ollivier (d'Angers), Bayard, docteurs... conformément à l'ordonnance en date du 5 mai,
avons visité Marie-Jeanne Peigné, âgée de douze ans, ap-
prentie chez la dame D..., blanchisseuse, à l'effet de constater l'état des parties sexuelles de ladite jeune fille, et si
elle a été violée.

D'après les réponses que la jeune Peigné a faites à nos
questions, il paraîtrait que, vers la fin du mois de novembre, ou dans les premiers jours du mois de décembre 1837, un soir à neuf heures, le sieur G... fit désha-

biller et mettre au lit la jeune Peigné, menaçant de la frapper si elle refusait, qu'il se déshabilla lui-même, et se coucha sur elle, après lui avoir attaché les jambes et bouché la bouche; que G... lui mit entre les cuisses et à deux reprises la chose avec quoi il pisse. La première fois, elle a beaucoup souffert, et ne s'est pas sentie mouillée; la seconde fois elle a éprouvé moins de mal que la première, mais était mouillée, et a rendu du sang. La jeune Peigné a ajouté que le lendemain elle souffrait pour marcher, et que, pendant plus de huit jours, elle éprouvait de la cuisson en urinant. Depuis ce jour, G... aurait, dit-elle, répété sur elle le même acte au moins dix fois; elle n'éprouvait plus de mal, mais ressentait du plaisir. Nous ferons remarquer que la jeune Peigné n'a pas pu préciser l'époque de l'événement; toutefois elle nous a dit que c'était trois semaines avant d'être placée chez madame D..., qui l'a reçue dans les derniers jours de décembre 1837.

Après avoir pris ces renseignements, nous avons procédé à l'examen des parties génitales de la jeune Peigné, et nous avons constaté ce qui suit:

Cette jeune fille ne présente aucun des caractères de la nubilité; le pénil est dépourvu de poils, ainsi que les grandes lèvres; les petites lèvres sont peu marquées. Jusqu'à présent, la jeune Peigné n'a pas été réglée; la femme D... nous a cependant déclaré que depuis quelques jours, il y avait eu quelque trace de règles. Ce fait serait en rapport avec ce que la mère de la jeune Peigné aurait dit, qu'elle-même avait été réglée à l'âge de douze ans.

Il n'existe aucune trace de violences récentes ou anciennes à la partie supérieure et interne des cuisses.

L'orifice inférieur de la vulve n'a subi aucune dilatation appréciable; les replis cutanés qui la circonscrivent restent appliqués l'un contre l'autre, lorsqu'on écarte notablement les cuisses. La fourchette ou commissure postérieure de la vulve est intacte; il en est de même de la membrane hymen qui est large dans le sens de sa largeur, de manière que son bord libre, qui est irrégulièrement découpé, présente des sinuosités profondes. Cette membrane est rosée, assez extensible pour permettre avec ménagement l'introduction du petit doigt jusqu'à la profondeur de 1 pouce environ dans la cavité du vagin; mais dans cette exploration le petit doigt est resserré circulairement à l'orifice de la vulve, et l'on commence à causer quelque douleur, si on cherche à franchir cet obstacle.

De tout ce qui précède nous concluons :

Qu'il n'existe chez la jeune Peigné aucune trace d'un attentat à la pudeur *commis avec violence* sur sa personne. Il n'y a pas eu chez elle introduction d'un corps volumineux hors de proportion avec les dimensions actuelles de l'orifice du vagin; en un mot, il n'y a pas eu défloration.

Examen de l'inculpé. — État des parties génitales.

En vertu de la même ordonnance, nous nous sommes rendus à Sainte-Pélagie, à l'effet d'y visiter le sieur G... et de constater si, d'après l'état et la conformation de ses parties génitales, il a pu exercer complétement l'acte du coït sur la jeune Peigné.

Chez cet individu le pénis est de moyen volume, le gland a une forme conique assez prononcée; mais il nous paraît impossible que, dans l'état d'érection, cet organe ait pu être introduit dans le vagin de la jeune Peigné sans y déterminer la moindre déchirure. Des frottements plus ou moins répétés peuvent avoir été exercés par l'inculpé à la surface de la vulve; mais, nous le répétons, l'état d'intégrité des parties de la jeune Peigné démontre évidemment qu'il n'y a pas eu, quoiqu'elle le déclare, introduction du pénis dans le vagin.

Plaintes d'attentat à la pudeur, de coups.

Nous soussigné, Henri-Louis Bayard, docteur en médecine, sur la réquisition de M. T..., juge de paix du 7ᵉ arrondissement, qui nous a commis à l'effet de visiter la nommée Victorine Adélaïde N..., âgée de huit ans, de donner notre avis sur la nature et la gravité des violences dont elle aurait été l'objet, ainsi que sur leurs suites ;

Nous sommes transporté, le 12 mars 1840, rue du Pas de la Mule, nᵒ , chez la femme N... Sa fille Victorine était couchée ; nous lui avons adressé un grand nombre de questions, et de ses réponses faites avec beaucoup d'intelligence, il résulterait :

1ᵒ Que dans les premiers jours du mois de février, son maître aurait exercé avec la main des attouchements sur ses parties sexuelles, qu'il les aurait renouvelés trois fois vers le 19 du même mois. Le lendemain l'enfant s'est aperçue, dit-elle, qu'il y avait du sang à sa chemise ;

2ᵒ Que le 25 février, elle aurait reçu un coup de pied au bas-ventre, ce qui aurait donné lieu à un écoulement de sang assez abondant.

La femme N... nous a déclaré que, le 26, elle avait retiré sa fille de chez le maître d'apprentissage, et que l'enfant était revenu à pied chez elle.

Il nous a été communiqué un certificat de M. le docteur Sorbier, qui a constaté, le 27 février, que les parties sexuelles étaient tuméfiées et paraissaient douloureuses ; du sang s'en écoulait, et le linge en était taché. Le 29 février, M. le docteur Buisson reconnaissait aussi que les parties génitales étaient le siège d'une vive inflammation. Une application de six sangsues à l'anus, des cataplasmes émollients, des bains, tels sont les moyens qui ont été mis en usage.

Nous constatons ce qui suit :

A la partie supérieure et interne des cuisses, il n'existe

aucune cicatrice, aucune excoriation, aucune ecchymose résultant de violences récentes ou anciennes; la femme N... et son enfant nous ont déclaré que, le 27 février, *il n'existait aucune plaie ni aucun bleu.*

La face interne de la vulve est d'un rouge assez vif, un peu douloureuse au toucher. La membrane hymen est intacte, mais son bord libre est distendu et plissé. Il n'y a pas d'écoulement puriforme sortant de la cavité vaginale, et la chemise de l'enfant ne présentait pas de taches jaunâtres. Nous avons fait marcher devant nous la jeune Victorine, elle se tenait droite, et marchait facilement.

Il n'y a d'ailleurs pas de fièvre, et le ventre n'est pas douloureux.

De ce qui précède, nous concluons :

1° Que nous sommes surpris qu'un coup de pied donné avec assez de violence pour n'avoir laissé aucune trace de contusions sur le ventre ou à la partie supérieure des cuisses, ait pu provoquer un écoulement de sang qui aurait duré *trois jours ;*

2° Que des froissements et des attouchements ont pu être exercés sur les parties sexuelles de la jeune Victorine N..., mais que pour être suivis d'un écoulement de sang tel que celui qui a été constaté le 27 février, ces froissements avaient été alors produits très récemment ;

3° Que l'état de vive rougeur que nous avons observé à la face interne de la vulve, ne peut pas être considéré comme étant la suite de violences dont l'enfant aurait été l'objet le 25 février dernier, si l'on a égard au peu de gravité des lésions qui existaient à cette époque, ainsi qu'aux émissions sanguines et aux soins qui ont été employés depuis *dix-sept jours* ; qu'il ne serait pas impossible que cette rougeur fût la conséquence d'attouchements exercés habituellement par l'enfant elle-même. Cette opinion aurait quelque valeur s'il était établi que la jeune Victorine a eu des habitudes de masturbation ;

4° Que l'enfant peut marcher, et qu'elle sera guérie entièrement dans quatre jours.

Viol consommé. — Traces de déchirures.

Nous soussigné..., conformément à l'ordonnance en date du 28 mars 1839 de M. Dieudonné, juge d'instruction qui, vu la plainte en attentat à la pudeur et de viol faite par la demoiselle Ros. M..., ensemble le réquisitoire de M. le procureur du roi, qui nous commet à l'effet, 1° de constater la nature et la gravité des violences dont elle aurait été l'objet, et principalement s'il y aurait eu viol; 2° d'examiner l'état mental de cette jeune fille, et si elle présente des signes d'aliénation;

Exposons ici nos réponses, seulement à la première question, attendu que la solution de la deuxième exige de notre part un examen plus prolongé (*Voyez* 3° partie, *Exemple de rapport*). La jeune Rosalie M....., âgée de vingt-deux ans, est d'une petite stature, d'une constitution délicate, et d'un développement physique tout-à-fait disproportionné avec celui qu'on observe communément chez les jeunes filles de son âge. Il n'existe à la partie supérieure et interne des cuisses aucune trace de violences récentes ou anciennes, non plus que sur le reste de la surface du corps.

Les parties génitales sont très peu développées, à peine si le pubis est recouvert de quelques poils rares et courts. Après avoir écarté avec ménagement les grandes et les petites lèvres, qui sont de couleur rosée, nous avons constaté l'existence d'une déchirure superficielle, linéaire, récente, de 3 lignes de longueur environ, à la partie moyenne de la commissure postérieure de la vulve; la cicatrice n'est pas encore complète. La membrane hymen est déchirée dans le milieu de sa largeur et dans toute son étendue, en sorte qu'elle se trouve divisée en deux lambeaux triangulaires

dont le bord est rouge et un peu tuméfié. D'après les dimensions de ces lambeaux, la membrane hymen devait
avoir chez cette jeune fille une largeur assez considérable.
Le doigt introduit avec précaution dans le vagin éprouve
une constriction assez considérable, et la jeune M... accuse
une douleur assez vive.

Il n'existe aucune espèce d'écoulement.

Les détails relatifs à l'attentat dont la jeune M... paraît avoir été l'objet, devant être consignés dans le rapport
où nous mentionnerons toutes les observations que nous
avons déjà faites pour la constatation de son état mental,
nous ne les exposerons pas ici, et nous nous bornerons à
conclure :

Que l'état des parties génitales de la jeune M... vient
confirmer l'exactitude des déclarations qu'elle nous a faites sur l'attentat dont elle aurait été victime; il est évident
que le viol a été consommé récemment chez cette jeune
fille, et la déchirure de la commissure postérieure de la
vulve indique l'introduction d'un corps bien autrement
volumineux que ne peut être le doigt, et que tout autorise
à penser qu'il y a eu chez elle défloration complète par
l'introduction du pénis.

CHAPITRE II.

OPPOSITION AU MARIAGE.

La loi n'admet qu'une seule maladie comme motif d'opposition au mariage : l'*aliénation mentale*.

(Code civil, art. 174.) A défaut d'aucun ascendant, le
frère ou la sœur, l'oncle ou la tante, le cousin ou la cousine
germains, majeurs, ne peuvent former aucune opposition que
dans les deux cas suivants :

1° Lorsque le consentement du conseil de famille, requis
par l'article 160, n'a pas été obtenu;

2° *Lorsque l'opposition est fondée sur l'état de* démence *du futur époux.* Cette opposition, dont le tribunal pourra prononcer main-levée pure et simple, ne sera jamais reçue qu'à la charge par l'opposant de provoquer l'interdiction, et d'y faire statuer dans le délai qui sera fixé par le jugement.

Le médecin peut être chargé d'examiner l'état mental du futur époux, la nature, la gravité, et la durée probable de sa maladie. Cette constatation présente souvent de grandes difficultés (voy. le chapitre de l'ALIÉNATION MENTALE), et elle exige une expérience et une sagacité peu communes.

Cas de nullité de mariage.

(Code civil, art. 180.) Le mariage qui a été contracté *sans le consentement libre des deux époux* ou de l'un d'eux, ne peut être attaqué que par les époux ou par celui des deux dont le consentement n'a pas été libre. — Lorsqu'il y a eu *erreur dans la personne*, le mariage ne peut être attaqué que par celui des deux époux qui a été induit en erreur.

Les hommes de l'art peuvent donc être appelés à décider : 1° si l'état de démence de l'un des contractants n'est pas un empêchement à son *libre* consentement; 2° s'il y a eu *erreur* dans la personne, c'est-à-dire si l'un des époux appartient à un sexe différent de celui dont il avait cru faire partie.

M. Devergie, contrairement à l'opinion de la plupart des médecins-légistes et des jurisconsultes, n'admet pas que l'*impuissance* constitue une erreur de personne. Nous ne partageons pas cette manière de voir; et en adoptant l'opinion la mieux établie, nous en trouvons une confirmation dans l'art. 181 du Code civil.

La demande en nullité n'est plus recevable, toutes les fois qu'il y a eu cohabitation continuée pendant six mois de-

16

puis que l'époux a acquis sa pleine liberté, ou que l'erreur a été par lui reconnue.

Mais en reconnaissant avec Marc (1) « que l'époux évidemment trompé ne doit pas être condamné sans ressource à terminer son existence, sans espoir de donner le jour à une postérité légitime, » nous ferons remarquer, 1° que la personne inculpée d'impuissance peut, par son refus à toute visite et à tout examen corporel, arrêter la marche du procès ; 2° que sous le rapport médical il est *extrêmement difficile*, et quelquefois *impossible* de constater d'une manière certaine l'impuissance soit naturelle, soit accidentelle.

Si le médecin est consulté par les magistrats ou par les parties intéressées, il doit rechercher quelle est la *conformation* des organes génitaux de l'individu, et si l'acte de la copulation est possible. Quant à l'impuissance nerveuse ou anaphrodysie qui résulte d'épuisement vénérien, d'onanisme, etc., comme elle peut être guérie par la cessation de la cause débilitante et par le régime, elle ne doit pas être assimilée aux cas suivants, dans lesquels l'impuissance peut être invoquée comme cause de nullité de mariage.

Absence des testicules. — Lorsqu'elle résulte de la castration, on constate la cicatrice de l'opération pratiquée sur le scrotum, et si cette ablation est déjà ancienne, le timbre de la voix est féminin. Les individus mutilés sont imberbes, leurs formes sont arrondies, leur extérieur débile.

L'absence des testicules dans le scrotum (2) ne suffit pas pour établir qu'il y a impuissance, car ces organes ont pu rester dans l'abdomen derrière l'anneau inguinal ; mais outre l'état d'intégrité du scrotum, les signes de la virilité sont assez prononcés pour qu'avec de la sagacité et

(1) *Dictionnaire de sciences médicales*, t. XXIV, art. *Impuissance*, p. 176.
(2) MARC. *Dictionnaire de sciences médicales*, art. *Castrat.*

de l'attention le médecin puisse être éclairé sur l'aptitude procréatrice de l'individu qui est soumis à son examen.

L'absence de la verge peut dépendre d'une conformation vicieuse ou d'une opération, et elle n'est considérée comme une cause d'impuissance *probable* que dans les cas où cet organe n'a pas assez de longueur pour permettre un accolement contre les parties génitales externes de la femme, lorsque, par exemple, le canal de l'urètre s'ouvre derrière le scrotum.

Chaussier a signalé, comme cause manifeste d'impuissance, l'*extrophie de la vessie*. Ce vice de conformation est caractérisé par une petite tumeur placée au-dessus et au voisinage du pubis, d'un volume variable. Cette tumeur est formée par la vessie renversée sur elle-même, et venant faire saillie au-dehors par une ouverture aux parois abdominales, dans l'écartement des muscles droits. Les urètères viennent s'ouvrir à sa surface, et la verge est imperforée, courte, sans urètre, quelquefois élargie, creusée en gouttière à sa surface supérieure; le scrotum est rapetissé et vide ; les testicules restent dans l'abdomen ; les vésicules spermatiques peuvent manquer.

L'hypospadias et l'*épispadias* sont des vices de conformation qui dépendent de l'ouverture du canal de l'urètre sous le gland ou au-dessus de lui, et même à la base de la verge. Hebenstreit, Mahon et plusieurs auteurs considèrent comme impuissants les individus ainsi conformés ; Sabatier, Richerand, ont professé une opinion opposée, à l'exception des cas où l'urètre s'ouvrait derrière le scrotum.

La *grosseur* et la *longueur excessive de la verge*, l'*obliquité*, la *bifurcation de cet organe*, ne peuvent pas être considérées comme causes d'impuissance. Il en serait de même du *rétrécissement du canal de l'urètre*, du *phymosis* (étroitesse du prépuce), ou du *paraphymosis* (étranglement du gland par le prépuce), des *hernies scrotales*,

des *hydrocèles*, du *sarcocèle* de l'un des testicules. Si le
sarcocèle (induration squirrheuse) avait envahi les deux testicules, et que le médecin n'eût aucune incertitude dans
son diagnostic, il est évident que l'impuissance serait aussi
bien établie que s'il y avait castration complète.

Chez la FEMME, les causes de stérilité sont fort nombreuses; mais les causes d'impuissance sont tellement difficiles à constater, qu'elles se réduisent à deux : *l'absence de
vagin* et *l'absence de l'utérus*. Il pourrait arriver que la
vulve n'existât pas, et que cependant le vagin communi-
quât avec le rectum. Des faits assez nombreux ont prouvé
que la fécondation avait eu lieu par cette voie (1).

L'absence ou la déchirure de la cloison recto-vaginale,
l'imperforation de la membrane hymen, l'existence de
brides vaginales, l'inversion ou la chute de l'utérus, etc.,
toutes ces infirmités ne peuvent pas être considérées comme
des causes d'impuissance, car un traitement bien dirigé
peut y remédier complétement ou en partie.

De l'hermaphrodisme. (Ερμης, Mercure, Αφροδιτη, Vénus, Hermaphrodite, fils de Mercure et de Vénus.) — La
réunion des deux sexes sur le même individu n'existe pas
dans l'espèce humaine; mais les vices de conformation des
parties génitales peuvent être tels qu'un individu paraisse
être d'un sexe différent de celui dont on a cru qu'il faisait
partie au moment de sa naissance, ou bien encore que l'on
ne puisse pas déterminer à quel sexe il doit être rapporté.

On admet que cette monstruosité résulte le plus souvent
d'un arrêt dans l'évolution naturelle des organes, pendant
le cours de la vie intra-utérine.

L'hermaphrodisme est distingué en masculin, féminin et
neutre (2). Dans le premier genre, le scrotum est divisé
en deux parties distinctes sur la ligne médiane, et les deux

(1) MORGAGNI. Livre v, épit. 67, t. III, p. 368.— BARBAUT. *Cours
d'accouchement*, p. 59.

(2) *Dictionnaire des sciences médicales*, art. *Hermaphrodisme*.

replis simulent deux grandes lèvres. Il peut exister une dépression infundibuliforme qui représente l'entrée du vagin. Si les testicules ne sont pas descendus, et qu'ils soient placés dans l'abdomen, derrière les anneaux inguinaux, l'erreur sera plus complète, car, dans ce cas, la verge est petite en volume, imperforée, et sa longueur la fait considérer comme étant un clitoris. L'ouverture du canal de l'urètre est située à la base de la verge. Des observations de ce genre d'hermaphrodisme ont été rapportées par Cheselden (1), Giraud (2), Worbe (3), Schvekard (4), Wageler (5), Velpeau (6).

Dans l'hermaphrodisme féminin, la longueur et le volume du clitoris lui donnent l'apparence de la verge ; le vagin est presque complétement fermé, et il n'existe à la base du clitoris qu'une ouverture pour la sortie de l'urine et du sang menstruel. Béclard a cité avec détails (7) l'histoire médicale d'une femme, Marie-Madeleine Lefort, chez laquelle on retrouvait un vagin et un utérus, tandis qu'elle présentait tous les caractères apparents du sexe masculin.

On désigne sous le nom d'hermaphrodisme neutre les cas où il est impossible de déterminer avec certitude le sexe. Maret (8) a publié un fait de cette nature dont les détails sont extrêmement curieux, et nous engageons nos lecteurs à en prendre connaissance.

En résumé, l'expert chargé de déterminer le sexe d'un

(1) Cheselden. *Anatomie.*

(2) *Recueil périodique de la société médicale.* Paris, n⁰ 5, 10, 1815.

(3) *Journal de Médecine, de Chirurgie et de Pharmacie*, janvier, février 1816.

(4) *Journal de Hufeland*, t. XVII, n⁰ 18.

(5) *Annales de médecine politique de Kopp*, t. CXXIX.

(6) Velpeau. *Traité des accouchements*, t. I, p. 114.

(7) 2e Bulletin. *Société de la Faculté de Médecine*, 1815.

(8) *Mémoires de l'Académie de Dijon*, t. II. — Devergie, t. I, p. 407, 1re édit.

individu qui présente un vice de conformation du genre de ceux que nous avons brièvement décrits, devra noter avec soin la disposition, le rapport, le volume des organes génitaux, la profondeur, l'étendue et la direction des ouvertures naturelles ou accidentelles, la périodicité des écoulements, leur nature ; l'habitude extérieure de l'individu, ses formes féminines ou viriles, ses goûts prédominants ou exclusifs, le timbre de la voix, le développement des poils et de la barbe, etc., sont autant de circonstances qui acquerront de la valeur si leur réunion s'accorde avec la constatation des organes génitaux.

Les hermaphrodites apparents, c'est-à-dire ceux chez lesquels il existe des parties d'organes génitaux simulant un sexe différent, sont aptes à la copulation, et peuvent contracter mariage.

Mais si l'hermaphrodisme est neutre, aucun sexe ne peut être reconnu ; cette monstruosité condamne ceux qui en sont atteints à un célibat forcé.

CHAPITRE III.

DE LA GROSSESSE.

La loi prescrit formellement la visite d'une femme condamnée à mort et qui déclare être enceinte.

(Code pénal, art. 27.) Si une femme condamnée à mort se déclare, et *s'il est vérifié qu'elle est enceinte*, elle ne subira la peine qu'après la délivrance.

Dans ce cas, la femme a grand intérêt à simuler la grossesse ; l'avis d'un médecin est donc nécessaire.

Mais il existe un certain nombre de dispositions législatives qui peuvent engager les femmes à simuler ou à dissimuler la grossesse ; et dans ces circonstances, quoique la femme puisse se refuser à être visitée, si les tribunaux décident que cet examen est indispensable, ils s'adressent encore aux hommes de l'art. Les femmes peuvent être portées à simuler la grossesse dans les *cas suivants* :

(Code civil, art. 144.) L'homme avant dix-huit ans révolus, *la femme avant quinze ans révolus* ne peuvent contracter mariage.

Art. 45. Néanmoins, il est loisible au roi d'accorder des dispenses d'âges pour des motifs *graves*.

Art. 185. Le mariage contracté par des époux qui n'avaient point encore l'âge requis, ou dont l'un des deux n'avait pas atteint cet âge, ne peut plus être attaqué, 1° lorsqu'il s'est écoulé six mois depuis que cet époux ou les époux ont atteint l'âge compétent; 2° lorsque la femme qui n'avait point cet âge *a conçu avant l'échéance de six mois.*

Art. 725. Pour succéder, il faut nécessairement exister à l'instant de l'ouverture de la succession. Ainsi sont incapables de succéder, 1° celui qui n'est pas encore conçu; 2° l'enfant qui n'est pas né viable; 3° celui qui est mort civilement.

Art. 906. Pour être capable de recevoir entre-vifs, il suffit d'être conçu au moment de la donation. Pour être capable de recevoir par testament, il suffit d'être *conçu à l'époque du décès* du testateur. Néanmoins la donation ou le testament n'auront leur effet qu'autant que l'enfant sera né viable.

La loi n'accorde que des aliments aux enfants adultérins et incestueux. — C'est ce qui résulte de l'article 762 du Code civil.

(Code pénal, art. 357.) Dans le cas où le ravisseur aurait épousé la fille qu'il a enlevée, il ne pourra être poursuivi que sur la plainte des personnes qui, d'après le Code civil, ont le droit de demander la nullité du mariage, ni *condamné qu'après que la nullité du mariage aura été prononcée.*

(Code civil, art. 340.) La recherche de la paternité est in-
terdite. Dans le cas d'enlèvement, lorsque l'époque de cet
enlèvement se rapportera à celle de *la conception*, le ravisseur pourra être, sur la demande des parties intéressées, déclaré père de l'enfant.

(Code civil, art. 272.) L'action en divorce sera éteinte par
la réconciliation des époux, survenue, soit *depuis les faits*
qui auraient pu autoriser cette action, soit depuis la demande en divorce. (La loi du 8 mai 1816 a aboli le divorce;
mais aux termes de l'art. 306 du Code civil, les causes qui
peuvent motiver une demande en divorce sont de nature à
fonder une demande en séparation de corps.)

(Code civil, art. 274.) Si le demandeur en divorce nie
qu'il y ait eu réconciliation, le demandeur *en fera preuve*
soit par écrit, soit par témoins, dans la forme prescrite.

Une femme pourrait, au contraire, chercher à dissimuler sa grossesse, si elle craignait que cet état ne fût
considéré (art. 272, 279 du Code civil) comme une preuve
de réconciliation, et ne mît obstacle à sa demande en séparation de corps.

(Art. 229, Code civil.) Le mari pourra demander la séparation de corps pour cause d'*adultère* de sa femme.

Une femme éloignée depuis très longtemps de son mari et
inculpée d'adultère aurait intérêt à dissimuler sa grossesse.

En raison de tous ces cas de simulation ou de dissimu-
lation de grossesse, le médecin peut être consulté sur les
questions suivantes :

1° Une femme est-elle enceinte ?

2° Une fille ou une femme est-elle d'âge à avoir pu concevoir ?

3° Une femme peut-elle ignorer sa grossesse ?

4° La grossesse peut-elle apporter dans les facultés intellectuelles un trouble tel que la femme ne puisse résister à
ses penchants ?

Nous allons étudier successivement chacune de ces questions.

Une femme est-elle enceinte ?

La détermination des signes de la grossesse offre souvent
beaucoup de difficultés et d'incertitude à l'expert, parce
que les circonstances qui font recourir aux lumières des
médecins sont, pour l'ordinaire, ainsi que Mahon l'a fait
remarquer, un sujet de contestation dans lequel l'intérêt
des femmes se trouve compromis, et que l'on ne doit pas
se fier à la sincérité de leurs déclarations. En outre, la
grossesse peut être utérine ou extra-utérine ; elle peut être
simple, *composée*, si l'utérus contient plusieurs fœtus ;
compliquée, s'il y a en outre un corps étranger, un polype.
Certaines maladies peuvent aussi simuler la grossesse. Pour
reconnaître si une femme est enceinte, il faut donc connaître les signes distinctifs de ces états.

De la grossesse utérine simple.

Les auteurs de traités d'accouchements s'accordent pour
ne reconnaître que *trois signes certains* de grossesse :

1° Les *mouvements actifs du fœtus perçus par l'expert*
consistent dans une impulsion communiquée aux parois
de l'utérus par les diverses parties de l'enfant, lorsqu'il
exécute des mouvements dans la cavité de cet organe, et
qui est transmise à la main appliquée sur l'abdomen. Ce
n'est que du *quatrième* au *cinquième* mois de la grossesse
que ces mouvements sont assez appréciables pour la caractériser. Les auteurs (1) ont cité des *cas rares* dans lesquels
ce signe a manqué ; mais ils sont exceptionnels.

2° Le *ballottement* est un mouvement passif du fœtus
que l'on perçoit en imprimant à l'utérus un mouvement
d'élévation au moyen d'un ou de deux doigts introduits

(1) CAPURON. *Maladies des femmes*, p. 70. — MAURICEAU, *Traité
des accouchements*.

dans le vagin, la femme étant debout; le fœtus, en raison de cette impulsion, s'élève d'abord et vient heurter contre les parois abdominales, sur lesquelles on a appliqué une main, puis il s'abaisse et vient frapper la partie déclive de la matrice sur laquelle les doigts sont placés dans le vagin.

Ce mouvement de ballottement n'est très sensible que vers le *cinquième* mois. M. Capuron a cité des cas exceptionnels dans lesquels ce signe avait complétement manqué pendant tout le cours de la grossesse. On doit, dans cette exploration, ne pas confondre le ballottement avec le mouvement de totalité de l'utérus.

3° Les *battements du cœur de l'enfant* se reconnaissent en appliquant l'oreille, ou mieux le stéthoscope, sur l'abdomen, dans l'intervalle qui sépare l'ombilic de l'aine à droite ou à gauche; c'est dans cette région que correspond le plus fréquemment la face dorsale du thorax du fœtus. Ces battements du cœur ne peuvent pas être confondus avec ceux de la mère, car il y en a cent vingt à cent soixante par minute.

M. Kergaradec, qui a le plus étudié ce phénomène, en a reconnu un autre qu'il a désigné sous le nom de *bruit de souffle placentaire*, et qu'il attribue au passage du sang de la mère dans le placenta. M. le professeur Paul Dubois pense que ce bruit résulte de l'ampliation des artères utérines et de l'activité de la circulation dans ces vaisseaux. Et M. Velpeau a cité des cas où ce bruit persistait après la délivrance, et il l'attribuait à la compression de l'aorte par l'utérus.

Ces deux phénomènes ne sont pas constamment appréciables, et l'époque de leur perception est très variable. Les battements du cœur du fœtus ne sont bien prononcés que vers le cinquième mois, selon la position du fœtus, son volume et sa vitalité.

On a réuni sous le nom de *signes rationnels* des phénomènes dont l'existence simultanée ne peut que rendre la grossesse vraisemblable, lorsqu'ils ne s'unissent pas aux caractères que nous avons précédemment signalés; il est d'ailleurs très facile aux femmes qui ont intérêt à simuler ou à dissimuler leur grossesse, de déclarer ou de cacher la plupart de ces signes équivoques, tels que la perte d'appétit, les nausées, les vomissements, les goûts dépravés, les spasmes nerveux, les céphalalgies, etc.

La *suppression des règles* n'est pas une preuve de grossesse, car elle peut n'être qu'accidentelle, ou dépendre d'un état maladif. Et d'autre part, elle ne survient quelquefois que vers le troisième mois de la gestation, ou bien les règles persistent pendant un ou deux mois, soit d'une manière régulière, soit sous forme de pertes. M. le professeur Moreau accorde cependant à ce signe une grande valeur (1).

La *coloration brune du mamelon*, le *gonflement des seins et leur volume*, sont des caractères qui n'ont aucune valeur; il n'en serait pas de même de la *sécrétion du lait,* si la grossesse présumée devait approcher de son terme.

Les changements que l'utérus présente dans son volume fournissent des signes plus certains de grossesse, quand on peut se mettre à l'abri de toute erreur sur le siége de la tumeur que l'on reconnaît dans l'abdomen.

A *deux* mois l'utérus occupe une grande partie de la petite cavité du bassin; le toucher fait reconnaître un accroissement de volume. A *trois* mois il est au niveau du détroit supérieur, et il s'élève de plusieurs travers de doigt au-dessus du pubis à la fin du *quatrième*. A *cinq* mois il approche de l'ombilic, et il le dépasse à la fin du *sixième* mois. Le développement de l'utérus se fait à cette époque, en partie aux dépens du col qui s'amincit, et s'efface presque complétement vers l'époque de l'accouchement.

A *huit* mois l'utérus s'élève jusqu'à la région épigastrique,

(1) Moreau. *Traité pratique des accouchements*, t. 1, p. 503.

et vers la fin du *neuvième* mois il s'abaisse, et se porte en avant. A ces signes on peut joindre la dilatation et l'humidité continuelle du vagin, le gonflement presque œdémateux de la vulve et des grandes lèvres.

On a annoncé que l'*urine* des femmes enceintes présentait un caractère essentiel, la *kiestéine*, substance dont la nature chimique n'a pas encore été déterminée, et qui mériterait cependant un examen complet. M. Eguisier, qui a observé la kiestéine, en décrit ainsi la formation (1).

« L'urine d'une femme enceinte, recueillie le matin, est ordinairement d'une couleur jaune pâle, un peu laiteuse ; elle rougit le papier bleu de tournesol... Du premier au troisième jour, une pellicule pseudo - membraneuse blanche, mate, unie, se montre à sa surface, se détruit spontanément au bout de vingt-quatre ou trente-six heures, et est remplacée, à proportion qu'elle disparaît, par une seconde pellicule moins blanche, granulée, parsemée de points brillants, qui est la kiestéine. Cette matière de nature organique examinée au microscope paraît uniquement formée de petits globules sphéroïdes, transparents... »

Mais les affections nerveuses, toutes les maladies organiques des organes urinaires, du foie..., peuvent donner naissance à ce dépôt que l'on a désigné sous le nom de kiestéine ; il n'est donc pas possible de le considérer jusqu'à présent comme un signe certain de diagnostic de la grossesse. Pour l'appliquer en médecine légale, il faut attendre que des observations répétées l'aient constaté d'une manière authentique.

Grossesse extra-utérine. — Il peut arriver que l'embryon se développe hors de la cavité de l'utérus, dans les trompes de Fallope, dans l'abdomen, ou même dans le tissu de l'utérus. Les signes distinctifs de ces diverses

_____

(1) *Du diagnostic de la grossesse par l'examen de l'urine,* in-8, 1842.

grossesses extra-utérines offrent une telle incertitude qu'on ne peut leur donner la moindre valeur. Pour reconnaître qu'il existe une grossesse extra-utérine, on devra rechercher si la femme présente l'un des caractères certains de gestation, ainsi que plusieurs des signes équivoques; mais, en général, les grossesses extra-utérines se terminent dans les six premiers mois par des ruptures dans l'abdomen et des hémorrhagies accompagnées d'accidents mortels.

Grossesse composée. — Quelques uns des caractères de la grossesse simple se trouvent modifiés par la présence de plusieurs fœtus dans la matrice. Dès les premiers temps, son volume est plus considérable; les mouvements du fœtus, ainsi que les battements du cœur, se font sentir en même temps dans plusieurs régions de l'abdomen. Le ballottement est plus difficile à percevoir en raison de la diminution du liquide. Le gonflement et l'œdématie des membres inférieurs se manifestent pendant les premiers mois.

Grossesse compliquée. — Dans ce cas l'expert doit en premier lieu rechercher tous les signes de la grossesse; mais pour faciliter son diagnostic, il est nécessaire qu'il ait présents à l'esprit les *divers états ou maladies qui peuvent la simuler.*

Les phénomènes dont l'ensemble a été désigné par les auteurs sous le nom de *grossesse apparente* dépendent d'une maladie de la matrice ou de quelques autres organes abdominaux, ou de l'arrêt de développement du fœtus dans la matrice, et des altérations qui en sont la conséquence. Dans ce dernier cas il y a eu nécessairement fécondation après coït.

Des moles ou faux germes. — On a désigné ainsi toutes les productions anormales sans altération manifeste de la cavité utérine. La mole indépendante de la conception, et qui peut être formée par ces concrétions membraneuses signalées par Hippocrate, et qui se déposent dans l'utérus

17

aux époques menstruelles chez certaines femmes par des corps fibrineux, n'est jamais régulièrement organisée (1).

La mole qui résulte d'un produit de conception est, au contraire, caractérisée par l'organisation qu'elle présente; on peut y reconnaître des débris de l'embryon et du cordon.

L'absence de mouvements spontanés et des signes de l'auscultation peut ne pas laisser croire à une grossesse; mais ce n'est que l'examen du produit après son expulsion qui permet de distinguer s'il résulte d'une maladie de matrice ou d'une conception. La mole *vésiculaire* est composée d'hydatides qui se développent au milieu des débris d'un produit de conception; le plus souvent on les trouve à la place du placenta.

Rétention du sang menstruel. — Chez les jeunes filles qui n'ont pas encore été réglées, on peut voir se manifester plusieurs des phénomènes analogues à ceux de la grossesse. L'utérus et le ventre augmentent de volume; les mamelles se gonflent; les nausées, dégoûts, malaises, les douleurs abdominales, sont la conséquence de l'accumulation du sang dans l'utérus et de l'oblitération du canal vaginal par l'imperforation de la membrane hymen. Une visite attentive faite avec circonspection permet alors d'établir son diagnostic, et une ponction suffit pour faire disparaître tous les phénomènes.

Les *polypes*, l'*hydropisie*, les *engorgements squirrheux de l'utérus*, sont autant de maladies qui pourraient faire supposer une grossesse. Pendant plusieurs mois, l'erreur pourrait être facile; mais si le volume du ventre ne s'accroissait pas, et qu'il y eût toujours absence des mouvements actifs et des signes d'auscultation, on serait ramené au véritable diagnostic.

La *fausse grossesse nerveuse* s'observe quelquefois chez des femmes qui désirent beaucoup avoir des enfants, et

(1) VELPEAU. *Traité des accouchements*, t. 1, p. 417, 1835.

chez lesquelles l'absence ou la suppression des règles font naître des symptômes nerveux très intenses. Mauriceau, Baudelocque, Chaudon et d'autres accoucheurs, en ont cité des observations remarquables.

Une femme peut avoir intérêt à *simuler* une grossesse, et il est des cas dans lesquels, à l'aide de vêtements appliqués avec adresse, des femmes ont fait supposer qu'elles étaient enceintes. Le médecin devra, pour se mettre à l'abri de toute ruse, explorer l'abdomen à découvert. S'il existe dans le ventre une *tumeur quelconque*, une de ces maladies que nous venons d'énumérer précédemment, l'expert ne se hâtera pas de conclure, et, après avoir développé ses motifs, demandera que de nouvelles visites soient faites ultérieurement.

Une fille ou une femme est-elle d'âge à avoir pu concevoir ?

L'apparition de la menstruation et la cessation naturelle sont considérées, en général, comme les termes de la fécondité; mais d'une part il est reconnu par les accoucheurs (1) que des femmes non réglées peuvent concevoir, et il est établi par des faits que si des jeunes filles sont devenues grosses avant l'apparition de leurs règles, des femmes, chez lesquelles cette évacuation avait cessé naturellement, ont encore eu des enfants. Le genre de vie, l'éducation et surtout le climat, influent sur l'aptitude à la conception. Dans les pays chauds, les jeunes filles sont réglées de huit à dix ans; dans le Nord, elles ne le sont que de quinze à vingt ans.

Une femme peut-elle ignorer sa grossesse ?

Les femmes accusées d'infanticide prétendent ordinairement qu'elles ne savaient pas être enceintes. Cette ignorance complète et de bonne foi a été constatée par des

(1) VELPEAU. *Traité d'accouchements.* — DE LA MOTTE. *Traité d'accouchements*, t. I, p. 53.—MONDAT. *De la stérilité*, 1833, p. 144. —MOREAU. Ouvrage cité.

faits (1); mais (à moins d'idiotisme) il est rare que la grossesse parvienne près de son terme sans que la femme ait senti les mouvements de l'enfant.

Une femme pourra ignorer sa grossesse ou ne pas en considérer les signes comme réels, si, au moment de la conception, elle était en syncope, ou si on l'avait mise dans un état complet d'ivresse, de narcotisme au moyen de substances particulières.

La conservation des signes de la virginité, l'état d'imperforation de la membrane hymen n'ont pas été dans quelques cas un obstacle à la fécondation. Ces observations sont cependant exceptionnelles.

La grossesse peut-elle apporter dans les facultés intellectuelles un trouble tel que la femme ne puisse résister à ses penchants ?

Il est reconnu d'une manière certaine que chez beaucoup de femmes la grossesse modifie leur état moral : les facultés affectives sont affaiblies ; leur irritabilité est très excitée. Mais d'un changement de goûts ou d'humeurs à l'entraînement irrésistible au vol ou au crime la distance est grande, et les médecins ne sauraient trop se mettre en garde contre cette influence attribuée à la grossesse. Il est impossible de faire une réponse générale à la question que nous venons de poser. Les circonstances particulières du fait, l'état moral habituel de la femme, l'*intérêt* qu'elle a pu trouver dans son action, méritent surtout l'examen de l'expert, qui, s'il n'est pas suffisamment éclairé, ne devra pas craindre de faire connaître aux magistrats et aux jurés les motifs de son incertitude. Ce sont eux qui, d'après les débats, décideront quelle peut être la part de la volonté dans les actes reprochés à l'accusée.

(1) ORFILA, *Médecine légale*, t. i, p. 123. — MORONVAL, *Journ. complément.*, t. XXIII.

CHAPITRE IV.

DE L'AVORTEMENT.

Les peines portées par la loi sont fort sévères :

(Code pénal, art. 317.) « Quiconque par aliments, breuvages, médicaments, violences, ou par tout autre moyen, aura procuré l'avortement d'une femme enceinte, soit qu'elle y ait consenti ou non, sera puni de la réclusion.

La même peine sera prononcée contre la femme qui se sera procuré l'avortement à elle-même, ou qui aura consenti à faire usage des moyens à elle indiqués ou administrés à cet effet, si l'avortement s'en est suivi.

Les médecins, chirurgiens et autres officiers de santé, ainsi que les pharmaciens qui auront indiqué ou administré ces moyens, seront condamnés à la peine des travaux forcés à temps, dans le cas où l'avortement aurait eu lieu.

Les interprétations données à cet article ont été diverses. Legraverend, Bourguignon, Carnot, concluaient que la simple *tentative d'avortement* n'entraînait aucune peine ; mais la jurisprudence actuelle n'adopte pas cette opinion, et la Cour de cassation, par ses arrêts de 1807-27 et 1830, a établi :

Que les dispositions de l'art. 2 du Code pénal sont générales, qu'elles s'appliquent à tous les crimes ; qu'elles ne peuvent être restreintes que dans les cas où la loi a exclu son application ;

Que l'art. 317 ne renferme aucune expression qui excepte formellement la *tentative du crime* d'avortement des dispositions de cet art. 2, si ce n'est relativement à la femme enceinte ; que cette exception, ainsi limitée en faveur de la femme enceinte, démontre évidemment que la *même tentative* commise par d'autres individus est assimilée au même crime.

17.

Plus récemment encore, un arrêt de la Cour de cassation, du 26 janvier 1839, a décidé « que le troisième paragraphe de l'art. 317 du Code pénal comprend les sages-femmes, et qu'elles se rendent aussi coupables que les médecins, les chirurgiens, les officiers de santé et les pharmaciens, lorsque, comme eux, elles font usage, pour détruire, d'un art qu'elles ne doivent employer qu'à conserver ; qu'elles encourent donc la même peine. »

Sous le rapport médico-légal, la détermination de l'avortement est très difficile à établir ; car en admettant que l'on puisse examiner le produit fœtal, et qu'il ait été expulsé réellement par la femme inculpée de ce crime, pourra-t-on prouver que l'avortement a été plutôt *provoqué* que *naturel*, et qu'il a été provoqué dans une intention criminelle, plutôt que dans l'intérêt de la mère et de l'enfant ?

S'il n'y a pas de corps du délit, ou que la femme ne présente plus de signes d'accouchement, l'intervention des médecins est inutile ; elle n'aurait d'avantages pour la découverte de la vérité que dans le cas où la femme ayant succombé, l'autopsie ferait constater sur les organes génitaux des lésions produites par quelque instrument.

Nous étudierons successivement les questions suivantes : 1° quelles sont les causes de l'avortement naturel ou accidentel ? 2° l'avortement a-t-il eu lieu, a-t-il été provoqué ? 3° l'avortement peut-il être provoqué dans un intérêt de conservation pour la mère et l'enfant ?

Une femme pourrait simuler ou prétexter l'avortement, afin de nuire à autrui, ou de demander des dommages ; mais il est nécessaire qu'elle prouve que l'avortement a eu lieu, et que ce sont les causes qu'elle allègue qui l'ont déterminé.

1° *Quelles sont les causes de l'avortement naturel ou accidentel ?*

Ces causes sont très nombreuses ; on les distingue en

prédisposantes et *occasionnelles*. Parmi les principales causes prédisposantes de l'avortement, nous citerons : les maladies aiguës ou chroniques de l'utérus, les vaginites très intenses, la flaccidité et le relâchement du col utérin, la sensibilité exaltée de l'utérus, sa congestion sanguine, les maladies du fœtus ou du placenta, son implantation sur le col.

Les causes occasionnelles sont encore plus diverses : les *émotions vives*, les commotions violentes, les secousses à cheval ou en voiture, la danse, l'abus du coït, les phleg-masies intestinales. L'avortement naturel ou accidentel résulte souvent de causes si légères et si fortuites, malgré l'attention et les soins les plus soutenus, que l'on comprend à l'avance combien il est difficile de prouver qu'il a été *provoqué*. On sait d'ailleurs qu'il est un certain nombre de moyens considérés comme pouvant déterminer l'avorte-ment, et qui fréquemment, loin de le produire, sont employés pour le prévenir.

Ainsi, la saignée du pied, les applications de sangsues ou de ventouses aux cuisses, les pédiluves, les emména-gogues, les émétiques, les purgatifs (1), ne déterminent pas toujours les effets qu'on leur attribue.

Les moyens employés pour agir directement sur l'œuf entraînent le plus souvent des maladies de l'utérus et de ses annexes, qui, sans être toujours suivies de l'avortement, compromettent la santé et la vie de la femme.

2° *L'avortement a-t-il eu lieu, a-t-il été provoqué?*

Ce que nous avons déjà dit des causes de l'avortement fait voir combien il est difficile de résoudre cette question ; car si on n'a pas à examiner l'embryon ou le fœtus, ainsi que ses annexes, on ne peut que rechercher sur la femme qui est inculpée les traces qu'elle pourrait présenter. Or dans le cas où elle ne porterait pas de signes de violences

---

(1) Mauriceau, traité cité. — Baudelocque, p. 5?2.

extérieures, il serait impossible de déterminer la *cause réelle* de l'écoulement de sang que l'on observerait aux parties génitales, et de distinguer s'il est dû à autre chose qu'à la menstruation. Ne sait-on pas d'ailleurs que les signes certains de l'accouchement sont effacés en moins de huit à dix jours? A plus forte raison ne peut-on pas reconnaître sur la femme les signes d'un avortement, même dans un espace de temps plus court.

Dans le cas où le produit de l'avortement a été recueilli, et ce n'est qu'alors que le plus ordinairement des poursuites sont exercées, le médecin est chargé de déterminer la nature de ce produit, si l'embryon ou le fœtus est dans son état normal, enfin s'il présente, ainsi que ses annexes, des traces de violences.

Examen du fœtus.

Pendant les premières semaines, l'embryon peut être aisément confondu avec un caillot de sang : aussi est-il important, en mettant dans l'eau le produit expulsé, de ne pas le déchirer ou le froisser. Le sang se dissout, et on reconnaît les caractères du corps que l'on examine. A une époque plus avancée de la conception présumée, on recherche si ce produit n'est qu'une mole (voy. p. 193), ou s'il est organisé. Dans ce dernier cas, si c'est un fœtus, on recherche quel est son âge, s'il a vécu après l'expulsion, depuis quand a eu lieu la mort, si elle est due à une maladie ou à un arrêt de développement, ou bien s'il existe des traces de blessures.

3° *L'avortement peut-il être provoqué dans un intérêt de conservation pour la mère et l'enfant?*

Plusieurs accoucheurs, parmi lesquels nous citerons Baudelocque, Dugès, M. Capuron, se sont élevés contre l'accouchement prématuré artificiel, et préféraient l'opération césarienne ou la symphyséotomie. Mais l'opinion contraire a prévalu, et les travaux de MM. Paul Dubois et

Dezeimeris ont réfuté les objections qui avaient été avancées (1).

L'accouchement prématuré ne doit être provoqué que si le fœtus est arrivé au huitième mois environ de la conception ; — que chez la femme dont la conformation est vicieuse, dont le bassin n'a pas un espace de 7 centimètres (3 pouces) ; — que chez les femmes *non primipares* ; — enfin, que si l'on a acquis la certitude que l'enfant est vivant, et que la mère n'est pas atteinte de maladie aiguë.

Un médecin doit autant que possible, pour se mettre à l'abri de tous événements fâcheux, ne provoquer l'accouchement qu'après s'être entouré des conseils de ses confrères et s'être fait assister par eux.

Exemple de rapport sur l'avortement. — Fractures du crâne du fœtus.

Nous soussignés, en vertu de l'ordonnance, en date du 19 octobre 1840, de M. Dieudonné, juge d'instruction, qui, vu la procédure suivie contre la fille Victoire C..., inculpée d'avortement, nous commet à l'effet de procéder à l'autopsie d'un fœtus déposé à la Morgue, de constater son âge et la cause de la mort ; nous sommes transportés à la Morgue, où nous avons opéré en présence de M. Masson, commissaire de police, entre les mains duquel nous avons prêté serment.

Le fœtus qui nous est représenté est du sexe féminin ; il a été reconnu par M. le docteur Berthier pour être celui qu'il a déjà examiné.

État extérieur. — Poids total, 530 grammes ; longueur totale, 28 centimètres. Le cordon adhère à l'ombilic ; il est à l'état frais, ne présente aucune trace de ligature ni de déchirure ; sa longueur totale est de 37 centimètres. A son

(1) PAUL DUBOIS, *Archives générales de Médecine.* 1840.

extrémité libre adhère une portion de membrane amniotique. Diamètre occipital frontal, 5 centimètres 5 millim.

Toute la surface du corps est salie par une substance
noirâtre graisseuse, qui a résisté au lavage, et ne s'enlève
qu'avec difficulté. Aucune trace de violence à la surface du
corps, à l'exception d'une ecchymose noirâtre qui occupe
la plus grande partie de la région temporale gauche.

Crâne. — La dissection de la peau du crâne fait reconnaître la présence d'une quantité assez notable de sang
épanché sous la peau. A gauche, sur le pariétal, ponctua-
tion rougeâtre due à l'épanchement de sang dans le tissu
osseux. Ecchymose violacée de forme demi-circulaire. Vers
l'occipital, accumulation de sang coagulé et de sérosité
épaisse. Cet épanchement provient probablement du travail
de l'accouchement.

A l'ouverture du crâne, une quantité considérable de
sang liquidé s'est écoulée; il existait à la surface du cerveau plusieurs caillots de sang. L'examen attentif des os du
crâne nous a fait constater, 1° sur le pariétal droit une
fracture qui occupe son bord interne, et qui a 13 millimètres de longueur; au bord postérieur, une seconde fracture
longue de 1 centimètre; 2° sur le frontal gauche, fracture
de 8 millimètres à son bord interne; 3° le pariétal gauche
présente sur le bord antérieur et à sa partie moyenne une
fracture de 15 millimètres, et enfin, un peu en arrière et
au-dessus, une fracture de 15 millimètres. —Le sang épanché entre les fragments de ces diverses fractures nous les
avait fait reconnaître facilement; et sur le pariétal gauche,
le sang s'était infiltré dans le tissu osseux avec assez d'abondance pour former cette ecchymose que nous avons ci-
dessus décrite.

La substance cérébrale n'a offert rien de particulier,
ainsi que la dure-mère, qui avait sa coloration normale
dans tous les points qui ne correspondaient pas aux fractures.

Il n'existe sur la bouche, les lèvres et le nez aucune trace de violences.

La trachée-artère contient une petite quantité de sang.

Poitrine. — Les poumons sont rosés ; la partie supérieure de ces organes offre une faible crépitation ; la pression entre les doigts exprime un liquide légèrement spumeux. Le cœur contient dans ses cavités gauche et droite une petite quantité de sang liquide et coagulé.

La masse de ces organes, plongée dans l'eau, surnage faiblement. Quelques portions du poumon, fortement pressées entre les doigts, et plongées dans l'eau, se précipitent au fond du vase.

Abdomen. — L'estomac renferme de la mucosité non sanguinolente. Le gros intestin contient une petite quantité de méconium. Les incisions pratiquées sur les membres n'ont rien fait noter de particulier. Les extrémités cartilagineuses des fémurs n'offrent aucune trace des points d'ossification.

Conclusions. — 1° Le fœtus que nous avons examiné est du sexe féminin.

2° Il était arrivé à cinq mois environ de la vie intra-utérine.

3° Il n'était pas viable.

4° Les nombreuses fractures du crâne, qui toutes ont une forme étoilée, la longueur de ces fractures, leur siége sur les bords antérieurs et postérieurs des os, ne nous semblent pas devoir être attribuées au travail seul de l'accouchement ; mais elles nous paraissent plutôt être le résultat d'une pression violente exercée sur le crâne.

Si l'on a égard à la présence du sang infiltré entre les fragments des os lésés, on peut en conclure que le fœtus était encore vivant au moment où ces fractures ont été produites. La crépitation, très faible, il est vrai, mais que nous avons signalée dans les lobes supérieurs du poumon, vient encore à l'appui de cette opinion.

BAYARD, BERTHIER.

Visite de l'inculpée. — Constatation d'un accouchement récent.

Nous soussignés....., chargés de visiter la susnommée, et de constater si elle présente les signes d'un accouchement récent;

Nous sommes transportés le 20 octobre à l'Hôtel-Dieu (annexe), et avons trouvé la fille C... (Victoire), couchée au n° 28 de la salle Sainte-Marie. Cette fille, entrée à l'hôpital le 16 octobre, nous a déclaré qu'elle avait fait une fausse couche le jeudi 15. — Nous avons constaté, 1° le gonflement douloureux des deux mamelles, notamment de la droite, dont la pression fait sortir du lait par le mamelon.

2° Le ventre est tendu, légèrement ballonné; l'exploration fait reconnaître à l'hypogastre la présence de l'utérus assez volumineux; le toucher nous fait constater que l'utérus est abaissé; le col dilaté laisse introduire l'extrémité du doigt indicateur, la lèvre postérieure présente une déchirure récente; il s'écoule du vagin, et avec abondance, un liquide séro-sanguinolent d'une odeur forte et caractéristique.

La partie interne des cuisses, la chemise et les draps sont tachés par les mêmes liquides, qui s'écoulent des parties sexuelles de la fille C... — Il y a de la fréquence dans le pouls, un peu de fièvre, et une saignée a été pratiquée récemment au bras gauche.

Conclusions. — L'état des mamelles et des organes génitaux indique d'une manière certaine que la fille C..... est récemment accouchée.

BAYARD, BERTHIER.

CHAPITRE V.

DE L'ACCOUCHEMENT.

(Art. 341, Cod. civ.) La recherche de la maternité est admise. L'enfant qui réclame sa mère sera tenu de prouver qu'il est identiquement le même que l'enfant dont elle est accouchée.

Nous verrons que dans les cas d'*exposition*, de *suppression*, de *supposition*, de *substitution* d'enfant, ou d'*infanticide*, il est nécessaire de rechercher les preuves d'un accouchement ancien ou récent.

Signes de l'accouchement. — Les phénomènes consécutifs à l'accouchement se succèdent avec assez de rapidité pour qu'en général après le *dixième jour* il soit difficile de prouver qu'il est récent. Dans cet intervalle, les signes suivants apparaissent successivement. On peut les distinguer en deux époques, depuis l'accouchement jusqu'à la fièvre de lait; et depuis la fièvre de lait et l'engorgement des seins jusqu'à la fin de l'écoulement des lochies.

Aussitôt après l'accouchement, on peut constater l'écoulement de sang mêlé à un liquide amniotique qui a une odeur particulière; la rougeur, la tuméfaction, la contusion de la vulve; la mollesse et la dilatation du col de l'utérus, la déchirure de sa lèvre antérieure; la sensation, à la main appliquée sur l'hypogastre, d'une tumeur mobile, arrondie, et dont la compression détermine des contractions suivies d'un écoulement de sang plus abondant; seins mous, sécrétant un liquide blanchâtre visqueux; gêne dans la locomotion, sensibilité abdominale.

Vers le quatrième jour, la plupart des femmes éprouvent de la chaleur à la peau, de la moiteur; l'écoulement de sérosité sanguinolente diminue ou s'arrête entièrement; les seins se tuméfient, deviennent durs, bosselés, et gênent le

18

mouvement du bras. Ces phénomènes manquent quelquefois, et l'état particulier de la femme n'est caractérisé que
par l'écoulement d'un liquide roussâtre d'une odeur dite
puerpérale, et qui continue pendant plusieurs jours. Les
parois du ventre, revenues sur elles-mêmes, laissent à la
peau des éraillures d'abord violacées, puis blanchâtres et
analogues à des cicatrices.

Ces signes observés dans leur ensemble ne laissent aucun
doute sur l'accouchement ; mais chez certaines femmes,
les maladies de l'utérus ou du vagin pourraient en imposer
dans le cas où les autres signes de l'accouchement manque-
raient.

L'époque de l'accouchement ne pourra le plus ordinairement être déterminée qu'approximativement. L'examen
microscopique du lait chez les femmes qui nourrissent leurs
enfants a permis à M. Donné (1) de noter les changements
survenus dans ce produit de sécrétion pendant les premiers jours qui suivent l'accouchement.

Premier jour. — Colostrum jaunâtre, visqueux, demi-
transparent, alcalin, composé de globules, la plupart ag-
glomérés, très disproportionnés entre eux pour leur volume, mêlés de corps granuleux d'une forme variée,
ainsi que des gouttelettes oléagineuses. Ce liquide, traité
par l'ammoniaque, se prend tout entier en une masse visqueuse et filante.

Troisième jour. — Les corps granuleux sont moins
nombreux.

Sixième jour. — Le lait est très jaune et bleuit fortement le papier de tournesol rougi. Les globules laiteux sont
généralement gros, mais mieux proportionnés entre eux.
Il existe encore un certain nombre de gouttes oléagineuses, mais on voit moins de corps granuleux.

Dixième jour. — Le lait étant abondant, est formé de

---

(1) Donné, *Mémoire sur le lait.*

globules très nombreux, très serrés ; l'ammoniaque le rend encore visqueux.

Au vingt-quatrième jour. — Le lait est tout-à-fait blanc, riche en globules ; il ne contient plus de corps étrangers. Si les traces de l'accouchement étaient en partie effacées aux parties génitales, on voit que l'état des seins et l'examen du lait pourraient fournir quelque résultat utile.

Une femme peut-elle accoucher sans le savoir ? — Il est certain que l'apoplexie, la syncope, l'état comateux, peuvent anéantir assez la sensibilité pour que l'expulsion du fœtus ait lieu. Hippocrate (1) en a cité un exemple. Le Recueil des causes célèbres, n° 59, tom. XXVI, contient le fait de la comtesse de Saint-Géran, qui, plongée dans le sommeil par un breuvage *narcotique*, accouche d'un garçon sans le savoir. Le lendemain, à son réveil, baignée dans son sang, elle réclame son enfant : le crime en avait disposé. Les coupables osèrent nier qu'elle fût accouchée.

Les auteurs allemands ont rapporté des exemples de femmes mortes en travail, et chez lesquelles l'expulsion du fœtus eut lieu.

Mais on ne peut admettre, avec M. Devergie, qu'une femme accouche *sans le savoir* en allant à la garde-robe. L'hypothèse que ce médecin a présentée est tellement dénuée de vraisemblance et de possibilité, qu'elle ne mérite pas une discussion sérieuse (2).

Lorsque pendant l'accouchement la mère et l'enfant ont succombé, lequel des deux a survécu ? — Cette question acquiert une grande importance toutes les fois que deux époux n'ont pas encore d'enfant issu de leur mariage ; car si l'enfant nouveau-né a survécu à sa mère, il en a hérité, et il peut transmettre la succession à son père ; tandis que s'il est mort le premier, les biens de sa mère rentrent dans sa famille, à moins de dispositions particulières.

(1) HIPPOCRATE, *Epid.*, lib. 3.
(2) DEVERGIE, t. II, p. 482.

Les circonstances de l'accouchement ne peuvent pas toujours servir pour la solution de la question ; car l'état d'épuisement de la mère, son état de maladie même, ne sont que des probabilités, et non pas des preuves de la mort concomitante de l'enfant.

S'il n'a pas été constaté, peu d'instants avant la mort de la mère, que les mouvements du fœtus étaient actifs ; s'il ne porte pas des traces de mort intra-utérine remontant à quelques jours ; enfin s'il n'y a pas eu de témoins de l'accouchement, et que la mère et l'enfant aient été trouvés morts, les dispositions de la loi sont applicables. Les articles 720 et 721 du code Civil sont ainsi conçus :

Si plusieurs personnes respectivement appelées à la succession l'une de l'autre succombent dans un même événement, sans qu'on puisse reconnaître laquelle est décédée la première, *la présomption de survie est déterminée par les circonstances du fait*, et à leur défaut, *par la force de l'âge ou du sexe.*

Si ceux qui ont péri avaient moins de quinze ans, le plus âgé sera présumé avoir survécu ; s'ils étaient tous au-dessus de soixante, le moins âgé sera présumé avoir survécu ; si les uns avaient moins de quinze ans, et les autres plus de soixante, les premiers seront présumés avoir survécu.

Le médecin consulté devra apporter le plus grand soin dans toutes les *circonstances du fait*, et recueillir les renseignements les plus précis avant de donner son avis.

On pourrait être chargé de reconnaître *si une femme porte des signes d'accouchement ancien.* Dans le cas où l'on constaterait sur le ventre des rides, il faudrait s'enquérir si la femme n'a jamais été atteinte d'ascite, de tumeurs abdominales qui aient distendu l'abdomen ; car s'il était prouvé que jamais elle n'a été affectée de ces maladies, il serait vraisemblable qu'elle serait accouchée.

En résumé, l'expert qui a accepté la mission de recher-

cher si une femme est accouchée, doit inviter la femme à se
laisser visiter ; et dans le cas où elle refuse formellement, il
n'insistera pas, et consignera dans son rapport les détails de
ce refus pour en référer aux magistrats chargés de l'instruction.

Lorsque l'on visite une femme , il faut examiner les
seins , et s'il existe une sécrétion laiteuse ou non ; si la chemise, les draps de lit portent des taches séro-sanguinolentes ;
si la femme exhale une odeur particulière, analogue à celle
des lochies. Le volume du ventre, l'état de tension ou de
flaccidité de la peau, les rides, les plis seront successivement notés. L'aspect des parties génitales, de la vulve, du
vagin, le toucher du col utérin seront constatés avec soin.

On n'oubliera pas de reconnaître s'il y a de la fièvre, et
quel est l'état général de la santé.

CHAPITRE VI.

DES NAISSANCES PRÉCOCES ET TARDIVES.

La possibilité des naissances hâtives ou précoces est aussi
bien reconnue que celle des naissances tardives. M. Velpeau (1) a réuni sur ces questions un grand nombre de
faits cités par les auteurs, et qui servent à la démontrer.
Sous le rapport médico-légal, la question a été décidée par
la loi et le Code civil. L'article 312 a fixé le cent-quatre-
vingtième jour après la conception pour terme des naissances les plus précoces, et le trois-centième jour pour
terme des plus tardives (315).

Art. 312. L'enfant conçu pendant le mariage a pour
père le mari. — Néanmoins celui-ci pourra désavouer l'en-

(1) VELPEAU, *Traité d'accouhements*, t. I, p. 381.

fant s'il prouve que, pendant le temps qui a couru depuis le trois-centième jour jusqu'au cent-quatre-vingtième jour avant la naissance de cet enfant, il était, soit par cause d'éloignement, soit par l'effet de quelque accident, dans l'impossibilité physique de cohabiter avec sa femme.

Art. 314. L'enfant né avant le cent-quatre-vingtième jour du mariage ne pourra être désavoué par le mari dans les cas suivants : 1° s'il a eu connaissance de la grossesse avant le mariage; 2° s'il a assisté à l'acte de naissance, et si cet acte est signé de lui, ou contient sa déclaration qu'il ne sait signer; 3° si l'enfant n'est pas déclaré viable.

Art. 315. La légitimité de l'enfant né trois cents jours après la dissolution du mariage pourra être contestée.

En adoptant une règle prise dans la marche la plus ordinaire de la nature, les législateurs n'ont pas entendu énoncer une vérité absolue, ni décider en physiologistes une question sur laquelle sont partagées les opinions des plus savants médecins. Ils ont fait ce qui était propre à la législation : ils ont tari la source de ces procès difficiles et scandaleux qu'occasionnaient les naissances tardives et prématurées, en traçant aux juges une règle positive pour fixer leur incertitude et prévenir désormais l'arbitraire des décisions et la contrariété des jugements (Toullier, t. XI, p. 115).

L'étude physiologique de ces questions présente assez d'intérêt pour que nous engagions le lecteur à prendre connaissance de l'observation fort curieuse que M. Moreau a rapportée dans son ouvrage (1).

De la superfétation.

On donne le nom de superfétation ou de sur-conception à la vivification d'un germe, chez une femme qui renferme

(1) Tom. I, p. 548.

déjà un ovule fécondé dans quelque partie du système générateur. L'existence et la possibilité de ce fait, admises et contestées tour à tour par des physiologistes de tous les siècles, forment une question sur laquelle l'opinion des naturalistes actuels n'est point encore arrêtée (1).

Sous le point de vue médico-légal, cette question nous paraît devoir être réunie à celle des naissances tardives.

En effet, la superfétation n'est admise comme étant possible que si l'utérus est double ; que si le premier produit de conception s'est développé hors de l'utérus ; que si l'ovule fécondé n'est pas descendu dans l'utérus, lors de la fécondation du second. Dirons-nous, avec M. Devergie (2), que la superfétation doit, en médecine légale, être regardée comme possible, par cela même que la question n'est pas encore résolue ? Ce serait évidemment commettre volontairement une inconséquence grossière sous le prétexte d'être favorable à la mère et à l'enfant.

MM. Desgranges et Fodéré regardaient comme une superfétation certaine l'observation de la femme Franquet, qui accoucha d'un fœtus bien portant, cinq jours après avoir avorté d'une grossesse de sept mois. Le fait d'une dame Brigaud, qui mit au monde, le 30 avril 1748, un enfant mâle et vivant, et qui accoucha d'un second fœtus, également viable et vivant, le 17 septembre suivant ; le fait du docteur Stearns (3), où l'on voit une négresse accoucher d'un fœtus *noir* de huit mois ou à peu près ; puis, au bout de quelques heures, d'un fœtus *blanc*, d'environ quatre mois, qui donna des signes de vie, sont considérés par quelques auteurs comme des cas de superfétation. Mais nous remarquerons que l'on n'a pas pu acquérir la certitude que dans ces cas les femmes n'avaient pas un utérus double.

(1) VELPEAU, *Traité d'accouchements*, t. I, p. 343.
(2) DEVERGIE, *Médecine légale*, t. II, p. 510. 1840.
(3) *Arch. gén. de Méd.*, t. IX, p. 118.

Quant aux observations rapportées par les auteurs, elles peuvent être regardées comme des cas de grossesses doubles, dans lesquelles un fœtus, mort longtemps avant terme, s'est conservé dans les membranes pour n'être expulsé qu'avec celui qui avait continué de vivre, ou bien encore, comme des grossesses de jumeaux inégalement développés ou nés à des époques différentes.

De l'exposition, de la supposition, et de la substitution d'enfant.

(Code pénal, art. 349.) Ceux qui auront exposé et délaissé *en un lieu solitaire* un enfant au-dessous de l'âge de sept ans accomplis; ceux qui auront donné l'ordre de l'exposer ainsi, si cet ordre a été exécuté, seront, pour ce seul fait, condamnés à un emprisonnement de six mois à deux ans, et à une amende de 16 fr. à 200 fr.

Art. 350. La peine portée au précédent article sera de deux ans à cinq ans, et l'amende de 50 fr. à 400 fr. contre les tuteurs ou tutrices, instituteurs ou institutrices de l'enfant exposé et délaissé par eux ou par leur ordre.

Art. 331. Si, par suite de l'exposition et du délaissement prévu par les articles précédents, l'enfant est demeuré mutilé ou estropié, l'action sera considérée comme blessures volontaires à lui faites par la personne qui l'a exposé et délaissé; et si la mort s'en est suivie, l'action sera considérée comme meurtre : au premier cas, les coupables subiront la peine applicable aux blessures volontaires; et, au second cas, celle du meurtre.

Art. 352. Ceux qui auront exposé et délaissé *en un lieu non solitaire* un enfant au-dessous de l'âge de sept ans accomplis, seront punis d'un emprisonnement de trois mois à un an, et d'une amende de 16 fr. à 100 fr.

Art. 353. Le délit prévu par le précédent article sera puni d'un emprisonnement de six mois à deux ans, et d'une amende de 25 fr. à 200 fr., s'il a été commis par des tuteurs ou tutrices, instituteurs ou institutrices de l'enfant. »

(Code pénal, art. 345.) Les coupables d'enlèvement, de recel ou de suppression d'un enfant, de substitution d'un enfant à un autre, ou de supposition d'un enfant à une femme qui ne sera pas accouchée, seront punis de la réclusion.

(Il ne s'agit pas seulement, dans ce dernier article, des enfants nouveau-nés, mais des mineurs en général. Arrêt du 18 novembre 1824; Dalloz, XII, 47.)

Dans le cas d'*exposition*, les médecins ont à rechercher les conséquences pour l'enfant de ce délaissement, et les maladies qui ont pu en être la suite ; dans le cas où il serait mort, il faut constater s'il était né vivant et viable, et si la mort est le résultat de blessures ou de l'abandon.

Dans les autres cas de *suppression*, *supposition*, ou de *substitution*, il ne s'agit comme précédemment que de constater l'identité de l'enfant, son âge, etc. Si les faits sont récents, l'examen de la femme inculpée permettra de reconnaître si elle est récemment accouchée ; autrement lorsque plusieurs mois ou plusieurs années se sont écoulés, la visite de la femme pour cette recherche devient complétement inutile.

CHAPITRE VII.

DE L'INFANTICIDE.

Jurisprudence relative à l'infanticide.

(Cod. pén. Art.) 295. Est réputé *meurtre* l'homicide commis volontairement.

Art. 300. Est qualifié infanticide le meurtre d'un enfant nouveau-né.

Art. 302. Tout coupable d'infanticide sera puni de mort.

L'art. 5 de la loi du 25 juin 1824 atténuait en faveur de la mère cette disposition rigoureuse :

Lorsqu'il existera des circonstances atténuantes, et sous la condition de le déclarer expressément, la peine prononcée par l'art. 302 du Code pénal contre la mère coupable d'infanticide pourra être réduite à celle des travaux forcés à perpétuité. — Cette réduction de peine n'aura lieu à l'égard d'aucun individu autre que la mère.

L'article 463, substitué par la loi du 28 avril 1832 à l'article primitif du Code pénal, a encore modifié la loi : « *Dans tous les cas* où le jury déclare qu'il y a des circonstances atténuantes, si la peine prononcée par la loi est la mort, la Cour applique la peine des travaux forcés à perpétuité ou celle des travaux forcés à temps. »

Que doit-on entendre par enfant nouveau-né ? Est-ce celui qui est né depuis un ou plusieurs jours ? Un arrêt de la Cour de cassation, du 20 juin 1822, a décidé dans l'espèce suivante que : L'enfant né dans un établissement public, inscrit sur les registres de l'état civil, et âgé de *quatorze jours*, n'est plus un *enfant nouveau-né*, dans le sens de l'article 300; en conséquence, sa mère, en lui donnant volontairement la mort, ne commet pas le crime d'infanticide proprement dit, mais se rend coupable d'un simple meurtre. (Dalloz, t. XII, p. 964.)

M. Ollivier (d'Angers) (1) a proposé un caractère matériel dont l'existence constante permet de réduire le nombre de jours fixé par l'arrêt précédent : ce médecin établit que le cordon ombilical, se détachant toujours du quatrième au huitième jour après la naissance, on peut considérer comme *enfant nouveau-né* celui chez lequel le cordon est encore adhérent, et ne plus appliquer cette qualification à l'enfant chez lequel le cordon est tombé.

Cette proposition nous paraît d'une application très fa-

(1) *Ann. d'Hyg. et de Méd. légale*, t. XVI, p. 328.

cile, et est bien préférable à celle du professeur Froriep, de Berlin, qui, en admettant que, pour le médecin, l'enfant est nouveau-né aussi longtemps que le cordon ombilical est adhérent, pense que, pour le jurisconsulte, l'enfant ne devrait être considéré comme nouveau-né que durant le temps où il n'a pas encore reçu les premiers soins de sa mère, celui où il est encore *sanguinolentus*.

Le terme proposé par M. Ollivier (d'Angers) trancherait la question jusqu'à présent si indécise, et nous ne comprenons pas que M. Devergie ait pu dire : « qu'il suffirait de cacher un enfant pendant quatre jours pour échapper à la peine de mort. »

Chacun sait que le crime d'infanticide est commis presque toujours par cela même que l'enfant ne peut être *caché vivant* pendant quelques heures, et que sa mort *immédiate* paraît être à la mère le seul moyen de dérober sa faiblesse à ceux qui l'entourent. L'examen de la cicatrice ombilicale fournirait encore dans ce cas un caractère suffisant pour reconnaître depuis combien de jours le cordon s'est détaché.

Il faut que l'enfant soit *né vivant* pour qu'il puisse y avoir *infanticide*; mais faut-il aussi qu'il soit *né viable*, c'est-à-dire avec le degré de maturité et la bonne conformation qui constituent l'aptitude à vivre?

Rogron (1), *Carnot*, *Merlin*. admettent qu'il faut trois circonstances indispensables pour caractériser le crime d'infanticide : 1° que l'enfant soit né viable ; 2° que la mort ait été donnée volontairement; 3° que l'enfant soit nouveau-né. Nous adoptons pleinement cette interprétation de la loi, et nous nous étonnons que M. Devergie, qui partageait aussi cette opinion (2), l'ait abandonnée aussi complétement pour arriver à dire (3) : « *Il n'est pas nécessaire que l'enfant ait*

(1) *Comment. du Cod. pén.*, art. 300, p. 206.
(2) *Dict. de méd. et de chir. prat.*, art. INFANTICIDE.
(3) *Traité de Méd. légale*, t. II, p. 527. 1840.

vécu de la vie extra-utérine, c'est-à-dire que *la respirati*
se soit effectuée ; il suffit qu'il ait *vécu. Ainsi la mort donn*
volontairement à un enfant né au terme de cinq moi
demi ou de six mois, époque à laquelle il n'est presque j
mais viable, EST UN CRIME D'INFANTICIDE. *La quest*
de viabilité ne peut s'élever que dans le droit civil. D
ce cas, la femme *pourrait être poursuivie pour les crim*
d'avortement et d'infanticide. » M. Devergie a établi i
évidemment une confusion entre l'avortement et l'infant
cide, entre les mots *vivre* et *naître.*

Mais, dira-t-on, une femme qui tue son enfant ignor
s'il porte en lui une maladie ou une cause qui ne l
permette pas de vivre, et alors la volonté pleine et entière
de le tuer existe toujours. Dans ce cas, nous reconnaisson
bien qu'il y a eu intention criminelle ; mais ce n'est p
cette intention que le médecin-légiste est chargé d'apprécier, il a mission de rechercher si l'enfant a plus de si
mois, car ce n'est qu'à ce terme qu'il aura l'aptitude
vivre de la vie extra-utérine, et si par les vices de conformation qu'il a pu apporter en naissant il ne devait pas pouvoir vivre de la vie extra-utérine.

M. Devergie admet l'*infanticide* sur un *fœtus de cin*
mois. « Il suffit, dit-il, qu'il ait vécu. » Ainsi donc, pour
M. Devergie, qui, contre l'opinion de tous les auteurs, ne
reconnaît pas la respiration comme le premier signe de vie
extra-utérine, à quelle époque commence la vie intra-utérine ? Est-ce à trois, quatre ou cinq mois de conception ?
On voit où mène cette singulière opinion ! L'importance de
ces questions nous engage à insister sur un point encore
fort peu développé, et qui prête beaucoup à la controverse.

Il faut, avons nous dit avec les légistes, que l'enfant
soit *nouveau-né* pour qu'il y ait *infanticide*, et nous avons
cité l'opinion des médecins-légistes les plus distingués qui
proposent de fixer le nombre de jours pendant lequel l'enfant peut être considéré comme nouveau-né. Mais à quel

moment l'enfant peut-il être ainsi dénommé? C'est, dira-t-on, dès que l'expulsion hors de l'utérus est complète, dès qu'il y a *naissance*.

M. le docteur Ollivier (d'Angers) a conclu, dans un cas (1), que l'absence complète de la respiration chez un enfant nouveau-né n'excluait pas la possibilité de l'infanticide; et dans l'espèce, il a fondé son opinion sur ce qu'il avait constaté des blessures avec coagulation du sang des parties intéressées, et qu'ainsi l'enfant était encore vivant lorsqu'il a été meurtri.

Ce caractère de *vie* est incontestable, mais doit-il suffire au médecin-expert pour *qu'en l'absence complète de respiration*, il considère l'enfant comme *nouveau-né*, c'est-à-dire comme *ayant vécu de la vie extra-utérine?* Pour nous, la coagulation du sang d'une meurtrissure est un caractère insuffisant, et le commencement de la vie *indépendante* doit résulter nécessairement de l'établissement de la respiration.

Il est certainement des cas dans lesquels les circonstances de l'accouchement prolongent la durée de la vie fœtale, malgré la sortie de l'enfant hors du sein de la mère, pendant une ou deux heures, *avant que la respiration ne s'établisse.* Mais, qu'on le remarque bien, si dans cet espace de temps la respiration ne parvient pas à s'effectuer, on considère l'enfant comme *mort-né*, ce qui équivaut à dire qu'il n'a pas *vécu :* on l'assimile au fœtus mort avant d'être expulsé de l'utérus. Il n'a eu aucun droit civil, et il n'en a transmis aucun à ses père et mère. On voit à quelles conséquences opposées à l'esprit du législateur on serait entraîné, si l'on adoptait d'une manière absolue l'opinion que la *naissance*, ou, en d'autres termes, que la *vie* extra-utérine est établie sans qu'il y ait eu respiration.

Le médecin-expert ne peut établir son appréciation que

(1) *Annales d'Hygiène*, t. XXIX, p. 149.

d'après des preuves matérielles, et la respiration est le premier acte de la *vie extra-utérine*, tandis que la coagulation du sang est un caractère de *vie* intra-utérine, qui peut être constaté tout aussi bien sur un fœtus de quatre mois que sur un fœtus de neuf mois.

En résumé, nous pensons que l'on ne doit appeler *nouveau-né* que l'enfant *chez lequel la respiration s'est établie.* Tant qu'elle ne s'effectue pas, il n'est considéré que comme fœtus. Dans les discussions civiles relatives aux successions, et dans les investigations judiciaires pour crime d'infanticide, cette distinction peut acquérir une grande importance.

Les poursuites exercées à l'occasion du crime d'infanticide ne peuvent avoir lieu qu'autant qu'il y a *un corps de délit.* Le corps de l'enfant est donc l'objet de l'examen principal des experts; la femme soupçonnée d'être accouchée, et à laquelle on attribue l'enfant, est le sujet d'autres recherches.

Questions relatives à l'enfant.

Il faut rechercher : 1° si l'enfant est nouveau-né, quel est son âge, s'il est né viable ;

2° S'il était vivant à sa naissance, s'il a respiré, et par conséquent, s'il a vécu (dans notre opinion *la vie* extra-utérine commence par le fait de la respiration complète) ;

3° Si l'enfant est né vivant et viable, combien de temps il a vécu, depuis combien de temps il est mort ;

4° Si la mort a été naturelle, ou si elle résulte d'un crime ;

5° Enfin, la mort est-elle seulement la conséquence de défaut de soins ?

§ I. *L'enfant est-il nouveau-né ? — Quel est son âge ? — Est-il né viable ?*

Pour résoudre ces questions, il faut auparavant connaître les développements du fœtus pendant la vie intra-utérine, et pendant les premiers temps qui suivent la nais-sance. Les recherches de Chaussier, Béclard, Lobstein, Meckel, avaient déjà fait connaître les caractères qui pouvaient servir à la détermination de l'âge dans ces deux conditions de la vie. M. Velpeau a tracé le progrès de développement de chacun des organes, sur des embryons de moins de trois mois. C'est d'après tous ces travaux que nous allons exposer les progrès du développement du fœtus et de l'enfant.

En indiquant les caractères de l'embryon dès les premiers jours de sa formation, nous devons faire remarquer qu'il n'est presque jamais le sujet de recherches médico-légales, car il est confondu avec des caillots de sang; et d'ailleurs les signes de la grossesse jusqu'au quatrième mois sont trop vagues pour que l'avortement à cette époque soit l'objet d'investigations utiles. Mais dans quelques circonstances ces détails pouvant être importants à consulter, nous avons cru devoir les rapporter ici.

De l'âge pendant la vie fœtale.

Embryon de douze jours (observé par M. Velpeau). — Ovule formant une ampoule au milieu d'une autre quatre fois plus grande. — Embryon indiqué par un cercle. — Absence de placenta. — Traces de cordon ombilical. — Membranes caduque utérine et caduque ovulaire distinctes et séparées. Chorion tomenteux. — L'amnios forme le quart de l'œuf. — Vésicule ombilicale du volume d'un pois, placée entre le chorion et l'amnios, et contenant une matière analogue au jaune d'œuf; son pédicule se rend au cordon. — Corps réticulé, ou vésicule allantoïde, placé entre le chorion et l'amnios.

Embryon de trois semaines à un mois. — Disposé en cercle. — Long de 8 à 10 millimètres. — La tête est indiquée par un renflement. — Les yeux par deux points. — La bouche par une fente transversale.

Le thorax et l'abdomen ne forment qu'une seule cavité, dont la paroi antérieure ne consiste qu'en une membrane fine et transparente. — Le *cordon ombilical*, contenant les vaisseaux omphalo-mésentériques, une portion de l'ouraque ou de l'allantoïde et les intestins, *s'insère près de l'extrémité coccygienne*, et n'est séparé que par un espace d'une ligne à une ligne et demie d'une sorte de prolongement caudal, recourbé d'arrière en avant, et de deux mamelons d'où naissent déjà les membres pelviens. — Le foie occupe presque tout l'abdomen, et son poids égale celui du reste du corps. Son tissu est presque diffluent. — Deux autres mamelons, l'un à droite, l'autre à gauche de la tige rachidienne, au milieu de la longueur du crâne, donnent naissance aux membres thoraciques. — Un peu au-devant de l'anus, plus près de l'ombilic, un tubercule conique creusé inférieurement d'une gouttière, est le rudiment du pénis ou du clitoris.

Embryon de deux mois. — Longueur de 40 millimètres environ. — Poids de 12 à 15 grammes. — La peau n'est encore qu'un enduit gluant et tenace. — Les muscles ne sont que de petites masses jaunâtres formées de globules réunis par un fluide visqueux.

La tête forme encore plus d'un tiers de la totalité du corps. — La bouche est grande et béante ; mais les lèvres commencent à se former. — Très près de leurs commissures sont les orifices des conduits auditifs. — Deux fentes très écartées indiquent les narines.

Le cou n'est encore qu'un sillon, et la face semble se continuer avec la poitrine. — Les parois du thorax commencent à se former, et les mouvements du cœur cessent d'être visibles. — *Le cordon ombilical s'insère tout-à-fait à la partie inférieure de l'abdomen;* il commence à présenter des renflements ou bosselures. Le cœcum est placé derrière l'ombilic. — L'anus, dont la place était d'abord marquée par un point noir et déprimé, au-devant du coccyx , forme une petite saillie conique d'un jaune plus ou moins foncé , encore sans ouverture. Le prolongement caudal se redresse et diminue peu à peu.

Les membres thoraciques, qui d'abord adhéraient aux côtés du tronc, n'en sont plus que des appendices. La main est plus longue que l'avant-bras, le bras paraît à peine ; les doigts sont distincts, mais réunis par une substance gélatineuse. — Aux membres pelviens, composés d'abord du pied, de la jambe, du genou, puis de la cuisse, les orteils ont la forme de tubercules liés par une substance molle, la plante des pieds est tournée en dedans.

Le tubercule génital continue de s'allonger. Souvent la gouttière de sa face inférieure est fermée.

A deux mois, des points d'ossification se forment dans les masses apophysaires des premières vertèbres cervicales ; et à quelques jours d'intervalle, dans le cubitus, le radius, l'omoplate, les côtes, l'occipital et le frontal.

Embryon de trois mois. —Longueur de 65 millimètres. — Poids 45 grammes. — La peau prend un peu de consistance ; elle est mince et transparente. — Les muscles commencent à se dessiner. — La tête forme à peu près le tiers du corps. — La bouche est fermée par le développement des lèvres ; le globe de l'œil se dessine à travers les paupières, dont les bords se touchent : la membrane pupillaire existe ; les saillies qui doivent former les auricules sont très distinctes, mais non encore réunies.

Le cou, plus prononcé, établit une séparation bien apparente entre la tête et le thorax. — La poitrine est fermée de toutes parts.

Le cordon ombilical s'insère très près du pubis ; il contient les vaisseaux ombilicaux, et est un peu gélatineux ; il forme déjà des spirales. L'intestin est contenu en totalité dans l'abdomen ; les vésicules ombilicale et allantoïde et les vaisseaux omphalo-mésentériques disparaissent. — Le foie a proportionnellement un volume moindre ; son

19.

tissu est mou et pulpeux. — Le cœcum est au-dessous de ib l'ombilic. — Le thymus paraît.

Les membres thoraciques, bien détachés du tronc, sont ordinairement placés sur l'abdomen ; les membres pelviens, qui dépassent le prolongement caudal, sont aussi le plus souvent fléchis sur l'abdomen. — Les doigts, bien isolés, présentent des nodosités qui correspondent aux articulations phalangiennes. — La verge ou le clitoris est très long ; mais il n'existe pas encore entre les organes génitaux et l'anus de démarcation bien distincte.

Fœtus de quatre mois. — Longueur de 13 centimètres. — Poids, 90 grammes.

La peau a déjà une teinte légèrement rosée, surtout à la face, à la paume des mains, à la plante des pieds, et sa consistance augmente de jour en jour. — Un peu de graisse rougeâtre commence à se déposer dans le tissu sous-cutané.

La face s'allonge ; les yeux, les narines et la bouche sont fermés ; les lèvres ne se renversent pas encore : les auricules sont formées ; le nez est écrasé, obtus, et forme un angle rentrant avec le front, qui est un peu déprimé. Le menton commence à proéminer.

Le cordon ombilical s'insérant encore à peu de distance au-dessus du pubis, la moitié de la longueur du corps répond encore à plusieurs centimètres au-dessus de l'ombilic. — Le *duodénum contient du méconium* d'un blanc grisâtre. — Le volume proportionnel du foie continue de diminuer ; cet organe prend de la consistance. La vésicule biliaire paraît, mais elle est encore filiforme. — Le cœcum est près du rein droit. — Le thymus, d'abord très petit, s'accroît jusqu'à la naissance. — Les articulations des doigts et des orteils sont visibles. — Les ongles se montrent sous la forme de petites plaques minces et membraneuses.

Le sexe est bien distinct. Le périnée existe sous la forme d'une lame transversale. Le scrotum ou les grandes et petites lèvres se forment. — L'anus est ouvert.

Vers le milieu de ce mois, le calcanéum commence à s'ossifier.

Fœtus de cinq mois. — Longueur de 20 centimètres. — Poids, 220 grammes.

La tête n'est plus que le quart de la longueur totale du corps ; mais sa pesanteur augmente, le cerveau ayant plus de consistance. Néanmoins, cet organe n'est encore qu'une masse, à surface unie et sans anfractuosité. La face offre à peu près le même aspect qu'à terme.

L'insertion du cordon s'éloigne de plus en plus du pubis. — Le *méconium* devient jaune-verdâtre, et est contenu *dans le commencement de l'intestin grêle.* — Le cœcum est à la partie inférieure du rein droit. — La vésicule biliaire contient un peu de mucus non amer. — Il n'y a encore ni valvules conniventes, ni bosselures intestinales. — Les reins, très volumineux, sont formés de 15 à 18 lobes ; les capsules surrénales sont au moins aussi volumineuses que les reins.

Fœtus de six mois. — Longueur de 27 centimètres. — Poids, 500 grammes.

La peau, fine, mince, a une couleur pourprée, surtout à la face, aux lèvres, aux oreilles, à la paume des mains, à la plante des pieds. On y trouve déjà des fibres dermoïdes. Il y a un peu d'enduit sébacé, au moins aux aisselles et aux aines.

La tête, proportionnellement moins volumineuse, conserve néanmoins une prédominance sensible ; ses parois sont encore molles, ses fontanelles très larges : les yeux sont fermés ; les paupières ne sont plus transparentes ; la membrane pupillaire existe toujours.

L'insertion du cordon continue de se rapprocher du milieu de l'axe longitudinal du corps (la moitié de la longueur du corps correspond à l'appendice sternal). — Le *méconium est dans l'intestin grêle.* — Le foie est granuleux et d'un rouge brun ; sa vésicule contient une bile séreuse, à

peine jaunâtre, non amère. —Le colon présente des bosselures ; mais il n'y a encore dans les intestins des traces
des valvules conniventes. — Le cœur est volumineux, et
les oreillettes sont au moins aussi vastes que les ventricules.
Le canal artériel, d'abord plus gros que les deux branches
qui doivent former plus tard les artères pulmonaires, leur
est seulement égal, et se rétrécit, ainsi que le canal veineux, à mesure que le terme de la grossesse approche.

Les ongles deviennent consistants. — Les testicules ou
ovaires, assez volumineux, sont encore situés un peu au-
dessous des reins, sous le péritoine. — Le scrotum est
très petit ou rouge ; *ou bien* les grandes lèvres, très saillantes, sont tenues écartées par le clitoris proéminent.

La quatrième pièce du sternum présente des points d'ossification.

Fœtus de sept mois. — Longueur de 30 centimètres.—
Poids de 1500 à 2000 grammes.

La peau est moins colorée ; elle est déjà fibreuse et assez
épaisse ; le duvet et l'enduit cutané sont plus généralement
répandus ; les cheveux sont plus longs et plus colorés.

Les os du crâne, plus solides, jusqu'alors uniformément
convexes, sont très bombés à leur partie moyenne. — Les
paupières sont entr'ouvertes. — Souvent la membrane pupillaire disparaît.

Le méconium occupe la presque totalité du gros intestin. — Le cœcum est dans la fosse iliaque droite. — On
commence à apercevoir des valvules conniventes. — La
longueur de l'intestin grêle égale six à sept fois la distance
qui sépare la bouche de l'anus. — Les ongles n'arrivent
pas encore à l'extrémité des doigts, mais ils acquièrent
plus de largeur.

Les organes génitaux externes sont tous bien distincts ;
si ce n'est, dans le sexe mâle, les testicules, qui sont encore dans l'abdomen, mais très près de l'anneau sus-
pubien.

Fœtus de huit mois. — Les changements sont peu notables, mais le développement de chacun des organes est plus complet.

Fœtus de neuf mois. — La longueur moyenne est de 48 centimètres, le poids du corps de 3 kilogrammes. La moitié du corps correspond à 25 millimètres au-dessus de l'ombilic. — La tête présente les diamètres suivants : occipito-frontal, 110 millimètres ; occipito-mentonnier, 150 millimètres ; bipariétal, 85 millimètres. — La moindre déformation de la tête fait varier ces diamètres. — Cheveux assez épais. — Les os du crâne, quoique mobiles, se touchent par leurs bords membraneux ; les fontanelles sont encore larges ; le cerveau présente un peu de substance blanche, des circonvolutions nombreuses, des sillons profonds ; les parties de cet organe profondément situées sont consistantes ; mais ses lobes et sa surface convexe ont encore beaucoup de mollesse.

Le tissu des poumons est rouge et a quelque ressemblance avec celui du foie d'un adulte (tant que la respiration n'a pas eu lieu). Leurs lobes, composés de lobules unis par des lames celluleuses, ne présentent pas d'aréoles : ils sont compactes et imprégnés seulement d'une petite quantité de sang. Le méconium occupe la fin du gros intestin, il est d'un vert foncé et poisseux. La membrane pupillaire a disparu. — La mâchoire inférieure, d'abord très courte, est presque aussi longue que la supérieure.

Les ongles se prolongent jusqu'au bout des doigts, et ont assez de largeur pour recouvrir moitié de leur circonférence. — Enduit sébacé sur la surface du corps. — Le scrotum contient souvent les testicules, ou l'un des testicules. D'autres fois, ces glandes sont encore dans l'anneau.

Dans ce mois seulement se développe un point d'ossification, entre les deux condyles, au centre du cartilage qui forme l'extrémité inférieure du fémur.

Dans les indications que nous avons données sur le poids

et la longueur de l'embryon et du fœtus à ses divers âges, *?'*
nous les avons appréciées selon la moyenne des mesures *וי*
citées par les auteurs. — On conçoit qu'il peut exister *de* *ih*
grandes variétés, soit en progrès, soit en retard.

DE LA VIABILITÉ.

Le mot *viabilité*, dérivé de *via*, est employé en médecine légale pour exprimer *l'aptitude que l'enfant présente*
en naissant, à vivre indépendamment de sa mère.

Mais un fœtus à terme peut n'être pas viable, s'il est
affecté de vices de conformation ou de certaines maladies,
et, s'il n'est pas à terme, son développement peut n'être
pas encore assez avancé pour lui permettre de vivre (1).

La loi a déclaré : « L'enfant né *avant le cent quatre-*
vingtième jour du mariage ne pourra être désavoué par le
mari, dans les cas suivants, 1° s'il a eu connaissance de la
grossesse avant le mariage ; 2° s'il a assisté à l'acte de naissance, et si cet acte est signé de lui ou contient sa déclaration qu'il ne sait signer ; 3° *si l'enfant n'est pas déclaré*
viable. » (Code civil, art. 314.)

(Code civil, art. 725.) — Pour succéder, il faut nécessairement exister à l'instant de l'ouverture de la succession.
Ainsi sont incapables de succéder : 1° celui qui n'est pas encore conçu ; 2° *l'enfant qui n'est pas né viable* ; 3° celui qui
est mort civilement.

(Code civil, art. 906.) — Pour être capable de recevoir
entre-vifs, il suffit d'être conçu au moment de la donation.
Pour être capable de recevoir par testament, il suffit d'être
conçu à l'époque du décès du testateur. Néanmoins, la donation ou le testament n'auront leur effet *qu'autant que*
l'enfant sera né viable.

(1) BILLARD, *Thèse* n° 94. Paris, 1828.

La loi, en déclarant que la viabilité commence avec le septième mois, a choisi la limite la plus commune, et sa décision prévenait des débats contradictoires.

En effet, en physiologie, la viabilité de l'enfant est déterminée par le degré de perfection, de maturité des organes, et non par l'époque de la grossesse.

Mais, dans les questions d'infanticide, la détermination de la viabilité est fort importante, puisqu'elle n'est pas fixée par une époque, comme dans la loi civile.

En outre, au civil ou au criminel, il appartient au médecin de reconnaître les maladies ou les vices de conformation qui ne laissent pas à l'enfant l'aptitude à la vie extra-utérine.

On s'accorde à considérer comme *viable* l'enfant qui est assez développé pour agiter ses membres, crier et respirer librement ; si la tête est couverte ou commence à se couvrir de cheveux ; si la peau n'est plus transparente, se couvre de duvet et d'un enduit graisseux à sa surface ; lorsque les os du crâne se touchent par le plus grand nombre de points de leurs bords ; que les sutures et les fontanelles sont rétrécies ; que l'enfant rend son méconium et ses urines ; que la moitié de la longueur totale du corps n'est pas trop éloignée du point d'insertion ombilicale. L'absence de ces caractères établira de grandes présomptions pour la *non-viabilité*.

Si l'on opère sur un enfant mort, et dans les questions civiles ou criminelles, cet examen a d'importantes conséquences. L'autopsie fera reconnaître si les viscères ont atteint le degré de développement ou de maturité nécessaires pour l'exercice des fonctions vitales extra-utérines (voir la détermination de l'âge de l'embryon et du fœtus, p. 220), et les expériences de docimasie établiront qu'il y a eu ou non respiration.

Les *maladies* du fœtus ont leur siége dans les principaux organes de l'économie. — Les poumons, le cœur, le cer-

veau, le tube digestif, peuvent présenter des altérations
pathologiques qui ont débuté pendant la vie fœtale, pendant le travail de l'accouchement ou aussitôt après. La
description de quelques unes de ces maladies trouvera son
complément quand nous étudierons les causes de mort naturelle qui excluent l'idée du crime dans l'infanticide.

Dans les poumons, l'hépatisation rouge, l'hépatisation
grise, annoncent une pneumonie plus ou moins avancée;
l'état œdémateux ou tuberculeux des poumons, les épanchements séreux, l'inflammation du cœur, du péricarde
(Orfila), apparaîtront avec une intensité variable, dont
l'appréciation permettra au médecin de déterminer si la
mort de l'enfant en est la conséquence.

Il en sera de même pour les ramollissements cérébraux,
l'hydrocéphalie, l'hydrorachie; pour ces maladies, qui ont
leur siége à la peau, la variole, la rougeole; ou sur le
tube intestinal; le muguet, les colorations intestinales, etc.

M. Collard de Martigny pense que si un fœtus né vivant,
non monstrueux, développé pour vivre, meurt de maladie
quelque temps après sa naissance, la déclaration du médecin, que cette maladie exclut la viabilité, serait insuffisante pour exclure *la présomption légale de viabilité*,
parce que, d'une part, la cause, la marche, la terminaison des maladies, sont plus ou moins incertaines; que,
d'une autre part, le diagnostic et le pronostic en sont souvent obscurs et toujours soumis à trop d'erreurs; que,
conséquemment, la déclaration du médecin n'est point
alors une *preuve*, mais une présomption plus ou moins
forte contre la *présomption légale* de viabilité. Or, il est de
jurisprudence constante que la *présomption légale* ne doit
céder qu'à une *preuve* contraire *complète*, et non à une
simple *présomption*, qu'il serait toujours facile d'élever.

Nous ne partageons pas cette opinion, et nous pensons
que l'obscurité du dignostic et du pronostic ne doit pas
être interprété ainsi en faveur d'une *présomption de via-*

bilité. Dans ces circonstances, la constatation de la maladie et de la mort sont des preuves suffisantes , selon nous , pour établir la non-viabilité; on n'oubliera pas de noter s'il existe à la surface du corps ou à l'intérieur des organes des traces de violences ou de blessures faites avec intention criminelle.

Vices de conformation qui sont considérés comme étant une cause de non-viabilité, ou qui ne s'y opposent pas.

La classification des anomalies d'organisation adoptée par M. le professeur Breschet, et reproduite par M. Devergie, est certes fort savante ; mais elle a l'inconvénient de charger la mémoire de dénominations avec lesquelles on n'est pas familiarisé , telles que celle-ci , *Ateloprosopie* , imperfection de la face , et de présenter quelque confusion dans ce qui a rapport à la viabilité, sous le point de vue médico-légal. Nous lui préférons donc la classification proposée par Billard et par M. Ollivier (d'Angers) (1).

ORDRE Ier. *Anomalies nécessairement mortelles.*

Éventration.

Oblitération , scission , duplicité de l'œsophage , de l'estomac , des parties supérieure , moyenne , inférieure du canal digestif.

Coalition du rectum oblitéré avec la vessie.

Déformation des fosses nasales , oblitération.

Hernie des organes abdominaux dans la cavité thoracique.

Cœur unique , ou ne consistant qu'en une oreillette et un ventricule.

Division du cœur en deux parties par une scission complète.

Acéphalie.

Anencéphalie.

(1) *Dict. de Méd.*, art. MONSTRUOSITÉ.

Vices de conformation de la moelle épinière.

Hydrocéphalie avec déformation considérable du crâne. Le

Encéphalocèle avec hydrocéphalie.

Hydrorachis avec ulcération de la tumeur.

ORDRE II*. — *Anomalies qui, sans être nécessairement*
mortelles, peuvent s'opposer au développement de la
vie indépendante.

Nævi materni très développé.

Adhérence des lèvres.

Longueur énorme de la langue.

Étroitesse extrême du pharynx.

Rétrécissement simple des intestins.

Imperforation du rectum.

Communication plus ou moins large des oreillettes ou des ventricules du cœur.

Hydrocéphalie peu avancée, et sans écartement des os du crâne.

Imperforation et absence du vagin.

ORDRE III*. — *Anomalies qui ne s'opposent nullement à la*
viabilité.

Absence simple et partielle de la peau.

Bec-de-lièvre avec ou sans scissure du palais.

Division du voile du palais.

Déviation de l'estomac, transposition générale des viscères.

Absence d'un rein, ou réunion des deux reins en un seul.

Hypospadias.

Extroversion de la vessie.

Transposition du cœur.

Rétrécissement de ses orifices, anomalies de leurs valvules.

Persistance des ouvertures fœtales après la naissance.

Atrophie cérébrale.

Hydrorachis sans ulcération de la tumeur.

Scission, réunion, ou absence des membres.

Pied-bot.

Nous avons distingué les vices de conformation selon qu'ils excluent la viabilité ou qu'ils la permettent : cette distinction trouve une application facile dans l'examen que l'on peut faire d'un enfant mort ; mais si on était chargé de donner son opinion sur un enfant vivant et né depuis peu de temps, on devrait, après avoir constaté la monstruosité et apprécié son influence sur la viabilité, ne conclure que d'après la connaissance des faits analogues, et laisser aux magistrats la décision définitive de la question.

§ II. *L'enfant est-il vivant à sa naissance ?*

Pour résoudre cette question, il est nécessaire de rechercher, 1° si l'enfant était mort pendant qu'il était contenu dans l'utérus ; 2° s'il est mort seulement pendant l'accouchement ou immédiatement après ; 3° s'il a respiré.

Nous discuterons ensuite la question de savoir si on doit considérer comme *né vivant*, l'enfant qui, en *naissant, n'a pas respiré*, et est mort quelques instants après.

Des signes qui indiquent que l'enfant était mort avant de sortir de l'utérus.

Le signe le plus certain est fourni par les caractères de la putréfaction dans l'utérus, qui diffèrent de ceux de la putréfaction à l'air libre, de telle sorte qu'ils ne peuvent être confondus si on a eu occasion de les observer une ou deux fois. Chaussier a décrit avec exactitude ces altérations que M. Orfila a observées souvent depuis. Si la mort remonte à une époque un peu éloignée, toutes les parties molles ont une flaccidité remarquable. L'épiderme est blanc, épaissi, et s'enlève avec facilité ; la peau est d'*un rose cerise* ou

brunâtre. Le tissu cellulaire sous-cutané est infiltré de sérosité rougeâtre qui , sous le cuir chevelu , peut être comparée à de la gelée de groseilles. Les os du crâne sont mobiles, dénudés de leur périoste. Le cordon ombilical est facile
à déchirer; il est mou, infiltré de liquides brunâtres; le
thorax est affaissé, aplati.—Les cavités splanchniques contiennent de la sérosité sanguinolente. Tous les organes ont
une couleur rouge-brunâtre (1).

M. Orfila a observé que si la mort du fœtus a lieu peu
de temps avant un accouchement laborieux, accompagné
de contractions utérines violentes et d'écoulement des
eaux , le corps est noirâtre et se putréfie rapidement.

Si le fœtus utérin ou extra-utérin venait à être expulsé
longtemps après sa mort, il pourrait être saponifié, ou avoir
acquis une consistance pierreuse. Tel est le cas observé par
Béclard, d'un fœtus extra-utérin du sexe féminin à terme,
qui s'était saponifié et avait été porté pendant sept ans par
sa mère. Les caractères de ces transformations sont trop
tranchés pour ne pas être aisément reconnus.

L'état de malaise ou de maladie éprouvé par la mère
avant l'accouchement, la sensation de pesanteur dans le
ventre, l'écoulement prématuré des eaux amniotiques, ou
d'un liquide fétide , la cessation des mouvements du fœtus,
l'évacuation du méconium pendant l'accouchement, tous
ces signes réunis ne pourraient qu'établir des présomptions
de mort intra-utérine, et n'établiraient aucune certitude.
La putréfaction intra-utérine est donc le seul caractère de
mort *antérieure* à la naissance. Si le fœtus avait péri *quel-*
ques heures avant l'accouchement , il n'y aurait aucune
trace de décomposition ni aucun changement. Mais alors
on reconnaîtrait qu'il n'y pas eu de respiration.

L'enfant est-il mort pendant l'accouchement ou immé-
diatement après ?

_____

(1) Orfila , *Médecine légale* , 1836 , t. ii, p. 135.

Pendant l'accouchement, un assez grand nombre de causes peuvent faire périr l'enfant; les principales sont :

1° La longueur du travail résultant de l'étroitesse des détroits du bassin, du volume de l'enfant, de la résistance de l'orifice utérin ou vaginal. Chez les enfants de femmes primipares, on observe presque constamment, vers le sommet de la tête, une tumeur séro-sanguinolente, dont l'étendue peut faire présumer quelle a été la difficulté de l'accouchement. Le périoste est quelquefois détaché de l'os par du sang. Quelle que soit la partie du tronc qui s'engage la première, si le travail est pénible, elle peut être plus ou moins ecchymosée. Chaussier a observé cette ecchymose sur les fesses; nous l'avons vue sur le scrotum dans cette présentation, et sur le bras et la main dans une présentation de l'épaule.

2° La compression du cordon ombilical, son entortillement autour du cou, déterminent soit une syncope, soit une congestion cérébrale.

3° Une hémorrhagie par rupture du cordon, ou par le décollement interne ou externe du placenta. Le fœtus présente les caractères anatomiques de l'anémie générale.

Immédiatement après l'accouchement, parmi les causes qui peuvent déterminer la mort de l'enfant, quelques auteurs ont cité : 1° la *faiblesse de naissance*, qui n'est autre chose que l'immaturité du fœtus, ou la conséquence des vices de conformation *assez prononcés* pour le faire périr en naissant.

2° L'*apoplexie*, qui doit être considérée comme une congestion sanguine du cerveau et de tous les organes persistant après un travail long et pénible, ou une compression du cordon.

3° La *compression* de la tête avec *fracture* et enfoncement des os peut être produite aussi dans les conditions précédentes.

4° Le séjour de l'enfant dans les eaux de l'amnios et

dans le sang qui s'écoulent pendant l'accouchement est
une cause de mort qui mérite l'attention ; car elle est vraisemblable, si la mère, accouchée seule, n'a pas pu retirer
l'enfant de la position dans laquelle il est resté après son
expulsion. S'il y a eu des efforts inspiratoires on pourra
trouver du sang et des mucosités dans la trachée et les
bronches. Dans le cas contraire, la mort sera caractérisée
par la congestion sanguine des organes.

Nous avons supposé jusqu'à présent qu'il n'existait sur
le corps de l'enfant aucune trace de violence ou de blessures. Nous examinerons plus loin les moyens de les reconnaître et de les distinguer des signes précédents.

L'enfant a-t-il respiré ?

Le changement du milieu dans lequel le fœtus se trouve
placé amène la production de phénomènes nouveaux. Son
mode d'existence n'est plus le même, et la respiration
s'établit lors même que le cordon ombilical n'a pas été
coupé comme cela arrive chez les mammifères. Cette section
hâte toujours la respiration, puisqu'elle interrompt toute
communication avec la mère.

La respiration résulte de l'introduction de l'air dans les
cellules pulmonaires et de son expulsation alternative. La
présence de ce gaz dans les poumons y amène des changements matériels dont la constatation est d'une grande
importance. Ainsi, la pénétration de l'air dans les cellules
des poumons leur donne une *légèreté spécifique* plus considérable que celle qu'ils avaient auparavant, et change leur
coloration brunâtre en une teinte rosée ; en outre, la dilatation qu'ils ont acquise augmente leur volume, de telle sorte
qu'ils soulèvent les côtes, les écartent et donnent au thorax une forme voûtée que l'on désigne sous le nom de
voussure ; le diaphragme est au contraire refoulé vers l'abdomen.

Les organes qui servaient à la circulation du sang de la

mère et du fœtus éprouvent aussi des modifications importantes, le foie perd de son volume et de son poids. Il y a oblitération rapide des artères et de la veine ombilicale, du canal veineux, du canal artériel et du trou de Botal. Lorsque nous chercherons à déterminer combien de temps l'enfant a vécu, nous verrons apparaître avec la respiration, quelques phénomènes particuliers de la vie nouvelle ; le méconium est évacué de l'intestin. Le cordon ombilical se flétrit, se dessèche et tombe, l'épiderme s'exfolie et se renouvelle.

Examen des poumons.

Volume. — Les poumons remplissent la cavité de la poitrine chez les enfants qui n'ont pas respiré. Billard a même observé des cas où les côtes étaient imprimées à leur surface. Lorsque la respiration a été complète, la dilatation des poumons augmente l'élargissement de la poitrine, qu'ils continuent à remplir entièrement, et le péricarde peut être alors presque entièrement recouvert par eux ; cependant ce signe n'est pas absolu.

Couleur. — Nous avons déjà dit que chez l'enfant qui n'a pas respiré, la couleur du poumon est brun-violacé, analogue à celle du foie d'un adulte ; les nuances peuvent varier selon l'âge du fœtus et les maladies dont il est atteint. Les médecins-légistes s'accordent à considérer le tissu pulmonaire à cette époque comme étant composé d'un grand nombre de lobules à tissu rouge analogue au tissu du foie d'un adulte, compactes, sans aréoles visibles, lâchement unis par des lames celluleuses d'autant plus intimement unies que le terme de neuf mois approche ; leur réunion constitue les lobes des poumons.

Dès que la respiration est effectuée, et que l'air a pénétré dans les lobules pulmonaires, la coloration brune disparaît, et, à leur surface, dit M. Devergie (1), se dessi-

(1) *Traité de Méd. légale,* 1840, t. i, p. 589.

nent les cellules pulmonaires , qui sont *blanches*. Dans
l'épaisseur des parois de ces cellules se distribue un grand
nombre de vaisseaux capillaires injectés de sang , ce qui
donne aux poumons qui ont respiré une couleur rosée ,
ou bien encore une marbrure capillaire rose à fond blanc.
Lorsque la respiration a été incomplète , on peut distinguer
à côté d'un lobule distendu par l'air et rosé un lobule
charnu et brunâtre.

Si on insuffle de l'air dans un poumon qui n'a pas respiré,
la distension des lobules s'effectue ; mais le sang n'y ayant
pas pénétré , l'injection colorée n'a pas lieu , et la nuance
du poumon est blanche.

Dans les poumons pénétrés par l'air, soit naturellement,
soit artificiellement , une consistance molle et spongieuse
remplace la consistance charnue qui existait auparavant.

Poids. — Par le fait de la respiration , l'afflux du sang
dans les poumons en augmente le poids absolu. Ploucquet (1)
avait cru reconnaître un rapport à peu près constant entre
le poids total de l'enfant et celui des poumons , selon que
la respiration avait ou n'avait pas eu lieu , et il pensait que
dans le premier cas le poids des poumons était dans le rapport de 2 à 70 ou de 1 à 35 , tandis qu'avant la respiration
leur poids était de 1 à 70 , et qu'ainsi la respiration doublait
le poids des poumons. Mahon (2) , Fodéré (3) , Marc (4) ,
accordaient une assez grande valeur à ce mode d'examen.
Mais d'autres expérimentateurs, Chaussier en France ,
Schmidt en Allemagne , ont recueilli plus de cinq cents
observations desquelles on peut conclure que , chez les enfants qui ont respiré, le poids des poumons est le 39e ou le
42e de celui du corps, et que chez ceux qui n'ont pas respiré , ce poids est le 49e ou le 52e de celui du corps.

(1) *Commentaria med. in processus criminal.*
(2) *Méd. légale*, t. ii, p. 452.
(3) *Méd. légale*, t. iv, p. 461.
4) *Manuel d'autopsie cadavérique*, p. 111 et 151.

M. Devergie a voulu tirer des travaux de Chaussier de nouvelles conséquences; mais il n'a établi qu'une classification différente des faits observés; et contrairement aux conclusions de Chaussier, il en a déduit l'opinion pure et simple de Ploucquet.

M. Orfila avait cherché à comparer le poids des poumons à celui du cœur, et il en avait conclu que ce rapport étant souvent *le même* chez les enfants qui ont respiré et chez ceux qui n'ont pas respiré, il ne pouvait pas fournir de renseignement utile dans les expertises.

M. Devergie est arrivé, dit-il, par *ses méditations sur ces expériences à une induction tout-à-fait opposée de M. Orfila.* Nous avouons ne pas comprendre sur quels motifs est fondée cette opinion contradictoire.

Docimasie pulmonaire hydrostatique.

Ce moyen d'essai ou d'épreuve (δοκεμαζειν, essayer, éprouver) a été indiqué par Galien (1) pour reconnaître si un enfant a respiré, mais il n'a été employé médico-légalement qu'en 1682 par Schréger. Il consiste à plonger dans l'eau les poumons, qui surnagent en raison de leur légèreté plus grande, s'ils ont été pénétrés par l'air, tandis qu'ils se précipitent au fond du liquide, si le tissu pulmonaire a conservé sa densité.

Cette opération est d'une grande importance dans les recherches médico-légales sur l'infanticide, et *elle ne doit jamais être omise.*

Le procédé d'examen devenu classique est ainsi décrit par tous les auteurs :

On détache la trachée-artère au-dessous du larynx, et le thorax étant ouvert, on enlève de la cavité de la poitrine les poumons, le cœur et le thymus réunis. On place cette masse d'organes dans un vase contenant au moins

(1) *Opera omnia de usu partium*, lib. 15.

40 centimètres en hauteur d'eau de rivière ou d'eau po-
table, à la température de + 15 à + 20°.

On constate si la masse surnage, si elle reste suspendue
au-dessous de la surface du liquide, ou si elle tombe au
fond du vase ; on tient compte aussi de la promptitude ou
de la lenteur de sa précipitation.

Ensuite on sépare les poumons du cœur, et on les met
dans l'eau, ensemble, puis séparément. — On coupe chaque lobe en fragments du volume d'une amande ; on les
comprime entre les doigts et sous l'eau, de manière à en
exprimer l'air ou les gaz qu'ils renferment. Si l'air a pénétré
dans les vésicules pulmonaires, il s'échappe sous la forme de
mousse à bulles fines. Lorsqu'il y a emphysème, les bulles
sont larges et peu nombreuses.

Il résulte de ce qui précède que l'on peut constater des
différences dans le mode de surnatation ou dans le degré
d'immersion de la masse entière ou des poumons détachés.
Ces différences peuvent dépendre, soit de l'état de putréfaction et d'emphysème du cœur, des thymus, soit de la
pénétration incomplète des gaz dans une portion des tissus
pulmonaires : aussi a-t-on fait plusieurs objections à cette
méthode d'examen hydrostatique.

PREMIÈRE OBJECTION. — *Des poumons peuvent surnager quoiqu'ils appartiennent à un enfant mort sans avoir
respiré.*

Ce phénomène a lieu, il est vrai ; mais il ne résulte que
de la putréfaction, ou *de l'emphysème morbide*, ou enfin
d'une *insufflation*.

M. Orfila a répété les expériences de Fabricius, de
Mayer et de Camper sur la *putréfaction* (1) ; il en résulte
que les poumons isolés du corps de l'enfant, et exposés à
l'air, peuvent devenir emphysémateux par la putréfaction ;
mais que cette putréfaction gazeuse des poumons ne s'opère

(1) *Traité de Méd. lég.*, 1836, t. II, p. 177.

que longtemps après celle des autres organes de l'économie ;

, Que dans les cas où un fœtus à terme, et qui n'a pas
respiré, a séjourné pendant longtemps dans l'eau, les poumons séparés du corps peuvent, *dans certaines circonstances*, quitter le fond de l'eau, où ils sont restés pendant
plusieurs jours, pour venir à la surface et retomber ensuite, ce qui dépend des diverses phases de la désorganisation ;

Que si le cadavre du fœtus mort-né s'est pourri dans
l'eau, les poumons ne surnagent pas tant que les parois de
la poitrine n'ont pas été détruites par la macération, à
moins toutefois que ce cadavre, avant d'être ouvert, n'ait
été exposé à l'air pendant quelques heures, surtout par un
temps chaud, car alors les poumons peuvent être emphysémateux et surnager.

L'emphysème morbide peut rendre *certaines portions*
des poumons assez légères pour les faire surnager. Chaussier a observé ce phénomène chez des fœtus mort-nés qui
ne présentaient pas de putréfaction, mais qui étaient morts
pendant le travail de l'accouchement. Il attribuait cet emphysème à la contusion des poumons et à l'effusion de sang,
dont l'altération avait dégagé des gaz.

On distingue cet emphysème, ainsi que celui qui provient de la putréfaction, de l'air de la respiration, parce
que, dans ce dernier cas, l'air occupe les cellules pulmonaires, et ne peut en être facilement exprimé, tandis que,
dans les premiers cas, les gaz sont placés dans le tissu la-
mineux qui sépare les cellules, et qui se dégagent par la
pression la plus légère. — L'examen sous l'eau est encore
un moyen distinctif.

L'insufflation détermine dans les poumons la même légèreté spécifique et la plupart des caractères de la pénétration de l'air par la respiration : aussi les résultats des
épreuves hydrostatiques ne doivent-ils pas être pris en con-

sidération , s'il est démontré par les témoignages que l'insufflation a été pratiquée. Mais si on a égard à la coloration
du tissu pulmonaire, on reconnaît que quand l'enfant n'a
pas respiré, il n'y a pas d'injection capillaire rosée, que la
surface est blanche pâle, malgré la présence du fluide gazeux. Nous avons dit (page 234) que la respiration produisait une coloration toute différente.

DEUXIÈME OBJECTION. — *Les poumons peuvent surnager, au moins partiellement, si l'enfant a respiré pendant
l'accouchement, et s'il a péri aussitôt.*

L'enfant ne peut pas respirer avant la rupture des membranes.

Ce n'est donc qu'après leur rupture et l'écoulement des
eaux que l'enfant pourrait respirer. On a désigné sous le
nom de *vagissement utérin* les cris qui ont été poussés,
l'enfant étant ainsi placé.

Les opinions des médecins sur ce phénomène sont encore fort divergentes, on s'en est beaucoup occupé depuis
l'année 1823; mais les faits authentiques et bien observés
sont en très petit nombre. Hufeland (1) a cité un fait de vagissement utérin entendu par le docteur Zitterland. — En
1834, le docteur Henri a cru en observer un semblable.
M. J. R. Marinus de Bruxelles a étudié le vagissement
utérin sous le rapport médico-légal : 1° si l'enfant est dans
la cavité utérine , les membranes rompues ou non ; 2° si la
tête a franchi l'orifice utérin, qu'elle ait ou non dépassé le
conduit vaginal.

M. le docteur Caffe a fait à la Société médicale d'émulation (2), sur le mémoire de J. R. Marinus, un rapport qu'il
termine par les conclusions suivantes :

1° Il est possible d'entendre le vagissement utérin, lorsque les membranes de l'œuf étant rompues et le col de l'u-

_____

(1) *Nouv. biblioth. méd.*, juin, 1823.
(2) *Journ. des connaissances méd.*, p. 15. Octobre 1841.

térus dilaté, la tête de l'enfant se trouve placée au détroit supérieur, ou plus ou moins engagée dans l'excavation du bassin, soit qu'elle présente la face, l'occiput ou même la région temporale;

2° Il peut y avoir vagissement utéro-vaginal, ou extra-vaginal, lorsque la tête est parvenue dans le vagin, qu'elle s'est engagée dans l'anneau vulvaire, ou qu'elle est sortie entièrement dehors;

3° Lorsque dans les positions des pieds, des genoux, des fesses, la tête restant seule engagée dans les parties géni-tales de la mère, le reste du corps est déjà en dehors;

4° Quant à la possibilité du vagissement avant la rupture des membranes, on ne peut que la rejeter.

M. Caffe tire de tout ceci la conséquence, que l'enfant peut respirer dans le sein de sa mère; qu'ainsi donc la res-piration peut précéder la naissance du fœtus, et ce der-nier peut mourir avant d'avoir été expulsé complète-ment.

Nous avons cru devoir citer ces opinions, quoique nous ne les adoptions pas. La question du vagissement utérin est une de celles qui n'a pas encore été assez approfondie pour que, sous le rapport médico-légal surtout, on puisse en donner une solution aussi tranchée que celle de M. le doc-teur Caffe.

TROISIÈME OBJECTION. — *Les poumons d'un enfant qui a respiré peuvent ne pas surnager.*

Les poumons pourront en effet se précipiter en partie dans l'eau, s'il y a chez l'enfant une maladie des organes respiratoires, qu'elle se soit développée avant ou pendant la naissance : ainsi la congestion pulmonaire sans inflamma-tion, l'hépatisation rouge, l'hépatisation grise, un état d'engorgement dont M. Devergie a fait un genre particu-lier, qu'il désigne sous le nom d'*endurcissement lardaci-forme*, ne permettront à l'air qu'une introduction partielle dans les vésicules, où peut-être il n'aura pas séjourné.

21

Dans ces cas, les poumons seront plus lourds que l'eau; mais on reconnaîtra les altérations pathologiques, et la pression sous l'eau des fragments indurés prouvera qu'il n'y a pas eu respiration complète.

Nous ne parlerons des méthodes docimasiques proposées par Daniel et par Bernt, que pour dire en quoi elles consistent, et constater qu'elles ne sont pas employées.

Daniel (1) a proposé, en 1780, d'apprécier l'augmentation de volume et de poids des poumons ayant respiré, en partant de ces principes, que tout corps plongé dans l'eau déplace un volume d'eau égal au sien, et qu'il perd de son poids un poids égal à celui du volume d'eau déplacé. — Le volume et le poids des poumons d'un fœtus mort sans avoir respiré, servaient de point de départ pour les comparaisons. Mais les difficultés de l'opération, et de se procurer en tout lieu les instruments nécessaires, ont fait négliger cette méthode.

Bernt, reconnaissant l'insuffisance de l'épreuve hydrostatique pour déterminer si la respiration a été incomplète, a voulu trouver un procédé qui indiquât si le volume ou le poids absolu des poumons ont éprouvé une augmentation ou une diminution. La construction du vase qui est nécessaire à cette opération offre de grandes difficultés de bonne construction; et l'hépatisation ou la congestion des poumons suffisent pour faire varier le volume et le poids, et rendre les expériences inutiles (2).

Cette méthode n'est pas employée, et avec raison, car son exécution n'est pas à la portée de tous les médecins.

M. Devergie s'est attaché à établir, en médecine légale, une distinction entre ces deux questions: *L'enfant a-t-il vécu? L'enfant a-t-il respiré?* Et, selon lui, *le crime d'infanticide peut être commis sur un enfant qui a* VÉCU, *mais qui n'a pas respiré.*

(1) *De infantum nuper natorum umbilico et pulmonibus.* Hulle, 1780.
(2) Pour plus de détails, voir ORFILA, *Méd. légale.*

Nous ne partageons pas l'opinion que ce médecin a émise d'une manière si absolue (1) , en disant que *l'homicide volontaire d'un enfant naissant est un infanticide.* En s'exprimant ainsi, M. Devergie juge la question de volonté et de criminalité en juré et non pas en médecin-légiste ; car le médecin-légiste n'est appelé qu'à constater les traces matérielles de violence ou de mort violente ; et en l'absence de ces indices, si l'enfant n'a pas respiré ou que du moins l'expert n'en acquière pas la certitude par les expériences directes de docimasie, il doit considérer l'enfant comme *n'étant pas né*, comme n'ayant pas vécu de la vie extra-utérine.

On a objecté que l'enfant pouvait vivre pendant un certain nombre d'heures de la vie circulatoire, *sans respirer.* Certes, nous admettons la possibilité de ces cas ; mais il est évident que l'enfant n'existe encore que de la vie fœtale, et que, POUR LE MÉDECIN-LÉGISTE, il n'y a pas eu *vie* extra-utérine. Notre opinion est confirmée par celle qu'émet Marc lorsqu'il cite le cas d'infanticide de deux jumeaux, observé par le docteur Belloc du Havre (2).

§ III. *L'enfant est né vivant et viable, combien de temps a-t-il vécu ? — Depuis combien de temps est-il mort ?*

La première partie de la question se résout par la détermination de l'âge de l'enfant, et cette appréciation s'obtient en étudiant les changements anatomiques et physiologiques qui surviennent après l'établissement de la respiration.

Les travaux anciens de Billard, ceux de M. Denis, ont contribué à faire connaître ces modifications d'une manière assez complète.

L'expulsion du méconium peut se faire en partie pendant un travail laborieux, mais il n'est jamais complétement évacué, et l'intestin en est pendant plusieurs jours fortement

(1) Devergie, *Médecine légale*, 1840, t. I, p. 53!.
(1) *Dict. de Médecine* en 25 volumes, art. INFANTICIDE.

coloré, ce qui a fait conclure à Billard que lorsqu'on rencontrera le colon teint fortement et uniformément en vert, on sera porté à croire que le méconium vient d'être récemment expulsé, et que l'enfant avait au moins *un* jour, ou au plus *trois* jours ; si cette coloration verte est parsemée de plaques décolorées, l'expulsion pourrait être plus ancienne, et la naissance remonter à *quatre* jours.

La *chute du cordon ombilical* a lieu du quatrième au cinquième jour après la naissance ; elle est précédée des phénomènes suivants : à la naissance, le cordon ombilical est frais, ferme, arrondi, bleuâtre. — Au bout de trente à quarante heures, il est mollasse et *flétri*. — Sa *dessiccation* s'effectue ensuite en commençant par l'extrémité libre, et il acquiert une sécheresse et une coloration de parchemin.

Billard distinguait la dessiccation opérée après la mort à la coloration grisâtre du cordon, et à ce qu'il n'est pas *vrillé*.

La chute s'accompagne fréquemment d'une inflammation légère de l'ombilic avec suintement séro-purulent ; et dans ces cas la cicatrisation n'est guère complète que vers le *douzième* jour de la naissance.

Lorsque la chute du cordon est naturelle, les membranes se détachent circulairement sans former de lambeau, tandis qu'on en observe presque constamment quand il y a eu arrachement.

L'oblitération des vaisseaux est ordinairement complète lors de la chute du cordon.

Le *canal artériel* subit des changements qui ont été décrits par Bernt (1) et M. Orfila. Les variations qu'il présente avant son oblitération sont trop variables pour servir de règle dans la question qui nous occupe. Il en est de même pour l'époque de l'oblitération complète du *trou de Botal*.

La *chute de l'épiderme* a fourni à Billard des résultats

(1) Préface de la *Dissert. inaugurale d'Eisenstein.* Vienne, 1824.

plus positifs pour la détermination de l'âge. Il a observé que l'exfoliation se manifeste par des sillons, puis par des écailles ou des lames irrégulières, enfin par une sorte de poussière. Elle commence par l'abdomen, et gagne la poitrine, les aines et les aisselles, enfin les membres. Cette exfoliation s'opère vers le douzième jour, et elle n'est complète que du 30e au 40e jour.

Depuis combien de temps l'enfant est-il mort ?

La connaissance des phénomènes de la putréfaction, à l'air libre, dans l'eau, le fumier, sert à répondre à cette question ; on en trouvera donc la solution dans ce que nous avons déjà dit (p. 124). On puiserait des détails plus circonstanciés dans le traité des exhumations de M. Orfila (1).

La mort de l'enfant est-elle naturelle ?

Nous avons déjà dit que l'enfant peut périr avant, pendant ou après l'accouchement, et nous avons cité quelques unes des causes qui ont pu entraîner la mort. Ce serait dépasser les limites qui nous sont imposées que de revenir avec détails sur ce que nous avons déjà exposé. Aussi nous bornerons-nous à rappeler que les vices de conformation (p. 229), la faiblesse de constitution, les diverses maladies du fœtus (p. 227), doivent être constatées avec soin, et qu'en l'absence de traces de sévices, elles peuvent suffire pour expliquer la mort *naturelle*.

La mort est-elle le résultat de violences ?

La constatation des diverses traces de blessures ou de violences et les caractères qui servent à reconnaître si elles constituent ce que certains auteurs appellent *Infanticide* par *commission*, méritent un examen particulier.

Contusions. — Si elles résultent du travail de l'accouchement, elles ont l'aspect et les caractères que nous avons décrits (p. 233), et elles occupent la tête ou la partie du corps par laquelle la présentation a eu lieu ; mais la forme

(1) *Traité des Exhumations*, tom. i, p. 202.

21.

des contusions, leur multiplicité, leur siége et leur profondeur ; la quantité du sang épanché, sa fluidité ou sa consistance en caillots, sont autant de signes essentiels, lorsque surtout ils correspondent à des fractures ou à des luxations. Il ne faut pas oublier cependant que certaines de ces lésions peuvent être accidentellement la conséquence de l'accouchement pendant la sortie brusque de l'enfant, comme Henke et Chaussier l'ont établi.

M. le docteur Danyau a publié (1) sept observations dans lesquelles des fractures des os du crâne du fœtus ont été le résultat d'accouchements spontanés. — Dans tous ces cas, il y avait rétrécissement du bassin. De pareils faits ont une grande importance, car ils rendent beaucoup plus difficile encore l'appréciation des fractures qui sont consécutives aux violences faites volontairement.

Pour déterminer les effets que pourrait produire sur le crâne l'expulsion brusque de l'enfant tombant sur le sol, la femme étant debout, les jambes écartées, Chaussier a laissé tomber de différentes hauteurs des enfants morts, et il a observé que douze sur quinze présentaient des fractures en tombant de 50 centimètres de hauteur. Mais Klein a recueilli 183 cas d'accouchements dans lesquels 150 fois les femmes étaient debout, et pas *un seul enfant n'est mort;* aucun n'a éprouvé de fissure ou de fracture des os du crâne.

Les conséquences d'une chute pendant la vie sont donc bien différentes de celle qui a lieu après la mort.

En résumé, nous dirons avec Marc : 1° qu'il n'est pas impossible que l'expulsion brusque et imprévue de l'enfant, suivie de sa chute sur un corps dur, puisse produire des fractures et autres lésions graves de la tête ; 2° que cet effet est en général *fort rare*, et qu'il est à peu près impossible lorsque l'enfant ne tombe sur le sol que d'une hauteur

(1) *Journal de Chirurgie*, p. 40. Janvier 1843.

égale à la distance ordinaire des parties génitales de la femme ; 3° qu'il est peu probable, à moins que l'enfant ne tombe d'une hauteur considérable, que sa chute entraîne instantanément la mort ; 4° qu'il est impossible, l'enfant étant d'ailleurs régulièrement constitué, que cette mort survienne dès les premières heures de la naissance par le seul effet de sa chute sur le sol, de la hauteur des parties génitales de la mère, celle-ci étant même debout ; 5° qu'il faut un degré de violence beaucoup moindre pour fracturer le crâne d'un enfant mort que pour fracturer celui d'un enfant vivant.

Blessures. — Les plaies pénétrantes, les sections, la détroncation ne laissent aucun doute sur le crime, quand il est établi que l'enfant était vivant. Leurs caractères particuliers ont été déjà décrits (p. 59) ; nous y renvoyons le lecteur.

Asphyxie par défaut d'air. — Tout obstacle à la respiration pourra la déterminer.

Ainsi l'application, autour du corps de l'enfant, de linges très serrés ; l'introduction, dans la bouche, de tampons ou de corps étrangers peuvent avoir occasionné l'asphyxie sans qu'ils aient laissé de traces appréciables, s'ils ont été enlevés aussitôt après la mort. Des pressions exercées sur la bouche, le nez ou sur le cou sont en général plus facilement constatées, car elles déterminent le parcheminement de la peau, et quelquefois des ecchymoses sous-cutanées, la présence, autour du cou, d'un lien ou son empreinte ecchymosée établissent de grandes probabilités d'un meutre.

L'*asphyxie par submersion* ne se reconnaît qu'avec beaucoup de difficultés (1) ; la plupart des signes de la submersion pendant la vie chez l'adulte deviennent peu évidents, car la putréfaction gazeuse envahit les tissus du

(2) DEVERGIE, *Médecine légale*, 2e édit, 1840, t. I, pag. 677.

fœtus dès qu'il a été exposé à l'air après sa sortie de l'eau.
Mais on peut noter si la respiration a été complète, circonstance qui pour les magistrats peut établir la présomption d'infanticide.

LA MORT DE L'ENFANT EST-ELLE SEULEMENT LA CON-SÉQUENCE DE DÉFAUT DE SOINS?

Plusieurs auteurs comprennent cette question sous la
dénomination d'*infanticide par omission*. Si le défaut de
soins résulte de l'ignorance, il n'y a pas lieu à poursuites
judiciaires; si l'omission a été volontaire, il n'y a pas pour
cela *infanticide*, mais un homicide par négligence ou inattention qui n'est puni que (Code pénal, art. 319) d'un
emprisonnement de trois mois à deux ans, et d'une amende
de 50 à 600 francs.

L'*hémorrhagie par le cordon ombilical* peut survenir
par l'oubli de la ligature du cordon, soit qu'il ait été coupé,
soit qu'il ait été arraché par traction, avant que la respiration se soit établie. L'hémorrhagie se manifeste d'autant plus fréquemment que la section du cordon est plus
rapprochée de l'ombilic.

Après l'établissement de la respiration, l'hémorrhagie
peut se produire. Aux observations de Mauriceau, de Desglands (1), de Merriman, qui ont vu la mort survenir par
suite du relâchement de la ligature du cordon, je joindrai
mes propres observations. Dans deux cas, la mort est survenue par cette cause; dans deux autres circonstances,
l'hémorrhagie s'est effectuée, mais n'a pas été suivie de
mort. Dans ces quatre faits, voici ce que j'ai pu remarquer : la ligature avait été faite avec des fils plats *graissés*

(1) *Maladies des femmes grosses*, p. 393. — DESGLANDS, *Journal
gén.*, p. 345. — MERRIMAN, *Synopsis on difficult parturit.*, p. 22. —
ALBERT, *Annales d'Hygiène*, t. VI, p.155.

et non pas cirés; les cordons étaient volumineux et gras, de telle sorte que pendant leur flétrissure, la ligature s'est desserrée et est devenue trop lâche; un suintement sanguin s'est opéré par les vaisseaux ombilicaux, et a déterminé en quelques heures les accidents que je viens d'indiquer.

La décoloration de la peau et des muscles, la vacuité du cœur et des vaisseaux artériels et veineux, servent à faire reconnaître la cause de la mort.

D'après les faits que nous avons cités, la présence d'une ligature sur le cordon d'un enfant qui présenterait cet aspect, ne prouve pas que l'hémorrhagie n'ait pas déterminé la mort, et d'ailleurs ce lien aurait pu être appliqué avec intention après la mort.

L'exposition au froid, le défaut de nourriture, le séjour de l'enfant dans les liquides de l'accouchement, l'asphyxie qui résulte de l'entortillement du cordon autour du cou, sont autant de défauts de soins qu'il nous suffira d'énumérer.

On ne pourra apprécier la culpabilité de la mère ou des personnes qui l'entouraient lors de son accouchement, qu'en connaissant avec exactitude les circonstances particulières du fait, la difficulté du travail, l'état d'éclampsie de la mère, son isolement, etc.

EXAMEN D'UNE FEMME INCULPÉE D'INFANTICIDE.

Cet examen a pour but de faire constater si la femme est accouchée, et si l'époque de sa délivrance correspond à l'âge de l'enfant. Nous avons déjà traité ces questions (page 189) et toutes celles qui se rapportent à la grossesse et à l'accouchement (page 207).

RÉSUMÉ DES QUESTIONS RELATIVES A L'INFANTICIDE. —
EXAMEN ET OUVERTURE DU CORPS DE L'ENFANT.

Lorsqu'un médecin a accepté l'expertise pour laquelle il
a été requis par les magistrats, il doit recueillir auprès
d'eux tous les renseignements déjà fournis par l'instruction,
et qui ont fait connaître le lieu où le corps de l'enfant était
placé, s'il était exposé à l'air, ou plongé dans l'eau ou dans
tout autre liquide. Les linges, les vêtements, les papiers,
les boîtes qui ont enveloppé l'enfant méritent une description minutieuse.

Dans l'*examen extérieur* on indique : le sexe, la coloration de la peau, sa consistance et son degré d'organisation,
les traces d'enduit sébacé, surtout aux plis des membres,
les signes de putréfaction ou leur absence, l'état normal
ou anormal des ouvertures naturelles ; les contusions,
plaies, blessures, traces de violences quelconques; on note
le poids total du corps, sa longueur depuis le sommet de la
tête jusqu'à la plante des pieds, le point d'insertion du cordon comparativement à la longueur totale, la couleur, la
longueur et la quantité des cheveux, le développement et
la longueur des ongles, le mode de section ou de déchirure
de l'extrémité du cordon, sa longueur, sa fraîcheur ou sa
dessiccation, le degré de cicatrisation de l'anneau ombilical
si la chute du cordon est complète.

Examen de la tête. — Il faut constater quelle est sa
forme; mesurer avec un compas l'épaisseur des diamètres
occipto-frontal, occipito-mentonnier, bi-pariétal; pratiquer
une incision circulaire sur les téguments du crâne, et les
renverser en arrière ; on peut alors noter les ecchymoses,
leur nature, l'état d'intégrité des os ou leurs fractures, leur
degré d'écartement. Pour mettre le cerveau à découvert,
Chaussier a conseillé de plonger obliquement la pointe des
ciseaux au tiers inférieur de la fontanelle antérieure, de

détacher le pariétal, de le renverser en haut; de prolonger cette section en avant et en arrière, en évitant d'ouvrir les sinus. On peut alors décrire l'état normal ou pathologique de la substance cérébrale; on note ensuite l'aspect de la face, s'il y a eu aplatissement et déformation du nez, de la bouche, des paupières, etc.

Examen de la bouche et du cou. — Pour reconnaître si un corps étranger n'aurait pas été introduit pendant la vie ou après la mort, dans la bouche et le pharynx, il faut de chaque commissure des lèvres prolonger une section jusqu'aux oreilles, fendre en deux parties égales la lèvre inférieure. Dans le cas où un lien aurait été appliqué autour du cou, on décrirait le nombre de tours circulaires, le degré de constriction, le nombre et la nature des nœuds.

Examen de la poitrine. — On dissèque le tissu cellulaire et les muscles du cou jusqu'à la colonne vertébrale pour constater leur état; après avoir divisé avec précaution les articulations sterno-claviculaires, on coupe les cartilages costaux de chaque côté, et on renverse de haut en bas le plastron sternal; il faut noter l'aspect des viscères thoraciques, le développement des poumons, leur couleur, la plénitude des vaisseaux, etc.

Des ligatures doubles sont appliquées à la trachée-artère, à la veine cave supérieure, à l'aorte, aux artères carotides primitives, à la veine cave inférieure, puis après avoir coupé la trachée, on détache la masse y compris le thymus, on la plonge dans l'eau en observant tout ce qui est relatif à la docimasie (page 237).

Examen de l'abdomen. — On prolonge de chaque côté du ventre les incisions faites sur les côtes de la poitrine, et en détachant le diaphragme on rejette ce lambeau sur les cuisses, après avoir reconnu l'état des vaisseaux ombilicaux et du canal veineux; la présence ou l'absence du méconium dans l'intestin, l'état des organes génitaux urinaires, du foie et de la rate, complètent cet examen.

Des incisions nombreuses pratiquées sur le tronc et les membres font reconnaître s'il existe des ecchymoses profondes; les sections des cartilages épiphysaires, de l'extrémité inférieure de chaque fémur, montrent le degré d'ossification du point osseux qu'ils renferment.

EXEMPLES DE RAPPORTS SUR L'INFANTICIDE.

Infanticide. — Recherche du corps de l'enfant. — Description des lieux. — Examen et autopsie de l'enfant. — Saponification. — Contusions sur le crâne. — Mort par suffocation.

Nous soussignés, H.-L. Bayard, Roger (de l'Orne), docteurs en médecine, sur l'invitation de M. Voizot, juge d'instruction, nous sommes transportés, le 14 janvier 1841, à Montreuil, arrondissement de Sceaux, au domicile du sieur R..., et en présence de M. Rolland de Villargues, substitut du procureur du roi, sur la réquisition de M. Voizot, juge d'instruction, et après avoir prêté serment entre ses mains, nous avons recherché, dans un cabinet qui a été occupé par la fille Geneviève, et dans un endroit obscur qui en est voisin, le corps d'un enfant nouveau-né, ainsi que toutes les traces pouvant établir que la fille Geneviève est accouchée récemment.

Le cabinet où couchait la fille Geneviève est situé au premier étage; il est éclairé par une fenêtre à coulisses, prenant le jour sur un cabinet de toilette. La porte d'entrée ouvre dans un corridor desservant plusieurs pièces, et conduisant à l'escalier du grenier. Ce cabinet a environ 3 mètres de longueur sur 2 de largeur.

Nous avons constaté ce qui suit:

Le *lit* est vide; on avait mis à sécher les matelas et les draps, qui, sur notre demande, nous ont été représentés.

Le fond sanglé, vers sa partie moyenne, a été pénétré par de larges taches de sang. — La seconde barre du fond sanglé est tachée de sang sur plusieurs points de son étendue. En dedans d'une planche qui forme le bateau du lit, et au tiers de sa longueur, il existe de larges taches de sang qui a imprégné le bois en s'écoulant, de la paille est adhérente au sang desséché.

Sur le carreau de la chambre, au-dessous du fond sanglé, plusieurs larges taches de sang desséché, de formes irrégulières, de 40 centimètres en tous sens.

Matelas de laine. — La toile, à raies bleues, a été tachée de sang à sa partie moyenne, dans une étendue de 50 centimètres. — Le liquide a pénétré l'épaisseur de la laine et a taché l'enveloppe à sa partie postérieure.

Paillasse. — La paille imprégnée de sang avait été jetée. — La toile qui l'enveloppait est tachée de sang sur ses deux faces.

Draps. — L'un, en toile neuve, marqué F. R. 1., est taché, dans presque toute son étendue, par du sang noir et coagulé, qui occupe 90 centimètres au moins de sa partie moyenne, et est mêlé à un liquide jaunâtre. — Ce drap a dû être appliqué sur le matelas. — Le second drap, en toile vieille, est marqué F. R. 30. ; il est taché çà et là par quelques caillots de sang desséché et par un liquide jaunâtre et sanguinolent.

Mur. — Sur le mur du cabinet, à droite en entrant, et aux deux tiers de sa longueur, on remarque neuf taches brunes rougeâtres, qui paraissent avoir été faites par des linges ensanglantés projetés contre le mur.

Porte. — Sur le tableau de la porte d'entrée, en dedans du cabinet, et à 10 centimètres au-dessous de la serrure, le bois porte une empreinte rougeâtre de 4 centimètres d'étendue ; du sang en caillot est desséché au milieu.

Tout proche de ce cabinet, et sous l'escalier qui conduit au grenier, est un enfoncement obscur, où se trouve une malle ouverte, dont le fond inférieur est taché de sang en plusieurs points. Entre l'extrémité de cette malle et le mur, est placé le corps d'un enfant replié sur lui-même, dont on aperçoit la partie postérieure de la tête, le dos et les jambes. — Des caillots de sang humide sont placés sur le dos. — Ce cadavre enlevé, nous apercevons une masse mêlée de poussière et de fragments de papier, qui n'est autre chose que le placenta et ses membranes, qui renferment du sang liquide et coagulé exhalant une odeur fétide. La portion de cordon adhérente est longue de 25 centimètres ; son extrémité libre a été rompue par arrachement.

Du sang liquide et coagulé est sur le sol ; son poids peut être évalué à 600 grammes.

Conclusions. — La quantité considérable de sang qui a imprégné les draps, a traversé le matelas, la paillasse, le fond sanglé du lit, et s'est écoulé enfin sur le sol, de manière à y former des plaques d'une étendue considérable, et au milieu desquelles se trouvent encore des caillots desséchés. — La coloration jaunâtre et caractéristique des taches observées sur l'un et l'autre drap, et spécialement sur le plus vieux, indiquent que ce sang ne saurait provenir de l'écoulement des règles. En rapprochant ces circonstances de la présence du corps d'un enfant nouveau-né et du placenta, cachés dans un lieu voisin, il est évident pour nous que les taches de sang ci-dessus décrites sont le résultat d'un accouchement récent.

Examen de l'enfant. — Autopsie.

Nous soussignés, sur la réquisition de M. Voizot, juge d'instruction, et après avoir prêté serment entre ses mains, nous avons, en présence de M. Rolland de Villargues, substitut du procureur du roi, procédé à l'examen du corps et à l'autopsie de l'enfant nouveau-né que l'on attribue à la fille Geneviève, à l'effet de déterminer si cet enfant est né à terme, s'il a vécu, s'il était viable, et de rechercher les causes de la mort.

Cet enfant est du sexe féminin; le poids du corps, jugé approximativement faute d'instruments convenables, est d'environ 2 kilogrammes 700 grammes. — Longueur totale, 55 centimètres; le cordon est placé 12 centimètres au-dessous du milieu de la longueur totale. Son insertion n'offre aucune trace d'un travail éliminatoire. Les cheveux, blonds châtains, longs et très abondants, sont frisés; les ongles, bien formés, dépassent l'extrémité des doigts. — Toute la surface du tronc et des membres est rosée; le tissu cellulaire présente un endurcissement notable. La peau est recouverte, sur presque toute son étendue, de moisissure. Ces phénomènes particuliers, bornés à la peau et aux tissus graisseux, constituent cet état de décomposition, que l'on désigne sous le nom de *gras de cadavre*, et qui préserve tous les viscères de la putréfaction ordinaire.

Dans un rapport précédent, nous avons indiqué le lieu où était placé le corps de l'enfant; voici l'attitude qu'il avait et que nous avons décrite avec la plus minutieuse attention.

La cuisse et la jambe gauche sont fléchies, le talon rapproché de la fesse. — Flexion de la cuisse et de la jambe droite, le genou rapproché de l'ombilic, le talon appuyé sur la face dorsale du pied gauche. — Cordon ombilical, 25 centimètres de longueur, passé entre la cuisse et la jambe droite; aucune trace de ligature sur son étendue. — Bras gauche fléchi, la main placée sur la tête. — Tête tournée à gauche, de telle sorte que le menton correspond à l'épaule droite. — La main droite est enfoncée dans la bouche, le doigt indicateur étendu. — La bouche ouverte par la main, qui y est plongée jusqu'aux deux tiers de sa face dorsale; la lèvre supérieure fortement relevée à gauche et déprimée sur le nez. Langue saillante, relevée et comprimée contre la lèvre supérieure; son extrémité est

ecchymosée. — Il existe dans la bouche du sang liquide et
coagulé.

Sur la région temporale droite, les cheveux sont adhérents par du sang coagulé et desséché. — Sur la tête et
toute la surface du corps il n'y a pas de contusions ou de
traces de violences *apparentes*.

Tête. — La dissection des téguments du crâne fait reconnaître sur le frontal droit un caillot de 4 centimètres de
surface, formé par du sang noir coagulé; le cuir chevelu
présente à sa surface interne une ecchymose de même étendue, avec infiltration de sang coagulé. — Sur le frontal
gauche, un caillot de sang coagulé, de 3 centimètres en
tous sens; la peau du crâne est fortement injectée dans les
points correspondants.

A la partie postérieure de la tête, à l'occipital, huit ecchymoses avec sang épanché en caillots; elles varient chacune de 5 à 20 millimètres.

Les os du crâne sont intacts; leur tissu est fortement
injecté.

La substance cérébrale est ramollie, dans un commencement de décomposition putride, sans trace d'épanchement de sang.

Les lèvres sont violacées et très injectées; l'extrémité
de la langue est excoriée dans une étendue de 1 centimètre.

Aucune trace de constriction autour du cou.

Poitrine. — Écume sanguinolente dans la trachée-artère
et les bronches. — Les poumons, le cœur et le thymus,
plongés en masse dans l'eau, surnagent. — Les poumons
sont d'un rouge foncé, sans aucune trace de putréfaction;
ils offrent à leur surface de nombreuses ecchymoses ponctuées, et la pression entre les doigts de ces organes, coupés par fragments, surnagent toujours. — Les cavités du
cœur sont remplies de sang liquide.

Abdomen. — L'estomac contient du mucus glaireux non

sanguinolent. — Le foie est gorgé de sang noir et liquide. — Le gros intestin est distendu par le méconium.

Les points osseux des cartilages épiphysaires des fémurs sont très développés.

Conclusions. — De ce qui précède, nous concluons :

1° L'enfant que nous avons examiné est du sexe féminin.

2° Il était à terme.

3° Il a respiré, il a vécu.

4° Il était viable.

5° La coloration du tronc et des membres, l'état de congestion sanguine de tous les viscères, et notamment les ecchymoses ponctuées des poumons et du cœur, la présence d'écume sanguinolente dans la trachée-artère, sont autant de signes qui établissent que la mort a été le résultat de l'asphyxie par suffocation. Si on a égard à la situation de la main de l'enfant, qui était plongée presque en totalité dans sa bouche, comprimant avec force la langue et les lèvres, il est très vraisemblable que c'est par ce moyen que la suffocation a été produite.

6° La présence de *caillots* de sang sous les téguments du crâne, prouve que l'enfant était vivant lorsqu'il a reçu les contusions qui ont produit cet épanchement de sang, et que la mort a été immédiate, puisqu'il n'y a eu aucune infiltration apparente à l'intérieur.

Examen et visite d'une femme accouchée depuis dix-sept jours et prévenue d'infanticide.

Nous, soussigné, H. L. Bayard, docteur en médecine. En vertu de l'ordonnance de M. P. Voizot, juge d'instruction, qui, vu la procédure instruite contre la fille Geneviève G......, inculpée d'infanticide, nous commet à l'effet : *de visiter cette fille et de rechercher si elle porte des traces d'un accouchement récent ;*

22.

Nous sommes transporté au dépôt de la préfecture de police où la fille G...... est détenue. Elle nous a déclaré être âgée de vingt-trois ans, domestique ; elle a avoué que le 2 janvier elle était accouchée, seule, dans sa chambre à Montreuil ; le travail n'a pas, dit-elle, duré plus d'une heure.

Cette fille est aujourd'hui dans un état de souffrance assez grave. Pour ne pas laisser soupçonner à ses maîtres qu'elle était accouchée, elle continua son travail habituel, sans prendre les ménagements exigés par les suites de couches ; le refroidissement qu'elle éprouva supprima l'écoulement des lochies, et la fille G...... fut forcée d'interrompre ses occupations. Le jour où elle prit la voiture publique pour revenir à Paris, on fut obligé de l'aider pour s'y placer. Il paraîtrait que ces jours derniers la fille G..., d'après les conseils qui lui furent donnés, appliqua quelques sangsues sur le ventre.

Nous constatons que cette fille ne peut se soulever et marcher que soutenue par deux personnes, les douleurs qu'elle ressent dans le ventre et les cuisses ne lui permettent pas de soulever les jambes. Sa chemise est tachée en avant et presque dans toute son étendue par un liquide roussâtre qui s'écoule des organes sexuels, et qui baigne la partie supérieure et interne des cuisses. Ce liquide abondant a l'odeur fétide et caractéristique des lochies.

La commissure postérieure de la vulve offre une cicatrice récente et à peine fermée, dirigée un peu obliquement à droite dans une longueur d'un centimètre.

Les seins sont mous, affaissés, l'aréole du mamelon est très brune, le bout est développé, une pression modérée fait sortir un liquide séreux, puis blanchâtre et présentant enfin l'aspect et la consistance du lait.

Conclusions ; 1° La fille G...... (Geneviève) présente les traces d'un accouchement récent ;

2° Le défaut de soins convenables, aussitôt après l'accouchement, avait supprimé pendant plusieurs jours les suites de couches ; cet écoulement commence à reparaître , mais l'état de maladie de la fille G...... exige un transport immédiat dans une infirmerie. Ce transport devra être effectué sur un brancard, et non pas dans une voiture, dont les secousses accroîtraient les douleurs de la malade.

INFANTICIDE. — *Accouchement dans un cabinet d'aisances.* — *Séjour de l'enfant dans le tuyau de conduite.* — *Mort au bout de quatre jours.* — *Pneumonie.* — *Endurcissement du tissu cellulaire.* — *Questions médico-légales.*

L'observation que je vais citer me paraît intéressante , tant en raison des questions de médecine légale qui ont été soulevées, que des circonstances particulières qui ont signalé l'infanticide. J'extrais quelques détails du compte rendu de la *Gazette des tribunaux* du 16 juin 1840. Une accusation d'infanticide amène devant la cour d'assises, Marie B... , âgée de 29 ans, domestique.

Le 18 janvier 1840, vers dix heures du soir, le commissaire de police du quartier Feydeau fut prévenu que des vagissements plaintifs sortaient du tuyau de conduite d'un cabinet d'aisances, situé au cinquième étage , d'une maison rue de Grammont, 13. Il se transporta immédiatement dans cette maison , et constata , dans le cabinet, les traces d'un accouchement récent. Tout annonçait que l'enfant avait été jeté dans le conduit. Les cris du nouveau-né se faisaient encore entendre ; mais ils semblaient s'éloigner et s'affaiblir, à mesure que le corps descendait dans le tuyau.

Des mesures furent immédiatement prises pour essayer de sauver la vie au malheureux enfant. La fosse fut ouverte , et l'on trouva à la sortie du conduit , à une très petite distance de la fosse , l'enfant respirant encore. Il avait suivi le conduit dans un trajet de cinq étages. L'enfant ,

qui avait été ainsi exposé à l'air pendant près de deux u·
heures, fut confié à une sage-femme, et déposé le lende- ·ͻᶜ
main à l'hospice des orphelins. Malgré les soins qui lui ont ɑͼ
été donnés, il est mort le 22 janvier, à sept heures du ᴉb
soir, environ quatre-vingt-treize heures après sa naissance. ͽᵔ
Les soupçons se portèrent presque aussitôt sur Marie B..., ..
qui partageait depuis quelques jours la chambre de la ᵓl
femme P..., sa cousine, femme de chambre dans la mai- -iͼ
son rue de Grammont, 13. Arrêtée quelques instants après, ˏᵋͼ
la fille B... avoua qu'elle était accouchée; mais elle soutint ᴉɼ
que, s'étant rendue dans le cabinet d'aisances pour satis- -ᵋ
faire un besoin, elle était montée sur le siége, et qu'elle ͽᴉ
s'était trouvée *accouchée tout-à-coup et sans avoir pu pré-* -ᴉ
voir une délivrance aussi prochaine. L'accusation rappe- -
lait que la fille B... avait déjà eu un enfant, qu'elle avait ᴉᴉ
par conséquent toute l'expérience nécessaire pour prendre ͽ
les précautions que son état exigeait; et que cependant elle ͼ
ne dit à personne qu'elle était enceinte et arriva à son ᴉ
terme, sans avoir rien préparé pour l'accouchement.

Le 24 janvier, je fus chargé, avec M. le docteur Sevestre, ˏ
de procéder à l'autopsie de l'enfant. Nous rédigeâmes le rapport suivant :

Nous soussignés, avons, conformément à l'ordonnance
de M. Salmon, juge d'instruction, procédé à l'ouverture
du corps d'un enfant du sexe masculin, qui nous a été représenté pour être celui de X..., mort le 22 de ce mois.
Nous avons constaté ce qui suit :

Longueur total du corps, 50 centimètres (le poids du
corps avait été précédemment noté, il était de 3 kilogr.
250 grammes.

Diamètre occipito-mentonnier, 13 centimètres.
Bi-pariétal. 9   —
Occipito-frontal. 11   —

Teinte générale du corps, jaunâtre; il n'existe pas de
rigidité cadavérique. Le tissu cellulaire présente de la du-

été à la pression du doigt, particulièrement à la face, et constitue cet état particulier que l'on désigne sous le nom d'induration du tissu cellulaire. Les parois du ventre ont une teinte verdâtre. Le cordon adhère à l'ombilic; il est desséché, long de trois centimètres; un lien y est encore attaché. Les excoriations, qui ont été décrites dans le premier rapport fait le 18 de ce mois, par M. le docteur Sevestre, l'un de nous, sont de nouveau constatées; il existe :

1° A la partie supérieure et latérale du bras droit, une excoriation longitudinale de 5 millimètres. 2° Au coude, une excoriation oblique de dehors en dedans, longue de 2 centimètres, large de 3 millimètres. 3° Au coude gauche, quatre excoriations variant de 3 à 6 millimètres d'étendue. 4° A la partie latérale du dos, et à gauche, plusieurs excoriations dirigées longitudinalement de bas en haut, de 10 centimètres. 5° Sur le sacrum, une excoriation de 3 millimètres. 6° Sur le genou gauche, trois excoriations; sur le genou droit, quatre excoriations à la partie latérale, et une au-dessus de la rotule.

Toutes ces excoriations sont superficielles, et résultent évidemment d'un froissement contre un corps dur et raboteux; leur direction, de bas en haut, confirme ce qui a déjà été dit sur la direction qu'a suivie, dans sa chute, le corps de l'enfant.

Crâne.—Aucune trace de violence extérieure. Vers l'occiput, ecchymose sous-cutanée d'une étendue de 2 centimètres en tous sens et qui résulte uniquement du travail de l'accouchement. Les os du crâne sont intacts. Les vaisseaux qui rampent à la surface du crâne sont remplis de sang noir et liquide. Injection notable de la substance cérébrale qui est piquetée, lors des coupes que l'on y pratique. La membrane muqueuse qui tapisse la bouche et le pharynx est à l'état normal.

Poitrine. — La trachée-artère et les bronches ont leur

coloration naturelle. Les poumons remplissent toute la cavité de la poitrine. Ils ont une teinte rouge très vive dans leurs lobes antérieurs. Leur tissu est crépitant dans quelques points ; toutes les autres parties sont le siége d'une congestion sanguine remarquable. Les parties postérieures des deux poumons ont une teinte noirâtre et sont hépatisées.

Le cœur contient du sang liquide dans les deux ventricules.

Abdomen.—Les viscères contenus dans cette cavité n'offrent rien de particulier à noter.

Conclusions.—1° La mort d'Antoine B... est le résultat de la congestion pulmonaire que nous avons ci-dessus décrite.

2° La teinte ictérique et l'induration du tissu cellulaire ont été une complication fâcheuse qui s'est jointe à l'affection pulmonaire. Toutefois, ces deux maladies nous paraissent avoir été produites par le refroidissement auquel a été exposé l'enfant, pendant la première heure qui a suivi sa naissance.

·24 janvier 1840.

SEVESTRE ; H. BAYARD.

Pendant son court séjour à l'hospice des orphelins, l'enfant de la fille B... paraissait souffrir, et ses cris continuels ne cessèrent qu'avec l'apparition des symptômes d'asphyxie à laquelle il succomba. Si, pendant son trajet dans le conduit, ce malheureux enfant n'a pas péri, on doit en reconnaître la cause dans la ventilation de ce conduit qui y entretenait une masse d'air assez pur pour y permettre la respiration. Mais aussi, cette exposition à un vif courant d'air froid a déterminé le refroidissement et consécutivement la pneumonie.

Une circonstance assez singulière, c'est que l'enfant, en descendant dans le conduit, tomba sur le dos, et fut arété par les matières qui s'étaient accumulées à la sortie du tuyau, à un pied environ au-dessus de la fosse. S'il en eût été autrement, il serait tombé au fond de la fosse et aurait été immédiatement asphyxié.

Pendant les débats qui eurent lieu à la cour d'assises, la fille B... persista dans son système de défense, et prétendit qu'en se plaçant sur le siége du cabinet d'aisances, elle était *accouchée tout-à-coup et sans s'en apercevoir.* Cette excuse, qui d'une manière générale ne peut pas être admise, était complétement repoussée dans l'espèce. Le jour même des débats, j'avais visité le cabinet d'aisances où avait eu lieu l'accouchement, et, d'après la disposition de la *lunette* placée dans un angle du siége, il était évident que, montée sur le siége, la-fille B... aurait dû se tenir non pas accroupie, car il y avait trop peu d'espace, mais presque debout et penchée, de telle sorte que si l'accouchement eût eu lieu dans cette attitude, l'enfant, en raison de l'obliquité de l'ouverture pelvienne, aurait été projeté en avant, sans toucher au plan supérieur du siége.

La fille B... prétendait en outre que l'enfant était sorti par les pieds, et que le placenta, expulsé en même temps, l'avait entraîné par son poids.

Je répondais : 1° que nous avions constaté une tumeur sanguine vers l'occipital, ce qui faisait plutôt penser que l'accouchement avait eu lieu naturellement et par la présentation de la tête; 2° qu'un accouchement par les pieds n'a pas lieu ordinairement avec la rapidité alléguée par la fille B... ; 3° que les excoriations constatées sur le corps de l'enfant avaient toutes une même direction de bas en haut, et qu'elles provenaient très vraisemblablement du frottement du corps contre les parois du conduit, d'où on était amené à conclure que l'enfant avait été précipité par es pieds.

Un assez grand nombre de questions nous ont été po-

sées ; mais, en raison de leur moindre importance, je les
passerai sous silence.

La fille B..., déclarée coupable par le jury, à la simple
majorité, *mais avec des circonstances atténuantes*, a été
condamnée à huit ans de travaux forcés, sans exposition.

CHAPITRE VIII.

DE L'EXAMEN DES TACHES DIVERSES

QUI PEUVENT ÊTRE L'OBJET DE RECHERCHES MÉDICO-LÉGALES DANS LES EXPERTISES JUDICIAIRES.

Pendant le cours d'une instruction judiciaire relative à
un assassinat ou à une tentative de viol, par exemple, la
présence, sur des vêtements ou des linges, de taches hu-
mides ou desséchées que leur aspect fait présumer avoir été
produites par du sang, ou du sperme, ou par tout autre
liquide, engage toujours les magistrats à commettre des
médecins et des chimistes pour en déterminer la nature.

Les auteurs des traités de médecine légale, les plus récemment publiés, ne me paraissent pas avoir accordé à cet
examen toute l'attention, ni donné tous les développements,
que méritent ces détails, qui, dans quelques affaires judiciaires, acquièrent une importance très grande. Depuis
quelques années, cependant, des recherches toutes spéciales ont été faites sur plusieurs de ces questions, et si ces
travaux n'ont pas comblé toutes les lacunes, ils ont éclairé
d'une vive lumière quelques points restés obscurs jusqu'alors.

Je me propose, dans ce chapitre, d'étudier successivement toutes les questions qui se rapportent à l'examen médico-légal des taches de diverse nature, qui peuvent être
le sujet d'expertises judiciaires, et en présentant le résumé
des travaux épars dans les journaux et les recueils de mé-

decine et de chimie, j'exposerai les recherches nouvelles
qui me sont propres.

Si les taches dont on cherche à déterminer la nature
existaient sur des tissus blancs, nets de tous corps étrangers, si elles étaient isolées, circonscrites, qu'elles ne fussent produites que par une seule substance, l'expertise
offrirait peu de difficultés, et il suffirait d'appliquer les
procédés d'analyse de la substance présumée; mais le plus
souvent les taches adhèrent à des tissus colorés, plus ou
moins spongieux, elles sont formées par la superposition
inégale de liquides de diverses natures; on comprend alors
tous les changements apportés dans l'aspect, la consistance
des taches, ainsi que les différences que peuvent donner les
résultats de l'analyse.

Pour éviter la confusion dans l'examen de ces questions,
j'ai adopté l'ordre suivant, qui comprend l'étude des taches
qui sont le plus fréquemment l'objet de recherches médico-
légales.

§ 1. *Taches de sang.* — *Taches de rouille, de peinture,
de sucs de plantes, de tabac, de fumier,* pouvant être
confondues avec du sang.

§ 2. *Taches formées par du sperme.* — *Larmes.* — *Mucus nasal.* — *Salive.* — *Mucus vaginal simple, ca-
séeux, leucorrhéique, blénorrhagique, puriforme.*

§ 3. *Taches d'urine.* — *Taches de matières fécales.* —
Taches de lait. — *Taches* produites par des liquides
*mucilagineux, albumineux, gommeux, oléagineux,
savonneux.* — *Taches de boue, de poussière, de plâtre, de poudre,* etc.

La médecine légale pratique s'est enrichie d'un moyen
très puissant d'investigation. Le microscope est, dans les
mains de ceux qui veulent l'employer avec conscience, un
instrument précieux qui *ne fait pas voir tout ce que l'on*

23

veut trouver, comme l'ont prétendu quelques hommes inhabiles à s'en servir, ou trop intéressés à en proscrire l'usage, mais il permet d'obtenir des résultats que l'analyse chimique est insuffisante à donner, même entre les mains de chimistes très habiles.

En résumant tous les travaux qui ont eu pour objet la détermination de la nature des taches diverses, j'examinerai les circonstances dans lesquelles l'analyse chimique seule peut suffire, et les cas où le microscope, aidé de l'action de certains réactifs, est indispensable.

Loin de vouloir imposer une méthode exclusive d'analyse, je ferai concourir tous les moyens qui, dans l'état actuel de la science, peuvent procurer les résultats les plus complets et les plus certains.

§ 1. *Taches de sang.* — L'examen de ces taches sous le rapport médico-légal a fait le sujet de nombreux travaux de la part des chimistes ; Vauquelin, Baruel, MM. Lassaigne, Orfila, Melli, Chevallier, ont nettement établi les caractères chimiques à l'aide desquels on peut distinguer les taches de sang de toute autre substance produisant des taches d'un aspect semblable.

Après avoir exposé les procédés d'analyse chimique adoptés par la science, je citerai les applications médico-légales toutes récentes que M. le docteur Mandl a faites de l'examen microscopique du sang.

Caractères physiques du sang desséché. — La quantité plus ou moins grande de sang, l'épaisseur de la tache et le degré de perméabilité des objets ou des tissus sur lesquels il s'est desséché, en font varier la coloration (1). Les aspects le plus fréquemment observés sont les suivants : le sang desséché sur du *fer poli,* sur du *cuivre,* est, en général, sous forme d'écailles brillantes d'un brun noirâtre,

(1) A. CHEVALLIER, *Du Sang (Journ. de Chim. méd.,* t. v, p. 432, 2ᵉ série).

pour peu que la couche soit un peu épaisse. Sur du *drap de laine*, sur des *étoffes de soie*, sur des *lames de verre*, le sang desséché est brun noirâtre brillant et s'écaille facilement. Sur du *bois* très *dur* ou *vernissé*, l'aspect est encore aussi brillant. Il est à remarquer que l'imperméabilité de l'objet ou du tissu contribue à rendre les taches brillantes, puisqu'il n'y a eu qu'évaporation de la partie aqueuse.

Mais si le *bois* est *poreux*, facilement perméable, on observe les mêmes caractères physiques que sur des *tissus de fil* ou de *coton;* alors toute la partie aqueuse a été absorbée ; la portion albumineuse, dissoute, a été entraînée dans les mailles du ligneux ou du tissu, et la tache de sang est terne : ses nuances varient du brun au rosé. — Dans le cas où un *caillot* de sang se serait desséché, on retrouverait sur les parties les plus épaisses, et qui sont saillantes, une couche brune, brillante à sa surface.

La forme des taches de sang varie selon qu'il s'est écoulé lentement, qu'il a été largement répandu, ou bien qu'il a été projeté par rejaillissement ; les gouttelettes sont rondes, ovales, allongées... Les taches faites par essuiement ont aussi leur forme particulière ; il suffit d'en avoir vu deux ou trois fois pour les reconnaître.

La coloration brun-marron, bleue, noire des objets ou des vêtements sur lesquels le sang a rejailli, ne permet pas quelquefois de l'apercevoir au jour ; cet examen se fait alors aisément avec une lumière, qui rend brillantes les taches de sang, si on les regarde un peu obliquement et par réflexion (1).

Caractères chimiques. — Le sang desséché sur divers objets, qu'il soit en couches épaisses ou en gouttelettes très petites, présente les mêmes caractères chimiques.

Lorsque l'on examine des taches de sang sur du bois, de la pierre, on gratte et on détache toute l'épais-

(1) OLLIVIER (d'Angers), *Arch. de Méd.*, t. I, 2e série, 1833.

seur qui a été pénétrée, et on fait dissoudre ces fragments
ou cette poussière dans l'eau contenue dans un verre de
montre.

Si les objets sont précieux, ou bien que l'on ne veuille
pas les gratter, on fait un petit bassin en cire et l'on y dissout la tache (mais il est nécessaire que cet objet ne soit
pas poreux).

Si on opère sur des taches assez larges, on les divise en
plusieurs lambeaux étroits que l'on réunit avec un fil; on
les introduit dans un tube de verre fermé à l'une de ses
extrémités, et on les arrose d'eau distillée (1).

Après quelques minutes de macération, on voit la matière colorante (hématosine) descendre au fond du tube
sous forme de stries rougeâtres, l'albumine se dissout également ; si on retire les lambeaux plus ou moins décolorés,
on voit à leur surface une couche adhérente grisâtre, glu-
tineuse, qui est de la *fibrine insoluble* dans l'eau froide ou
bouillante, mais *soluble* par les alcalis.

L'eau colorée a une teinte plus ou moins foncée, selon la
quantité de sang et l'étendue des taches ; on expose le tube
à une chaleur de 90°, le liquide se décolore, devient grisâtre, et laisse déposer des flocons.

Si l'on sépare le liquide des flocons, qui sont un mélange de fibrine et d'albumine, que l'on traite le coagulum
par quelques gouttes d'une solution de potasse. On obtient
*une liqueur colorée en vert lorsqu'elle est vue par ré-
flexion, et en rouge-brun si elle est vue par réfraction.*
En ajoutant à cette liqueur de l'acide hydrochlorique et du
chlore, on obtient des flocons blanchâtres formés par de la
matière animale coagulée.

Principe odorant du sang. — Fourcroy considérait l'o-
deur fournie par le sang *comme un des caractères les plus
prononcés de ce liquide vital.* Baruel avait cherché à dis-

_____

(1) CHEVALLIER, ouvrage cité.

tinguer, par l'odeur, le sang d'homme du sang de femme, et à le différencier de ce liquide chez les animaux.

Des recherches nombreuses ont été faites sur ce sujet, et les observations de MM. Couerbe, Leuret, Rudkind, Ehrards, Merk, Soubeiran, Denis, Chevallier, ont démontré que, dans l'état actuel de la science, *il n'est pas possible, dans une expertise médico-légale, de se prononcer sur la nature distinctive du sang humain ou des animaux, d'après l'odeur que l'on parvient à dégager de ce liquide.*

Examen microscopique du sang. — L'étude physiologique du sang, l'examen de ses parties constituantes, ont été rendus très complets au moyen du microscope; mais, tout récemment encore, on regardait comme impossible de distinguer le sang humain et des mammifères du sang des ovipares. En médecine légale, cette distinction acquiert une très grande importance, alors même que la nature des taches aura été reconnue par l'analyse chimique. En effet, ce sang, trouvé sur des vêtements ou sur un instrument, peut être du sang de poisson, d'oiseau, de reptiles ou de chameau.

M. le docteur Mandl (1) a publié le résultat de ses recherches, qui méritent l'attention de tous ceux qui s'occupent de médecine légale.

« On verse, dit-il, sur une lame de verre une goutte
» d'eau distillée; on détache ensuite avec la pointe d'une
» aiguille quelques écailles de la tache de sang que l'on
» veut examiner, et on les place sur la goutte d'eau; après
» quelques instants de contact, l'eau se colore, et les par-
» ticules solides blanchissent; on les recouvre alors avec
» une seconde lame de verre qui chasse l'excès d'eau, puis
» on examine au microscope, en observant surtout les
» bords transparents des particules.

» On sait que les globules du sang placés dans l'eau se

(1) MANDL, *Recherches médico-légales sur le sang.* Thèse. 1842.

» décolorent et ne laissent qu'une couche blanche, formée
» par de la fibrine. Les globules sanguins étant entièrement
» décolorés, il n'en restera aucune trace s'ils viennent de
» sang de mammifères, tandis que dans le liquide prove-
» nant d'ovipares on apercevra au milieu de la cou-
» che blanche de fibrine un grand nombre de noyaux
» oblongs. »

Mais on ne peut pas distinguer plus le sang des mammifères entre eux, à l'exception de celui du chameau, que
le sang de l'homme avec celui des autres mammifères.

Taches pouvant être confondues avec du sang. — Les
taches de *rouille* (sous-carbonate de tritoxide de fer) ont
une couleur rouge-jaunâtre si elles sont sur une lame de
fer ; la chaleur ne les fait pas écailler comme celles qui
sont produites par du sang ou par du jus de citron. Une
goutte d'acide chlorhydrique pur, versée sur la rouille, *se
colore à l'instant en jaune.* Le fer reprend sa netteté, et
en étendant d'eau distillée la dissolution acide, on obtient
par l'hydrocyanate ferrure de potasse et la noix de galle
toutes les réactions des sels de fer.

Les taches formées par *du jus de citron* ont une teinte
brun-rougeâtre, noirâtre si elles sont épaisses. — La chaleur modérée les fait écailler ; portée plus haut, elle donne
lieu à un *dégagement* volatil *acide* qui rougit un morceau
de papier de tournesol humide placé au-dessus.

La dissolution par l'acide chlorhydrique *est jaune;* étendue d'eau, elle donne par les réactifs ci-dessus indiqués les
précipités des sels de fer.

Si aux taches de *rouille* et de *citrate de fer* se trouvait
mêlé du sang, en plongeant dans l'eau distillée la portion de l'instrument sur laquelle il se trouve, on verrait
des stries rougeâtres traverser le liquide et s'accumuler au
fond du vase. Cette liqueur rouge présenterait alors, par
la chaleur, tous les caractères particuliers au sang et que
nons avons décrits précédemment. Si l'on verse sur une

tache de sang pur desséché sur du fer une goutte d'acide chlorhydrique, *la tache ne jaunit pas*, ne disparaît pas, et le métal ne reprend pas son brillant.

Dans le cas où les taches de rouille existantes sur un tissu qui a été lavé ne céderaient plus rien à l'eau, il suffirait de les traiter par l'acide chlorhydrique étendu, qui les décolorerait et fournirait une solution jaune, où l'on reconnaîtrait la présence du fer.

Les taches brunes de peinture à l'huile, si elles sont anciennes, ne se dissolvent pas dans l'eau. — L'alcool bouillant ou l'éther séparent une partie des matières grasses qui la constituent.

Les taches de peinture rouge à la détrempe cèdent à l'eau une matière animale (la gélatine). La liqueur filtrée ne se trouble pas par la chaleur; le résidu du filtre se compose de la matière colorante, le plus souvent de l'ocre, et par l'acide chlorhydrique fournit une solution de fer (1).

Taches formées par des substances végétales. — Il est un assez grand nombre de plantes dont les sucs desséchés communiquent aux tissus une coloration brun-rougeâtre, jaunâtre, qui a pu faire croire à l'existence de taches de sang; le fait suivant en est un exemple :

Un garçon de ferme est arrêté sous l'inculpation de meurtre, et on lui représente que sa blouse et son pantalon en toile bleue portent un grand nombre de taches brunes, rougeâtres, ayant l'aspect de taches de sang, qui paraissent avoir été faites par essuiement..... L'instruction se poursuit, et l'analyse chimique démontre que ces taches proviennent de sucs végétaux. — Le prévenu, interrogé à ce sujet, répond que la veille de son arrestation il avait arraché avec ses mains de l'herbe où il se trouvait beaucoup de pavots, et qu'il l'avait apportée dans sa blouse après l'avoir foulée avec son pied.

(1) CHEVALLIER, ouvrage cité.

Au mois d'août 1840, M. A. Chevallier m'a remis
plusieurs linges colorés par des sucs végétaux. Voici
le résultat de mes observations sur quelques uns d'entre eux.

Taches de sonchus oleraceus (laiteron). — Un linge
blanc de tissu de fil a été taché par le suc lactescent du
sonchus oleraceus, laiteron, plante herbacée de la famille
des chicoracées. — Les taches sont d'un brun rougeâtre,
et leur aspect a une assez grande analogie avec des taches
de sang mêlées de boue. Le tissu est roide et empesé, les
parties tachées sont ternes. Une portion mise à macérer
prend une teinte brune plus terne. Le liquide de macération est jaunâtre, sans odeur particulière; chauffé,
il ne se trouble pas; l'acide nitrique n'y forme pas de précipité.

Les taches formées par le *sonchus palustris* ont une
teinte rougeâtre semblable à celles que produit la sérosité
sanguinolente. — Roideur du tissu. — La macération le
décolore en partie et laisse à sa surface une couche blanc-
rosé. — Le liquide de macération est jaunâtre. — La chaleur ne le trouble pas. — L'acide nitrique y détermine un
dépôt nuageux.

Les sucs de *lactuca virosa* (laitue vireuse) et du *trago-
pogon* (majus) donnent des taches dont l'aspect sur les
tissus blancs diffère davantage de celui des taches de
sang; mais sur les étoffes foncées on peut encore les confondre.

Les linges ne se décolorent pas, et la surface tachée par
la laitue prend une teinte blanc-violacé, tandis que le tra-
gopogon laisse une coloration jaune-verdâtre semblable à
celle des matières fécales. Il me serait facile de consigner
ici le résultat de mes recherches comparatives sur un grand
nombre de plantes dont les sucs peuvent simuler l'aspect
du sang, mais je pense que les citations que je viens de
faire suffiront pour fixer l'attention des experts et prévenir
des erreurs fâcheuses.

Les caractères distinctifs que nous devons noter sont, ainsi qu'on le voit : 1° la décoloration incomplète des tissus, ou même la teinte plus foncée qu'ils acquièrent dans les points tachés ; 2° l'absence de toute décoloration du liquide par la chaleur ; 3° la formation d'un nuage brunâtre dans le liquide par l'action de l'acide nitrique, qui a carbonisé des débris ligneux. Un signe moins essentiel sans doute, mais qu'il ne faut pas négliger, c'est l'odeur aromatique ou vireuse des dissolutions.

L'examen microscopique permet de distinguer les débris végétaux adhérents aux taches, soit qu'ils se composent d'épiderme, ou du tissu parenchymateux ; si des globules amylacés s'y trouvaient mêlés, l'eau iodée leur communiquerait une teinte bleuâtre.

M. Chevallier a répété les expériences de Vauquelin, MM. Orfila, Melli, sur des *liquides albumineux* colorés par de la *garance*, de la *cochenille*, du bois de *Brésil*, et les réactions par la chaleur, la potasse, l'éther, les acides chlorhydrique, azotique, la noix de galle.... comparées à celles que ces agents font naître dans l'*eau colorée par le sang*, démontrent qu'il y a impossibilité de confondre les taches de sang avec celles qui résulteraient d'un mélange d'albumine et de matière colorante (1).

Taches de tabac, de fumier. — Les experts doivent apporter la plus grande attention à ne pas confondre avec les taches de sang les taches formées par ces deux substances dont l'aspect est semblable sur les tissus noirs ou bleus. Lorsque les inculpés fument, ou s'ils chiquent, leurs pantalons, leurs blouses portent des taches brunes, brillantes, dont on ne reconnaît la nature que par la macération dans l'eau, leur odeur, et la formation de précipités abondants *verts* par les sels de fer.

Les taches de jus de fumier sont presque constamment

(1) A. CHEVALLIER, *Journ. de Chim. méd.*, t. V, p. 493, 2e série.

mêlées de débris de paille ou de fumier ; on ne doit cependant se prononcer sur leur nature qu'après les avoir dissoutes dans l'eau et reconnu leur coloration jaunâtre, leur
odeur particulière et les débris végétaux.

§ 2. *Taches de sperme.* — Tous les chimistes et les médecins-légistes ont adopté le résultat des expériences comparatives faites par M. Orfila dans le but de déterminer les
caractères chimiques distinctifs des taches de sperme, et
des taches produites par divers mucus de nature animale et
par les fluides leucorrhéique et blennorrhagique. Mais en
admettant que les *colorations* grises et jaune-fauve, l'état
plus ou moins empesé des taches, la présence ou l'absence
d'*odeur spermatique,* la *réaction* par l'*acide nitrique,*
permettent de distinguer les taches de sperme des mucus
leucorrhéiques, alors que l'on opère isolément sur chacun
de ces fluides, on comprendra que si des taches de sperme
sont superposées ou mêlées sur un linge à des taches de
fluide leucorrhéique, l'analyse chimique sera insuffisante
pour les distinguer, et que les caractères positifs ou négatifs pourront se détruire.

Or, dans les expertises médico-légales, les magistrats
demandent souvent, non seulement si on peut déterminer
la nature spermatique des taches, mais encore si quelques-
unes des taches observées sur le même vêtement sont produites par un écoulement causé par quelque maladie.

Lorsque la question est ainsi posée, l'analyse chimique
seule est insuffisante pour la résoudre, et on ne peut répondre qu'à l'une de ses parties. Mais l'examen microscopique permet de préciser davantage les faits observés, et
si on n'obtient pas toujours une solution complète, le plus
communément au moins on en approche beaucoup.

L'étude des taches produites par chacun des mucus me
fournit l'occasion de comparer leurs caractères physiques
et chimiques à ceux du fluide spermatique, et de déter-

miner les signes différentiels que l'examen microscopique permet d'établir entre eux.

Caractères physiques et chimiques des taches de sperme. — Sur les tissus blancs, taches légèrement *grisâtres* ou *jaunâtres, blanchâtres* sur les tissus colorés, — roides et *empesées*, — odeur particulière, fade, *spermatique*, si elles sont humectées. — La chaleur vive des charbons leur donne *assez souvent* une coloration *jaune fauve*. — Dans l'eau, le tissu se décolore, se décompose; il devient visqueux et *donne une odeur spermatique*, si on le comprime entre les doigts.

Filtrée et évaporée, la liqueur dépose des flocons glutineux, *ne se coagule pas*. Évaporée à siccité, elle laisse un résidu gommeux, transparent, qui se dissout en partie. La partie insoluble dans l'eau est *gluante*, et soluble dans la potasse.

La dissolution aqueuse filtrée est incolore ou jaunâtre, transparente. Le chlore, l'alcool, le sous-acétate de plomb, le deutochlorure de mercure, y font naître un précipité de blanc floconneux; — par l'infusion de noix de galle, un précipité blanc-grisâtre très abondant. — Elle est un peu jaunie, *mais non troublée par l'acide nitrique pur*.

Examen microscopique du sperme. — Plusieurs années se sont écoulées depuis la publication de mes recherches sur l'*examen microscopique du sperme desséché sur le linge ou sur les tissus de nature et de coloration diverses;* les procédés dont je proposais l'emploi ont été vérifiés et approuvés par un grand nombre de chimistes et de micrographes distingués. L'examen microscopique des taches de sperme est maintenant un mode d'analyse adopté par la science, et que l'on ne peut pas négliger dans une expertise médico-légale, soit pour découvrir directement la nature de ce liquide, soit comme moyen complémentaire des résultats fournis par la chimie.

Sans répéter ici tous les détails de mes expériences, qui

sont consignés dans le tome XXII, page 134, des *Annales* d'hygiène, je rappellerai les conclusions de mon Mémoire.

A. Les animalcules spermatiques conservent la vie et les mouvements tant que le mucus dans lequel ils nagent reste fluide et tiède. J'en ai observé de vivants pendant dix heures; ils meurent et restent emprisonnés aussitôt que le mucus est agglutiné.

B. Le sperme desséché se gonfle, se dissémine et se divise dans l'eau distillée et dans l'eau commune froide, et se dissout un peu en chauffant légèrement le liquide de la macération, et l'on aperçoit au microscope les animalcules spermatiques.

C. Le sperme desséché se dissout dans la salive, ainsi que dans l'urine, et les animalcules ne sont pas altérés.

D. Le sperme desséché ne se dissout dans le sang ou dans le lait que si l'on a étendu ces liquides de quelques gouttes d'eau distillée.

E. L'alcool, la solution de soude, de potasse, ou l'ammoniaque *concentrés*, ne dissolvent pas le mucus spermatique; ils en déterminent la contraction et détruisent les animalcules : ces réactifs ont, au contraire, une action dissolvante très remarquable, s'ils sont étendus d'eau distillée dans des proportions variables pour chacun d'eux, et que j'ai indiquées.

F. *Pour reconnaître les taches spermatiques desséchées sur du linge, et tirer parti des observations microscopiques, il faut avoir soin de ne pas froisser ou désunir les lambeaux mis à macérer. En filtrant les liquides de macération, et en examinant les dépôts restés sur les filtres, on constate la présence des animalcules spermatiques, isolés du mucus, complets et sans brisure de la queue.*

G. On peut facilement constater la présence des zoospermes dans le mucus vaginal recueilli après l'acte du coït entre des lames de verre ou desséché sur des linges.

H. Chez les femmes qui ne sont pas affectées d'écoulements morbides par les parties sexuelles, j'ai toujours pu retrouver, sur les linges et sur les lames de verre qui ont essuyé les parois du vagin, des animalcules spermatiques, huit, dix et même soixante-douze heures après l'acte du coït.

I. Sur des linges tachés par du sperme desséché sur du linge depuis deux mois, un an, trois ans, *six ans*, j'ai reconnu des zoospermes à longue queue, entiers et complets.

J. La nature et la coloration des tissus tachés par le sperme ne nuisent pas à l'analyse microscopique et à la constatation des animalcules; on les retrouve aussi bien sur les étoffes de fil, de coton, que sur celles de laine et de soie.

Les règles à suivre dans l'examen microscopique sont les suivantes :

1° Détacher avec des ciseaux et enlever avec précaution une partie des taches sans froisser ni déchirer le tissu;

2° Le placer dans un tube ou dans un verre, et l'arroser d'eau distillée froide, ou mieux chaude, dans lequel on le laisse macérer pendant plusieurs heures.

3° Filtrer le liquide, mettre le tissu taché dans une capsule de porcelaine, et l'humecter d'eau distillée, chauffer à la flamme d'une lampe à alcool jusqu'à la température de 80 degrés; — verser ce liquide *sur le filtre qui a déjà servi.*

4° Si le linge taché ne s'est pas entièrement décoloré, si la matière gluante y adhère encore, on le place dans de l'eau éthérée ou ammoniacée (proportion d'un seizième), et, après macération, on jette ce liquide *sur le filtre.*

5° Enfin, après avoir laissé égoutter le filtre, on le coupe à sa partie inférieure, à 2 ou 3 centimètres de son extrémité. On le renverse sur une lame de verre, et on humecte la surface du papier avec de l'eau éthérée ou ammoniacée, qui dissout les matières grasses et le mucus, détache du filtre tout ce qui y adhérait, et l'applique sur la lame du verre. On la recouvre d'une seconde lame, et, par l'examen microscopique, les zoospermes sont visibles.

Mucus nasal. — Les taches sont grisâtres, blanc-jaunâtre, empesées, se dissolvent dans l'eau; exposées au feu, elles prennent une teinte légèrement fauve sur les contours. — Le liquide filtré et évaporé *ne donne pas de coagulum.* — Précipité par le chlore, l'alcool et l'*acide nitrique*, il n'est pas troublé par l'infusion de noix de galle, ni par l'acétate de plomb.

Examen microscopique. — Sur une lame de verre, on renverse le lambeau qui a été enlevé, et on l'humecte avec deux ou trois gouttes d'eau distillée; après quelques minutes de macération, en inclinant la lame de verre, on détermine l'accumulation à la partie déclive des substances dissoutes. — Il faut alors retirer le linge qui est décoloré, et recouvrir le liquide avec une seconde lame de verre. — Au microscope, on aperçoit quelques lamelles épidermiques des cristaux de sels de soude et des corps étrangers, de la poussière, des poils.

Mucus lacrymal. — Ces taches ont souvent par leur aspect la plus grande analogie avec les taches spermatiques, et lorsque l'on examine des draps de lit ou des manches de chemise, on pourrait les confondre.

Le procédé d'examen microscopique est le même que le précédent; il fait reconnaître les cristallisations salines particulières à ce mucus.

Salive. — Pour que les taches formées par ce fluide eussent l'aspect des taches spermatiques, il faudrait que le tissu en eût été imprégné à plusieurs reprises.

Les expériences faites par M. Orfila ne lui ont fait reconnaître que des caractères chimiques opposés entre eux, et ils ne peuvent pas servir à distinguer ces taches des taches spermatiques. L'examen microscopique suffit à lui seul;

car, outre des cristallisations salines, il fait reconnaître les lamelles épidermiques qui se sont détachées de la membrane muqueuse buccale.

Mucus vaginal. — Écoulements vaginaux. — Les taches qui sont produites sur les linges et les vêtements par le mucus vaginal et par les différentes espèces d'écoulements vaginaux, sont fort difficiles à distinguer entre elles, et le plus souvent il est impossible par l'analyse chimique seule d'en déterminer la nature.

Les caractères physiques et chimiques qui distinguent ces mucus du liquide spermatique sont assez obscurs lorsqu'on opère sur ces liquides complétement *isolés ;* on conçoit dès lors que l'analyse chimique soit insuffisante pour rechercher la nature de ces liquides desséchés et *confondus* sur les mêmes linges.

L'*absence d'odeur* spermatique ; le *précipité* blanc, floconneux, que l'*acide nitrique* fait naître dans les liquides vaginaux, sont les deux seuls caractères chimiques distinctifs de ceux fournis par l'analyse du sperme. Quant à la coloration des taches, à la roideur des tissus, à leur défaut de coloration en jaune fauve par la chaleur, ces signes sont trop incertains et trop variables pour qu'ils méritent quelque valeur. J'ai recherché si l'examen microscopique pouvait fournir des résultats plus satisfaisants, et voici ce que j'ai observé.

Examen microscopique. — On sait, et les recherches de M. le docteur Donné (1) l'ont confirmé, que le mucus qui baigne constamment la membrane muqueuse du vagin est acide, et que si la sécrétion en est un peu abondante, il a un aspect blanc, crémeux. Chez beaucoup d'enfants, de jeunes filles, chez des femmes enceintes *qui ne sont pas malades,* ce mucus crémeux s'écoule avec assez d'abon-

(1) Donné, *Recherches microscopiques sur la nature du mucus,* 1837.

dance pour humecter leurs chemises ou leurs draps de lit ;
en se desséchant, les taches prennent une couleur jaunâtre ou légèrement roussâtre ; leur étendue peut faire supposer que ces taches sont dues à un écoulement morbide.
Dans plusieurs affaires judiciaires où j'ai été chargé de rechercher quelle était la nature des taches observées sur les
vêtements, l'examen microscopique a été le seul mode
d'investigation qui m'ait permis de résoudre les questions
posées.

Après avoir décrit avec soin les caractères physiques des
taches, leur nombre, le lieu qu'elles occupent sur la chemise ou sur les draps, etc., on détache avec des ciseaux
plusieurs portions de ces taches, on les renverse sur des
lames de verre, et on humecte le tissu avec de l'eau distillée tiède. On note l'état acide, alcalin ou neutre de la dissolution ; au bout de quelques minutes de macération, une
partie de la tache s'est dissoute et adhère à la lame de verre.
Il faut alors recouvrir cette lame de verre d'une seconde,
et les soumettre à l'examen microscopique. On voit alors
un grand nombre de lamelles irrégulièrement ovalaires,
confondues ensemble, longues de 5 à 6 centièmes de
millimètre dans leur grand diamètre. Chaque lamelle paraît être percée à son centre d'une ouverture, selon les
uns, ou occupée par un noyau sécréteur, selon d'autres
auteurs.

Il existe en outre une petite quantité de mucus simple
globuleux, et on n'aperçoit aucune espèce d'animalcules.
—Si le linge a été imbibé d'une certaine quantité d'urine,
comme cela a lieu communément, on observe entre les
lames de verre, au bout de quelques heures, des dépôts
ou des cristallisations des sels de l'urine, et on reconnaît
une odeur légèrement ammoniacale aux linges macérés.

Il est, dans ce cas, facile de conclure que les taches
sont dues à un écoulement vaginal naturel et non morbide.

Mais dans les circonstances malheureusement trop nombreuses où le mucus vaginal est altéré dans sa nature, soit par une inflammation chronique de la membrane muqueuse, soit par une irritation consécutive à des frottements ou une infection morbide; dans tous ces cas, l'examen microscopique ne sert qu'à constater le mélange du pus, que l'on reconnaît à ses globules d'un aspect particulier, et à la viscosité que lui donne l'ammoniaque.

Il faut donc admettre que dans l'état actuel de la science, il est impossible de distinguer entre eux les divers écoulements purulents, et, par conséquent, de reconnaître s'ils sont de nature blennorrhagique, syphilitique, ou s'ils ne sont dus qu'à une vive inflammation de la muqueuse vaginale.

M. le docteur Donné a décrit une espèce d'infusoire, auquel il a donné le nom de trico-monas vaginale, et qu'il a observé dans le mucus vaginal purulent, mais il n'affirme pas que ces animalcules soient caractéristiques des écoulements syphilitiques.

J'ai recueilli un grand nombre de linges tachés par les matières d'écoulements leucorrhéiques et blennorrhagiques, et j'ai remarqué que dans les macérations de taches produites par le pus de chancres ou d'ulcérations syphilitiques, une multitude de vibrions s'y développaient avec rapidité, tandis qu'ils n'apparaissaient pas dans les autres macérations. Mon observation confirme l'opinion que M. Donné a déjà émise sur ce sujet (1).

§ 3. — Je mentionne ici les taches d'*urine* et celles de *matières fécales*, parce que l'aspect jaunâtre des premières et la coloration roussâtre des secondes peut en imposer pour des taches d'écoulement blennorrhagique ou de sang.

Le procédé d'examen que j'ai déjà indiqué plusieurs fois (2), suffira toujours pour reconnaître la nature parti-

(1) DONNÉ, ouvrage cité.
(2) Voy. pag. 277.

culière de ces taches, la cristallisation des sels alcalins ou acides de l'urine et les débris alimentaires des matières fécales.

Les linges tachés par du *lait* acquièrent une roideur très remarquable, et la coloration jaunâtre de ces taches peut tromper sur leur nature.

En réfléchissant au mode d'imbibition des tissus par les liquides plus ou moins denses qui les humectent, j'ai pensé que pour les taches de lait comme pour les taches de sang desséché, il serait possible de les reconnaître en dégageant les globules, et en les détachant du tissu auquel ils adhèrent.

En effet, si on mouille avec de l'eau très légèrement acidulée la surface tachée, et qu'après l'avoir renversée sur une lame de verre on prolonge cette macération pendant plusieurs minutes, on retrouvera les globules du lait un peu contractés, libres et suspendus dans le liquide. Le mélange des globules de pus se distinguerait par leur forme différente, leur volume plus considérable, et par la réaction qu'y déterminerait l'ammoniaque, et que j'ai déjà signalée.

Les taches formées par des liquides *albumineux* et *gommeux* se reconnaissent aisément par leurs caractères physiques, que chacun est à même d'observer journellement ; les taches sont déjà un peu anciennes, elles ont une teinte jaunâtre, le tissu est roide, empesé ; à l'aide d'une loupe, on voit que la couche de liquide desséchée est brisée en une multitude de fragments irréguliers.

Si on place entre deux lames de verre une solution gommeuse, et que par capillarité on fasse réagir sur celle-ci une goutte d'acide sulfurique, on voit aussitôt se former une multitude d'*aiguilles baccilariées* groupées en faisceau ou éparses.

Dans les cas où un liquide albumineux coloré en rouge serait desséché sur des tissus, et simulerait des taches de sang, les réactions chimiques que j'ai précédemment indiquées détruiraient toute erreur (§ I, page 268).

En rappelant que des taches produites par des liquides *mucilagineux, oléagineux, savonneux,* peuvent être l'objet d'expertises judiciaires, je ne veux pas insister sur des détails inutiles, mais faire comprendre aux médecins et chimistes experts que les circonstances les plus indifférentes peuvent acquérir une grande importance dans certains cas. Ainsi, un homme, barbier de son état, est inculpé d'attentat à la pudeur ; la jeune fille précise les faits, et dit que cet individu, après l'acte commis, s'est servi pour lui essuyer les parties génitales *saignantes*, d'une serviette sur laquelle il y avait du savon à barbe ; l'inculpé prétend, au contraire, qu'il n'existe sur la serviette que du savon.

L'examen physique, l'analyse chimique et microscopique de la serviette saisie, me firent reconnaître des taches de savon et des fragments de barbe *de plusieurs individus ;* des taches de *liquide spermatique mêlé de sang* et de *lamelles épidermiques vaginales*. — L'instruction judiciaire confirma la réalité des détails de mon expertise.

Si des taches produites par un liquide *sucré, albumineux* ou *huileux,* présentaient dans leur examen physique ou dans leurs caractères chimiques des difficultés d'analyse, on pourrait avoir recours aux procédés de réaction indiqués par M. Raspail (1). Entre deux lames de verre contenant une quantité minime du liquide à examiner, on fait réagir de l'acide sulfurique concentré. « Si la substance est colorée en purpurine par l'acide sulfurique, et qu'il n'y ait pas de mouvement produit, on opère sur un mélange de sucre et d'albumine ; s'il y a tourbillon et aspiration, le mélange se compose de sucre et d'huile. Si l'acide

(1) RASPAIL, *Nouveau système de chimie organique*, t. III, p. 35, §§ 31, 67, 68.

n'imprime cette coloration qu'à l'aide du sucre, et qu'il n'y ait point de mouvement produit, la substance sera de l'albumine pure, ou autrement de l'huile pure. Si l'acide ne produit cette coloration qu'à l'aide de l'huile ou de l'albumine, la substance sera du sucre pur. Mais si la coloration purpurine n'apparaît pas, à l'aide soit du sucre, soit de l'albumine ou de l'huile, ce sera de la gomme, si l'on a préalablement reconnu sa solubilité dans l'eau, ou de la résine, si elle s'est colorée en jaune et qu'elle ne se dissolve que dans l'éther ou dans l'alcool. »

Les taches de *boue,* de *poussière,* de *plâtre,* servent dans certains cas à constater l'identité des individus inculpés ou de leurs victimes, et la nature terreuse, végétale, ferrugineuse des taches existantes sur les vêtements prouve leur passage dans certaines localités. Les faits de ce genre abondent dans les annales de la chimie médico-légale.

M. Boutigny (d'Évreux) a étudié les taches de *poudre* produites sur les armes à feu après la combustion (1). Nous ne rappellerons pas ici les détails de ces curieuses expériences; il suffira de constater que la poudre laisse pour résidu solide de sa combustion du charbon, du sulfate et du carbonate de potasse, et du sulfure de potassium; les grains de poudre qui sont projetés sur les vêtements et dont la combustion ne s'opère pas, sont, comme on le sait, composés de soufre, de charbon et de nitrate de potasse, et colorent fortement les tissus.

Les bourres d'un fusil qui n'a pas été lavé avant d'être chargé, offrent une nuance grise, tandis que celles d'un fusil lavé offrent une nuance jaune d'or ou rouge foncé (mém. cité). Les bourres recouvertes d'un enduit couleur de rouille indiquent un séjour d'au moins quinze jours dans une arme, tandis qu'avant cette époque la couleur est d'un noir plus ou moins foncé.

(1) *Journ. de Chimie méd.* 1833. = *Ann. d'Hyg. et de Méd. lég.,* t. xxx.

EXEMPLES DE RAPPORTS D'ANALYSES DE TACHES.

Description des vêtements tachés. — Caractères physiques des taches de sperme.

Nous soussignés, H. Bayard, J.-B. Chevallier, en vertu de l'ordonnance en date du 10 mars 1840 de M. Voizot, juge d'instruction, qui vu la commission rogatoire de M. le juge d'instruction près le tribunal de première instance de Soissons; nous commet à l'effet de procéder aux opérations énoncées en ladite commission;

Nous nous sommes transportés, le 11 mars, au palais de justice à Paris, dans le cabinet de M. Voizot, juge d'instruction, qui nous a donné communication de la commission rogatoire de M. Bréart, juge d'instruction à Soissons; qui, vu la procédure criminelle commencée contre le nommé Louis L..., vigneron, demeurant à Villeneuve-Saint-Germain, prévenu d'avoir le 1er mars commis un attentat à la pudeur sur la jeune Émandine D..., enfant du sexe féminin, âgée de moins de onze ans;

Attendu qu'il importe à l'instruction de connaître la nature des taches remarquées, tant sur la chemise de la jeune D... que sur celle du prévenu.;

Requiert que les experts à ce commis procèdent 1° à l'analyse chimique des taches; 2° qu'ils donnent leur avis sur la question de savoir s'il existe des traces de sperme sur l'une et l'autre chemise; 3° et s'il est possible de dire s'il y a identité entre la matière séminale qui serait trouvée sur la chemise de l'enfant, et celle qui existerait sur celle du prévenu;

Après avoir prêté serment entre les mains de M. Voizot, de remplir en notre âme et conscience la mission qui nous est confiée, nous nous sommes transportés au greffe du tribunal, où il nous a été fait remise d'un paquet adressé à

M. le procureur du roi à Paris; ce paquet est enveloppé
de papier blanc, ficelé et portant un cachet de cire rouge
scellé par M. le juge d'instruction du tribunal de Soissons.

Examen des objets renfermés dans le paquet. — Ce paquet est composé de deux chemises, étiquetés *ne varietur*,
et signé par M. Bréart : 1° Chemise en grosse toile, assez
usée, à manches courtes, forme de chemise que portent
les petites filles; aucune espèce de marque; a été peu salie et probablement portée peu de jours; sur le pan antérieur on n'observe aucune tache qui mérite un examen particulier.

Sur le pan postérieur, à sa surface interne et vers son
milieu, trois taches circonscrites, de couleur gris roussâtre; le tissu a été pénétré dans toute son épaisseur par un
liquide qui a été déposé à la surface interne, et en se sé-
chant lui a communiqué de la roideur. Chacune de ces taches a une forme irrégulièrement oblongue : la première A
a cinq centimètres de long, sa largeur varie de 1 à 2 centimètres; la seconde B a 4 centimètres de long, et sa largeur varie de 1 centimètre 1/2 à 2 centimètres; la troisième C est irrégulière, longue de 3 centimètres, largeur
variable de 5 millimètres à 25 millimètres.

Au-dessous et à gauche de ces trois taches, il en existe
huit autres de couleur roux verdâtre analogues à celles
produites par des matières fécales liquides.

A droite, en bas et près du bord, cinq taches de couleur rousse semblables aux précédentes, et dues à des matières fécales et liquides. 2° Chemise à l'usage d'homme en
grosse toile, fort usée, le col est sali par de la matière
grasse et de la poussière, marqué en coton rouge des lettres L L.

Sur le pan antérieur, à droite en bas et près du bord,
une tache n° 1 grisâtre circonscrite, irrégulièrement circulaire de 2 centimètres 5 millimètres de diamètre. Cette
tache a été produite par un liquide qui a été déposé sur la

surface extérieure, et a pénétré le tissu dans une partie de son épaisseur, et l'a rendu comme empesé. Il existe quelques granulations rouges dues à du sang desséché. A droite sur l'ourlet et à la surface extérieure, une tache n° 2 grisâtre, de 1 centimètre de diamètre ; en dedans et en bas, une tache roussâtre de 3 centimètres, rousseur produite par de la matière fécale.

Sur le pan postérieur et à sa surface interne, un grand nombre de taches roussâtre de forme irrégulière, et dues à de la matière fécale.

(Nous ne reproduisons pas ici les détails des analyses chimique et microscopique, le rapport suivant contient l'indication des procédés à employer).

Conclusions : 1° L'analyse chimique nous a démontré que les taches désignées par les lettres A , B , C existant sur la chemise d'enfant, et que les taches 1 , 2 , observées sur la chemise d'homme , étaient formées par une matière animale. L'examen microscopique nous a donné la preuve certaine que cette matière était du sperme ;

2° Sur la chemise d'enfant il y a de la matière fécale, mais il n'y a pas de sang ;

3° Sur la chemise d'homme , il existe aussi des matières fécales ;

4° D'après les caractères physiques semblables des taches observées sur les deux chemises, et d'après les résultats de l'examen microscopique, nous sommes portés à admettre , sans pourtant l'affirmer, qu'il y a identité entre les deux taches.

Prévention de viol. — *Analyses de taches de sang et de sperme.*

Nous soussignes, Ollivier (d'Angers) , J.-B. Chevallier, H. - L. Bayard , avons été commis par ordonnance de

M. Dieudonné, juge d'instruction, à l'effet de déterminer la nature des taches qui existent sur la chemise et le caleçon de la jeune Masson, ainsi que sur le pantalon du sieur B..., inculpé de viol.

Examen de la chemise de la fille Masson. — Cette chemise est en grosse toile, marquée des lettres R M.; la collerette porte à la partie supérieure, et en avant, plusieurs taches assez larges, irrégulières, d'aspect jaunâtre, n'offrant aucune roideur au toucher, ne sont ni du sang ni du sperme. — Au tiers inférieur de la chemise, plusieurs taches sont peu apparentes en dehors, mais en dedans elles ont une coloration jaune-roussâtre. L'une, à gauche, A, présente sur ses bords une apparence sanguinolente; elle est ferme, et a 5 centimètres 1/2 de longueur et 2 centimètres de largeur.

Dans une étendue transversale de 25 centimètres, B, larges taches nuancées de jaune, et de stries roussâtres. Ces taches sont empesées; le tissu est franc dans ces points.

Sur les deux côtés de la chemise, C C, deux larges taches peu apparentes, et qui sont à 27 ou 28 centimètres du bord inférieur. Ces taches peuvent être attribuées à de la sueur.

En arrière, et dans le milieu du pan, à sa face intérieure, on remarque de nombreuses taches dans un espace de 12 centimètres en carré. Deux de ces taches, B et D, sont rougeâtres, et semblent dues à un liquide sanguinolent; les autres taches sont jaunâtres, et paraissent provenir de matières fécales.

Caleçon. — En coton tricoté, sans marque. — Sur les bords, entre les cuisses, surtout à droite, nous constatons des taches de couleur brun rougeâtre, qui paraissent produites par un liquide sanguinolent. — Ces portions de l'étoffe sont roides au toucher, empesées. — A droite, ces taches se remarquent dans un espace de 13 centimètres en longueur et de 5 centimètres dans la plus grande largeur.

— A gauche, ces taches, moins marquées, occupent à peu près la même étendue ; en outre, sur les points de ce caleçon, marqués des chiffres 1, 2, 3, 4, 5, il existe de petites taches rougeâtres qui paraissent formées par un liquide sanguinolent, qui n'a pas traversé l'épaisseur des tissus.

Le *pantalon* du sieur B... est en futaine grise, doublé en étoffe de coton de couleur bleue. — Il n'existe sur ce pantalon aucune tache de sang.

Analyse chimique des taches rougeâtres de la chemise. — Ces taches, que nous avons désignées par les lettres D et F, furent enlevées avec soin, placées dans des tubes de verre avec une petite quantité d'eau distillée. Bientôt ces taches donnèrent aux couches inférieures du liquide contenu dans chaque tube une couleur rosée. — Ce liquide fut exposé à l'action de la chaleur, et il se décolora au moment de la formation d'un coagulum de couleur grisâtre.

— Le coagulum, traité par l'eau de potasse, s'est dissous, et la liqueur a pris une teinte verdâtre, vue par réflexion, et rougeâtre par réfraction ; additionné d'acide hydrochlorique et de chlore, ce liquide a fourni un précipité blanchâtre floconneux très dense.

Comme le linge taché ne s'est pas décoloré entièrement, malgré une macération prolongée, après avoir été épuisé par l'eau, il a été mis en contact avec de l'eau de potasse très légère, et bientôt ce linge a cédé la matière colorante qui était restée ; ce liquide, additionné d'acide hydrochlorique et d'eau chlorée, a fourni, comme précédemment, une matière blanche floconneuse.

Il résulte de ces expériences que les taches examinées ont été produites par du sang.

Caleçon. — Nous avons reconnu, par les mêmes procédés d'analyse, que les taches du caleçon sont dues à du sang.

Analyse chimique des taches d'apparence spermatique. — On a enlevé, à l'aide de ciseaux et avec précaution, di-

25

verses portions des taches existant sur la chemise et sur le caleçon de la jeune Masson , et on les a mises à macérer séparément, dans de l'eau distillée, pendant vingt-quatre heures. Au bout de ce temps, les liquides de macération ont été filtrés, et les filtres mis à part pour l'examen microscopique.

Des portions de ces divers tissus ont été exposées à un feu modéré ; elles sont devenues d'un jaune fauve, tandis que les parties non tachées ne se sont pas colorées.

Les liquides filtrés ont été traités successivement par le sous-acétate de plomb, le chlore, l'alcool, qui y ont fait naître des précipités blancs floconneux abondants.

Évaporé jusqu'à siccité, le liquide a laissé un résidu gommeux abondant, d'un gris jaunâtre, adhérent aux doigts, insoluble dans l'eau et soluble dans la potasse.

Examen microscopique. — Nous avons examiné au microscope, avec un grossissement de trois cents à six cents fois, une partie des dépôts qui s'étaient réunis sur chacun des filtres. Dans tous les dépôts qui ont été successivement traités par l'eau alcoolisée, l'eau éthérée ou l'eau ammoniacée, nous avons trouvé un grand nombre d'animalcules spermatiques, qui étaient dans un état d'intégrité parfaite. Nous avons aussi constaté la présence d'une grande quantité de débris d'animalcules spermatiques, ce qui doit être attribué aux froissements qu'ont éprouvés les parties tachées de la chemise et du caleçon de la jeune Rosalie Masson.

Ces expériences ont été répétées à plusieurs reprises, et toujours nous avons obtenu les mêmes résultats.

Conclusions. —1° Il existe sur la chemise de la jeune Masson des taches formées par du sang et du sperme; 2° il en est de même pour le caleçon; 3° la réalité de cette opinion est démontrée pour la chemise par les résultats chimiques et microscopiques; 4° la nature des taches spermatiques du caleçon a été démontrée principalement par l'examen microscopique, qui a fait reconnaître la présence des animalcules; 5° l'analyse chimique a prouvé la nature des taches de sang sur le caleçon ; 6° les taches qui sont sur le pantalon ne sont produites ni par du sang ni par du sperme.

TROISIÈME PARTIE.

—

CHAPITRE PREMIER.

DES MALADIES PRÉTEXTÉES, PROVOQUÉES, SIMULÉES, IMPUTÉES, DISSIMULÉES.

Les médecins sont fréquemment chargés de déterminer si des individus sont réellement atteints d'une maladie ou d'une infirmité qu'ils allèguent comme excuse pour être dispensés d'un service public, de faire partie du jury, etc., ou par tout autre motif d'intérêt. L'examen des conscrits qui cherchent à faire valoir des causes d'exemption réelles ou feintes, nécessite également de la part des médecins la connaissance des moyens employés pour simuler les maladies, et les caractères à l'aide desquels on peut distinguer ces maladies feintes des maladies réelles.

Nous adopterons la division établie par M. Ollivier (d'Angers) (1) dans l'étude des maladies simulées; elle est essentiellement pratique et plus simple que celle qui avait été choisie par Marc dans son article *Déception* (2).

Des maladies prétextées.

Les médecins-experts sont fréquemment chargés d'apprécier la réalité de certaines maladies qui n'offrent pas de caractères matériels actuels ou anciens. Les névralgies en général, les douleurs articulaires ou musculaires, sans

(1) Mémoire sur les maladies simulées. *Ann. d'Hygiène*, t. xxv, p. 100.
(2) *Dictionnaire de Méd.*, art. DÉCEPTION, t. vi, 1re édit.

trace d'inflammation locale, la gêne dans certains mouvements d'un membre, des douleurs qui sont consécutives, ou que l'on prétend avoir succédé aux premiers effets bien manifestes d'une chute, de blessures ou d'accidents involontaires, dont l'auteur peut être passible de dommages et intérêts, telles sont la plupart des sujets de plainte.

Mais le médecin-expert doit n'accueillir qu'avec circonspection les déclarations du plaignant, surtout dans les cas où il n'existe pas de traces appréciables de la cause des douleurs ou de l'infirmité dont il est chargé de déterminer la gravité, la durée et les conséquences; la moralité du plaignant et la nature des motifs qui peuvent le faire agir doivent être pris en considération.

Si le prétexte est fondé sur la réalité de la maladie, et que l'étiologie puisse en être complétement établie, le médecin appréciera la valeur des réclamations du plaignant d'après la nature, la durée et les suites probables de cette maladie.

Des maladies et lésions provoquées.

Dans les cas de ce genre, une lésion matérielle existe, il y a un état morbide manifeste, et la mission du médecin-expert est de rechercher si la cause de cet état ne réside pas dans des manœuvres coupables, si la maladie n'est pas *simulée par provocation*.

Les affections des yeux sont assez fréquemment provoquées par des applications de pommade de belladone autour des paupières : l'extrême dilatation de la pupille produite par cette substance détermine un trouble passager, mais assez intense, dans la vision. Pour reconnaître cette prétendue amaurose, une surveillance pendant vingt-quatre heures, afin d'empêcher de renouveler l'application de belladone, suffira pour reconnaître les provocations des phénomènes morbides.

Les jeunes gens qui cherchent à se soustraire à la con-

scription ont quelquefois recours à l'emploi d'instillations
irritantes dans les yeux, afin de provoquer une inflammation persistante de ces organes ; mais ces moyens peuvent
entraîner une ophthalmie inguérissable. M. Ollivier (d'Angers) a rapporté (1) un fait de ce genre dans lequel était
survenue une opacité complète de la cornée transparente, et
dont nous avons constaté ensemble les traces en procédant à l'ouverture du corps de celui que le chagrin avait
entraîné à un suicide.

La *perte des dents*, et la *mutilation de quelques doigts*
de la main droite, sont au nombre des moyens employés
par des jeunes gens pour être réformés du service militaire.
Le médecin-expert doit rechercher si les dents ont été détruites complétement ou non par la carie, si l'état de la
bouche peut faire soupçonner que la chute de ces dents ait
dépendu de quelque maladie antérieure, ou si, au contraire, elles paraissent avoir été arrachées sans qu'aucune
des causes alléguées ait existé.

Quant aux mutilations des doigts, indépendamment des
renseignements qu'on peut recueillir sur les circonstances
dans lesquelles ces blessures ont eu lieu, leur forme et leur
siége suffisent quelquefois pour détruire toutes les présomptions de culpabilité. Larrey démontra à l'empereur que
des mutilations des mains dont étaient atteints un grand
nombre de soldats nouvellement enrôlés, étaient le résultat
de blessures accidentelles, et non pas le fait de leur volonté.

Blessures. — Dans plusieurs circonstances, il est arrivé
qu'un individu se soit blessé lui-même, dans le but de
faire croire qu'il a été victime d'un guet-apens, d'une
tentative d'assassinat ou qu'il a voulu se suicider. Dans ce
cas, la situation, la forme, la multiplicité des blessures,
le degré de gravité qu'elles présentent, peuvent faire reconnaître leur véritable origine. Quelquefois les traces in-

_____

(1) *Annales d'Hyiène, loc. cit.*, p. 104.

voquées à l'appui de la déclaration faite devant l'autorité sont uniquement bornées aux désordres des vêtements du plaignant, et consistent en quelques incisions qui auraient été faites par des coups de couteau ou de poignard ; d'autres fois on y fait voir des trous et des brûlures attribuées à un coup d'arme à feu.

Plaies. — Enfin, on provoque le développement d'une plaie, de dartres, pour exciter la commisération publique, ou bien on excite la suppuration d'une plaie légère pour lui donner une gravité apparente, afin d'obtenir des dommages et intérêts plus considérables, quand les blessures primitives sont le résultat d'un accident involontaire.

Des maladies simulées proprement dites.

Dans les cas de ce genre, les effets apparents de certaines maladies sont reproduits avec une telle vérité, que toute la sagacité de l'observateur le plus attentif a souvent été mise en défaut (1). Mais la ténacité, la persévérance habituelle des symptômes simulés, malgré l'apparence d'une bonne santé, amènent quelquefois la découverte de la vérité. M. Ollivier (d'Angers) a cité l'observation très curieuse (2) d'un sieur Guignard, qui a simulé pendant plus de douze ans l'épilepsie, l'hématémèse, et une tumeur abdominale, et qu'il a convaincu de supercherie.

Afin de prémunir les médecins-experts contre certaines affections qui sont le plus souvent simulées, nous en ferons une énumération succincte. Quelques unes peuvent être simulées par *imitation.*—Ainsi, l'*aliénation mentale*, l'*aphonie*, le *bégaiement*, la *chute de la paupière supérieure*, l'*épilepsie*, la *paralysie* ou l'*hémiplégie récente*, l'*incontinence d'urine*, les *rhumatismes*, le *strabisme*, la *surdité*,

---

(1) *Dict. des sciences médic.*, t. LI, art. SIMULATION. TOURDES, *Des cas rares en médecine légale.* Strasbourg, in-4, 1840, p. 76.
(2) Mémoire cité, *Annales d'Hygiène*, p. 114.

ne peuvent être reconnus que par une observation plus
ou moins prolongée, par la séquestration temporaire des
individus, et par l'emploi de ruses qui puissent déjouer
celles qui leur sont familières. — Le moyen de reconnaître
la simulation des *contractures* consiste, selon Percy et Lau-
rent (1), à placer sur un piquet un peu élevé l'homme qui
se présente avec une jambe fléchie, et à le forcer à se tenir
en équilibre sur sa bonne jambe : on ne tarde pas à voir
trembler le membre contracté. De douze hommes soumis
à cette épreuve, aucun d'eux n'a pu y résister.

Maladies imputées.

Si on est chargé de visiter une personne à laquelle on
impute méchamment une maladie, on trouve dans les déclarations de la personne inculpée, des renseignements qui
facilitent le diagnostic ; ces cas sont d'ailleurs assez rares,
et c'est la maladie syphilitique qui est le plus ordinairement imputée.

Maladies dissimulées.

Nous avons eu déjà occasion de citer plusieurs des circonstances dans lesquelles des individus sont intéressés à
cacher la maladie ou l'infirmité dont ils sont atteints. Le
médecin-expert doit apporter la plus grande attention dans
l'examen des symptômes de la maladie alléguée, et par des
visites répétées et imprévues il parvient à découvrir la vérité. Nous ne pouvons ici insister sur des détails qui rentrent dans l'étude appliquée de la pathologie générale.

(1) *Dictionnaire des sciences médicales*, t. LI.

CHAPITRE II.

MALADIES ET INFIRMITÉS
QUI RENDENT INHABILE AU SERVICE MILITAIRE.

Dans un ouvrage de la nature de celui-ci, destiné à être entre les mains de tous les médecins, j'ai pensé qu'il leur serait utile de trouver un exposé succinct des maladies et infirmités qui, dans les conseils de révision, peuvent être présentées par les conscrits ou par les soldats comme devant les faire exempter du service militaire.

Le tableau réglementaire de ces maladies ne fait pas loi, comme on le comprend, et les décisions des médecins dépendent entièrement de l'examen des cas qui leur sont soumis.

Dans son article sur l'*hygiène militaire*, le docteur Vaidy (1) a donné l'énumération des maladies entraînant exemption ou réforme, et il l'a accompagnée des réflexions qui lui ont été suggérées par son expérience particulière. En reproduisant le tableau suivant, que l'autorité militaire joint à l'instruction générale sur la conscription, j'ai profité des remarques du docteur Vaidy et de celles du docteur Coche.

Tableau des maladies et des infirmités qui emportent exemption du service militaire.

Art. 1er. Cécité ou privation totale de la vue.

On énoncera l'accident qui a donné lieu à cette privation ou la maladie qui l'entretient. On distinguera et on spécifiera l'amaurose ou goutte sereine, la cataracte, le glaucome, le staphylôme, etc.

(1) *Dictionnaire des sciences médicales*, t. XXIII.

Art. 2. Perte de l'œil droit ou de son usage. — Ce défaut rend impropre au service de soldat dans l'infanterie; mais il n'empêche pas, à la rigueur, de remplir des fonctions à l'armée, dans un autre service, ou dans la marine. Le médecin doit profiter de la latitude qui lui est accordée par la loi, pour ne pas laisser enrôler un homme atteint de cette infirmité.

Art. 3 et 4. Fistule lacrymale incurable, ophthalmies chroniques, fluxions fréquentes sur les yeux, maladies habituelles des paupières ou des voies lacrymales, portées au point de gêner sensiblement la vision.

Art. 5. Défauts permanents de la vue. — Affaiblissement de la faculté visuelle, défauts permanents de la vue qui empêchent de distinguer les objets à la portée nécessaire pour le service de la guerre; myopie, amblyopie, nyctalopie.

Les défauts de la vue laissent souvent le médecin dans l'incertitude : dans ce cas, il ne doit prononcer qu'avec les précautions indiquées dans l'appréciation des maladies simulées (page 293).

Art. 6. Perte du nez, quelle qu'en soit la cause.

Art. 7, 8, 9. Difformité du nez susceptible de gêner considérablement la respiration, ou ulcères incurables des fosses nasales. — Polypes incurables. — Ozène.

L'odeur qui s'exhale des narines, lorsqu'il existe un ulcère de la membrane muqueuse pituitaire, a fait donner le nom de *punais* aux individus qui en sont affectés. Les individus qui ont le dos du nez déprimé, *écrasé,* y sont plus particulièrement sujets.—On a quelquefois simulé l'ozène par l'introduction dans les narines de petits bourdonnets de charpie imprégnés d'un liquide fétide.

Art. 10. Haleine infecte par cause irrémédiable.

Art. 11. Perte totale ou partielle de l'une des mâchoires.

Art. 12 et 13. Perte des dents incisives et canines de la

mâchoire supérieure ou inférieure; fistules des sinus maxillaires; difformité incurable de l'une ou de l'autre mâchoire, par perte de substance, par nécrose ou autre accident capable d'empêcher de déchirer la cartouche ou susceptible de gêner la mastication et la parole.

Art. 14 et 15. Mutité et aphonie permanentes. — Ces deux infirmités doivent être bien notoires et légalement constatées : on relate l'accident ou la cause connue qui y a donné lieu. Lorsque la mutité est congéniale, elle est unie à la surdité, dont elle n'est alors qu'une conséquence. Mais la mutité peut être quelquefois contrefaite avec une grande adresse et une inconcevable persévérance. Lorsque l'origine n'en pourra pas être appréciée d'une manière certaine, l'individu devra être muni d'un certificat fourni par les notables de sa commune, et légalisé.

Art. 16. Fistules salivaires et écoulement involontaire de la salive reconnus incurables.

Art. 17. Difficulté de la déglutition, résultant de la paralysie ou de quelque autre vice constant, ou lésion incurable des parties servant à cette fonction.

Art. 18 et 19. Surdité complète. — Maladies et lésions incurables des organes de l'ouïe, qui empêchent d'entendre à la portée nécessaire pour le service.

Il est évident que la surdité occasionnée par la présence d'un corps étranger qui serait introduit accidentellement dans l'oreille, ou par l'endurcissement du cérumen, ne serait point un motif d'exemption ; car la guérison est facile. — Au contraire, l'otite chronique peut, dans certains cas, nécessiter l'exemption ou la réforme ; mais il faut prendre garde qu'elle est quelquefois provoquée à dessein, au moyen d'une substance irritante qui a été introduite dans l'oreille, et qui détermine un *écoulement*, en même temps que l'individu qui réclame son exemption feint de ne point entendre. Dans ce cas, il faut avoir recours à une séquestration de plusieurs jours.

Art. 20. Goîtres volumineux et incurables.

Art. 21. Écrouelles ulcérées. — On relatera les signes qui en établissent le caractère.

Art. 22, 23 et 24. Phthisie des poumons et autres viscè-res. — Asthme confirmé. — Hémoptysie ou crachement de sang habituel ou périodique.

Souvent l'état des malades attaqués de ces affections de poitrine est évidemment grave et accompagné de circon-stances qui ne laissent aucun doute : dès lors ils sont sus-ceptibles de dispense absolue. Quelquefois il est moins pro-noncé, et l'on doit, avant de porter un jugement, exiger la preuve testimoniale et celle d'un traitement méthodique, et encore se livrer à un examen minutieux de la poitrine.

Art. 25. Gibbosité antérieure et postérieure.

Art. 26. Hernies irréductibles, et celles qui ne peuvent être contenues.

Non seulement les hernies irréductibles et celles qui ne peuvent être contenues sont des causes absolues d'exemp-tion ; mais il faut reconnaître, avec M. le docteur Vaidy et M. le docteur Coche, qu'il y aurait inhumanité à ne point dispenser du service tout individu porteur d'une hernie inguinale. L'expérience a prouvé que les soldats atteints de cette infirmité, ceux mêmes dont la hernie est maintenue par un brayer, ne peuvent supporter sans danger les mar-ches et les fatigues du service militaire.

Art. 27. Hydropisies reconnues incurables.

Art. 28 et 29. Calculs, gravelle, incontinence habituelle ou rétention fréquente des urines, maladies graves ou lé-sions des voies urinaires, fistules de ces parties, soit qu'on juge incurables ces diverses affections, soit qu'elles exigent des soins habituels.

Quelques unes de ces infirmités présentent souvent du doute : telles sont la rétention et surtout l'incontinence d'urine. Elles peuvent être simulées, ou au moins provoquées artificiellement. La réclusion temporaire est encore nécessaire dans ces cas.

Art. 3o, 31, 32 et 33. Perte des testicules, sarcocèle, hydrocèle, varicocèle, affections graves du scrotum, des testicules et des cordons spermatiques, reconnues incurables.

Art. 34. Hémorrhoïdes ulcérées, flux hémorrhoïdal habituel.

On a quelquefois essayé de simuler des tumeurs hémorrhoïdales au moyen de corps étrangers introduits dans le rectum; mais l'introduction de l'index suffit pour déjouer la ruse, en déplaçant le bourrelet artificiel, qui d'ailleurs ne présente jamais la base large et la couleur violette des tumeurs hémorrhoïdales un peu anciennes.

Art. 35. Incontinence permanente des matières fécales, chute habituelle du rectum.

Art. 36. Fistules urinaires, ainsi que celles à l'anus, reconnues incurables.

Art. 37. Goutte, sciatique, et autres affections rhumatismales invétérées.

Art. 38. Anévrysmes des principaux troncs artériels.

Dans ce nombre doivent être compris tous les anévrysmes des artères d'un certain calibre. Il n'y a que ceux des branches artérielles de peu d'importance qui peuvent être guéris sans laisser un état de faiblesse et de débilité notables.

Art. 39. Varices volumineuses et multipliées.

Les jeunes gens qui se présentent à la visite ne manquent pas, pour peu qu'ils aient la moindre disposition à avoir des varices aux jambes, de faire une longue marche, de placer même momentanément sur le membre inférieur une

26

ligature, pour empêcher le retour du sang au cœur : un peu de gonflement, de saillie d'une veine, serait donc de peu d'importance. Au contraire, un homme qui se présente comme enrôlé volontaire ou comme remplaçant, ayant intérêt à dissimuler des varices qu'il aurait aux jambes, peut les faire disparaître momentanément ou du moins en diminuer beaucoup le volume par une compression faite avec soin, et par l'attention qu'il a de se tenir assis jusqu'au moment de passer à la visite : il faut donc, pour peu que l'on soupçonne l'existence de varices, faire promener vivement le jeune homme, et le faire tenir debout sur la jambe que l'on veut éprouver.

Art. 40. Cancers et ulcères invétérés, reconnus incurables.

Art. 41. Caries et nécroses considérables, spina ventosa, tumeurs des os qui gênent les mouvements, ramollissement des os.

Art. 42. Perte d'un membre, d'un pouce, d'un gros orteil, de l'index de la main droite, de deux doigts de la même main ou du même pied.

Si un individu s'était ainsi mutilé ou laissé mutiler dans le but de se soustraire au service, il ne serait point exempté ou réformé ; ce délit est puni par les tribunaux.

Art. 43. Perte irrémédiable du mouvement des parties détaillées ci-dessus, rétraction permanente des muscles fléchisseurs et extenseurs d'un membre, claudication bien marquée.

Art. 44. Difformités incurables des pieds, des mains, d'un membre, du cou, de la tête et du corps, capables de gêner l'exercice des facultés intellectuelles, la marche, le maniement des armes, l'équitation.

C'est à tort, comme l'observe M. le docteur Coche, que le vice de conformation du pied connu sous le nom de *pied*

plat a été considéré comme motif d'exemption ou de réforme : si l'individu ainsi conformé est peu propre à de
longues marches, il peut très bien convenir pour la ca-
valerie.

Art. 45. Marasme.

Art. 46. Atrophie d'un membre.

Art. 47. OEdème général ou partiel reconnu incurable. Il
faut remonter à la cause de l'œdème : c'est sur cette cause et
non sur son effet que l'exemption doit être motivée.

Art. 48 et 49. Teigne reconnue incurable. — Dartres
étendues et reconnues incurables ; lèpre, éléphantiasis, ca-
chexies vénérienne, scorbutique et autres, invétérées et reconnues incurables.

On ne peut, pour ces diverses maladies, prononcer une
dispense définitive qu'après que des traitements méthodi-
ques, administrés par des médecins véritablement instruits,
ont été infructueux, ou bien lorsque la constitution du
malade, sensiblement altérée, ne laisse point de doute sur
l'incurabilité de la maladie.

Art. 50. Transpiration habituellement fétide.

Ce n'est encore qu'un effet dont il faut rechercher la
cause, car la transpiration fétide peut exister chez un individu qui présenterait, du reste, toutes les conditions de
santé, et qui aurait pris à dessein certains aliments.

Art. 51. Épilepsie.

Art. 52. Convulsions ou mouvements convulsifs habituels,
généraux ou partiels, tremblement habituel de tout le corps
ou d'un membre, reconnu incurable.

Art. 53. Paralysie générale ou partielle.

Art. 54. Manie, démence, imbécillité.

L'existence réelle et l'incurabilité de l'une des affections
dénommées dans ces derniers articles suffisent assurément

pour autoriser la dispense absolue de tout service militaire ;
mais souvent l'affection peut être simulée : on ne doit donc
prononcer qu'avec les précautions indiquées à la note de
l'art. 15.

CHAPITRE III.

ALIÉNATION MENTALE.

Code civil, art. 489. Le majeur qui est dans un *état habituel d'imbécillité*, *de démence ou de fureur*, doit être interdit, même lorsque cet *état présente des intervalles lucides*.

Code pénal, art. 64. Il n'y a ni crime ni délit, lorsque le
prévenu était en état de démence *au temps de l'action*, ou
lorsqu'il a été contraint par *une force* à laquelle il n'a pu
résister.

Le mot *démence* doit être pris ici dans son acception la
plus étendue ; il faut entendre par *démence* toute espèce de
lésion des facultés intellectuelles ou morales ; par conséquent, cette disposition du Code pénal est applicable à
l'idiotie, à l'imbécillité, à toutes les espèces de manie et de
monomanie, et à la démence proprement dite.

Aux termes de l'art. 64 du Code pénal, ce qu'il importe
de constater, c'est l'état mental du prévenu *au temps de
l'action*. Un accès de folie passé depuis longtemps mérite
sans doute d'être pris en considération ; mais il n'exclut
pas la culpabilité : il peut en résulter une présomption,
mais non une preuve d'aliénation : aussi les médecins
sont-ils consultés pour déterminer si l'individu était en démence *au temps de l'action*, et, dans le cas d'affirmative,
ils ont à reconnaître de quelle espèce d'aliénation mentale
il est atteint.

Législation civile relative à l'aliénation mentale.

Nous avons déjà rapporté l'art. 489 du Code civil, qui spécifie les cas dans lesquels l'interdiction doit être prononcée, même lorsque *ces états présentent des intervalles lucides.*

Les articles suivants font connaître la législation civile relative à l'aliénation mentale.

Art. 490, Code civil. Tout parent est recevable à provoquer l'interdiction de son parent ; il en est de même de l'un des époux à l'égard de l'autre.

Art. 491, C. civ. Dans le cas de fureur, si l'interdiction n'est provoquée ni par les époux ni par les parents, elle doit l'être par le procureur du roi, qui, dans le cas d'imbécillité ou de démence, peut aussi le provoquer contre un individu qui n'a ni époux, ni épouse, ni parents connus.

Art. 493, C. civ. Les faits d'imbécillité, de démence ou de fureur seront articulés par écrit. Ceux qui poursuivront l'interdiction présenteront les témoins et les *pièces.*

Art. 499, C. civ. En rejetant la demande en interdiction, le tribunal pourra néanmoins, si les circonstances l'exigent, ordonner que le défendeur ne pourra désormais plaider, transiger, emprunter, recevoir un capital mobilier ni en donner décharge, aliéner ni grever ses biens d'hypothèques, sans l'assistance d'un conseil qui lui sera nommé par le même jugement.

Art. 513, C. civ. Cette espèce d'interdiction partielle est applicable aux prodigues.

Art. 503, C. civ. Les actes antérieurs à l'interdiction pourront être annulés si la cause de l'interdiction existait notoirement à l'époque où ces actes ont été faits.

Art. 509, C. civ. L'interdit est assimilé au mineur pour sa personne et pour ses biens.

Art. 901, C. civ. Pour faire une donation entre-vifs ou un testament, il faut être sain d'esprit.

26.

Art. 5o4, C. civ. Après la mort d'un individu, les actes
par lui faits pourront être attaqués pour cause de démence,
si l'interdiction avait été provoquée, ou si la preuve de la
démence résulte de l'acte même qui est attaqué.

Loi du 24 août 1790, tit. II, art. 3. Pour prévenir les
événements fâcheux qui pourraient être occasionnés par les
insensés ou les furieux laissés en liberté, l'autorité munici-
pale est revêtue du droit de faire enfermer ces individus dans
une maison de force.

On voit que dans toutes les circonstances prévues ou indiquées par la loi, les médecins peuvent être chargés par
les familles ou par les magistrats de reconnaître si un indi
vidu est complétement aliéné, si l'interdiction ne doit être
limitée qu'à la privation de certains droits, ou enfin s'il a
seulement besoin d'un conseil dans la gestion de ses affaires
d'intérêt.

Mariage. — La famille peut s'opposer au mariage d'un
de ses membres, en alléguant un état d'aliénation mentale,
mais à la condition de provoquer l'interdiction. Nous avons
déjà cité le texte de la loi (Code civil, art. 174, *Opposition au mariage,* page 180).

Testament. — L'art. 901 du Code civil est celui qui
donne le plus souvent lieu à des contestations judiciaires
pour décider quel était l'état mental du testateur ou du
donateur à l'époque de l'acte. On devra se mettre en garde
contre les renseignements intéressés, et ne se décider qu'a-
près un mûr examen, et en indiquant que l'on suppose
l'exactitude des circonstances d'après lesquelles on a établi
ses conclusions.

Après avoir énuméré les cas qui donnent lieu le plus
souvent à l'intervention médicale, nous étudierons, d'après
les auteurs, l'idiotie, l'imbécillité, la démence, la manie
avec ou sans fureur, et les diverses formes de l'aliénation
mentale. Nous nous bornerons à en présenter les carac-

tères généraux les plus tranchés, renvoyant le lecteur aux traités et aux articles spéciaux sur la folie, que nous avons indiqués avec détails.

De l'idiotie et de l'imbécillité.

L'*idiotie* est un défaut de développement des facultés intellectuelles, résultant, soit d'un vice congénial ou de naissance, soit d'un obstacle au développement de ces facultés, survenu dans les premières années de l'enfance.

L'*imbécillité* proprement dite est, au contraire, le résultat d'un arrêt de développément de l'intelligence, après plusieurs années de son exercice, et lorsque l'enfant avait acquis un certain nombre de notions.

M. le docteur Calmeil (1) a dépeint avec une grande vérité les idiots.

« Sous une forme humaine, les idiots le cèdent, par la nullité de l'intelligence, des passions affectives, des mouvements instinctifs, aux animaux les plus stupides et les plus bornés. Beaucoup d'idiots succombent dans un âge tendre ; malgré les soins les plus assidus et les plus dévoués, plusieurs n'apprennent jamais à téter, et vivent de lait que l'on dépose bien avant dans la bouche ; plusieurs ne savent jamais manger seuls, et meurent de faim au milieu de l'abondance, sans songer à faire usage des aliments qu'ils ont sous la main. La malpropreté la plus repoussante entoure constamment ces malheureux, qui demeurent étrangers au langage des autres hommes, et qui parviennent rarement à exprimer, par un signe convenu, les besoins les plus simples.

» Plusieurs idiots sont privés de la vue, de l'ouïe ; la plupart sont dépourvus de l'odorat, du goût.

» La physionomie stupide des idiots, leur extérieur sale et repoussant, expriment le dernier degré de la dégradation

(1) CAMEIL. *Dictionn. de médec.*, 2ᵉ édit., art. *Idiotie*.

humaine. Les idiots ont la face plate, large, la bouche
grande, le teint hâlé, les lèvres épaisses, pendantes, les
dents noires, cariées, les yeux louches, les regards hébé-
tés. La tête, penchée, se balance à droite ou à gauche sur
un cou court, volumineux, quelquefois d'une longueur dé-
mesurée ; la taille est ramassée, souvent difforme, la colonne vertébrale se trouvant déviée en avant, en arrière ou
sur les côtés. Le ventre est lâche, la main lourde et pen-
dante sur les hanches. Les jambes sont gauches, les articulations énormes et comme engorgées. La conformation
des os est vicieuse, la peau brune, terreuse, safranée,
cuivreuse. L'urine, les matières fécales, la salive et les
mucosités qui coulent des commissures de la bouche, ré-
pandent une odeur de souris, une puanteur qu'il est impossible de détruire complétement.

» Les *imbéciles* ne sont, comme le dit fort bien M. Calmeil, que des demi-idiots ; ils jouissent ordinairement de
tous leurs sens ; ils apprennent à parler, quelquefois à connaître des lettres, des chiffres, rarement à articuler les
sons d'une manière nette et régulière. Les imbéciles sont
obstinés, violents, jaloux de posséder les objets qui tentent
leur curiosité ou leurs désirs. Ces êtres faibles se laissent
imposer par le premier venu, et deviennent, par conviction ou par crainte, comme des instruments dont il n'est
que trop facile d'abuser. »

L'idiot ne peut être responsable des actes qu'il commet,
et sous le rapport civil seulement, s'il y a responsabilité,
elle ne concerne que ceux qui sont chargés de sa surveillance.

L'*imbécillité* est d'une appréciation médico-légale plus
délicate, car elle présente des degrés très divers depuis le
demi-idiotisme jusqu'à la faiblesse d'esprit : aussi devra-t-
on rechercher dans toute la vie de l'individu inculpé d'un
crime si les opérations de son intelligence ont été assez
complètes pour qu'il soit responsable de l'action qui lui est

imputée. La lecture des faits rapportés (1), et plus encore l'examen suivi des idiots et des imbéciles sont nécessaires au médecin-expert appelé à les apprécier.

De la surdi-mutité.

Les sourds-muets qui n'ont reçu aucune éducation sont assimilés aux idiots, et comme eux ne sont responsables d'aucun de leurs actes. L'imputabilité et l'aptitude aux droits civils peuvent être appliqués aux sourds-muets qui ont reçu une instruction spéciale qui les met à même de parler par signes ou d'écrire. On comprend que, dans le premier cas, des experts familiarisés avec ce langage des signes peuvent seuls les interroger et constater l'état de leur intelligence. La loi a prévu cette circonstance.

L'art. 333 du Code d'instruction criminelle indique la manière d'accuser un accusé ou un témoin sourd-muet.

Si l'accusé est sourd-muet, et *ne sait pas écrire*, le président nommera d'office pour son interprète la personne qui aura le plus d'habitude de converser avec lui. Il en sera de même à l'égard du témoin sourd-muet. — Dans le cas où le sourd-muet *saurait écrire*, le greffier écrira les questions et observations qui lui seront faites ; elles seront remises à l'accusé ou au témoin, qui donneront par écrit leurs réponses ou déclarations. Il sera fait lecture du tout par le greffier.

Nonobstant l'art. 332, la loi n'exige pas que l'interprète donné au sourd-muet soit âgé d'au moins vingt ans, parce que cette exigence aurait pu quelquefois paralyser l'action de la justice.

« Quand le sourd-muet, dit Itard (2), peut communi-

(1) MARC, ouvrage cité, t. i, p. 390-406. — GEORGET, *Discussion médico-légale sur la folie.* 1826, in-8, p. 130.—FRÉGIER, *Des classes dangereuses de la population des grandes villes.* 1840, 2 vol.

(2) *Médecine légale relative aux aliénés et aux sourds-muets*, par J.-C. Hoftbaner, notes d'Itard, p. 222.

quer ses idées par la parole, il faut toujours établir qu'il n'a pu arriver à ce point qu'à l'aide de l'écriture comme représentation de la pensée, secondée ou non par la méthode des signes. En conséquence, tout ce qu'il est en état de dire, il peut également l'écrire, et il saisira bien mieux encore par ce moyen, que par l'inspection des lèvres, les paroles qu'on aura à lui adresser. C'est donc par la conversation écrite que la capacité intellectuelle du sourd-muet doit être examinée. S'il est hors d'état de se prêter à ce moyen de communication, on peut le regarder comme dépourvu d'une instruction suffisante qui le rendrait légalement responsable de ses actes, et l'assimiler, sous ce rapport, à un idiot. »

Dans une conversation écrite avec un sourd-muet, il est convenable, pour arriver sûrement au but, de commencer toujours par des questions simples, intelligibles pour tout le monde, qui portent sur des objets généraux entièrement étrangers à l'acte incriminé.

De la démence.

En médecine on considère la démence comme une des formes générales de la folie, et qu'il ne faut pas confondre avec toute autre lésion de l'entendement, tandis que le législateur a compris sous cette dénomination de démence toutes les formes de l'aliénation mentale.

Esquirol (1) a défini la démence, un désordre des idées, des affections, des déterminations, caractérisé par l'absorption plus ou moins prononcée de toutes les facultés sensitives, intellectuelles et volontaires. Elle ne doit pas être confondue avec l'imbécillité ou l'idiotisme. L'imbécile n'a jamais eu ni l'entendement ni la sensibilité assez développés. Celui qui est en démence a perdu une grande partie de ces facultés. Le premier ne vit ni dans le passé ni in

(1) ESQUIROL, *Des maladies mentales.* 1838, t. II, p. 231.

dans l'avenir ; le second a des souvenirs et des réminiscen-
ces. Les imbéciles se font remarquer par des propos et des
actions qui tiennent de l'enfance. Les propos, les manières
des insensés portent l'empreinte de leur état antérieur. Les
idiots, les crétins, n'ont jamais eu ni mémoire ni jugement ; à peine offrent-ils quelques traits de l'instinct animal ; leur conformation extérieure indique assez qu'ils ne
sont pas organisés pour penser.

La démence est comme le dernier terme de toutes les
affections cérébrales un peu graves qui résistent au traitement de la période aiguë ou qui ont passé à l'état chronique. La démence peut être partielle, incomplète ; il y a un
simple affaiblissement des facultés sensitives, intellectuelles et affectives ; ou bien la démence est complète (1),
alors les appareils des sens extérieurs ne sont point dérangés, les malades voient, sentent, entendent ; mais le cerveau n'est plus constitué pour réagir avec l'énergie et la
vigueur convenables sur les impressions du dehors. Ces
insensés se méprennent sur la nature et l'origine du bruit,
des sons qui les affectent ; ils ne jugent plus les distances,
jugent mal des dimensions et des qualités des corps, se
montrent peu sensibles aux impressions de la pluie, du
froid et du chaud. Leur extérieur est plus que négligé ;
leurs vêtements sont toujours malpropres ; plusieurs s'é-
corchent les doigts, la figure ; presque tous supportent,
sans se plaindre, des plaies, les plus larges escarres ; ils
mangent avec avidité, tous les aliments leur sont bons ; des
mets infectes, repoussants, ne leur inspirent aucun dé-
goût ; ils oublient leur nom, leur famille ; homme ou femme,
ils se livrent à la masturbation, sans paraître apprécier la
différence des sexes. Ces insensés sont timides, irrésolus,
sans prévoyance, dépourvus de tous sentiments de honte,
de justice, d'humanité.

(1) CALMEIL, ouvrage cité.

De la manie.

Cette forme de l'aliénation mentale est très variable ; mais chez tous les maniaques il existe un délire général avec excitation plus ou moins grande des facultés intellectuelles. Ce délire peut être gai, et le maniaque est sous l'influence d'hallucinations ou d'illusions agréables, comme celui dont parle Marc, et qui ayant été autrefois grand amateur de chasse, entendait le son du cor, l'aboiement des chiens, et croyait poursuivre un cerf à la course.

Quelques maniaques sont fort calmes et même timides ; mais la plupart s'agitent facilement et entrent en fureur. Au bout d'un certain temps ces maniaques maigrissent (1), leur physionomie prend un caractère particulier, qui contraste avec la physionomie qu'ils avaient dans l'état de santé ; la tête est ordinairement haute, les cheveux sont hérissées ; tantôt la face est colorée, particulièrement les pommettes ; les yeux alors sont rouges, étincelants, saillants, convulsifs, hagards, fixés au ciel, bravant l'éclat du soleil ; tantôt la face est pâle, les traits sont crispés, souvent concentrés vers la racine du nez ; le regard est vague, incertain, égaré. Dans le paroxysme de la fureur, tous les traits s'animent, le cou se gonfle, la face se colore, les yeux étincellent, tous les mouvements sont vifs et menaçants.

Les maniaques ne dorment pas, ou, lorsqu'ils dorment, leur sommeil est agité par des rêves pénibles. Chez quelques uns même l'exaltation maniaque est plus prononcée la nuit que le jour. Leur insensibilité au froid, et le bien-être qu'ils éprouvent au milieu d'une température très froide ont été constatés par tous les médecins spéciaux ; nous en avons vu nous-même à la Salpêtrière des exemples fort curieux. Nous devons ajouter que cette insensibilité n'est pas exclusive.

(1) ESQUIROL, ouvrage cité.

Simulation de la manie. — Afin de reconnaître si cette maladie est feinte, il est nécessaire d'avoir présents à l'esprit les signes que nous avons donnés en parlant de l'aspect des maniaques, de leur insomnie, de leur insensibilité ordinaire et de la liaison rapide des idées les plus disparates qu'ils énoncent avec une grande volubilité. Le maniaque simulé poussera des cris, fera des menaces, des propos décousus, extravagants, mais il y aura toujours un temps d'arrêt, de l'hésitation et des répétitions; tandis que chez le maniaque véritable, la phrase qu'on lui a dite sert de texte aux divagations les plus étendues et les plus variées. Chez un faux maniaque, le sommeil sera d'autant plus profond que, pendant la journée, il aura multiplié davantage ses efforts pour paraître agité ou furieux.

Des monomanies.

Des faits nombreux, observés par des hommes de la science, dans tous les pays, ont prouvé qu'il existe des aliénés qui ne sont dominés que par une ou plusieurs conceptions délirantes, hors desquelles ils raisonnent très juste et appliquent sainement leurs facultés intellectuelles. Mais pour distinguer la *monomanie réelle* de celle qui peut être feinte, il faut s'informer de la conduite antérieure du monomane, de ses habitudes, de ses mœurs, de son genre de vie, de l'état de sa santé et des maladies auxquelles il a été sujet, du degré de son instruction, et surtout des motifs d'intérêt ou des passions qui le font agir. (Marc.)

La monomanie présente des variétés que l'on distingue suivant la prédominance de l'idée délirante. Nous allons faire une étude rapide de chacune d'elles.

Mélancolie ou *lypémanie*. — Le délire partiel porte sur une ou plusieurs idées tristes, et le malade se croit l'objet de persécutions diverses et d'une surveillance de tous les instants. Il a commis ou on l'accuse d'avoir commis des crimes horribles. Suivant l'ordre d'idées qui dominent en

27

lui, suivant la nature des hallucinations ou des illusions, le lypémaniaque éprouve de la crainte ou de la défiance, de l'agitation ou du désespoir, de la propension au suicide ou à l'homicide.

Monomanie homicide. — La monomanie homicide est un délire partiel, caractérisé par une impulsion plus ou moins violente au meurtre, tout comme la monomanie suicide est un délire partiel, caractérisé par un entraînement plus ou moins volontaire à la destruction de soi-même.

Cette monomanie présente deux formes distinctes. Dans quelques cas, le meurtre est provoqué par une conviction intime, mais délirante ; par l'exaltation de l'imagination égarée, par un raisonnement faux ou par les passions en délire. Le monomaniaque est mû par un motif avoué et déraisonnable ; toujours il offre des signes suffisants du délire partiel de l'intelligence ou des affections. Quelquefois sa conscience l'avertit de l'horreur de l'acte qu'il va commettre ; mais la volonté lésée est vaincue par la violence de l'entraînement ; l'homme est privé de la liberté morale, il est en proie à un délire partiel, il est monomaniaque, il est fou (1).

Monomanie suicide. — Nous avons défini, il n'y a qu'un instant, cette forme de la folie ; nous n'insisterons que sur l'appréciation des indices propres à faire reconnaître au médecin si un suicide ou une tentative de suicide a été le résultat de la monomanie. Le choix du genre de mort, la singularité des moyens employés pour l'accomplir, la valeur des motifs qui ont déterminé le suicide, devront être recherchés avec soin. Si on est chargé de l'autopsie du cadavre, on constatera les vices organiques, les maladies du cerveau, celles des viscères contenus dans la poitrine ou dans l'abdomen, et qui ont pu apporter de la gêne dans la circulation. En-

_____

(1) ESQUIROL, t. II, p. 792.

in l'examen des blessures, leur direction, leur nombre permettront de reconnaître comment elles ont été faites et s'il
y a eu simulation de suicide.

Monomanie érotique. — Esquirol l'a définie sous le nom
d'érotomanie, comme étant une affection cérébrale chronique caractérisée par un amour excessif, tantôt pour un
objet connu, tantôt pour un objet imaginaire. Dans cette
maladie, l'imagination seule est lésée; il y a erreur de
l'entendement.

Marc a cherché à distinguer la monomanie érotique de
la fureur génitale, qu'il appelle aidoïomanie (αιδοϊον *pu-
denda*, μανια *manie*). Ces deux affections se compliquent
fréquemment alors, et le désordre moral est tellement lié
aux actes obscènes, que cette distinction est fort difficile à
établir dans l'application que l'on veut en faire aux questions médico-judiciaires.

La fureur génitale (utéromanie) (1), dans son état de
simplicité, est caractérisée par les actions les plus hon-
teuses, les propos les plus obscènes, et est déterminée le
plus souvent par un état de maladie ou d'irritation des
organes reproducteurs qui réagit sur l'entendement.

Les femmes sont plus sujettes à l'utéromanie que les
hommes au satyriasis.

Monomanie religieuse. — Il consiste en un délire résultant, soit exclusivement, soit en grande partie, d'idées re-
ligieuses fausses ou exaltées, qui varient selon les dogmes
de ceux qui les professent. Les idées graves et tristes accompagnent le plus souvent cette forme de la monomanie,
qui, alors, prend tous les caractères d'une véritable lypémanie. A l'époque actuelle, les crimes et délits attribués aux
sorciers, aux possédés et aux démonomaniaques, sont presque toujours déterminés par la superstition, et encore plus

(1) H.-L. BAYARD, *Essai médico-légal sur l'utéromanie*, Thèse,
1836, n° 324.

par la cupidité et l'intérêt : aussi le médecin chargé d'étudier l'état mental d'un inculpé de sorcellerie trouve-t-il ordinairement dans ces causes l'application des actes qui sont
reprochés au prétendu démonomaniaque.

Des hallucinations et des illusions.

Ces phénomènes compliquent presque toujours les diverses formes de la folie, quoiqu'ils puissent exister d'une
manière isolée.

Esquirol a dit que les *hallucinations* consistent en des
sensations externes que le malade croit éprouver, bien
qu'aucun agent extérieur n'agisse matériellement sur ses
sens. Il entend des voix, des chants, bien que le plus profond silence règne autour de lui.

Les *illusions* sont au contraire l'effet d'une action matérielle sur la sensibilité externe, mais perçue faussement.

M. Lelut a défini l'hallucination une transformation de
la pensée en sensation.

M. Baillarger, adoptant cette dernière définition, l'a rendue
évidente par des exemples (1) fort intéressants, et il en a
conclu qu'entre l'état actuel de l'intelligence des aliénés et
leurs hallucinations, il y a souvent des rapports si intimes,
qu'il est impossible de douter que l'hallucination soit alors
autre chose que la pensée elle-même, provoquant par le
rappel des signes le retour des sensations auxquelles ces signes
ont été primitivement associés.

Les *illusions* ne sont pas rares dans l'état de santé; mais
la raison les dissipe. Celles de la vue sont les plus communes. Celles du goût, de l'odorat, sont fréquentes chez les
monomaniaques : aussi, ils se plaignent que leurs aliments
ont une saveur étrangère à leur nature, fade, amère.

Les illusions compliquent l'aliénation mentale, surtout
dans les cas où une lésion matérielle entretient la folie.

(1) BAILLARGER, *Revue médicale*, janvier 1842.

Esquirol a fait, à la Salpêtrière, l'ouverture du corps d'une hypémaniaque qui avait cru, pendant plusieurs années, qu'elle avait un animal dans l'estomac : elle avait un cancer dans cet organe.

De l'aliénation momentanée.

L'appréciation de la réalité de certaines formes de l'aliénation mentale est déjà fort délicate lorsque la folie est persistante ; mais les difficultés du diagnostic sont de beaucoup augmentées lorsque l'aliénation est intermittente, ou lorsqu'elle s'est produite peu de temps avant l'exécution d'un acte blâmable, et qu'elle cesse immédiatement après.

Il nous est impossible d'entrer ici dans tous les développements qu'exige l'étude des diverses variétés de l'aliénation momentanée. Nous nous bornerons à énumérer celles qui sont le plus souvent l'objet d'investigations médico-légales.

Manie temporaire. — Il peut survenir chez un individu, jusque là sain d'esprit, dit Henke (1), un véritable accès de manie qui dure peu de temps, et pendant lequel il est possible qu'il se livre aux actes les plus illégaux. Des observations incontestables ont prouvé que de pareils accès ne durent quelquefois que peu de jours, parfois qu'un seul jour, et même quelques heures seulement. Le plus souvent ils dépendent de causes matérielles, comme, par exemple, d'un développement corporel, d'un travail d'évolution anormal, d'irritation du tube digestif, de trouble dans l'excrétion menstruelle, etc. Mais il faut bien se garder de confondre avec eux l'explosion de passions vives, telles que la colère, la vengeance, pendant lesquelles des actions criminelles sont souvent commises. »

On voit combien, dans ces cas, il est difficile de distinguer la cause véritable de l'acte commis, et avec quelle circonspection on doit se prononcer sur de pareilles questions.

(1) Henke, *Médecine légale*, 5ᵉ édit., § 271.

Épilepsie. — « L'épilepsie conduit tôt ou tard à la folie (1) soit dans l'enfance, soit dans un âge plus avancé. Sur 300 épileptiques placés à la Salpêtrière, plus de la moitié sont aliénés. La fureur des épileptiques a un caractère de férocité que rien ne dompte, et c'est ce qui la rend si redoutable dans tous les hospices d'aliénés. »

Plus l'acte incriminé ou contesté sous le rapport de sa validité a reçu son exécution à une époque voisine d'un accès d'épilepsie, plus il y a lieu de supposer que cet acte a été la conséquence d'une perturbation mentale.

MM. Calmeil (2), Bouchet (3), Casauvielh (4), ont étudié une fois les rapports qui existent entre l'épilepsie et l'aliénation mentale ; la nature de leurs travaux, ainsi que celle des nombreux faits rapportés dans les ouvrages de Marc et d'Esquirol, sont nécessaires au médecin-expert pour lui faire connaître combien les épileptiques sont sujets aux accès de fureur passagère.

Ivresse. — Un individu qui s'enivre volontairement pour s'exciter à commettre une action mauvaise est évidemment coupable ; mais celui qui, dans un état d'ivresse, attaquerait et maltraiterait indistinctement tous ceux qu'il rencontrerait, homiciderait plusieurs personnes sans être mû par aucune des passions qui caractérisent le crime, mais par une fatale frénésie qui le porterait à verser le sang de qui que ce fût (5) ; celui-là serait considéré comme fou.

L'*ivresse* détermine quelquefois des accès de manie que l'on désigne sous le nom de *delirium tremens,* et qui se caractérisent par une durée de plusieurs jours ou de plusieurs semaines, tandis que l'ivresse cesse au bout de quel-

---

(1) Esquirol, tom. 2, p. 74.
(2) Calmeil, thèse, 1824.
(3) *Arch. de Méd.*, t. ix, p. 510.
(4) *Arch. de Méd.*, t. x, p. 5.
(5) Arrêt de la chambre des mises en accusation de la Cour Royale de Riom. *Gazette des Tribunaux,* 14-21 juillet 1826.

ques heures si elle n'est pas entretenne par de nouvelles boissons. Les auteurs allemands (1) ont décrit une variété du *delirium tremens* qu'ils nomment *dipsomanie*, et dans laquelle le besoin de prendre de l'eau-de-vie ou des boissons fortes est irrésistible. Le délire, les tremblements accompagnent cet état, qui se prolonge pendant longtemps, et pendant lequel le malade n'a pas la conscience des actes de violence auxquels il se livre.

Délire par l'action de substances vénéneuses. — Les substances qui provoquent le délire ou des désirs impérieux sont assez nombreuses, et il nous suffira de citer la belladone, la jusquiame, l'opium, les cantharides, le phosphore, dont l'action porte à commettre des actes reprochables ou criminels. On comprend qu'ici comme dans l'ivresse la volonté doit être recherchée, et que l'ignorance, l'imprudence, ne peuvent être incriminées de la même manière.

Grossesse. — Quelques femmes enceintes ont des désirs insolites, des appétits dépravés, des envies singulières ; le caractère, l'humeur, les affections sont pervertis. Mais cet état particulier peut-il servir d'excuse aux actes répréhensibles qui seraient commis pendant la grossesse? D'une manière générale on peut répondre négativement, et dans l'espèce, on devra rechercher si les actions reprochées ne sont pas le résultat de passions diverses.

Hypochondrie.— *Hystérie.* — Dans ces deux maladies, l'intelligence se conserve ordinairement ; mais il y a chez ceux qui en sont affectés une facilité assez grande à être dominés, et de l'exagération dans leurs affections ou leur antipathie.

Sommeil. — *Somnambulisme.* — Marc (2) a signalé l'aliénation mentale passagère produite par un état inter-

(1) Roesch, *de l'abus des boissons spiritueuses.* (*Annales d'Hygiène*, t. xx, p. 1 et 241). — *Ann. de Henke*, vol. suppl. viii, 183, observations du docteur Erdmann.

(2) Ouvrage cité, p. 660, t. ii.

médiaire au sommeil et à la veille. Ce délire serait le résultat des idées ou des impressions extérieures qui prolonge-
raient les illusions et détermineraient les actions.

De pareils phénomènes sont rares, et la difficulté de reconnaître la réalité de l'absence de liberté morale en rendrait l'appréciation presque impossible.

Dans le cas de *somnambulisme*, pour qu'une excuse fût
admissible, il faudrait qu'il n'existât aucun motif intéressé,
aucune passion criminelle ; car il n'y a pas de moyen de
constater la réalité d'un pareil état des facultés mentales,
à moins qu'il ne se soit répété plusieurs fois (1).

Moyens généraux de constater l'aliénation mentale.

Lorsqu'on est appelé pour apprécier judiciairement un
cas d'aliénation mentale, il faut (2) rechercher si l'individu
que l'on examine a un *intérêt* quelconque à feindre la folie.
Nous avons déjà vu, en parlant des maladies simulées, que
ce motif déterminait souvent les actes commis.

Pour arriver à ce but, on a trois moyens à employer :
l'enquête, l'interrogatoire et l'observation suivie.

L'*enquête* consiste à recueillir des renseignements sur
l'état de l'aliéné antérieur à la maladie présumée, sur les
causes diverses auxquelles il a été soumis ; on compare
tous les événements, tous les actes de sa vie ; on se fait représenter les lettres qu'il a écrites sous l'influence des idées
qui le préoccupaient.

Dans l'*interrogatoire*, on questionnera l'aliéné sur les
faits que l'on a déjà recueillis, et on apprécie sa mémoire
ou sa bonne foi ; on note son maintien, l'expression de sa
physionomie, la manière dont il répond aux questions qu'on
lui adresse, et enfin, par *une observation suivie*, on examine

(1) Lire le fait rapporté dans les *Arch. gén. de Médecine*, t. XIV,
1827.

(2) MARC, *Traité de la folie*, t. I, p. 283.

le malade sans qu'il le sache, et à des intervalles plus ou moins rapprochés; on lui fait écrire des lettres ou des mémoires pour exposer ses moyens de défense ou ses plaintes.

Causes. — Parmi les causes essentielles que l'on devra rechercher, nous signalerons les suivantes :

On notera s'il existe dans la famille une *disposition héréditaire;* cette cause prédisposante de la folie est, selon Esquirol, la plus commune chez les riches, et elle est d'un sixième chez les pauvres.

Les passions sont la cause occasionnelle la plus fréquente de l'aliénation mentale : aussi devra-t-on porter son attention sur celles qui eurent une influence très marquée sur son développement. L'*amour*, la *jalousie*, le *chagrin*, l'*ambition*, peuvent être rangés au premier rang, et donner lieu à plusieurs formes de la folie dont nous avons fait une étude successive.

Marc a rapproché de ces causes la *colère*, la *frayeur*, la *crainte*, le *fanatisme scientifique et artistique*, le *fanatisme politique ou religieux*. Ces passions sont beaucoup plus difficiles à constater, et l'intérêt que peut avoir l'individu s'y trouve tellement lié que la distinction de ces causes devient quelquefois impossible.

Marc engage les experts à apprécier l'influence de l'éducation et des professions sur la production de l'aliénation mentale. Ainsi, l'individu qui aura été élevé dans l'ignorance et la superstition sera disposé à des idées et à des actes qui se caractériseront par une croyance en tout ce qui est surnaturel, et pourront aisément dégénérer en un véritable délire fanatique.

Quant aux professions, on peut établir généralement que les occupations sédentaires, dans lesquelles il y a gêne de la circulation et compression des viscères abdominaux, déterminent la mélancolie ou la lypémanie.

Parmi les perturbations pathologiques matérielles dont l'action peut influer sur le développement de la folie, on peut citer le trouble des excrétions et sécrétions habituelles, telles que la menstruation, ou le flux hémorrhoïdal. Les irritations gastro-intestinales de diverses espèces ont paru à M. Bayle (1) pouvoir figurer parmi les causes de la folie.

L'abus des boissons enivrantes, l'abus des mercuriaux, sont considérés par Marc comme exerçant sur les facultés de l'entendement une influence fâcheuse. Les excès vénériens, la masturbation, déterminent le plus souvent la démence avec paralysie générale.

Durée de l'aliénation. — Ses divers degrés de curabilité (2). — Les idiots et les imbéciles de naissance ne guérissent pas.

La démence est presque toujours incurable. Lorsqu'elle est accompagnée de paralysie générale, les malades ne vivent pas longtemps.

La manie guérit plus facilement que les autres formes de la folie.

La monomanie est bien plus difficile à guérir que la manie.

La folie qui éclate brusquement à la suite d'une cause violente est beaucoup plus facile à guérir que lorsque la raison s'est altérée insensiblement par une influence continue ou souvent répétée. L'hérédité, plusieurs accès antérieurs, les excès de liqueurs alcooliques, l'abus du coït ou de la masturbation, sont autant de circonstances fâcheuses.

On ne peut pas avoir la certitude qu'un aliéné se rétablira, ni fixer l'époque du retour à la raison.

Lorsqu'un état de manie ou de monomanie dure deux ans, on peut dire qu'il y a peu d'espoir de guérison.

Dans beaucoup de cas l'incurabilité est certaine, et l'on peut sans hésiter la certifier.

---

(1) BAYLE, *Revue médicale*, tomes I et IV.
(2) GEORGET, t. I, p. 484 du *Traité de médecine légale* de M. Orfila. 1836.

. La guérison s'annonce par la disparition des désordres de l'intelligence et des sentiments, et par le retour aux goûts, aux habitudes, aux affections, aux dispositions qui existaient antérieurement. Le malade a recouvré la conscience de son état ; il assure que les illusions de son esprit ont disparu ; sa physionomie a repris son expression ordinaire ; il s'occupe avec intérêt de ses affaires, il reçoit avec plaisir les personnes qu'il avait oubliées, ou contre lesquelles il avait conçu une aversion mal fondée ; le sommeil est bon, la tête est libre, non douloureuse. Cette amélioration s'est maintenue pendant plusieurs semaines, plusieurs mois ; le malade n'a point éprouvé de rechute après de semblables intervalles de raison.

EXEMPLES DE RAPPORTS SUR L'ALIÉNATION MENTALE.

Idiotie. — Tentative d'incendie.

La nommée Artémise, âgée de vingt-sept ans, est d'une taille au-dessous de la moyenne, d'une constitution assez robuste. Cette fille porte sur sa figure l'expression de l'idiotisme ; à toutes les questions qu'on lui adresse, elle répond en *ricanant* d'un air niais, et le plus souvent elle se borne à répéter machinalement les derniers mots qu'on vient de prononcer. Sa parole est brusque, saccadée ; l'articulation des mots incomplète, et assez souvent la voix est couverte et sourde, et elle ne répond aussi que par une sorte de grognement. Interrogée par nous sur son âge, elle ne peut le préciser. Elle se rappelle avoir fait sa première communion à l'âge de onze ans ; mais quand on lui cite quelques faits qui peuvent la concerner, elle paraît les ignorer complétement. Chez son père, les seules occupations qu'on ait pu lui confier étaient de conduire des bestiaux aux champs et de les y garder, et sauf quelques travaux de campagne, la fille Artémise n'était pas en état de remplir l'emploi d'une fille de ferme. La santé de cette fille a toujours été bonne ;

les règles viennent régulièrement; leur durée est de trois à quatre jours, et il ne paraît pas qu'il y ait eu de l'interruption. Lorsque nous la questionnons sur l'incendie qui a détruit une partie de la ferme de son père dans le courant du mois de février dernier, elle semble à peine se souvenir de cet événement, et nous sommes obligés de lui adresser un grand nombre de questions pour obtenir d'elle quelques réponses raisonnables. Cet incendie n'avait pas produit d'impression vive sur la fille G....., et lorsque nous lui demandons si ce spectacle l'avait épouvantée et se représentait souvent à son souvenir, elle nous répond avec un sourire niais qu'*elle pensait au feu sans y penser.*

Quant à la tentative d'incendie qui lui est reprochée, elle rit quand on lui en parle, et dit que *c'est une imagination qui l'a prise comme ça.* C'est, dit-elle, sur les deux heures après midi qu'elle a allumé un morceau de papier au foyer pendant qu'elle était seule dans la cuisine, et qu'elle est allée ainsi mettre le feu à une meule de paille qui avait été formée dans la cour de la ferme avec les débris sauvés de l'incendie du mois de février. La difficulté d'obtenir quelques détails de la fille G..... sur ses habitudes nous a forcés de nous informer auprès de ses parents de son genre de vie habituel. Elle était ordinairement silencieuse, taciturne, ne répondant pas quand on lui parlait, *n'ayant jamais pu apprendre à lire,* et ne sachant pas même faire son lit. Son caractère était doux, sans méchanceté; étant enfant, elle se laissait frapper par les autres enfants. On a toujours remarqué qu'elle avait des habitudes de masturbation, et il y a environ trois ans, elle a été surprise plusieurs fois par sa mère dans des rapports intimes avec un garçon employé à la ferme. Lorsqu'on lui reprochait cette mauvaise conduite, elle se bornait à rire, et quelquefois elle simulait une grossesse en couvrant son ventre de vêtements; ses règles n'ont cependant jamais été interrompues.

Depuis quelque temps on a remarqué que sa taciturnité

augmentait, et qu'elle restait accroupie pendant des heures entières, avec une expression d'hébétude plus prononcée.

Soit qu'elle éprouve réellement aujourd'hui quelques appréhensions sur sa position, par suite des questions qui lui ont été fréquemment adressées au sujet de la tentative d'incendie qui lui est reprochée, soit qu'il y ait chez elle une disposition maladive résultant de l'affaiblissement de ses facultés intellectuelles, toujours est-il que depuis plusieurs semaines la fille G..... a manifesté à diverses reprises des idées de suicide.

De ce qui précède, nous concluons :

Conclusions. — 1° Que la fille A. G. présente tous les caractères les plus manifestes d'un grand affaiblissement de l'intelligence ;

2° Que cet état mental a toujours existé chez elle, et constitue une véritable idiotie incomplète ;

3° Qu'un tel état la prive de tout discernement suffisant pour lui permettre de bien apprécier la portée des actes plus ou moins répréhensibles qu'elle peut commettre ;

4° Qu'en présence des faits qui ont été constatés, il serait nécessaire de placer la fille G...... dans un établissement où elle aurait les soins nécessaires à sa position, et où désormais il lui serait impossible de rien faire qui pût être préjudiciable à elle-même ou à ceux qui l'entourent.

Affaiblissement intellectuel. — Perte de mémoire —
Commencement de démence.

Nous soussignés C.-P. Ollivier (d'Angers), H.-L. Bayard, avons été commis, par ordonnance en date du 18 février 1840, de M. Salmon, à l'effet de constater l'état mental du sieur N..., attendu que de quelques documents fournis dans le cours de l'instruction suivie contre lui, il semblerait résulter qu'il ne jouit pas de la plénitude de ses facultés intellectuelles.

Nous nous sommes transportés à plusieurs reprises à la

28

maison de détention de Sainte-Pélagie, où le sieur N... est détenu depuis le 21 décembre 1839. Quelques jours après son entrée il a été placé dans l'infirmerie pour y recevoir les soins que nécessitait une congestion cérébrale , et il y est resté jusqu'à présent.

Voici le résultat de nos observations sur le sieur N...., et des renseignements que nous avons recueillis auprès des surveillants, des infirmiers, et de ses compagnons de détention.

N..... (L.-F.) , âgé de cinquante-deux ans , confectionneur d'habillements, exerçait cet état avec profit , depuis vingt ans environ , lorsque ses affaires s'embarrassèrent dans le courant de l'année 1839, et qu'il fut poursuivi par ses créanciers. Il paraîtrait qu'avant cette époque le sieur N... aurait été atteint de fréquentes congestions cérébrales sous l'influence desquelles son intelligence est affaiblie.

Les relations intimes qui existent depuis plusieurs années entre le sieur N... et la fille Louise P. , âgée de vingt-trois ans, pourraient n'être pas étrangères à cet affaiblissement moral, en raison de l'épuisement physique auquel il a été exposé par ses rapports réitérés avec cette fille.

Le sieur N... s'exprime actuellement avec beaucoup de difficulté ; il y a chez lui perte de mémoire d'un grand nombre de mots, et par conséquent son langage est presque inintelligible.

Il y a en outre de l'incohérence dans ses idées. Il ne paraît pas préoccupé de sa détention ni de l'inculpation qui pèse sur lui ; il accuse ses créanciers d'avoir enlevé chez lui son argent et ses effets ; cette soustraction l'a mis, à ce qu'il prétend, hors d'état de continuer son commerce.

La satisfaction de ses besoins matériels l'intéresse principalement ; il ne demande que ce qui lui est nécessaire pour manger et fumer.

D'après les détails qui nous ont été communiqués par

les surveillants, le sieur N... passerait la plupart des nuits sans sommeil, parlant haut et sans suite, répétant en outre les propos qu'il a entendu tenir dans la journée. On est obligé de lui imposer silence. Il est d'ailleurs doux et tranquille, disant fréquemment qu'il est en prison depuis *trois jours* et que dans *trois jours* on le jugera. Depuis son entrée à l'infirmerie, on a été obligé de lui faire plusieurs applications de sangsues au siége, en raison de très violents maux de tête qu'il a éprouvés.

Dans nos diverses entrevues avec le sieur N..., son état moral nous a présenté les mêmes caractères; ainsi défaut de netteté dans les idées, interruption fréquente dans sa conversation par suite de la perte de mémoire, transition sans motif d'un sujet à un autre, hésitation toujours la même dans sa prononciation, même indifférence sur sa position actuelle et la conséquence qu'elle pourrait entraîner.

De ce qui précède, nous concluons :

1° Que le sieur N... (cinquante-deux ans) présente aujourd'hui les principaux symptômes qui caractérisent la démence à son début ;

2° Que cet affaiblissement des facultés intellectuelles paraît remonter à une époque déjà éloignée, et qu'il semblerait avoir été la conséquence des fréquentes congestions cérébrales auquel cet homme est sujet.

Viol d'une jeune fille. — Accès de manie. — Hallucinations. — Illusions. — Guérison momentanée. — Retour des accès.

Premier rapport.

Nous soussignés, conformément à l'ordonnance du 28 mars 1839 de M. Dieudonné, qui nous commet à l'effet de constater l'état mental de la jeune Masson Rosalie, et de rechercher si elle présente des signes d'aliénation,

Nous sommes transportés un grand nombre de fois à la

Salpêtrière, où nous avons observé avec soin cette jeune fille.

Masson (Rosalie), âgée de vingt-deux ans, est d'une petite stature et d'une constitution si délicate qu'elle ne paraît pas avoir plus de seize à dix-sept ans. Elle a les cheveux roux, la peau blanche très fine, et le visage marqué d'un grand nombre de taches de rousseur (éphélides). Cette jeune fille a été transférée à la Salpêtrière le 26 mars. Pendant les premiers jours, son agitation fut très vive ; elle se disait enceinte de deux enfants, voyait Dieu et Jésus-Christ et entendait leurs discours. Elle entrait en fureur lorsqu'on lui parlait de ses sœurs. On eut recours à l'emploi de la camisole de force et à l'administration d'une douche. Nous avons visité pour la première fois la jeune Masson le 30 mars, le quatrième jour depuis son entrée ; elle était, nous dit-on, beaucoup moins agitée que pendant les jours précédents. Nous la trouvâmes en effet assez calme pour répondre avec clarté et précision à toutes nos questions. Sa mémoire paraît très fidèle, et dans les visites successives que nous lui avons faites, nous avons eu pour but de recueillir d'elle-même tous les renseignements les plus circonstanciés sur les événements qui lui étaient arrivés depuis le 20 mars dernier. Ces questions pouvaient tout à la fois nous fournir des détails plus ou moins précis sur les violences dont elle aurait été l'objet, et nous mettre à même d'apprécier l'état de ses facultés intellectuelles. Voici le résumé des détails que la jeune Masson nous a rapportés avec vivacité et intelligence, en parlant toujours très haut ; mais cependant elle s'interrompait souvent et témoignait une certaine réserve qui, bientôt, disparaissait avec la défiance qu'elle avait manifestée à notre égard.

Le 20 mars, à six heures du matin, elle se rendit avec son père à la Petite-Villette, pour préparer son départ. Comme il n'y avait pas de place pour elle dans la voiture, elle s'assit près du cocher. Pendant le trajet, celui-ci lui demanda si elle connaissait Paris et si elle s'y plaisait; la jeune Masson répondit qu'elle retournait dans son pays, et qu'elle regrettait de ne pas être allée voir une de ses cousines qui est à l'hospice Beaujon.

Arrivés à la Villette, tandis que son père s'occupait du départ, le cocher du fiacre lui proposa de la conduire à Beaujon, lui assurant qu'il n'y avait que pour un quart d'heure de chemin pour aller, et autant pour revenir; qu'ainsi elle serait de retour en moins d'une heure, et que son père ne s'apercevrait pas de son absence. La jeune Masson lui demanda combien il voulait; elle fit prix à 2 francs, qu'elle lui paya. La voiture suivit les boulevards extérieurs; au bout de quelque temps, le cocher s'arrêta et appela un homme qui se trouvait sur une des contre-allées du boulevard, et lui proposa de venir avec lui; cet homme répondit qu'il avait à travailler, et refusa. Le cocher descendit de son siége, et, avec l'individu qu'il venait de rencontrer, entra chez un marchand de vin, en proposant à Masson de boire un verre de vin ou quelque chose de doux; elle n'accepta pas, en disant que ce n'était pas son habitude de boire. Ces deux hommes s'approchèrent ensuite de la voiture; le nouveau venu monta sur le siége, et le cocher lui jeta son manteau à collet; puis il ouvrit la portière et voulut monter. La jeune Masson chercha à sortir; il la repoussa et s'assit près d'elle. Elle ne se rappelle pas qui des deux a fermé la portière. Le cocher lui demanda quel âge elle avait; elle répondit quinze ans et demi. Il lui proposa de rester à Paris, en promettant d'acheter des meubles et de l'épouser. Tout en discourant, cet homme, dont les yeux étaient méchants, avait déboutonné sa culotte, SORTI SA BÊTE, cherchant à la lui faire toucher. La jeune Masson lutta, dit-elle, de toutes ses forces; mais le cocher lui tenait les deux poignets avec une de ses mains, tandis qu'il lui avait porté l'autre main entre les cuisses, et qu'enfin il *mit sa bête dans elle.* Pendant cette lutte, la jeune Masson dit *être tombée faible*, et qu'elle ignore s'il lui *a mis la bête plusieurs fois dans elle.*

La jeune Masson reprit connaissance lorsque la voiture était arrêtée sur le boulevard extérieur. Elle demanda si elle était arrivée à Beaujon ; le cocher voulut la faire descendre, disant qu'il n'avait pas été payé, et qu'il ne voulait pas promener pour rien une salope. Masson voulut aller chez le commissaire de police, et demanda son adresse à un des assistants que cette discussion avait attirés ; il la lui indiqua, et un garçon de chantier, qui était présent et qui avait entendu les plaintes de cette jeune fille, voulut se battre avec le cocher. Là, Rosalie Masson s'aperçut que les douze pièces de 5 francs qu'elle avait reçues le matin d'une de ses sœurs n'étaient plus dans la poche de son tablier, mais elle n'a pas vu le cocher les lui prendre, et s'il ne les a pas volées pendant son évanouissement, elles seront tombées dans la voiture.

La jeune Masson nous a raconté avec les détails les plus minutieux la démarche qu'elle fit inutilement le matin même chez le commissaire de police des Batignolles-Monceaux, sa visite à Beaujon, où elle a vu sa cousine, son retour chez sa sœur, la femme G........ , sa visite au commissaire de police des Batignolles pour lui porter plainte, etc., etc.

La jeune Masson nous a ainsi détaillé toutes ses actions jusqu'au moment de son transport à la Salpêtrière ; elle se rappelle fort bien qu'elle a été MAUVAISE, qu'elle a brisé des meubles chez sa sœur ; mais c'est, dit-elle, parce qu'elle était exaspérée que l'on ne voulait pas ajouter foi à ses déclarations sur tout ce qui lui était arrivé.

À son entrée à l'hospice, la jeune Masson était, ainsi que nous l'avons déjà dit, dans une agitation extrême ; et ses cris, ainsi que ses gesticulations bruyantes, obligèrent, après une première nuit passée dans le dortoir des malades tranquilles, de la transférer dans le quartier des folles agitées.

Là, son état d'agitation n'en continua pas moins ; elle interpellait vivement des aliénées dont l'aspect seul l'eût certainement effrayée si elle avait eu toute sa raison, et l'on fut alors obligé de lui mettre la camisole de force.

En proie à une insomnie continuelle, cette jeune fille était tourmentée par des visions de Dieu et de Jésus-Christ, qui lui parlaient et cherchaient à la consoler des violences dont elle avait été l'objet. Elle disait sentir dans son ventre les mouvements de deux enfants. Cet état d'agitation diminua le 30 mars, et l'on s'aperçut que l'écoulement des règles se manifestait ; ce n'était qu'un écoulement peu abondant excité, disait-elle, par l'examen des médecins et par les bains qu'elle avait pris. Cet écoulement de sang dura seulement trois jours, tandis qu'ordinairement il avait lieu abondamment pendant huit jours (la dernière époque avait cessé le 12 mars).

Depuis le 5 avril, l'état d'agitation de Rosalie Masson a diminué successivement d'intensité. Loin de se mettre en fureur lorsqu'on lui parle de ses sœurs, elle témoigne le désir de les voir. La nuit, il y a un peu de sommeil, qui est cependant troublé par la vision de Dieu ; mais elle se croit enceinte, non plus de deux enfants, mais d'un seul. Ce qui autorise sa persuation, c'est le malaise qu'elle éprouve chaque matin ; elle a des envies de vomir et quelques vomissements dans la journée, et dans la nuit son appétit est très vif, et la portion ordinaire ne lui suffit pas.

Le 10 avril Rosalie Masson était calme, n'avait plus de visions, mais se disait enceinte ; les envies de vomir avaient persisté. Lorsque nous lui demandons si elle reconnaîtrait le cocher qui a commis des violences sur sa personne, elle n'hésite pas à déclarer qu'elle le reconnaîtra, et dans ses conversations elle ne parle plus haut, ne se laisse plus aller à ces éclats de voix qui dénotaient une exaltation si manifeste chez elle. Ajoutons que dans les dernières visites que nous avons fait subir à cette jeune fille pour constater s'il y avait eu ou non viol, elle a témoigné une répugnance et un sentiment de pudeur très prononcés, impressions que les premiers examens n'avaient pas fait naître en elle. Depuis que plus de calme est survenu dans son état général, elle n'a rien ajouté de plus positif aux faits qui se rattachent à l'attentat à la pudeur commis sur sa personne.

Le 11 avril, nous avons assisté à la confrontation de l'inculpé avec la jeune Masson. Avant qu'il fût en sa présence, elle était inquiète, tremblante, et semblait redouter cette entrevue. Lorsque le sieur Bec parut, elle le reconnut sans manifester d'émotion notable, et dit sans hésiter que c'était bien lui, mais qu'il ne portait pas alors le même pantalon.

Son état s'améliorant chaque jour, et cette entrevue ne paraissant pas avoir eu d'influence fâcheuse sur son état moral, ses parents réclamèrent sa sortie, et le 19 avril, elle quitta l'hospice de la Salpêtrière, continuant d'éprouver des envies de vomir et d'affirmer qu'elle était enceinte.

L'état de santé de la jeune Rosalie Masson n'a pas été dans sa famille aussi satisfaisant que l'on aurait pu l'espérer, et l'on a été forcé de la placer de nouveau à l'hospice de la Salpêtrière, où elle est rentrée de nouveau le 25 avril. Il paraîtrait, d'après les renseignements qui nous ont été fournis par sa sœur, la femme G..., chez laquelle Rosalie demeurait, que cette jeune fille était très agitée plusieurs heures chaque jour, et qu'alors on avait beaucoup de peine à la retenir ; elle était très exigeante pour sa nourriture, demandait des aliments qu'elle repoussait lorsqu'on les lui avait procurés, caprices que la jeune Rosalie n'a jamais manifestés dans son état de bonne santé.

D'après tout ce qui précède, il est de la dernière évidence pour nous que la jeune Masson a présenté tous les symptômes de la manie aiguë consécutivement aux violences dont elle a été l'objet le 20 mars dernier. Notre opinion sur la cause du désordre mental de la jeune Masson est d'ailleurs pleinement confirmée par ce fait bien constaté, qu'antérieurement à l'époque de ces violences, cette jeune fille n'avait jamais présenté les moindres signes d'une perturbation quelconque dans ses facultés intellectuelles, non plus que cette irascibilité et cette agitation continuelle qui contrastaient si étrangement avec le caractère naturellement doux et timide de la jeune Rosalie Masson.

Nous terminerons ici ce rapport sur l'état mental de cette jeune fille, car nous avons suffisamment établi la réalité de l'affection maniaque dont la jeune Masson a été atteinte ; cependant, comme il doit importer de constater les suites de cette maladie, sa durée, et de déterminer si une guérison définitive aura lieu, nous pensons qu'il serait nécessaire d'examiner de nouveau cette jeune fille à intervalles plus ou moins éloignés, d'autant plus que d'après ses assertions on peut présumer qu'elle est enceinte, et la constatation de cet état deviendrait ici de la plus haute importance.

Deuxième rapport.

Nous nous sommes transportés de nouveau à l'hospice de la Salpêtrière, où la jeune Rosalie Masson est rentrée le 25 avril dernier, après avoir passé plusieurs jours dans sa famille.

L'état d'agitation de cette jeune fille n'avait pas permis à ses parents de la conserver auprès d'eux. Cette excitation se manifestait par divers actes que nous avons déjà signalés dans notre dernier rapport. Tantôt on avait peine à la retenir et à satisfaire ses exigences pour la nourriture ; tantôt elle achetait un grand nombre de pots de fleurs qu'elle brisait aussitôt après. La jeune Rosalie n'était pas sujette à ces caprices avant son état de maladie. Depuis sa rentrée à

l'hospice de la Salpêtrière, les règles ont reparu avec abondance le 27 août, et ont duré jusqu'au 4 mai. Les envies
de vomir et les vomissements ont cessé.

L'état physique de Rosalie est amélioré ; elle est moins
maigre, sa physionomie est plus calme, mais le sommeil
n'est pas régulier. Les sentiments affectifs ont repris quelque empire sur elle ; c'est en pleurant qu'elle demande à
retourner auprès de son père, dont les infirmités ne lui
permettent pas de vaquer à ses occupations ; d'une autre
part, elle refuse de voir sa sœur, la femme G....., à
qui elle reproche de l'avoir placée de nouveau à la Salpêtrière. Elle est très difficile à vivre avec les autres malades
ou les filles de service, qu'elle accuse de la frapper, de lui
refuser tout ce qu'elle demande, et quand on lui reproche
à elle-même diverses fautes, elle les nie malgré leur évidence. Plusieurs surveillantes nous ont affirmé qu'elle avait
pris et caché divers objets appartenant à des malades, et
après qu'ils avaient été retrouvés dans les endroits où elle
les avait placés, elle n'en continuait pas moins de nier que
ce fût elle qui les eût ainsi soustraits.

Avant sa maladie, la jeune Rosalie portait la plus vive
amitié à sa sœur, et était d'un caractère très doux, très
facile à vivre avec tous ceux qui l'entouraient.

Une différence encore aussi manifeste entre l'état actuel
de la jeune Masson et son caractère et ses habitudes antérieures, dénote que l'état d'excitation morale qui a succédé aux violences dont elle a été l'objet n'est pas complétement calmé, quoiqu'il y ait aujourd'hui bien évidemment
chez elle une grande amélioration dans son état moral.
Quant à l'existence d'une grossesse chez cette jeune fille,
l'apparition récente des règles à leur époque normale et
leur durée, si les déclarations de cette jeune fille sont
exactes, sont une circonstance qui autorise au moins à
douter qu'elle soit enceinte. Toutefois, l'époque à laquelle
remonterait la conception n'est pas encore assez éloignée

pour qu'on puisse affirmer aujourd'hui d'une manière positive qu'il n'y a pas grossesse.

Nota. Plusieurs années se sont écoulées depuis que
nous avons visité la jeune Masson, et malheureusement son
état mental a conservé un trouble qui n'a pu être dissipé
par aucun des traitements employés.

Le sieur Bec, déclaré coupable devant la cour d'assises de
la Seine, a été condamné pour crime de viol à vingt années de travaux forcés.

QUATRIÈME PARTIE.

—

CHAPITRE PREMIER.

DE L'EMPOISONNEMENT.

Code pénal, art. 3o1. Est qualifié empoisonnement tout attentat à la vie d'une personne, par l'effet de substances qui peuvent donner la mort plus ou moins promptement, de quelque manière que ces substances aient été employées ou administrées, et quelles qu'en aient été les suites.

Code pénal, art. 3o2. Tout coupable d'assassinat, de parricide, d'infanticide et d'empoisonnement, sera puni de mort...

Code pénal, art. 3 17, § 4. Celui qui aura occasionné à autrui une maladie ou incapacité de travail personnel en lui administrant *volontairement*, de quelque manière que ce soit, des substances qui, sans être de nature à donner la mort, sont nuisibles à la santé, sera puni d'un emprisonnement d'un mois à cinq ans, et d'une amende de seize francs à cinq cents francs; il pourra de plus être renvoyé sous la surveillance de la haute police pendant deux ans au moins, et dix ans au plus. — § 5. Si la maladie ou incapacité de travail personnel a duré plus de vingt jours, la peine sera celle de la réclusion. — § 6. Si le coupable a commis, soit le délit, soit le crime spécifié aux deux paragraphes ci-dessus envers un de ses ascendants, tels qu'ils sont désignés en l'art. 3 12, il sera puni, au premier cas, de la réclusion, et au second cas, des travaux forcés à temps.

Il résulte de la jurisprudence adoptée par la Cour de cassation qu'il n'y a pas crime d'empoisonnement dans le cas où une substance vénéneuse ayant été administrée avec l'intention de donner la mort, elle devient inerte par son mélange avec d'autres substances ; tandis qu'au contraire une substance non vénéneuse, administrée avec intention criminelle, pourra être considérée comme poison, si, par son mélange avec un autre corps, elle a acquis, à l'insu du coupable, des propriétés délétères.

Le médecin ou le chimiste ne peuvent *affirmer* qu'il y a eu empoisonnement, qu'en démontrant l'existence du poison à l'aide d'expériences chimiques rigoureuses, ou de certains caractères botaniques ou zoologiques.

La science qui s'occupe de l'étude des poisons porte le nom de *toxicologie* (τοξικον, poison, λογος, discours).

Les poisons peuvent se présenter sous trois états différents : l'état *solide, liquide* ou *gazeux.* On appelle *état miasmatique* une quatrième forme qui est insaisissable par les moyens chimiques. Cet état est tout spécial, puisque certains métaux capables de fournir des émanations délétères ne sont pas nuisibles quand ils sont pris à l'état solide. Certains composés de plomb et de mercure sont dans ce cas ; de là les noms d'*émanations* saturnines et mercurielles donnés à l'action miasmatique de ces corps.

Définition. — Il est difficile de bien définir les poisons, et cette difficulté tient à ce qu'il n'y a pas de délimitation tranchée entre les médicaments et les poisons. Toutefois, on peut définir un poison : toute substance qui, prise à l'intérieur ou appliquée à l'extérieur du corps de l'homme, et à petites doses, est habituellement capable d'altérer la santé ou de détruire la vie.

Division des poisons. — Les diverses classifications sont établies d'après l'histoire naturelle, la chimie, ou le mode d'action qu'exercent les poisons sur l'économie animale. Nous adopterons ce dernier genre de classification, parce qu'il peut guider le médecin à l'égard de la thérapeutique de l'empoisonnement.

Nous suivrons en général l'ordre choisi par Fodéré, et

modifié par M. Orfila. Ce toxicologiste a adopté quatre classes de poisons : *poisons irritants, poisons narcotiques, poisons narcotico-âcres, poisons septiques.*

Les poisons *irritants* sont ceux qui irritent, enflamment ou corrodent les tissus avec lesquels ils sont en contact. La plupart des *acides*, les *alcalis*, les sels métalliques, une foule de substances végétales, les cantharides, etc., font partie de cette classe importante.

Les poisons *narcotiques* exercent leur influence sur le système nerveux ; ils ne produisent aucune altération des tissus sur lesquels ils sont appliqués. Leur mode d'action consiste dans un état d'anéantissement, d'engourdissement et d'insensibilité du système nerveux. L'acide cyanhydrique, l'opium, sont des poisons narcotiques.

La classe des poisons *narcotico-âcres* comprend ceux qui agissent comme irritants des tissus sur lesquels ils sont appliqués, et comme stupéfiants sur le système nerveux en général. Dans cette classe, on trouve compris : la fausse angusture, le tabac, l'upas antiar, etc. Ici, les deux modes d'action ne sont pas toujours bien tranchés, et quelquefois les poisons rangés dans cette classe agissent comme irritants locaux et généraux.

Les poisons *septiques* ont un mode d'action différent des précédents, en ce qu'il s'exerce sur les liquides de l'économie. Il est le résultat de l'influence de certains gaz sur les liquides ; tels sont l'acide sulfhydrique, l'acide hypoazotique, et les liquides connus sous le nom de venin, sécrétés par certains animaux.

En prenant pour base de classification l'action que les substances vénéneuses exercent sur l'économie animale, nous ferons remarquer que cette action est loin d'être constamment la même ; les symptômes et les lésions qu'un poison développe varient dans un très grand nombre de cas. Ainsi certains poisons dits *irritants* agissent uniquement sur les parties avec lesquelles ils sont mis en contact, tandis que d'autres sont absorbés et portés dans la circulation. Le bichlorure de mercure, par exemple, en dissolution concentrée, n'est pas absorbé, et il agit en grande partie par sa propriété corrosive, tandis qu'en dissolution très étendue, il peut être dissous par l'albumine du sang et entraîné dans la circulation. D'un autre côté, sous le nom de *narcotiques*, nous voyons réunis l'opium, qui détermine le sommeil, et l'acide cyanhydrique, qui produit une véritable stupéfaction et se rapproche des poisons septiques. On a rangé parmi les narcotico-âcres des substances qui ne sont ni âcres ni narcotiques; la strychnine, par exemple, qui est tétanique.

En résumé, malgré le grand nombre d'expériences et d'observations faites sur l'empoisonnement, le véritable mode d'action d'un grand nombre de poisons n'est pas assez connu pour établir une classification à l'abri de tout reproche. Nous n'attachons donc que peu d'importance à celle que nous avons présentée, et nous ne la considérons que comme une chose utile pour faciliter l'étude toxicologique.

Les preuves chimiques du poison, en matière d'empoisonnement, sont de la plus haute importance. Tous les toxicologistes ont insisté sur ce résultat, et *Chaussier* allait jusqu'à dire : « Quelque fortes que soient les présomptions » tirées des symptômes, quelques probabilités qui résul- » tent des expériences faites sur les animaux, quelque » grandes que soient les altérations, les érosions, les per- » forations de l'estomac, on ne doit point les considérer » comme des preuves d'empoisonnement, si l'on ne dé- » montre en même temps la présence, l'existence du poi- » son qui a pu les causer. »

Ce principe général, si vrai d'ailleurs, ne doit cependant pas faire regarder comme secondaires les symptômes et les altérations pathologiques que produit la matière vénéneuse; cela aurait les inconvénients les plus graves, car le poison aurait pu être introduit après la mort par des circonstances accidentelles, ou bien les experts auraient pu se tromper sur le résultat de leurs expériences chimiques. Nous croyons donc être aussi vrai et plus exact en disant que la découverte du poison est une des preuves les plus importantes de l'empoisonnement, mais qu'elle ne peut porter à affirmer que l'empoisonnement a eu lieu qu'autant que les symptômes et les lésions observés sont eux-mêmes caractéristiques de l'action de ce poison pendant la vie.

Ces préceptes sont d'autant plus importants, qu'aujourd'hui on ne se borne plus à rechercher le poison dans les organes où il a pu être d'abord introduit, mais qu'on le poursuit dans tous les organes.

Règles générales à suivre dans la recherche des substances toxiques.

Lorsqu'on trouve des parcelles encore intactes du poison, il suffit de les essayer par quelques réactifs pour se convaincre de leur nature : ainsi, on trouve quelquefois dans les replis de l'estomac de l'acide arsénieux sous forme de petits grains.

Mais le plus souvent le poison est dissous ; s'il est mêlé à un liquide incolore, on peut encore facilement constater ses caractères ; lorsque, au contraire, la matière vénéneuse se trouve unie à une liqueur colorée, le problème est plus difficile à résoudre ; car les matières colorantes peuvent s'unir aux réactifs et donner des résultats étrangers à la substance elle-même. Dans ce cas, on commence par décolorer la liqueur au moyen du charbon animal ou du chlore.

Enfin, la substance toxique peut être mêlée aux matières de l'estomac ou des intestins, ou bien s'être combinée avec les tissus et avec les viscères, tels que le foie, la rate, etc. C'est ce qui arrive toutes les fois que les poisons sont absorbés.

Dans tous les cas, si on a des liqueurs à examiner, il faut les concentrer, et si on opère sur des matières solides, on les fera bouillir avec de l'eau distillée, en ayant soin de constater si le produit est acide ou alcalin. Dans le cas où on ne peut pas le reconnaître, on fait passer un courant d'acide sulfhydrique dans la moitié de la liqueur préalablement acidulée avec l'acide chlorhydrique. Au bout de vingt-quatre heures, on recherche s'il s'y est formé un précipité dont on détermine la nature.

Si le résultat est négatif, on traite l'autre moitié du liquide par l'acétate de plomb, puis par l'acide sulfhydrique, etc., dans le but de rechercher la morphine (voy. *Opium*), ou tout autre alcali organique.

Enfin, dans le cas où l'analyse n'aura pas décelé par ces opérations l'existence d'un poison, il faudrait, 1° traiter par l'alcool les matières solides épuisées, afin d'y rechercher un alcali végétal ; 2° incinérer toutes ces matières dans un creuset de porcelaine, reprendre les cendres par l'eau, puis par l'eau régale, évaporer, reprendre de nouveau par l'eau, enfin filtrer, et traiter par l'acide sulfhydrique, pour y rechercher un poison métallique.

D'autres opérations sont nécessaires pour les recherches arsenicales et antimoniales absorbées. (Voy. ces préparations.)

Toutes les fois que l'on aura à concentrer, à calciner ou à carboniser des matières volatiles, telles que l'arsenic, l'acide cyanhydrique, etc., il faudra avoir l'attention d'opérer dans des vases distillatoires.

Lorsque les premières expériences ont fourni quelques indices sur la nature des poisons, Chaussier conseille, pour rendre la démonstration plus concluante, de préparer une liqueur analogue à celle que l'on analyse et de faire simultanément les mêmes épreuves.

Ces essais comparatifs sont en outre fort utiles pour se familiariser avec les analyses chimiques.

29.

La pureté des réactifs qu'on doit employer dans une expertise médico-légale est de la plus haute importance : aussi aurons-nous soin d'indiquer leur mode de préparation et les moyens de reconnaître leur pureté.

CHAPITRE II.

DES POISONS IRRITANTS MINÉRAUX.

PHOSPHORE. — Solide, ordinairement en bâtons cylindriques, incolore et demi-transparent ou coloré. Quelquefois sa surface est nette ; d'autres fois elle est couverte d'un enduit blanc ou rougeâtre. Le phosphore peut aussi être noir ou opaque. Il est lumineux dans l'obscurité et répand des vapeurs blanches dans l'air humide. Il est mou et flexible à peu près comme la cire. Il a une odeur analogue à celle de l'ail. Chauffé, il fond à 43°, et peut être distillé sans altération, pourvu qu'il soit privé du contact de l'air. Dans le cas contraire, il brûle vivement en répandant d'abondantes vapeurs blanches qui excitent la toux.

Le phosphore introduit dans l'estomac donne la mort en déterminant l'inflammation du canal digestif. Lorsqu'il est en dissolution dans un véhicule, comme l'alcool ou l'éther, sa combustion devient plus rapide, et des vapeurs blanches sortent de la bouche et des narines (1). Alors, les douleurs sont atroces, les vomissements opiniâtres, et la mort arrive au milieu d'horribles convulsions. L'action du phosphore présente un phénomène très caractéristique ; c'est une vive excitation de l'appareil génital et souvent même le priapisme : aussi a-t-on des exemples d'empoison-

---

(1) MAGENDIE, *Expér. pour servir à l'hist. de la respiration pulmonaire.* Mémoire lu à l'Institut en 1811, p. 19.

ments accidentels par cette substance employée à titre d'a-
phrodisiaque (1).

A l'autopsie, on trouve la muqueuse gastro-intestinale enflammée, parsemée de taches noires ou ardoisées :
et quelquefois elle est gangrenée ou perforée. On a trouvé
des taches semblables sur diverses parties du corps et jusque dans les poumons (2).

Pour rechercher le poison après la mort, on examinera
si l'estomac et les intestins ne renferment point de phosphore solide. Les propriétés physiques de ce corps sont si
tranchées qu'il n'est pas possible de le confondre avec une
autre substance. D'ailleurs, chauffé avec l'acide azotique
faible, il est peu à peu transformé en acide phosphorique
qu'on distingue facilement par ses caractères particuliers.
Dans le cas où on n'en découvrirait pas de traces, il faudrait recueillir les matières solides et fluides du canal intestinal, afin de s'assurer si elles ne contiennent pas des
acides du phosphore produit par la combustion développée
dans l'estomac.

IODE. — Solide, d'un gris noirâtre, sous la forme de
petites écailles cristallisées, d'un éclat métallique compa-
rable à celui de la plombagine. Il a une odeur forte, analogue à celle du chlore ; une saveur âcre, persistante. Il
tache la peau et le papier en jaune : mais ces taches disparaissent bientôt à l'air ou à l'aide de la potasse ; ce caractère peut servir à distinguer les taches produites par
l'iode de celles formées par l'acide azotique, qui rougis-
sent par la potasse, et de celles produites par la bile, qui
persistent sans changer d'aspect (Barruel).

Chauffé dans un vase de verre, à une température inférieure à la chaleur rouge, l'iode se sublime en formant de
belles vapeurs violettes qui se condensent, par le refroi-

_____

(1) WORBE, Mémoire lu à la Soc. méd. d'Émulation. 1825.
(2) JULIA DE FONTENELLE, *Revue médicale*, 1829, t. III. p. 429.

dissement, sous la forme de petits cristaux lamellaires et brillants. L'eau le dissout à peine; mais l'alcool et l'éther le dissolvent facilement en le colorant en rouge brun foncé.

L'iode à l'état solide, ou dissous dans l'alcool, mêlé avec une petite quantité d'empois récemment préparé et délayé dans l'eau, s'y combine en donnant naissance à un composé d'une couleur bleue-noirâtre très foncée. Combiné avec les métaux, à l'état d'iodure, il est séparé de ses combinaisons par le chlore, et une dissolution renfermant des traces d'un iodure peut colorer l'empois en bleu, lorsqu'on y verse une dissolution de chlore.

D'après les expériences de M. Orfila (1), l'iode introduit dans l'estomac, à la dose de 4 à 8 grammes, détermine des nausées, de l'ardeur à la gorge, une douleur vive à l'estomac, des vomissements de matières tachées de jaune et d'une odeur d'iode, et des selles analogues. La mort survient avec tous les symptômes d'une vive irritation. On trouve la muqueuse gastrique recouverte d'un enduit jaunâtre, enflammée dans toute son épaisseur et présentant çà et là des ulcérations bordées d'une auréole jaunâtre : l'intestin grêle est tapissé par un enduit muqueux, jaune, mêlé de sang ; les poumons, resserrés sur eux-mêmes, sont crépitants ; les organes exhalent une odeur d'iode.

Dans un cas d'empoisonnement par l'iode, s'il colore le canal intestinal, il faut essayer les taches par la potasse et le papier amidonné ; mais s'il a été transformé en acides iodique et iodhydrique, ce qui est arrivé souvent dans les expériences qui ont été faites sur les chiens, il faut laver la surface interne du tube digestif avec une solution faible de potasse, faire bouillir et filtrer ; puis faire passer dans la liqueur un excès d'acide sulfhydrique ; concentrer et dessécher le mélange ; le calciner dans une cornue ; casser la cor-

(1) *Toxicologie générale*, t. i, p. 72. 1843.

nue et traiter par l'eau la matière carbonisée. Si, après avoir filtré, on ajoute dans cette liqueur un peu de dissolution d'amidon, puis quelques gouttes de chlore, l'iodure de potassium sera décomposé et on obtiendra une coloration violette de l'amidon (1).

L'iode peut être absorbé; M. Cantu, de Turin, et M. Bonnerscheidt l'ont retrouvé dans l'urine, la sueur, la salive et le sang des malades qui en ont fait usage intérieurement ou extérieurement, et le docteur O'Shaugnessey a reconnu l'iode dans l'urine des chiens empoisonnés par cette substance (2).

Iodure de potassium (hydriodate de potasse, iodure potassique).—Substance solide, incolore ou blanche, cristallisable en cubes et surtout en trémies cubiques, hygrométrique, très soluble dans l'eau. Sa dissolution est décomposée par le chlore, qui en sépare de l'iode. Si elle est très étendue, elle devient seulement brune; mais elle prend une teinte bleue lorsqu'on y délaie de l'empois d'amidon.

L'azotate de protoxide de mercure y détermine un précipité jaune-verdâtre; l'azotate de bi-oxide un précipité rouge vif (bi-iodure de mercure), qu'il peut redissoudre lorsqu'il est en excès. Le chlorure de platine lui donne une teinte brune-jaunâtre foncée (iodure de platine).

A la dose de 2 ou 3 gros (4 ou 6 grammes), il détermine comme l'iode une vive irritation. M. Devergie a trouvé la membrane muqueuse gastrique soulevée par de l'emphysème développé entre elle et la musculeuse, et présentant çà et là de petites tumeurs arrondies, rosées et crépitantes, séparées par des ecchymoses et des ulcérations (3). Il est absorbé comme l'iode.

BROME. — Liquide noirâtre vu par réflexion, rouge-

(1) O'SHAUGNESSEY, *Lancet*, 1, 612.
(2) *Journal de Chimie médicale*, p. 291 et 394.
(3) DEVERGIE, *Médecine légale*, 1840, t. III, p. 182.

hyacinthe par réfraction; répandant à l'air des vapeurs
orangées analogues à celles de l'acide hypo-azotique, d'une
odeur excessivement forte et irrespirable. Comme l'iode,
il tache la peau et les tissus végétaux en jaune. Chauffé il
répand des vapeurs rouge foncé. L'eau en dissout fort
peu, mais l'alcool et l'éther en dissolvent davantage. Il a,
comme le chlore, la propriété de décolorer la dissolution
sulfurique d'indigo, l'encre et la teinture de tournesol.
Mis en contact avec le nitrate d'argent, il donne un précipité blanc, floconneux, insoluble dans l'eau et les acides,
mais soluble dans un grand excès d'ammoniaque. Enfin,
en agitant la solution aqueuse de brome avec une petite
quantité de limaille de zinc, la couleur jaune-orangé disparaît, et il en résulte du bromure de zinc incolore qui
reste en dissolution. Le chlore versé dans celle-ci en fait
reparaître la couleur et l'odeur.

Les accidents de l'empoisonnement par le brome sont
les mêmes que ceux causés par l'iode, excepté que les déjections ne sont point de couleur jaune. La muqueuse gastrique est ramollie, enflammée, parsemée d'ulcérations
grisâtres : on trouve le duodénum et le jéjunum dans le
même état, mais à un moindre degré (1).

Dans un cas d'empoisonnement, si le brome a encore sa
couleur et son odeur, on peut traiter l'estomac par l'éther,
qui enlèvera tout le brome libre. Si la couleur a disparu,
on calcinera l'estomac après avoir saturé par la potasse les
acides libres qui peuvent exister, puis on opérera comme
nous l'avons dit pour l'iode.

Bromure de potassium (hydro-bromate de potasse, bromure potassique). — Solide, cristallisé, blanc. Traité par
le chlore ou l'acide sulfurique, il s'en sépare du brome,
reconnaissable à son odeur et à sa couleur. Le brome mis à

(1) BARTHEZ, *Dissert. inaugur*. Paris, 1820.— RUTSKE, *Archives gén. de Méd*., XXIV, 289.

na et repris par l'éther donnera ensuite les réactions propres à ce corps.

Le bromure de potassium exerce sur les animaux la même action que l'iodure de potassium (Barthez).

CHAPITRE III.

DES ACIDES.

ACIDE SULFURIQUE (huile de vitriol). — Concentré, il est liquide, épais, d'une consistance oléagineuse, plus dense que l'eau, inodore, et ne bout qu'à une température très élevée. Une seule goutte de cet acide suffit pour rougir une grande quantité de teinture de tournesol. Il noircit et réduit en bouillie toutes les substances végétales et animales. Mis en contact avec le cuivre, le mercure ou le charbon, il est décomposé par la chaleur et dégage de l'acide sulfureux, reconnaissable à son odeur de soufre en combustion. L'acide sulfurique a la propriété de donner par les sels solubles de baryte un précipité blanc, insoluble dans l'eau et dans l'acide azotique. Ce précipité recueilli, desséché, puis fortement chauffé dans un creuset avec 1/8 de son poids de charbon pulvérisé, donne du sulfure de baryum qui, refroidi et humecté d'eau, dégage l'odeur d'œufs pourris, et de plus donne de l'acide sulfhydrique par l'addition de l'acide chlorhydrique, et un dépôt de soufre blanc hydraté.

L'acide sulfurique est un caustique des plus puissants. Il attaque la peau assez promptement pour causer par son seul contact des inflammations graves, des ulcérations profondes. Appliqué sur les membranes muqueuses, il les cautérise subitement et souvent les charbonne. Introduit dans les voies digestives, soit par la bouche, soit même

par le rectum , il enflamme les tissus et détermine des vomissements de matières noires , mêlées souvent de sang
coagulé sous forme de masses rougeâtres. Il désorganise
les viscères et produit des escarres blanchâtres, ou le
plus souvent noires. L'acide sulfurique est-il absorbé?
Voyez à cet égard les expériences de M. Bouchardat (1).

Si l'acide sulfurique n'avait été introduit qu'après la
mort, on trouverait une ligne de démarcation bien tranchée entre les parties qui auraient été en contact avec
l'acide et celles qui ne l'auraient pas été ; il n'existerait
pas non plus d'inflammation au - dessous de la muqueuse
noircie.

Dans un cas d'expertise médico-légale , si l'acide est pur
et non mélangé , il est facile de le reconnaître aux caractères physiques et chimiques que nous lui avons assignés ;
mais s'il fait partie des liquides vomis par le malade, ou
recueillis dans le tube digestif après la mort, alors il sera
plus ou moins affaibli et coloré par les matières que renfermaient les organes.

M. Barruel a rapporté (2) les détails d'une analyse
qu'il a faite dans un cas d'empoisonnement par l'acide
sulfurique mêlé au café. Le même chimiste a cité un
autre cas (3) dans lequel il n'a point trouvé de traces
d'acide sulfurique dans l'estomac ni dans les intestins,
mais seulement dans les matières vomies et sur la langue, la peau du cou et les vêtements de l'enfant empoisonné.

Les liquides recueillis et filtrés rougiront fortement le
papier de tournesol et feront une vive effervescence avec
les carbonates alcalins. Les sels solubles de baryte produiront
avec ces liqueurs des précipités blancs, abondants, insolubles
dans l'eau et dans les acides ; mais comme ils se compor-

(1) *Annales d'Hygiène* , t. xvii , p. 374.
(2) *Annales de Médecine légale*, t. ix , p. 392.
(3) *Ann. de Méd. légale* , t. iv , p. 210.

teraient de même avec les *sulfates solubles*, il faut agir autrement pour démontrer la présence de l'acide sulfurique
libre.

Plusieurs moyens peuvent être employés dans cette circonstance ; mais le plus sûr, d'après M. Lassaigne, consiste à mêler les liquides avec quatre ou cinq fois leur
volume d'alcool à 40° pour les isoler des sulfates qui pourraient s'y trouver, et de quelques matières animales qui y
seraient dissoutes. La solution alcoolique concentrée dans
une cornue laissera un résidu liquide et acide, dans lequel
on constatera aisément, à l'aide des réactifs, la présence de
l'acide sulfurique.

MM. Orfila et Lesueur ont établi que dans l'empoisonnement par l'acide sulfurique : 1° il était possible de constater la présence de l'acide *concentré*, plusieurs mois et
même plusieurs années après son mélange avec des matières animales ; 2° que lorsque cet acide était très *affaibli*, il
se trouvait au bout de quelques mois saturé par l'ammoniaque que dégageaient les matières en se putréfiant ;
3° que dans ce cas on ne pourrait plus conclure qu'il y a
eu empoisonnement par l'acide sulfurique ; qu'on pourrait
tout au plus, d'après le sulfate d'ammoniaque qu'on y
trouverait, établir quelques probabilités sur l'empoisonnement.

Il résulte des expériences récentes (1) de M. Orfila,
que l'on doit rechercher l'acide sulfurique dans les divers
viscères et dans l'urine, toutes les fois que l'on n'a rien
trouvé dans le tube digestif ou dans les matières des vomissements et des selles ; car il peut se faire que l'acide pris
même *concentré* soit absorbé après avoir été affaibli dans
l'estomac et dans le canal intestinal, en s'unissant aux
liquides qui y étaient contenus ou qui ont été administrés.

(1) *Annal. d'Hyg.*, t. xxviii, p. 195.

30

M. Orfila conseille l'emploi de l'éther pour retrouver l'acide sulfurique et isoler les sulfates. Suivant ce chimiste, on ne peut pas démontrer la présence de l'acide sulfurique libre dans le foie et la rate des animaux empoisonnés, probablement parce qu'il sature les alcalis libres du sang et de ces organes. Il est cependant absorbé, car on le retrouve dans l'urine. Dans ces cas, il faut avoir égard à la proportion obtenue de sulfate de baryte, qui est constamment quatre ou cinq fois plus forte chez les chiens empoisonnés que chez ces animaux à l'état normal.

Bleu de composition, bleu en liqueur, sulfate d'indigo. — Cette liqueur, communément employée dans le blanchiment du linge, pour lui donner une nuance bleue, est composée d'acide sulfurique très concentré tenant de l'indigo en dissolution. Elle présente tous les caractères chimiques de l'acide sulfurique ; elle s'en distingue en ce que, si l'on verse une goutte de ce liquide dans un verre d'eau, celle-ci prend aussitôt une teinte bleue plus ou moins foncée, et en ce que cette teinture est aussitôt décolorée par le chlore. Il faut suivre, pour le reconnaître dans les divers mélanges, les mêmes procédés chimiques que pour l'acide sulfurique.

Les symptômes ne diffèrent de ceux de l'empoisonnement par l'acide sulfurique qu'en ce que les matières des premiers vomissements et des premières selles sont bleues, que la face et surtout le bord libre des lèvres présente une teinte semblable, qui se retrouve quelquefois jusque dans les urines.

ACIDE AZOTIQUE (acide nitrique, eau-forte). — Il est liquide, incolore, d'une odeur particulière : il répand des vapeurs souvent invisibles, mais qu'on rend sensibles en approchant une baguette de verre mouillée avec l'ammoniaque liquide. Il rougit fortement la teinture de tournesol, même lorsqu'il est très étendu d'eau. Chauffé, il s'évapore entièrement en produisant d'abondantes vapeurs acides. Il fait une vive effervescence avec les carbonates de soude, de potasse ou de chaux. Mis en contact avec la limaille de cuivre, il est immédiatement décomposé, s'il n'est pas trop concentré ou s'il n'est pas trop étendu d'eau ; il dissout le cuivre en dégageant abondamment du gaz bi-oxide d'azote qui, au contact de l'air, se transforme en vapeurs rutilantes d'acide hypo-azotique. Si l'acide azotique est en dissolution faible, en le saturant par la potasse et le ramenant par évaporation à l'état solide, on obtient un sel (azotate de potasse) qui fuse sur les charbons ardents, et qui, en contact avec de la limaille de cuivre et de l'acide sulfurique contenant la moitié de son volume d'eau, donne des vapeurs orangées d'acide hypo-azotique par le contact de l'air. Ce même sel dégage des vapeurs blanches piquantes d'acide azotique, par son contact avec l'acide sulfurique concentré.

La morphine, mise en contact avec l'acide azotique concentré, prend en se dissolvant une teinte rouge de sang, qui passe au rouge orangé et ensuite au jaune foncé (O'Shaugnessey).

M. Liébig a donné un procédé pour découvrir de très petites quantités d'acide azotique (1). Il consiste à mêler le liquide avec assez d'indigo pour le colorer en bleu distinct, puis à ajouter quelques gouttes d'acide sulfurique et à chauffer jusqu'à l'ébullition. Le liquide se décolore ou passe au jaune, s'il contient de l'acide azotique libre ou combiné. Suivant M. Liébig, on pourrait reconnaître par ce moyen 1/400 d'acide azotique.

M. Orfila a reconnu qu'on arrive au même résultat à l'aide de la solution de *sulfate d'indigotine ;* mais il fait observer avec raison que les acides *chlorique* et *iodique* agissent de la même manière dans les mêmes circonstances sur la solution de sulfate d'indigotine (2).

(1) *Annales de Chimie*, t. xxxv, p. 80.
(2) *Journal de Chimie médicale*, t. iv, p. 409.

M. Desbassins de Richemont a indiqué un autre procédé à l'aide duquel on peut reconnaître dans l'eau 1/24000 d'acide azotique libre ou combiné. Il consiste à ajouter à quelques grammes d'acide sulfurique pur et concentré une quantité convenable du liquide à examiner ; on agite le mélange, et lorsqu'il est refroidi, on y verse goutte à goutte une solution aqueuse concentrée de protosulfate de fer, jusqu'à ce qu'on voie apparaître une belle couleur qui varie depuis le *pourpre foncé* jusqu'au *rose le plus tendre* (1).

L'acide azotique plus ou moins étendu d'eau constitue l'*eau seconde*, employée pour *dérocher* ou *décaper* les métaux.

De tous les poisons minéraux, l'acide azotique est un de ceux dont on a fait le plus souvent usage pour se détruire, et dont les effets ont été le plus souvent funestes.

Cet acide est un caustique des plus énergiques : il agit sur l'économie avec une rapidité effrayante. Il détermine des vomissements de matières successivement ou en même temps jaunes et noires, d'une odeur particulière, dans lesquelles on trouve parfois des débris de la membrane muqueuse gastrique. Souvent la douleur est d'autant moins vive que la désorganisation des parties est plus grande.

L'acide azotique jaunit la peau et les ongles, et les désorganise promptement s'il est concentré. Les lèvres sont souvent colorées en jaune, ainsi que les dents, qui sont quelquefois vacillantes. La membrane muqueuse de la bouche offre des taches blanches ou citrinées ; celle de l'œsophage est transformée en un enduit gélatineux, comme graisseux et de couleur orangée : celle de l'estomac a des taches noires, celle du canal intestinal est ordinairement boursouflée et rouge, et présente de petits corps jaunes. Le péritoine est le plus souvent enflammé. D'après M. Orfila, l'acide

(1) *Journ. de Chim. méd.*, t. I, 2e série, p. 505.

azotique est susceptible d'être absorbé (*Ann. d'Hyg. et de méd. lég.*, t. XXVIII, p. 200).

Dans un cas d'empoisonnement, si cet acide est pur et non mélangé à des matières animales, on peut toujours le reconnaître aux phénomènes qu'il présente avec les réactifs que nous avons indiqués plus haut.

S'il est affaibli, mélangé avec les matières alimentaires ou les tissus décomposés, on exprimera d'abord ces matières dans un linge blanc, et on soumettra le liquide qui en sera extrait à l'action du tournesol, du protosulfate de fer et à celle des réactifs précités.

Enfin, si les membranes sont jaunes et tellement combinées avec l'acide azotique, que les lavages ne puissent le leur enlever, on traitera toutes les parties solides par une solution de bicarbonate de potasse qui saturera l'acide combiné à ces matières. On agira à froid, et on aura soin de ne pas employer la potasse à l'alcool ou le carbonate de potasse, car tous deux attaquent la matière animale. La solution filtrée sera évaporée à siccité, et on aura de l'azotate de potasse, qu'on reconnaîtra : 1° à ce que, projeté sur les charbons ardents, il fusera ; 2° à ce que, traité à chaud par de la tournure de cuivre et de l'acide sulfurique, il donnera des vapeurs rutilantes d'acide hypo-azotique ; 3° enfin à ce qu'il se manifestera une coloration *rose* ou *pourpre* par son contact avec l'acide sulfurique concentré tenant en solution des protosulfates de fer. M. Orfila préfère distiller les matières suspectes avec de l'acide sulfurique concentré et traiter le produit distillé par les réactifs qui viennent d'être indiqués. (*Ann. de Méd. lég.*, t. XXVIII, p. 204).

Il résulte des expériences faites par MM. Orfila et Lesueur : 1° qu'on peut démontrer encore la présence de l'acide azotique concentré plusieurs mois après qu'il a été mêlé avec des matières animales, et lorsque déjà la putréfaction existe au plus haut degré ; 2° qu'il n'en est pas de même lorsque cet acide a été considérablement affaibli par l'eau, qu'il disparaît et se transforme en azotate d'ammoni que par l'ammoniaque résultant de la putréfaction des ma tières animales.

ACIDE CHLORHYDRIQUE (hydrochlorique, muriatique). Pur, c'est un gaz incolore, qui répand d'épaisses vapeur au contact de l'air humide, d'une odeur suffocante; il dé termine des accidents analogues à ceux que produit le chlore gazeux.

Ce gaz dissous dans l'eau constitue l'acide chlorhydrique du commerce : c'est de l'eau saturée de gaz à la température ordinaire. Liquide, incolore ou jaune, d'une odeur piquante, répandant aussi des vapeurs, il rougit fortement la teinture de tournesol, sans la décolorer. Même très étendu d'eau, l'acide chlorhydrique donne par l'azotate d'argent un précipité de chlorure d'argent blanc, caillebotté, lourd, insoluble dans l'eau et dans l'acide azotique, *même à chaud,* soluble dans l'ammoniaque. Ce précipité devient violet au contact de la lumière. Mêlé à du bi-oxide de manganèse, l'acide chlorhydrique dégage du chlore reconnaissable à sa couleur jaune-verdâtre, à son odeur forte particulière, et à la décoloration qu'il fait subir au papier bleu de tournesol.

Cet acide a la plus grande analogie, par son mode d'action, avec les acides dont nous avons parlé précédemment. Peu de temps après l'ingestion d'une forte dose de poison, il y a exhalation de vapeurs blanches, épaisses et piquantes, par la bouche et les narines; vomissements de matières brunes-verdâtres; mouvements convulsifs, surtout des muscles de la colonne vertébrale, et quelquefois renversement de la tête en arrière. Les lésions cadavériques sont analogues à celles que produit l'acide sulfurique; mais, de plus, injections sanguines du cerveau, épanchement de sérosité dans ses ventricules. D'après M. Orfila, l'acide chlorhydrique *concentré ou étendu d'eau* introduit dans l'estomac des chiens, peut être décelé dans l'urine. (*Ann. de Méd. lég.*, tome XXVIII, p. 203.)

Dans une recherche médico-légale, on reconnaît facilement cet acide, lorsqu'il est sans mélange, à l'action qu'il exerce sur les réactifs indiqués plus haut.

Si l'acide chlorhydrique faisait partie des *liquides* vomis (1), ou de ceux que l'on trouve dans le canal digestif après la mort, son existence serait démontrée en distillant les liquides qui le contiennent, et en traitant le produit volatilisé dans le récipient par les réactifs ordinaires.

Selon M. Devergie (2), par la décomposition à l'aide de la chaleur des matières animales pour lesquelles un certain laps de temps s'est écoulé depuis la mort, on obtiendrait du chlorhydrate d'ammoniaque, et il prétend que par l'incinération l'estomac d'une personne non empoisonnée pourrait fournir le même produit, alors même que cet organe ne serait pas putréfié.

M. Chevallier a annoncé, de son côté, que le chlorhydrate d'ammoniaque se formait spontanément pendant la putréfaction des matières animales (3).

M. Caventou a nié la production de chlorhydrate d'ammoniaque pendant la décomposition des matières animales par le feu (4).

Il résulte de tous ces faits qu'on ne saurait apporter trop de réserve dans de pareilles analyses, et qu'il devient nécessaire de bien examiner les altérations pathologiques qui coïncident avec l'ingestion de cet acide.

EAU RÉGALE (acide chloro-nitreux). — C'est un mélange d'acide chlorhydrique, d'acide azotique, d'eau, de chlore et d'acide hypo-azotique. Liquide coloré en rouge ou en jaune-rougeâtre, répandant à l'air des vapeurs rutilantes d'acide

(1) ORFILA. *Traité de Médecine légale*, p. 49, 1836.
(2) *Méd. légale*, 1840, t. I, p. 286.
(3) *Annales d'Hygiène*, t. XX, p. 419.
(4) *Bulletin de l'Académie de méd.*, 1839.

hypo-azotique, rougissant la teinture de tournesol, la dé-
colorant presque immédiatement et la détruisant ensuite.
Elle dissout facilement des feuilles d'or très minces, et
donne, avec le nitrate d'argent, un précipité (chlorure
d'argent) lourd, blanc, caillebotté, insoluble dans l'eau et
dans l'acide azotique, soluble dans l'ammoniaque et devenant violet à la lumière. Mis en contact avec la limaille de
cuivre, dégagement de vapeurs rutilantes et formation d'un
liquide vert ou bleu (azotate de cuivre).

Étendue d'eau, elle peut devenir incolore; saturée par
le carbonate de potasse, elle produit, au moyen d'une évaporation menagée, un mélange de chlorure de potassium
et d'azotate de potasse.

Le premier de ces sels donne les réactions des chlorures;
le second fuse sur les charbons ardents, et répand des vapeurs jaunes-verdâtres par son contact avec le cuivre et
l'acide sulfurique contenant un peu d'eau.

L'action de ce composé sur l'économie animale est la
même que celle de l'acide azotique. Il faut, pour son analyse, suivre les procédés conseillés pour les acides azotique
et chlorhydrique, et s'attacher à démontrer leur présence.

ACIDE PHOSPHORIQUE. — Il est solide, incolore, et a
l'apparence du verre; ou bien il est liquide, incolore,
et semble avoir la viscosité d'un sirop; très caustique, rougissant fortement la teinture de tournesol. Dans ces deux
états, il a des propriétés chimiques différentes, même
lorsqu'il a été dissous dans l'eau.

L'acide phosphorique solide se dissout lentement et forme
dans l'eau des flocons incolores; sa dissolution donne immédiatement, avec l'albumine de l'œuf, un précipité blanc.
Saturée par la potasse ou la soude, elle fournit un précipité
blanc par le nitrate d'argent. Lorsque la dissolution est
ancienne, elle ne précipite plus l'albumine; et saturée
comme il vient d'être dit, le nitrate d'argent la précipite
en jaune-serin.

L'acide phosphorique liquide jouit des mêmes propriétés que l'acide solide dissous. Ils forment dans l'eau de chaux un précipité blanc qui se dissout dans un excès d'acide saturé par l'ammoniaque. Ils donnent, avec le chlorure de calcium, un précipité blanc de phosphate de chaux qui, desséché, traité à chaud par le potassium en excès dans un petit tube fermé, puis jeté dans l'eau, donne du phosphure d'hydrogène, ou au moins l'odeur de ce gaz facile à reconnaître. Ce procédé, proposé par MM. Vauquelin et Thénard, est d'une sensibilité telle, qu'il est facile de prononcer sur un demi-milligramme de phosphate de chaux (1).

Il exerce sur l'économie animale la même action et développe les mêmes symptômes que l'acide sulfurique concentré.

ACIDE HYPO-PHOSPHORIQUE (acide phosphatique). — Il est liquide, incolore et inodore; très caustique et rougissant fortement le tournesol. Chauffé, il donne lieu à un dégagement d'hydrogène phosphoré, inflammable, en produisant une flamme intense et laissant un dépôt rouge. L'éprouvette dans laquelle il a été brûlé donne, par le lavage, une eau acide (acide phosphorique). Il donne, avec le nitrate d'argent, un précipité roux d'abord, puis noir. Il décolore à chaud le persulfate rouge de manganèse.

Son action est la même que celle de l'acide phosphorique, mais moins énergique.

ACIDE OXALIQUE. — Il est solide, incolore, cristallisé en prismes à six pans terminés par des sommets dièdres; ou bien il est blanc et pulvérulent. Il a une saveur très acide et rougit fortement le tournesol. Exposé à l'air sec, il s'effleurit en perdant une partie de son eau de cristallisation. Chauffé dans un tube, il fond d'abord, bouillonne ensuite en se décomposant, et se sublime en partie en laissant à

(1) *Journ. de Chim méd.*, t. 1, p. 47.

peine un résidu charbonneux. Chauffé plus fortement dans un petit creuset de platine, il disparaît entièrement. Il est soluble dans l'eau, mais il se dissout mieux dans l'alcool; sa dissolution donne par l'eau de chaux un précipité blanc d'oxalate de chaux, insoluble dans l'eau et dans un excès d'acide oxalique, soluble dans l'acide azotique. Ce précipité, lavé, desséché et calciné ensuite dans un creuset fermé, laisse pour résidu de la chaux blanche et caustique qui fait éprouver à la langue une sensation brûlante, et qui, placée sur un papier de tournesol rouge et humide, le ramène au bleu.

En saturant par l'ammoniaque la dissolution de l'acide oxalique et ajoutant ensuite une dissolution de chlorure de calcium, on obtient encore facilement de l'oxalate de chaux.

Il donne avec le nitrate d'argent un précipité blanc d'oxalate d'argent qui, desséché et chauffé à la flamme d'une bougie, jaunit, puis brunit sur les bords, détone légèrement et se dissipe complétement en une fumée blanche (Christison).

L'acide oxalique réduit les sels d'or. Un oxalate chauffé avec de l'acide sulfurique donne un mélange gazeux formé de parties égales d'acide carbonique et d'oxide de carbone: le premier de ces gaz peut être absorbé par la potasse, le second est inflammable.

Les exemples d'empoisonnement par l'acide oxalique ont été assez fréquents en Angleterre, où il a été confondu avec du sel d'Epsom ou sulfate de magnésie (1).

L'acide oxalique en solution concentrée détermine, à la dose de quelques gros, une douleur brûlante à la gorge et à l'épigastre, et des vomissements de matières le plus souvent sanguinolentes, de la dyspnée; le pouls, faible dès le début de l'empoisonnement, devient imperceptible, et

(1) *Dict. des Sc. méd.*, t. XXXIX, p. 56, et t. XLV, p. 163.

la mort arrive sans efforts, précédée d'un profond abattement. Si la solution est très étendue, on observe des symptômes tout différents : les battements du cœur, accélérés d'abord, ne tardent pas à se ralentir ; une sueur froide et glaciale se manifeste; les ongles et les doigts deviennent livides ; et la mort, qui, suivant MM. Christison et Coindet, arrive plus promptement que dans le premier cas, est précédée de fourmillements dans les membres, de violents accès de tétanos, qui amènent une suffocation, ou enfin d'un état comateux analogue à celui que produit l'opium.

Si le poison était concentré, on trouve, à l'autopsie, une érosion plus ou moins complète de la membrane muqueuse de l'estomac, érosion qui, jointe à l'état gélatineux et transparent des tissus de ce viscère, est, selon MM. Christison et Coindet, un signe caractéristique de l'empoisonnement par l'acide oxalique. Si le poison était en solution étendue, les viscères abdominaux seraient sains; mais les poumons, à l'état normal, dans le premier cas, présenteraient des taches d'un rouge plus ou moins vif. Si la mort a été précédée de coma, du sang noir remplit toutes les cavités du cœur. Si elle est arrivée avant qu'il y ait coma, le sang est noir dans les cavités droites, vermeil dans la gauche. M. Orfila a retrouvé l'acide oxalique dans l'urine des chiens empoisonnés, à l'état d'oxalate de chaux insoluble (*Ann. d'Hyg. et de Méd. lég.*, t. xxviii, p. 203.)

ACIDE FLUORHYDRIQUE (acide fluorique, hydrofluorique, hydrophtorique.)—Cet acide est liquide. Concentré, il répand des vapeurs d'une odeur pénétrante et insupportable. Il est suffisamment caractérisé par la propriété dont il jouit de corroder le verre, même à froid. Appliqué extérieurement ou introduit dans l'estomac, il désorganise presque instantanément les tissus avec lesquels il est en contact : les parties voisines présentent une teinte blanche et se soulèvent en formant des ampoules.

ACIDE ACÉTIQUE.—Pur, il peut être solide jusqu'à +14°.

Autrement il est liquide, volatil, et répand une odeur aromatique, pénétrante et agréable, qui est celle du vinaigre, mais beaucoup plus intense. Il rougit le tournesol. Il peut être distillé sans altération et sans laisser de résidu. Projeté sur un charbon ardent, l'acide acétique se volatilise en produisant des vapeurs très piquantes.

L'acide acétique concentré est un poison irritant, énergique, d'après M. Orfila (1), susceptible de déterminer une mort prompte. Introduit dans l'estomac, il détermine une exsudation sanguine, puis le ramollissement et l'inflammation des membranes du canal digestif, et quelquefois leur perforation.

Dans les recherches sur l'empoisonnement par cet acide, on peut constater sa présence en distillant à la température d'un bain de chlorure de calcium en solution concentrée, les liquides extraits de l'estomac et son lavage à l'eau distillée (2).

Le produit liquide, incolore, rougit le papier de tournesol : saturé par la potasse, il fournit par l'évaporation un résidu salin, blanc, piquant, facile à reconnaître pour de l'acétate de potasse.

CHAPITRE IV.

DES ALCALIS ET DES SELS QUI EN DÉRIVENT.

Ces poisons, qui ont une propriété chimique commune, l'alcalinité, n'offrent pas d'analogie sous le rapport de l'action qu'ils exercent sur l'économie animale. Ainsi la potasse, la soude et l'ammoniaque ont une action bien différente de celle que présentent la chaux, la baryte et la strontiane.

(1) *Ann. de Méd. lég.*, t. IV, p. 166.
(2) *Journ. de Chimie méd.*, VII, p. 460.

C'est ce que nous aurons occasion de constater en examinant les symptômes et les lésions auxquels chacun de ces poisons peut donner lieu.

POTASSE (hydrate d'oxyde de potassium, potasse caustique, potasse à la chaux, potasse à l'alcool, pierre à cautères). — Substance solide, en masses irrégulières, ou en plaques blanchâtres translucides, ou en cristaux prismatiques. Elle est inodore, d'une saveur excessivement caustique. Elle attire l'humidité de l'air et se résout en liqueur. La potasse verdit le sirop de violettes, rougit le papier de curcuma et ramène au bleu le papier de tournesol rougi. Elle ne fait point effervescence avec les acides. L'eau la dissout en toute proportion : elle est également soluble dans l'alcool. Sa dissolution limpide, quelque concentrée qu'elle puisse être, ne précipite pas par le carbonate de potasse. Elle donne avec le chlorure de platine un précipité jaune serin grenu, adhérent aux parois du verre si les deux liqueurs sont très concentrées; avec l'acide perchlorique un précipité blanc, avec l'acide tartrique un précipité incolore et cristallin; saturée par l'acide sulfurique, elle donne un précipité également cristallin par le sulfate d'alumine. Versée dans du nitrate d'argent, le précipité est olive (oxyde d'argent), soluble complétement dans l'acide azotique. On a conseillé aussi comme réactif de la potasse, l'acide carbazotique qui donne un précipité jaune, cristallin, *peu soluble*. (Berzélius.)

Appliquée à l'extérieur, la potasse cautérise les tissus et produit une escarre noire. — Introduite dans l'estomac, elle détermine une saveur âcre, urineuse et caustique ; une chaleur vive à la gorge, des nausées, des vomissements de matières souvent sanguinolentes, alcalines, verdissant le sirop de violettes; des selles abondantes, une douleur vive à l'épigastre, des coliques atroces, des convulsions, l'altération des facultés intellectuelles; et si la dose de poison est un peu forte, la mort ne tarde pas à survenir.

L'eau vinaigrée est l'antidote de la potasse : elle agit en saturant cet alcali. Une potion huileuse et les antiphlogistiques devront être ensuite employés.

Pour lésions pathologiques, on trouve un ramollissement considérable des tissus, et les tuniques de l'estomac perforées; le sang est fluide dans les vaisseaux. M. Orfila considère ce poison comme un des plus capables de produire des perforations. C'est à la propriété que possède la potasse de dissoudre la matière animale et de rendre le sang plus fluide, qu'il faut attribuer ces résultats. La potasse peut être absorbée, car M. Orfila l'a retrouvée dans le foie, la rate et les reins de chiens empoisonnés par cette substance (1).

Il résulte d'expériences faites par M. Orfila :

1° Que l'alcool très concentré bouillant dissout une portion notable de la potasse à l'alcool ou à la chaux qui pourrait se trouver dans un mélange organique solide, soit à l'état caustique, soit à l'état de savon, soit dans tout autre état de combinaison avec la matière végéto-animale, et qu'il ne dissout pas sensiblement les sels de potasse naturellement contenus dans ce mélange, ni ceux que l'on aurait accidentellement introduits dans l'estomac comme médicaments, à l'exception toutefois de l'acétate de potasse ;

2° Qu'il dissout également une certaine quantité de carbonate de potasse, probablement à la faveur de la matière organique, car on sait que le carbonate de potasse est complétement insoluble dans l'alcool concentré ;

3° Que les liquides animaux ou les matières alimentaires qui contiennent *naturellement* des sels de potasse, ne cèdent pas à l'alcool concentré bouillant des proportions de ces sels susceptibles d'être démontrés par les réactifs de la potasse ;

En conséquence, M. Orfila conseille d'évaporer à siccité

(1) ORFILA, *Toxicologie*, t. 1, p. 225, 4ᵉ édit., 1843.

les matières suspectes, de faire bouillir le résidu à plusieurs reprises avec de l'alcool concentré marquant 44 degrés, puis de filtrer. La liqueur est ensuite évaporée à siccité, et le résidu est incinéré dans un creuset d'argent : la cendre provenant de cette opération est agitée avec de l'alcool à 44 degrés froid, puis la liqueur est portée à l'ébullition, filtrée et évaporée à siccité à une douce chaleur. On fait dissoudre le résidu dans un peu d'eau distillée, on constate l'alcalinité de la liqueur à l'aide du papier de tournesol rougi, on concentre la dissolution par la chaleur, et l'on s'assure, en la versant par parties égales dans de petits tubes étroits, qu'elle fournit, avec le chlorure de platine et l'acide perchlorique, des précipités semblables à ceux que donne la potasse.

Sulfate de potasse (tartre vitriolé, sel de Duobus, sel polychreste de Glazer, *arcanum duplicatum*). — Ce sel est blanc, cristallisé en prismes à six ou à quatre pans très courts, terminés par des pyramides ayant le même nombre de faces. Sa saveur est amère et un peu désagréable ; il est inaltérable à l'air. Projeté sur du charbon ardent, il décrépite et ne fond pas. L'eau à 12 degrés en dissout 1/10 de son poids et 1/4 à 100 degrés.

Sa dissolution précipite en blanc l'azotate de baryte ; elle n'est pas troublée par le carbonate ou l'antimoniate de potasse, ni par le cyanure de fer et de potassium ; mais la solution concentrée d'acide tartrique y produit un précipité blanc cristallin, et celle de bichlorure de platine, un précipité jaune serin.

Nous avons rapporté (1), M. Chevallier et moi, un cas de mort rapide survenue à la suite de l'administration du sulfate de potasse, à la dose de 40 grammes, chez une femme récemment accouchée. Les auteurs avaient déjà signalé à diverses époques plusieurs phénomènes morbides

(1) *Annales d'Hyg. et de Méd. légale*, t. xxvii, 2e part.

observés consécutivement à l'ingestion de ce sel, qui est très souvent employé comme purgatif chez les femmes récemment accouchées. Mais il n'est cependant pas permis d'en conclure que le sulfate de potasse ait par lui-même déterminé réellement des symptômes d'empoisonnement.

Oxalate acide de potasse (bi-oxalate de potasse, sel d'oseille). — Ce sel est blanc, cristallisé confusément ; sa saveur est très acide ; il est inaltérable à l'air et peu soluble dans l'eau.

Mis sur les charbons ardents, il se décompose, répand une fumée blanche acide et piquante, mais ne se charbonne pas. Le résidu qu'il laisse est formé de sous-carbonate de potasse.

Dissous dans l'eau, il présente, avec les réactifs, tous les caractères de l'acide oxalique (voyez ce mot), et de plus, il précipite le bichlorure de platine en jaune serin.

Nous avons cité (1) un cas d'empoisonnement, à la suite de l'administration, par erreur, de 15 grammes de bi-oxalate de potasse.

Carbonate de potasse. — Substance blanche, translucide, inodore, d'une saveur âcre et développant dans la bouche l'odeur de l'ammoniaque, verdissant le sirop de violettes. Ce sel est fixe et très hygrométrique ; il fait effervescence avec tous les acides ; il est très soluble dans l'eau, mais insoluble dans l'alcool pur. Sa dissolution forme avec l'eau de chaux et l'eau de baryte des précipités qui se redissolvent avec effervescence dans les acides nitrique et sulfurique.

La solution de carbonate de potasse pur, saturée par l'acide nitrique, n'est pas troublée par le nitrate de baryte et le nitrate d'argent : le bichlorure de platine y forme un précipité jaune, et la solution d'acide tartrique un précipité blanc cristallin.

(1) *Annales d'Hyg. et de Méd. légale*, t. XXVII, 2e part., p. 420.

Ce sel a sur l'économie animale la même action que la potasse, seulement elle est un peu moins énergique.

Les potasses du commerce sont en masses blanchâtres, rougeâtres ou verdâtres intérieurement. Ce sont des mélanges de potasse et de carbonate de potasse avec des sulfates et hydrochlorates de la même base, de la silice, de l'alumine, des oxides de fer et de manganèse, etc.

Azotate de potasse (nitrate de potasse, sel de nitre, salpêtre). — Solide, incolore, inodore, d'une saveur d'abord fraîche, puis piquante, cristallisable en prismes à six pans striés longitudinalement, terminés ordinairement par un biseau ; deux pans sont souvent plus larges que les autres. Il *fuse* sur les charbons *ardents* et en augmente vivement la combustion avec scintillation. Chauffé sans le contact de matières combustibles, ce sel fond et donne des gaz contenant beaucoup d'oxigène. Traité par l'acide sulfurique, il dégage des vapeurs blanches piquantes d'acide azotique. Mêlé à de la limaille de cuivre et traité à froid par l'acide sulfurique, il fournit des vapeurs rutilantes par l'acide hypo-azotique.

L'azotate de potasse est soluble dans l'eau, et sa dissolution concentrée donne les réactions des sels de potasse, un précipité jaune avec le chlorure de platine, etc.

Les observations d'empoisonnement par ce sel sont nombreuses. M. Orfila en a rapporté plusieurs dans la 4ᵉ édition 1843 de sa *Toxicologie* (1) ; MM. Mérat et Delens y ont ajouté les cas rapportés par Gmelin (2) et par Falconner.

Les symptômes observés ont consisté en cardialgie, nausées, vomissements, évacuations alvines, convulsions, syncopes, affaiblissement du pouls, froid des extrémités, sensation d'un feu dévorant dans l'estomac, douleurs cruelles dans le ventre, puis respiration laborieuse, diminution progressive du pouls; mort.

(1) Orfila, *Toxicologie*, t. 1, p. 281,4ᵉ édit., 1843.
(2) *Appar. méd.*, t. 1, p. 68,

31.

A l'autopsie, on a trouvé une rougeur excessive de la muqueuse gastrique ; injection de tous les vaisseaux qui se rendent à cet organe ; taches brunes ; ecchymoses sous-muqueuses ; exsudations sanguinolentes dans la cavité de l'estomac.

Eau de Javelle (chlorure de potasse, hypochlorite, chlorite de potasse).

Liqueur incolore, ou présentant une teinte plus ou moins violette due à un peu d'oxide de manganèse. L'eau de Javelle du commerce offre le plus souvent cette coloration. Odeur particulière désagréable, qui tient de celle du chlore ; saveur âcre, brûlante. L'eau de Javelle décolore une dissolution sulfurique d'indigo. Traitée par un acide, elle fait effervescence, et dégage du chlore gazeux, reconnaissable à son odeur. Elle donne, par l'azotate d'argent, un précipité blanc de chlorure d'argent insoluble dans l'acide azotique, soluble dans l'ammoniaque. Tous ces caractères servent à démontrer la présence du chlore. Sa dissolution concentrée présente les réactions des sels de potasse. (Voy. *Potasse.*)

Suivant M. Orfila (1), l'eau de Javelle exerce sur les animaux une action analogue à celle du chlore, mais plus faible.

Une jeune fille de dix-sept ans ayant bu un verre d'eau de Javelle, une rigidité générale a été la suite immédiate et le symptôme prédominant de cet empoisonnement, qui n'a point eu de résultat funeste (2). L'eau albumineuse paraît être le contre-poison de cette substance.

Pour les recherches chimiques de cet empoisonnement, M. Devergie a proposé en 1830 un procédé dans l'article *Chlore* et *Chlorure* du *Dict. de méd. et de chirurgie pratiques.* Ce procédé a été l'objet d'une critique de la part de M. Orfila. (*Leçons de méd. lég.*, IIIᵉ vol., 1832.)

(1) *Toxicologie gén.*, t. i, p. 235, 4ᵉ édit., 1843.
(2) DEVERGIE, *Médecine légale*, t. iii, p. 231, 1840.

Foie de soufre (sulfure de potasse). — Mélange de quinti-sulfure de potassium et de sulfate de potasse.

Il est solide, brun, couleur de foie, lorsqu'il est récemment préparé ; au contact de l'air, il devient vert, jaunâtre en passant à l'état d'hyposulfite, et, si le contact de l'air est prolongé, il peut même devenir blanchâtre et se transformer en sulfate de potasse. Il répand constamment l'odeur d'hydrogène sulfuré ; sa saveur est âcre. Il est très soluble dans l'eau, et il donne une dissolution jaune, qui peut être très foncée, et dont l'odeur et la saveur sont semblables à celle du foie de soufre solide. Un papier imprégné d'acétate de plomb et plongé dans la liqueur devient noir. Quand on y verse un acide, il y a effervescence, dégagement d'hydrogène sulfuré en grande quantité, et précipitation de soufre sous forme d'une poudre blanche, en même temps que la liqueur se décolore. Le dépôt de soufre, lavé et desséché, brûle avec une flamme bleue, en répandant l'odeur d'acide sulfureux. La liqueur qui a filtré, rapprochée par évaporation, donne les réactions des sels de potasse avec le chlorure de platine, par les acides tartrique et perchlorique, et par le sulfate d'alumine.

Même à petite dose, le foie de soufre est un des poisons les plus énergiques. Il paraît avoir deux modes d'action : l'une locale et irritante ; la seconde générale et stupéfiante du système nerveux. Son odeur repoussante ne permet pas qu'il soit employé dans des vues criminelles. C'est ordinairement par suite de méprises qu'on a observé des empoisonnements par ce sulfure, par exemple, lorsque de l'eau de Barèges pour bains a été avalée comme de l'eau de Barèges simple. On possède trois exemples d'empoisonnement de ce genre. Deux de ces faits sont dus à Chantourelle (1), l'autre est rapporté par M. Lafranque (2).

(1) *Journal général de médecine*, t. LXVI, p. 346 et t. CII, p. 187.
(2) *Annales de la méd. physiol.*, février 1825.

Les symptômes sont : une odeur d'œufs pourris, se dégageant de la bouche et des narines, un sentiment de brûlure à la gorge et dans l'estomac, des vomissements
quelquefois difficiles de matières jaunes-verdâtres ou blanchâtres, contenant de petits grains de couleur citrine, des
déjections analogues aux matières vomies. La déglutition
est difficile, le pouls irrégulier; il y a quelquefois convulsions, roideur des membres. La mort est souvent précédée
de tétanos ou de coma, et de coloration violette de la face
et des doigts. — Les altérations morbides sont les suivantes :
enduit jaune, verdâtre ou citrin à la surface interne de l'estomac et d'une partie des intestins. La membrane muqueuse gastrique est quelquefois ulcérée; mais le plus fréquemment elle
est tapissée d'une foule de petits points d'un rouge vif, ou de
taches blanches répondant à des taches brunes qui existent
entre elles et la membrane musculeuse. En général, les
poumons sont peu crépitants, et du sang noir liquide remplit les cavités du cœur.

ALUN. — On connaît trois espèces d'aluns : la première
est formée de sulfate d'alumine et de sulfate de potasse; la
seconde de sulfate d'alumine et de sulfate d'ammoniaque;
la troisième de sulfate d'alumine, de sulfate de potasse et
de sulfate d'ammoniaque. La première espèce est la plus
employée; elle sert à la préparation de l'alun calciné,
parce que l'alun à base d'ammoniaque serait décomposé à
la température nécessaire pour obtenir ce produit.

L'*alun à base de potasse* est blanc, à cassure ondulée,
d'une saveur astringente, acide et comme sucrée; rougissant le tournesol. Il est soluble dans l'eau, mais beaucoup
moins à froid qu'à chaud : ainsi, il exige pour se dissoudre
quinze fois son poids d'eau froide, tandis qu'il se dissout
dans environ son poids d'eau bouillante. Il cristallise ordinairement en octaèdres, qui sont transparents et légèrement efflorescents. Si la dissolution contient un excès d'a-
lumine, alors il cristallise en cubes, ce qui le faisait

nommer *alun cubique*. Chauffé un peu au-dessus de 100°, il fond dans son eau de cristallisation, et forme, après son refroidissement, ce que l'on nomme *alun de roche*; à quelques degrés de plus, il perd son eau, devient opaque, et constitue l'*alun calciné*. Chauffé au rouge, il dégage de l'oxygène et de l'acide sulfureux; enfin, le résidu formé d'alumine et de sulfate de potasse peut lui-même perdre son acide sulfurique, et donner un *aluminate* de potasse pour résidu.

La solution aqueuse d'alun forme avec le nitrate de baryte un précipité blanc, insoluble dans les acides nitrique et hydrochlorique; avec l'ammoniaque et la potasse, un précipité gélatineux, soluble dans un excès de cet alcali; avec le chlorure de platine, un précipité jaune serin.

L'alun à base d'ammoniaque, possédant les mêmes propriétés que le précédent, s'en distingue en ce que, calciné, tout l'ammoniaque se dégage et il ne reste plus que l'alumine, et en ce que, trituré avec de la chaux, il dégage de l'ammoniaque.

Calciné, l'alun est en masses blanches, poreuses et légères. Il résulte des recherches de MM. Orfila (1) et Devergie (2) sur la constitution chimique de l'alun calciné, 1° que cette substance, telle qu'on la trouve dans le commerce, contient toujours une quantité quelconque de soussulfate d'alumine et de potasse insoluble dans l'eau bouillante; en sorte que la quantité d'alun calciné obtenue ne représente jamais la quantité d'alun qui l'a fourni; 2° que l'alun calciné peut être assez mal préparé pour perdre ses propriétés délétères et être transformé en une matière probablement inerte; 3° que l'alun calciné que l'on fait bouillir dans une quantité d'eau suffisante, et pendant un temps assez long, reprend toutes les propriétés de l'alun

(1) ORFILA, *Traité de Chimie*, t. I, p. 389, 7ᵉ édit., 1843.
(2) DEVERGIE, *Médecine légale*, t. III, p. 334, 1840.

cristallisé , du moins quant à la quantité d'alun soluble non décomposé ; 4° que l'alun calciné se dissout mieux dans l'eau bouillante que dans l'eau froide.

Ces faits expliquent comment l'alun calciné qui semblerait devoir être , à doses égales , beaucoup plus actif que l'alun cristallisé , l'est cependant moins.

MM. Orfila (1) et Devergie (2) ont fait chacun de leur côté des expériences sur l'action qu'exerce l'alun sur l'économie animale. Il en résulte : 1° que l'alun calciné est une substance corrosive pour les membranes muqueuses ; 2° que les chiens peuvent supporter d'assez fortes doses d'alun calciné, sans éprouver d'autres accidents que des vomissements et des selles ; 3° que si , par suite de la ligature de l'œsophage ou par toute autre cause , une forte dose d'alun calciné n'est pas vomie, la mort arrive au bout de quelques heures ; 4° que l'alun calciné , incorporé à de l'eau froide et *en partie suspendu*, constitue un mélange beaucoup plus délétère que s'il avait été préparé à l'eau chaude et entièrement dissous ; 5° que l'homme adulte peut avaler dans une journée et sans inconvénient plusieurs gros d'alun dissous dans l'eau.

On ne cite que l'exemple d'une dame qui éprouva des accidents après avoir avalé , par méprise , 16 grammes d'alun calciné. Cette dame, qui était atteinte depuis son enfance d'affection d'estomac , éprouva d'abord des nausées , une chaleur vive. Le pouls était fréquent , la face animée, les muscles atteints de petits mouvements convulsifs. Un quart d'heure après, vomissements qui se sont répétés toute la journée : mais on avait fait prendre à la malade trente-deux verres d'eau tiède ; guérison. Ici l'alun a évidemment produit un effet irritant d'autant plus marqué que les voies digestives étaient malades.

(1) Orfila , *Médecine légale*. 1836, t. iii, p. 86.
(2) Devergie , *Médecine légale*, 1840, t. iii, p. 339.

SOUDE. — *Soude caustique* (soude à l'alcool, hydrate d'oxide de sodium). — Substance solide, en masses blanches translucides, inodore, caustique, absorbant l'acide carbonique de l'air et se couvrant d'une poudre blanche, à moins qu'il ne soit très humide. Dans ce dernier cas, elle s'humecte et finirait par tomber en déliquium. Elle ne fait point effervescence avec les acides ; elle bleuit le papier rosé de tournesol, et rougit le papier de curcuma. La soude ressemble beaucoup à la potasse par ses caractères chimiques, mais on peut l'en distinguer, en ce que sa solution concentrée ne précipite ni l'acide tartrique, ni le bichlorure de platine comme le fait la solution d'hydrate de potasse, et parce que cette même dissolution fournit un sel qui cristallise aisément en aiguilles prismatiques blanches, efflorescentes à l'air, tandis que la solution de potasse donne avec le même acide un sel cristallisé en petits feuillets, et qui tombe promptement en déliquescence au contact de l'air.

Enfin, tout récemment, M. Frémy a fait voir que l'antimoniate de potasse forme avec la soude ou les sels de soude, un précipité d'antimoniate de soude. L'antimoniate de potasse détermine cette réaction dans des dissolutions même très affaiblies, au soixantième par exemple ; seulement il faut attendre et agiter assez longtemps. Rien de pareil ne se produit avec la potasse ou ses sels.

Dans une expertise médico-légale relative à un empoisonnement par la soude, il faudrait ne se prononcer qu'avec une grande réserve sur l'origine de la soude dont on aurait démontré l'existence, car plusieurs aliments contiennent naturellement de la soude. Dans un pareil cas, les symptômes éprouvés par le malade et les lésions cadavériques peuvent venir en aide pour lever la difficulté (1).

(1) ORFILA, *Toxicologie*, t. i, p. 234, 4e édit., 1843.

Le mode d'action de la soude, les symptômes et les lésions qu'elle détermine ne diffèrent pas de ceux de la potasse.

Carbonate de soude. — Solide, incolore et cristallisé,
ou bien blanc et pulvérulent, ayant la même saveur et les
mêmes propriétés que le carbonate de potasse, si ce n'est
que le bichlorure de platine, l'acide tartrique, l'acide
perchlorique, le sulfate d'alumine, n'y produisent aucun
précipité ; l'antimoniate de potasse donne un précipité blanc.

Les *soudes du commerce* ou *soudes brutes,* en masses
grisâtres ou bleuâtres, extrêmement dures, d'une odeur
particulière, d'une saveur âcre, calcalescente et saline,
difficilement solubles dans l'eau, mais se dissolvant plus
rapidement après leur exposition à l'air humide, sont composés de sous-carbonate de soude qui en fait la valeur, de
sulfate, de sulfite et d'hyposulfite de la même base, de
chlorure de sodium, de sulfure de sodium qui se convertit à l'air en sulfate de sous-carbonate de magnésie, de
sulfure de fer, de silice, d'alumine, de sous-phosphates de
chaux ou de magnésie et de charbon.

Chlorite de soude (hypochlorite de soude, chlorure
d'oxide de sodium, liqueur de Labarraque). — C'est un
liquide ordinairement incolore. Il offre toutes les propriétés du chlorure de potasse (eau de Javelle) ; seulement il ne
précipite pas par le bichlorure de platine. Décomposé par
l'acide sulfurique, il fournit par l'évaporation un sel qui
cristallise en aiguilles prismatiques que l'on reconnaît facilement pour du sulfate de soude à ses propriétés physiques
et chimiques. (Pour le reste de son histoire, voyez *Eau
de Javelle* (chlorite de potasse.)

BARYTE (protoxide de baryum hydraté). — Substance
grise, caverneuse, inodore, d'une saveur excessivement
caustique. Mise en contact avec une petite quantité d'eau,
elle s'échauffe beaucoup avec sifflement, s'hydrate et finit
par se dissoudre si on en met suffisamment. Elle est plus

soluble à chaud qu'à froid; sa dissolution est incolore, âcre, bleuit le papier rouge de tournesol, et rougit celui de curcuma. L'acide sulfurique et la solution des sulfates y produisent un précipité blanc, pulvérulent, tout-à-fait insoluble dans l'eau et les acides : le précipité de sulfate de strontiane s'en distingue en ce qu'il est soluble dans une grande masse d'eau. Un courant d'acide carbonique précipite en blanc la dissolution de baryte : le précipité est du carbonate de baryte, difficilement soluble dans un excès d'acide carbonique, soluble avec effervescence dans l'acide azotique. La solution d'acide chromique pur, ou celle de chromate de potasse précipite la baryte de sa solution à l'état de chromate insoluble d'un jaune citron pâle, tandis que la solution de strontiane n'est point précipité par ces deux réactifs. Enfin, en saturant la solution de baryte par l'acide hydrochlorique et évaporant à siccité, le résidu donne à la flamme de l'alcool une teinte jaunâtre, tandis que le résidu obtenu dans les mêmes circonstances avec la strontiane, donne une teinte rouge pourpre à la flamme de l'alcool.

Carbonate de baryte. — On en connaît un naturel et un artificiel ; le premier diffère du second en ce qu'il est cristallisé.

Ce sel, très dense, est blanc, translucide, d'un aspect gros, ou en poudre blanche et opaque. Il est presque insoluble dans l'eau et sans action sur la teinture de tournesol. S'il est naturel, il fait difficilement effervescence à froid par l'acide azotique. La dissolution obtenue à chaud, par cet acide, étant évaporée, desséchée et calcinée, donne la *baryte caustique,* qui possède les caractères précités. Le carbonate, dissous par l'acide azotique, donne par l'acide sulfurique et les sulfates solubles un précipité blanc de sulfate de baryte.

Chlorure de baryum (hydrochlorate ou muriate de baryte). — Sel cristallisable en lames hexagonales, incolore, inodore, d'une saveur âcre très piquante, ne verdissait pas le sirop de violettes. Projeté sur des charbons ardents, il décrépite sans éprouver d'altération. Traité par l'acide sulfurique hydraté, il se décompose même à froid avec effervescence en répandant des vapeurs blanches acides de gaz hydrochlorique. Dissous dans l'eau, il précipite en blanc par le nitrate d'argent, par le carbonate de potasse et par l'acide sulfurique ou un sulfate; enfin, la solution de chromate de potasse y produit un précipité jaune-citron. Délayé dans une petite quantité d'alcool faible, il communique à la flamme de ce liquide une teinte jaunâtre.

Action des composés de baryum sur l'économie animale.

Tous ces composés sont vénéneux. MM. Orfila (1) et Brodie (2) ont fait des expériences, desquelles il résulte : 1° que le chlorure de baryum, injecté dans les veines à la dose de quelques grains, donne la mort dans l'espace de cinq à six minutes; 2° qu'introduit dans l'estomac des chiens ou des lapins à la dose de 4 grammes (1 gros), l'œsophage lié ou non lié, il les fait périr en moins d'une heure; 3° qu'appliqué sur une plaie, ou injecté dans le tissu cellulaire, à la même dose, il donne la mort dans l'espace de deux à trois heures.

Baryte. — La baryte peut être libre; mais aussi elle a pu être décomposée par les carbonates et les sulfates solubles contenus dans les matières organiques auxquelles on l'a associée.

Si elle est libre, après avoir constaté l'alcalinité de la liqueur, on l'évaporera à siccité et on traitera le résidu par de l'acide azotique pur, étendu de cinq à six fois son poids d'eau distillée bouillante; la liqueur filtrée sera carbonisée,

(1) *Toxicologie gén.*, t. 1, p. 245, 4e édit., 1843.
(2) *Philosophical Transactions*, 1812; *further experiments*, by M. Brodie.

puis le charbon sera incinéré dans un creuset de platine. On fera bouillir la cendre dans de l'eau distillée, on filtrera, et le solutum offrira tous les caractères de l'eau de baryte.

Quant à la portion de la baryte décomposée et transformée en sulfate ou en carbonate, on la recherchera de la manière suivante. Après avoir desséché le mélange organique, on le carbonisera dans une capsule de porcelaine, puis on l'incinérera de manière à décomposer le carbonate et transformer le sulfate en sulfure. On traitera la cendre par de l'acide azotique pur affaibli, qui dégagera du gaz sulfhydrique, précipitera du soufre, et donnera de l'azotate de baryte soluble, lequel, calciné, laissera la *baryte caustique*.

Quant à la baryte, elle a été donnée aux animaux à l'état solide et à la dose de 2 à 4 grammes (1/2 gros à 1 gros). Elle a produit les mêmes accidents, en agissant toutefois plus directement sur l'estomac, en vertu de ses propriétés caustiques. Le carbonate de baryte paraît produire les mêmes effets malgré son insolubilité.

On ne connaît qu'un seul exemple d'empoisonnement par le chlorure de baryum (1). Sentiment de brûlure, vomissements, convulsions, céphalalgie, surdité, mort au bout d'une heure, tels ont été les effets de ce poison qu'une jeune fille avala à la dose d'une once, croyant prendre du sulfate de soude.

Les symptômes observés par MM. Orfila et Brodie dans leurs opérations sont les suivants : nausées, vomissements, vertiges, insensibilité, état d'affaissement, puis mouvements convulsifs partiels ou généraux. Les battements du cœur sont fréquents ; la respiration est momentanément suspendue ; les pupilles sont dilatées ; l'animal tombe dans un état d'immobilité et d'insensibilité, puis il succombe.

(1) *Journal of sciences and the arts*, 1818, p. 312.

La partie avec laquelle ce poison a été mis en contact présentait des traces d'une vive inflammation, mais pas de lésions annonçant une action caustique. On peut donc conclure de ces recherches que les composés de baryum agissent comme irritants de la partie sur laquelle ils sont appliqués ; qu'ils sont absorbés, et qu'ils exercent une action excitante extrêmement vive sur le cerveau et la moelle épinière.

AMMONIAQUE LIQUIDE (alcali volatil). — On donne ce nom à de l'eau saturée de gaz ammoniac. Cette solution, dans son plus grand état de concentration, en contient au moins le tiers de son poids ; il est incolore, d'une odeur suffocante, semblable à celle du gaz lui-même, d'une saveur forte et caustique. Elle répand des vapeurs blanches lorsqu'on en approche une baguette de verre mouillée d'acide chlorhydrique ; elle bleuit la teinture de tournesol rougie par un acide et rougit le papier de curcuma. Versée dans une dissolution peu concentrée de sulfate de cuivre, l'ammoniaque y produit d'abord un précipité bleu-verdâtre d'hydrate d'oxide de cuivre qui peut être redissous dans un excès du réactif, et donner naissance à une liqueur limpide d'un beau bleu de saphir. Elle ne donne de précipité avec aucun des sels de potasse et de soude, ni avec les sels de magnésie et d'argent. Elle précipite en jaune par le chlorure de platine et par l'acide carbazotique ; ce dernier précipité est très soluble dans l'eau.

L'ammoniaque liquide exerce une action très énergique sur l'économie lorsqu'on l'injecte dans les veines ou qu'on l'introduit dans l'estomac ; elle occasionne presque toujours la mort, tantôt en agissant sur le système nerveux, et particulièrement sur la colonne vertébrale, tantôt en produisant une inflammation plus ou moins considérable des diverses parties du canal digestif, dont l'irritation détermine sympathiquement la lésion du cerveau.

M. Orfila a fait sur les chiens un certain nombre d'expériences qui prouvent que l'ammoniaque est un poison énergique (1). On a cité aussi (2) l'exemple d'un médecin mort à la suite d'administration involontaire de 4 à 8 grammes d'ammoniaque. Elle détermina un sentiment de brûlure à la gorge et dans la région épigastrique, une soif vive, une déglutition difficile, des vomissements de matières sanguinolentes, une toux presque continuelle, accompagnée de convulsions. La mort fut précédée d'une insensibilité complète.

On trouva des escarres noires aux lèvres et à la langue; les membranes muqueuses buccale, pharyngienne, bronchique, œsophagienne et gastrique étaient d'un rouge vif; le cerveau était gorgé de sang. — Les antidotes et le traitement sont les mêmes que pour la potasse.

Sesqui-carbonate d'ammoniaque (sel volatil d'Angleterre, sel volatil de corne de cerf, alcali volatil concret). — Solide, blanc, ayant l'odeur vive du gaz ammoniac, un saveur âcre et piquante. Il verdit fortement le sirop de violettes et se vaporise peu à peu à l'air libre. Par son exposition à l'air il perd d'abord une portion d'ammoniaque, absorbe de la vapeur d'eau et passe à l'état de bicarbonate. Projeté sur les charbons ardents, ce sel s'évapore *sans résidu*, en exhalant une forte odeur d'ammoniaque. Il fait effervescence avec les acides en dégageant un gaz piquant et inodore; dissous, il précipite en bleu le sulfate de cuivre; mais il peut redissoudre ce précipité en donnant une liqueur d'un bleu d'azur : il précipite le bichlorure de platine en jaune.

Trituré avec la potasse ou la chaux, il dégage une forte odeur ammoniacale.

L'action de ce sel sur l'économie est analogue à celle de l'ammoniaque, mais plus faible.

Chlorhydrate d'ammoniaque (hydrochlorate ou muriate d'ammoniaque, sel ammoniac). — Sel incolore ou coloré

---

(1) ORFILA, *Toxicol. gén.*, p. 257, 4e édit., 1843.
(2) *Gazette de Santé*, 24 mai 1816,

32.

en brun, inodore ou ayant une odeur d'huile empyreumatique qui lui est étrangère; d'une saveur âcre et piquante
très désagréable. Il est souvent en masses, ayant la forme
d'une calotte sphérique, mince sur les bords et percée au
milieu. Ce sel offre une cristallisation à fibres parallèles;
il se réduit difficilement en poudre, parce qu'il est élastique.
Chauffé, il disparaît entièrement; en poudre et mêlé à la
chaux vive ou à la potasse caustique, il dégage de l'ammoniaque. Il est soluble dans l'eau, et sa dissolution concentrée
donne un précipité jaune par le chlorure de platine, indice
de l'ammoniaque, et un précipité blanc par le nitrate
d'argent : ce précipité est du chlorure d'argent insoluble
dans l'acide nitrique et dans l'ammoniaque.

Ce sel existe dans un grand nombre de fluides ou solides
animaux; il paraît se former pendant la décomposition de
certaines matières animales par le feu (Devergie), et pendant la putréfaction de ces matières (Chevallier). Voy. *acide
chlorhydrique.*

Il résulte des expériences de MM. Orfila et Smith, que
le chlorhydrate d'ammoniaque est un irritant des parties
avec lesquelles il est en contact, et qu'il agit, de plus, avec
beaucoup d'énergie sur le système nerveux et sur l'estomac, en vertu de son absorption rapide. Six grammes
(1 gros 1/2) placés dans une plaie faite à la cuisse
d'un chien, l'ont fait périr en douze heures. Deux expériences faites par M. Orfila, en introduisant le poison dans
l'estomac et en liant l'œsophage, ont amené une mort encore plus prompte : la dose était de 8 grammes (2 gros)
dans 625 grammes d'eau (20 onces) (1).

Un exemple d'empoisonnement par ce sel a été signalé
dans le *Journal de Leroux*, tome XIX, p. 155.

CHAUX (chaux vive, chaux calcinée, protoxide de calcium). — La chaux est solide, blanche, ou d'un blanc

_____

(1) ORFILA, *Toxicol. gén.*, t. I, p. 265, 4ᵉ édit., 1843.

grisâtre, d'une saveur caustique et légèrement soluble dans l'eau. Exposée à l'air, elle se délite peu à peu en entraînant d'abord l'humidité, se réduit en hydrate, et attire ensuite l'acide carbonique de l'air. Humectée avec un peu d'eau, elle se dissout en poudre qui, délayée dans l'eau, se dissout en partie.

Sa dissolution ramène au bleu le papier de tournesol rougi, et précipite en blanc par les acides carbonique et oxalique. Le carbonate se dissout facilement dans un excès d'acide carbonique, tandis que l'oxalate est insoluble dans un excès d'acide oxalique et soluble dans l'acide azotique. L'acide sulfurique pur ne précipite point l'eau de chaux.

La chaux est un poison irritant.

Il résulte des expériences de M. Orfila (1) sur cette matière, que lorsqu'il s'agira de déceler la chaux vive dans un cas d'empoisonnement, on devra, après avoir constaté l'alcalinité de la matière suspecte, faire évaporer celle-ci à siccité si elle n'est pas solide, traiter par l'eau distillée froide et précipiter la liqueur refroidie par un excès d'acide carbonique. Le précipité lavé, desséché et calciné dans un creuset de platine, laissera de la chaux ou du carbonate de chaux. Il n'existe en effet aucun liquide alimentaire ni aucun produit de vomissement qui donne un précipité de carbonate de chaux lorsqu'on le traite par l'acide carbonique, à moins qu'il n'ait été mélangé de chaux.

Mais, comme le fait observer M. Orfila, le gaz acide carbonique peut ne pas précipiter la *totalité* de la chaux vive introduite dans l'estomac, parce qu'une portion de cet alcali s'est transformée, aux dépens des acides, des liquides alimentaires et du canal digestif, en un sel calcaire que l'acide carbonique ne peut pas décomposer. En pareil circonstance, l'expert devrait avoir surtout égard au commémoratif, aux symptômes, aux altérations cadavériques, etc.

(1) ORFILA, *Toxicologie*, t. I, p. 244, 4e édit., 1843.

CHAPITRE V.

PRÉPARATIONS MERCURIELLES.

BICHLORURE DE MERCURE (*sublimé corrosif*, *deutochlorure de mercure*). — Il est ou en poudre blanche, ou en masses translucides, convexes et lisses d'un côté, concaves de l'autre et présentant sur ce dernier côté des cristaux prismatiques confusément disposés. Ce sel est inaltérable, inodore, d'une saveur âcre, styptique et métallique. Son poids spécifique est de 5,1398. Chauffé, il se réduit en vapeur blanche et piquante, qui forme, sur une lame de cuivre bien décapé, un enduit terne auquel le frottement donne le brillant métallique et la couleur de l'argent. Mêlé avec de la potasse caustique ou du flux noir, et chauffé dans un tube bouché par un bout, le sublimé donne des gouttelettes de mercure qui se fixent dans la partie froide du tube, tandis que le chlore se combine au potassium. Si, après avoir coupé le tube au-dessous du mercure, on dissout dans l'eau ce qui reste dans sa partie fermée et que l'on ajoute de l'acide azotique pour le saturer, on a une liqueur qui donne par l'azotate d'argent un précipité blanc de chlorure d'argent, devenant violet à la lumière, insoluble dans l'acide azotique, soluble dans l'ammoniaque.

A la température ordinaire, l'eau en dissout 1/16 de son poids et 1/3 à + 100°. Le bichlorure en poudre, jeté dans de l'eau, se précipite en partie au fond du vase et reste en partie à sa surface.

Il est également soluble dans l'alcool et dans l'éther : le premier en dissout 1/7 et le second 1/3 de son poids.

Sa dissolution aqueuse précipite en blanc (chlorure d'argent) par l'azotate d'argent, et le précipité se redissout dans l'ammoniaque si le nitrate d'argent a été employé en excès. Dans le cas contraire, quoique ce précipité se dissolve réellement dans l'ammoniaque, il est instantanément remplacé par un nouveau précipité blanc (ammoniure de bi-oxide de mercure et bichlorure ammoniacal). La potasse employée en petite quantité précipite en jaune rougeâtre; la potasse en excès précipite en jaune; l'eau de chaux en petite quantité donne un précipité rouge-brique. L'ammoniaque précipite en blanc (bichlorure ammoniacal et ammoniure de bi-oxide de mercure).

Le sulfhydrate d'ammoniaque et l'acide sulfhydrique *ajoutés en très petite quantité*, donnent avec la dissolution de bichlorure de mercure un précipité noir qui devient blanc par l'agitation si le mercure n'a pas été entièrement précipité. Un excès de ces deux derniers réactifs donne un précipité noir permanent, insoluble dans l'ammoniaque, soluble dans la potasse caustique, d'où il peut être précipité de nouveau par un acide. L'iodure de potassium donne un précipité rouge-vif, soluble dans un excès d'iodure; le cyano-ferrure de potassium, un précipité blanc.

La dissolution de bichlorure de mercure est réduite par le zinc, qui précipite le mercure en une poudre grise, susceptible de se prendre en globules par l'ébullition au milieu du liquide dans lequel elle se trouve. Le cuivre bien décapé s'y recouvre d'un enduit blanchâtre, qui prend l'éclat métallique lorsqu'on le frotte avec un morceau de papier ou contre un bouchon. Cet enduit disparaît entièrement par l'action de la chaleur. Une dissolution de protochlorure d'étain décompose, à l'ébullition, une liqueur contenant du bichlorure de mercure. Il se forme d'abord du protochlorure de mercure blanc et incolore, mais qui est bientôt transformé en mercure métallique sous forme d'une poudre grise, susceptible de se réunir en globules, soit par une longue ébullition, soit par l'addition d'une certaine quantité d'acide chlorhydrique.

M. James Smithson a proposé un procédé à l'aide duquel on peut reconnaître 1/80000 de bichlorure de mercure dissous dans l'eau ou dans toute espèce de liquide qui n'a pu le décomposer. Il consiste dans l'emploi d'une petite pile formée d'une lame d'or appliquée sur une lame d'étain. Ce petit appareil, étant placé dans la liqueur acidulée avec quelques gouttes d'acide chlorhydrique, se recouvre instantanément d'une couche de mercure qui blanchit la surface de la lame d'or ; on peut alors en séparer le mercure en chauffant la lame dans un tube effilé.

M. Orfila (1) conseille l'emploi de la pile de Smithson ; seulement il fait observer avec raison qu'elle peut blanchir dans une liqueur non mercurielle, mais légèrement acide ou contenant un peu de sel commun, l'étain venant à s'allier avec l'or. Mais il est facile de reconnaître cet alliage ; car il ne peut avoir lieu que par le côté de la lame qui est appliqué sur l'étain, tandis que le mercure blanchit la surface opposée.

Lorsque la liqueur mercurielle est très étendue, on peut, comme le propose encore M. Orfila (2), concentrer la liqueur, puis l'introduire dans un flacon bouché à l'émeri, y ajouter 1/5 d'éther, agiter doucement le mélange pendant dix à douze minutes et le laisser reposer. Après un certain temps, le liquide s'est séparé en deux couches : la supérieure est formée par l'éther, contenant la majeure partie du bichlorure de mercure. Tout le liquide est versé doucement dans un entonnoir à douille étroite, dont on bouche l'ouverture avec le doigt. Quand les deux couches se sont reformées, on laisse écouler le liquide inférieur, et l'on arrête l'écoulement aussitôt que la couche éthérée se présente à l'orifice de l'entonnoir ; on reçoit ensuite cette dernière portion dans une capsule de porcelaine. Là l'éther s'évapore, et le bichlorure forme un enduit solide dans la capsule. Mais M. Lassaigne a fait voir (3) qu'il n'était pas

(1) *Médecine légale*, t. III, p. 130.
(2) *Ibid.*, p. 105.
(3) *Journal de Chimie médicale*, mars 1837.

possible d'enlever avec l'éther toute la quantité de bichlorure de mercure qui se trouve dans une liqueur : aussi
ce moyen, qui est bon lorsqu'il s'agit d'enlever le bichlorure à la dissolution, nous paraît ne pas devoir être employé pour le cas où il s'agit de rechercher s'il y a du sublimé.

Toutes les substances végétales et animales peuvent décomposer le bichlorure de mercure en totalité ou en partie. Les expériences de M. Boullay (1) et celles de MM. Tad-
dei et Christison ne laissent pas de doute à cet égard.
MM. Orfila et Lesueur, de leur côté, ont fait des expériences (2), desquelles il résulte : 1° que jamais la décomposition ne peut être portée au point de fournir du mercure
métallique; 2° que dans un empoisonnement par le sublimé, il est impossible de trouver à l'autopsie le mercure
en globules, à moins que l'individu n'ait avalé une substance capable de réduire le bichlorure de mercure : tels
seraient le zinc, le cuivre, le fer, etc.

La question importante de savoir si le bichlorure de mercure est décomposé par les matières animales *instantanément*
ou à la longue, a porté MM. Devergie (3) et Lassaigne (4)
à faire sur ce sujet un certain nombre d'expériences. Il en
résulte que le sublimé n'est pas immédiatement décomposé
par les matières animales, comme on l'avait prétendu.

M. Mialhe a publié une note (5) sur la transformation du
protochlorure de mercure en bichlorure sous l'influence
du chlorhydrate d'ammoniaque, ou des chlorures de sodium ou de potassium et de l'eau.

Le bichlorure de mercure est un des poisons les plus
énergiques. Introduit dans l'estomac à la dose de quelques

(1) *Annales de Chimie*, t. XLIV,
(2) ORFILA, *Exhumations juridiq.*, t. II, p. 290.
(3) *Méd. légale*, 1840, t. III, p. 365.
(4) *Journ. de Chim. méd.*, avril 1837.
(5) *Journal de Pharmacie*, février 1840, p. 108.

grains, il détermine les symptômes suivants : saveur styptique et métallique, haleine fétide, et le plus souvent avec
salivation, nausées, vomissements de matières blanches
muqueuses ou sanguinolentes, sentiment de constriction
et de chaleur à la gorge, déglutition difficile, douleurs
vives à l'œsophage, à l'épigastre, et quelquefois dans tout
l'abdomen, qui est tuméfié; diarrhée ou dysenterie, dyspnée, pouls petit et fréquent, mouvements convulsifs, surtout des muscles de la face, lipothymies fréquentes,
crampes, etc. Le délire est un phénomène peu ordinaire,
ainsi que la perte du sentiment. Des sueurs froides et un
état d'abattement précèdent la mort, qui est le plus souvent très prompte.

Appliqué à l'extérieur, sur une surface dénudée, le bichlorure de mercure cause des douleurs intolérables, l'accélération du pouls, des sueurs froides, des vomissements,
des convulsions, qui souvent se terminent par la mort.

Son emploi trop longtemps continué à titre de médicament, peut déterminer les mêmes résultats.

A l'autopsie, on trouve les membranes muqueuses buccale et œsophagienne ordinairement saines. Celle de l'estomac est d'un rouge noirâtre, et présente çà et là des taches
noires et des ulcérations qui n'atteignent pas la membrane musculeuse. Quelquefois elle est parsemée de points
blancs, quand le poison a été avalé en poudre. On trouve
presque toujours des ecchymoses dans les épiploons, le
long des courbures de l'estomac, tous les vaisseaux fortement injectés ne forment qu'un lacis noirâtre. Le rectum
est quelquefois enflammé, aminci ou contracté. Les poumons sont sains, le cerveau et ses membranes sont légèrement injectés.

Lorsque le bichlorure de mercure a été appliqué à
l'extérieur, on trouve la membrane muqueuse gastro-intestinale présentant les altérations que nous venons de décrire,
et l'on trouve des taches noires soit au-dessous de la mem-

brane interne des ventricules du cœur, soit au-dessous de la valvule tricuspide. Dans l'empoisonnement par cette substance, les tissus avec lesquels elle a été en contact présentent une couleur grise-blanchâtre et une augmentation de consistance.

Le sublimé introduit sous forme de poudre dans le rectum d'un individu qui vient d'expirer, et laissé pendant vingt-quatre heures, donne un aspect granuleux et rugueux à la muqueuse; il la colore en blanc d'albâtre. Vingt-quatre heures après, cette membrane est tapissée par une matière grisâtre mêlée de points blancs, d'où il suit qu'il n'y a pas de comparaison à établir entre l'action locale du sublimé introduit même immédiatement après la mort, et le cas où cette substance a pénétré dans les organes pendant la vie.

L'albumine doit être employée comme antidote du sublimé corrosif, ainsi que l'a conseillé M. Orfila. — Le protosulfure de fer hydraté a été proposé aussi (1) par M. Mialhe comme contre-poison du bichlorure de mercure.

Dans les recherches médico-légales relatives à l'empoisonnement par le bichlorure de mercure, il peut arriver trois choses : ou le sublimé n'est pas décomposé, et il doit se retrouver dans la liqueur, dès lors l'éther ou la pile en démontrent l'existence; ou il n'est décomposé qu'en partie, et alors on le retrouve dans la liqueur à l'aide de la pile, et dans le précipité à l'aide du même agent, mais consécutivement à l'emploi du chlore; ou bien, enfin, il fait partie constituante des matières solides dans lesquelles il est décomposé, et dans ce cas c'est encore la pile qui le fait reconnaître.

M. Orfila a fait des expériences qui prouvent que le sublimé corrosif peut être absorbé, car il a retiré du mercure métallique du foie et de l'urine de chiens empoison-

(1) *Journ. de Pharm.*, octobre 1842.

33

nés par ce sel, ainsi que de l'urine des malades qui étaient soumis à l'action du bichlorure de mercure en dissolution (1).

Il faut, suivant M. Orfila, opérer de la manière suivante pour retrouver le sublimé. Après avoir fait bouillir les matières avec de l'eau, on filtre, puis on acidule la liqueur avec quelques gouttes d'acide chlorhydrique, et on y plonge une ou plusieurs lames de cuivre bien décapées. Si elles sont ternies, on les laisse dans une dissolution d'ammoniaque faible qui dissout l'oxide ou le chlorure de mercure ; puis après les avoir lavées et essuyées, on les coupe en petits morceaux et on les chauffe dans un tube effilé. Qu'on obtienne ou non du mercure dans le tube, on évapore à siccité la liqueur dans laquelle ont séjourné les lames.

Le produit sec est traité par 1/6 d'acide sulfurique concentré dans une cornue de verre munie d'un récipient, jusqu'à ce qu'il soit réduit à un charbon sec. On fait bouillir ce charbon avec de l'eau régale, et on chauffe jusqu'à ce qu'il soit à peine humide ; alors on traite celui-ci par de l'eau distillée bouillante, et on filtre. Une partie de la liqueur est mise en contact avec les lames de cuivre, et l'autre est agitée avec l'éther ; en faisant évaporer celui-ci, on obtient du sublimé facile à reconnaître.

Les liquides distillés doivent être réunis ; on les fait ensuite bouillir avec de l'eau régale, puis on les traite par un courant de chlore gazeux : la liqueur filtrée est évaporée au bain-marie. Si la proportion du sublimé est notable, on obtient des cristaux dont il est facile de reconnaître la nature. Si la quantité de sublimé est trop faible, on évapore presque jusqu'à siccité, puis on traite par les lames de cuivre un tiers du résidu étendu d'eau, tandis que les deux autres sont traités par l'éther, comme il a été dit.

Ce procédé s'applique aux matières vomies et à celles trouvées dans le canal digestif.

(1) *Journ. de Chim. méd. et de Toxicologie*, juillet 1842.

Si les recherches ont été infructueuses, on agit sur la portion solide des matières du tube digestif, et on le carbonise par l'acide sulfurique.

On agira de même sur le sang, le foie, la rate et les reins.

M. Audouard, pharmacien à Béziers, a traité par le procédé de M. Orfila, l'urine et la salive d'individus soumis à un traitement mercuriel, et il a extrait le métal. (*Journ. de Chim. méd.*, mars 1843, p. 137.)

Quant à l'urine, on la filtre et on fait passer à travers un courant de chlore ; la dissolution est évaporée au bain-marie ; le produit étendu d'eau et acidulé sera mis en contact avec des lames de cuivre qui décèle son existence ; mais il faut préalablement désorganiser la matière animale à l'aide de l'acide chlorhydrique, puis faire passer du chlore dans la liqueur pour enlever cette matière animale, et transformer le protochlorure en bichlorure (1).

Le procédé anciennement employé pour les recherches sur les matières solides consiste à mêler ces matières avec un peu de potasse caustique et à les dessécher. Le résidu est calciné au rouge dans une cornue de verre lutée et munie d'un ballon. Parmi les produits de la décomposition de la matière organique, et à la voûte de la cornue, on aperçoit, en la cassant, tantôt des petits globules de mercure, tantôt une couche grisâtre de ce métal très divisé, sali par un peu d'huile empyreumatique, et qu'on reconnaît en la dissolvant dans de l'acide azotique pur à une douce chaleur. Cette dissolution offre alors les caractères de l'azotate de protoxide de mercure.

MM. Orfila et Lesueur ont démontré que, quoique le bichlorure de mercure fût précipité par les matières organiques et rendu insoluble, les organes digestifs des chiens empoisonnés, enterrés et exhumés au bout d'un certain temps, *ne renfermaient aucune trace visible de*

(1) DEVERGIE, *Méd. légale*, 1840, t. III, p. 374.

mercure métallique, même à l'aide de la loupe; ils ont observé que des portions de la membrane muqueuse stomacale et intestinale de ces animaux, soumises dans une cornue à l'action de la potasse à la chaleur rouge, ont donné du mercure métallique annonçant sinon l'existence du bichlorure, au moins celle d'une préparation mercurielle. On peut, par ce procédé, retirer du mercure métallique même plusieurs années après que le bichlorure a agi sur les matières animales avec lesquelles il a été en contact (1).

Protochlorure de mercure (mercure doux, calomélas, calomel, mercure sublimé doux, panacée mercurielle, aquila alba, etc.). — Ce sel est blanc, insipide, volatil sans décomposition, inaltérable à l'air, cristallisable par voie de sublimation en prismes quadrilatères. La lumière le noircit : calciné avec un peu de potasse ou de soude dans un tube fermé par un bout, il donne une grande quantité de globules de mercure. Il est insoluble dans l'eau et dans l'alcool. Mis en contact et agité avec une solution de potasse caustique ou d'ammoniaque, il noircit, et se transforme en protoxide de mercure. La liqueur filtrée et saturée par l'acide azotique donne, avec l'azotate d'argent, un précipité abondant de chlorure d'argent.

Le protoxide de mercure étant redissous dans l'acide azotique faible, précipite alors en *noir* par les alcalis caustiques, en *blanc* par l'acide chlorhydrique ou un chlorure alcalin, en *jaune verdâtre* par l'iodure de potassium, en *noir* par l'acide sulfhydrique et les sulfhydrates. Enfin, une lame de cuivre décapée précipite du mercure de cette dissolution.

Traité par l'eau régale, il se dissout en passant à l'état de bichlorure ; le même effet est produit quand on l'agite avec une solution aqueuse et concentrée de chlore.

Le protochlorure de mercure est purgatif ; il provoque

(1) ORFILA, *Exhumat. juridiques*, t. II, p. 290.

et détermine souvent la salivation. Il enflamme le tube digestif, et produit quelquefois des superpurgations à une dose qui dépasse celle de 25 à 40 centigrammes. Il peut amener la mort. Hoffmann (1) a cité deux cas dans lesquels 8 décigrammes de calomel ont donné la mort à deux enfants de douze à quinze ans : ils eurent des vomissements noirâtres, des convulsions, de l'anxiété, et la mort arriva au bout de six jours. Un autre cas a été rapporté dans les *Éphémérides* d'Allemagne (2); des vomissements se montrèrent peu après avoir avalé par méprise 16 grammes de calomel; puis un sentiment de brûlure, une diarrhée avec vingt selles par jour, suivies de prostration, torpeur, insensibilité, et la mort.

Cependant, à côté de ces faits, nous avons l'exemple d'administrations répétées de calomel à la dose de 5 à 10 décigrammes par jour, et sans que cette médication produise d'accidents. Au contraire, dans les Indes orientales (3), où cette substance est souvent employée, elle apaise l'inflammation qui donne lieu aux vomissements noirs de la fièvre jaune, et aux vomissements et à la diarrhée du choléra asiatique.

Évidemment, il faut ici tenir compte de l'état morbide, d'une part, et surtout du climat dans lequel ces faits ont été recueillis.

Bi-oxide de mercure (oxide rouge de mercure, précipité rouge, précipité *per se*). — Il est solide, cristallisé, ou en poudre rouge-jaunâtre, très dense, légèrement soluble dans l'eau, à laquelle il communique une saveur styptique et métallique. Chauffé sur une lame de platine, il brunit,

---

(1) *De medicamentis insecuris et infidis*, in Opera omnia, t. VI, p. 314.

(2) LEDILLIUS, *Miscellanea curiosa*, 1692, dec. 11, ann. x, p. 34.

(3) JOHNSON, *On tropical climates*, p. 45, 151, 267. — ANNESLEY, *On the Diseases on India musgrave on mercury*, in *Edinb. med. and surg. Journ.*, t. XXVIII, p. 42.

33.

mais il reprend sa couleur primitive par le refroidissement. Chauffé dans un tube, à une température élevée, il se décompose en oxigène, que l'on peut reconnaître en ce qu'il enflamme une allumette présentant un point d'ignition, et en mercure qui se condense sous forme de gouttelettes. Il se dissout dans les acides chlorhydrique et azotique, avec lesquels il forme du bichlorure et de l'azotate de bi-oxide de mercure, dont les caractères chimiques sont bien tranchés.

Le bi-oxide de mercure est vénéneux, soit qu'on le prenne à l'intérieur ou qu'il soit administré à l'extérieur. Ploucquet et M. Brachet de Lyon en ont rapporté chacun un exemple : 16 grammes de cet oxide, appliqués sur une plaie faite à la cuisse d'un chien ont amené la mort en quatre jours et demi. (Smith.)

Bisulfure de mercure (cinabre, vermillon). — Il se présente, après avoir été sublimé, sous forme d'une masse violette, à cassure brillante et cristalline, qui se réduit par la trituration en une poudre d'un rouge vif. Sous cet état de division, il est alors connu vulgairement sous le nom de *vermillon*. Il est volatil. Calciné à l'air, il donne du mercure métallique et un sublimé de cinabre. Mêlé avec de la potasse caustique, et chauffé dans un tube de verre fermé à l'une de ses extrémités, il donne du mercure métallique et du sulfure de potassium, qui dégage de l'acide sulfhydrique par les acides, et fournit des précipités noirs avec les sels de plomb et d'argent.

Le cinabre employé dans les arts sous le nom de vermillon contient quelquefois du sulfure jaune d'arsenic, qu'on y ajoute afin d'en aviver la couleur. C'est peut-être à cette circonstance qu'on doit rapporter les propriétés vénéneuses du cinabre du commerce, lequel étant appliqué sur une plaie faite à la cuisse d'un chien est éminemment toxique, et peut, à la dose de 2 à 4 grammes, amener la mort en trois ou quatre jours. Il paraît principalement porter son action sur le cœur et sur les poumons. Ce ont là, disons-nous, les effets du sulfure de mercure du commerce, mais quand il a été obtenu bien lavé et bien pur, il exerce peu d'action sur l'économie.

On a constaté que les confiseurs cobrent quelquefois les pralines et autres sucreries avec le bisulfure de mercure, et qu'il en résulte des accidens graves.

Cyanure de mercure. — Solide, cristalisé en prismes quadrangulaires, coupés obliquement, d'une saveur styptique métallique; son odeur est nulle. Desséché à une température peu élevée, puis chauffé dans un tube fermé par une extrémité, il se décompose en fournissant du mercure métallique qui s'attache en petits glolules aux parois, du cyanogène gazeux et un résidu noir clarbonneux.

On reconnaît facilement le cyanogène à son odeur forte et pénétrante, et à la flamme purpurine avec laquelle il brûle lorsqu'on vient à l'enflammer. Le cyanure de mercure est peu soluble dans l'alcool; mais l'eau le dissout facilement, et en plus grande quantité à chaud. Sa dissolution n'est pas troublée par les alcalis; l'acide sulfhydrique et les sulfhydrates simples y produisent un précipité noir de sulfure de mercure qui, recueilli et chauffé dans un tube, avec de la potasse, donne des gouttelettes de mercure. Une pile de Smithson, mise dans ce liquide, y décèle la présence du mercure.

Le cyanure de mercure, introduit dans l'estomac à la dose de quelques centigrammes, détermine les symptômes suivants : odeur particulière de l'haleine, salivation abondante et infecte, soif vive, douleurs dans l'abdomen, qui le plus souvent est insensible à la pression; vomissements de matières sanguinolentes, urines rares; pouls d'abord fort, céphalalgie, convulsions générales suivies de prostration. Dans une observation communiquée par M. Kapeler à M. Orfila, le pénis était en demi-érection, et les bourses avaient pris une teinte violette. La mort survient ordinai-

rement au bout le quelques jours , précédée d'une grande
faiblesse , de petitesse et de contraction du pouls.

M. Ollivier d'Angers a fait sur les animaux des expériences dont les résultats coïncident avec ce qui a été observé
chez l'homme. Les effets de ce poison sont plus prompts
quand on l'injecte dans le tissu cellulaire que lorsqu'il est
introduit dans l'estomac. Il paraît agir localement en irritant les parties qu'il touche, et d'une manière générale par
absorption.

A l'autopsie , on trouve les lèvres, la langue, l'intérieur
des joues parsenées d'ulcérations grisâtres, si le poison a
été pris en dissolution concentrée. La muqueuse gastro-
intestinale est rouge et boursouflée , les poumons sont sains.

Proto-iodure de mercure. — Jaune, verdâtre, insoluble dans l'eau. Chauffé dans un petit tube de verre fermé,
il fournit des vapeurs violettes. Mêlé à de la potasse , et
chauffé fortement dans un tube effilé, il donne du mercure
métallique qui se volatilise , et laisse un résidu d'iodure de
potassium , reconnaissable aux caractères indiqués. (Voy.
Iodure de potassium.)

Bi-iodure de mercure. — Il est d'un rouge vif ; il jaunit
quand on le chauffe, et se comporte avec les réactifs
comme le proto-iodure de mercure ; mais sa couleur suffit
pour le distinguer de ce poison.

Ces deux composés sont vénéneux. Le proto-iodure est
moins actif; il paraît être au bi-iodure ce qu'est le protochlorure au bichlorure de mercure.

Proto-azotate de mercure. — Il se présente en cristaux
prismatiques, d'une saveur âcre et très styptique. Chauffé
sur les charbons ardents, il ne fuse pas, mais il exhale une
vapeur rutilante ayant l'odeur d'acide hypo-azotique; le
résidu devient jaune, ensuite rougeâtre, et se dissipe par
une plus forte chaleur. L'acide sulfurique et la solution
de protosulfate de fer dans l'acide sulfurique agissent sur lui
comme sur les autres azotates.

La solution aqueuse précipite en *noir* par les alcalis, en *blanc* par l'acide chlorhydrique, en *jaune verdâtre*, par l'iodure de potassium ; une lame de cuivre en sépare du mercure métallique.

Bi-azotate de mercure. — Ce sel est blanc, acide, plus âcre et plus caustique que le proto-azotate. Mis en contact avec l'épiderme, il le tache en noir. Il absorbe l'humidité de l'air ; l'eau le décompose en le transformant en un sel acide qui se dissout et en un sel basique insoluble. Il fournit par la chaleur les mêmes produits que le proto-azotate ; il se distingue aisément du proto-azotate en ce que sa solution aqueuse est précipitée en *jaune* par la potasse, la soude ou l'eau de chaux en excès, en *blanc* par l'ammoniaque ; l'iodure de potassium donne un précipité rouge vif ; enfin, ni l'acide chlorhydrique étendu d'eau, ni la solution d'un chlorure alcalin n'y forment de précipité, comme cela a lieu dans le proto-azotate de mercure.

Azotate acide de mercure. — Ce composé, employé en chirurgie, est une solution de 4 grammes d'azotate de mercure dans 2 grammes d'acide azotique. Cette liqueur offre les caractères de l'acide azotique et ceux du sel qui s'y trouve dissous. Pour distinguer une pareille liqueur de la dissolution de bi-azotate de mercure, il suffirait de la distiller au bain de chlorure de calcium ; on obtiendrait une grande quantité d'acide azotique que l'azotate acide ordinaire ne peut pas donner à cette température.

Ce composé est devenu la source d'empoisonnement. On a rapporté un exemple (1) dans lequel un garçon boucher mourut trois heures après avoir avalé, dans l'intention de se suicider, une cuillerée à thé d'azotate acide de mercure. Les symptômes consistèrent en douleurs horribles dans le pharynx, l'œsophage et l'estomac, une anxiété extrême, les extrémités froides, le pouls petit, des coliques et des

(1) BIGSLEY, *the medical Gazette*, décembre 1831.

selles abondantes ; puis survint une faiblesse générale et la mort. A l'autopsie, on a trouvé une vésication à la partie postérieure de la langue, des escarres imparfaites sur le pharynx, un épaississement considérable des parois de l'estomac, les intestins grêles, étaient rouges et injectés ; le rectum tout-à-fait sain.

M. Ollivier d'Angers a rapporté (1) un cas dans lequel des accidents survinrent à la suite de l'emploi de l'azotate acide de mercure, étendu d'eau, en frictions sur diverses parties du corps qui étaient le siége de démangeaisons. Les gencives se recouvrirent de pellicules blanchâtres, une salivation désagréable se manifesta, l'haleine était fétide, et les dents avaient perdu leur blancheur.

M. Martin Solon a vu le gonflement des gencives, avec fausses membranes et salivation abondante, survenir à la suite de cinq ou six cautérisations faites en dix jours pour des verrues développées à toute la surface du corps d'une femme âgée.

Proto-sulfate de mercure. — Solide, blanc, et présentant tous les caractères de l'azotate de protoxide de mercure, excepté le dégagement de vapeurs d'acide azotique par l'acide sulfurique ; il s'en distingue encore en ce que, dissout dans l'eau bouillante, il fournit avec le chlorure de baryum un précipité blanc de sulfate de baryte, insoluble dans l'eau et dans l'acide azotique.

Bi-sulfate de mercure. — Solide, blanc, d'une saveur âcre, caustique, se décomposant par l'eau de manière à donner un bisulfate acide soluble et un bisulfate basique, jaune et insoluble (turbith minéral). La liqueur rougit le tournesol, précipite en blanc par le chlorure de baryum (sulfate de baryte), et se comporte en outre avec les réactifs comme le bichlorure de mercure dissous. Le corps insoluble (turbith) est jaune, pulvérulent, insipide ; traité par la potasse,

(1) *Annales d'Hygiène et de médecine légale*, t. xxviii, 1re partie.

il donne du sulfate de potasse soluble, et le dépôt peut être transformé en bichlorure de mercure par l'acide chlorhydrique.

CHAPITRE VI.

DES PRÉPARATIONS ARSENICALES.

ARSENIC MÉTALLIQUE (*régule d'arsenic, cobalt, poudre aux mouches*). — Solide, d'un gris presque noir, cristallisé en tétraèdres, possédant l'éclat métallique en quelques points ; ou en poudre brillante, quelquefois ternie par son oxidation à l'air. Il est insoluble dans l'eau. Placé sur un test de porcelaine chauffé, ou sur des charbons ardents, il répand à l'air une fumée noirâtre à son origine, blanche alors qu'elle se dissémine dans l'air et exhalant l'odeur d'ail. L'arsenic volatilisé dans un tube ne peut être confondu qu'avec le mercure ou l'antimoine ; mais il se distingue du premier métal : 1° en ce qu'il se rassemble sous la forme d'une lamelle cassante ; 2° en ce qu'il ne peut pas être ramassé en globules ; 3° en ce que traité par l'eau régale à chaud, le résidu de l'évaporation précipite en rouge brique par l'azotate d'argent.

Quant à ses différences avec l'antimoine, (voy. *appareil de Marsh.*)

Quand on n'a que de très petites quantités d'arsenic, il n'est pas toujours facile de s'assurer si c'est bien à ce métal qu'on a affaire. Plusieurs moyens ont été proposés pour arriver à le reconnaître : 1° faire bouillir l'arsenic pendant deux heures ; 2° faire passer un courant d'air dans de l'eau où on a placé l'arsenic ; 3° y substituer un courant d'oxigène. Dans ces trois cas, il se forme de l'acide arsénieux précipitable en sulfure jaune d'arsenic, par les acides sulfhydrique et chlorhydrique (1). Le dernier moyen, à l'aide de l'oxigène, est le meilleur. M. Devergie (2) pré-fère traiter l'arsenic par l'eau régale, évaporer et toucher le résidu avec l'azotate d'argent; on peut employer indifféremment l'un ou l'autre de ces procédés. Mais il faut éviter de traiter l'arsenic par l'acide azotique. Il se formerait alors un mélange d'acide arsénieux et d'acide arsénique qui précipite peu ou point par l'acide sulfhydrique. C'est ce qui est arrivé à MM. Orfila, Devergie et Barruel dans une affaire d'empoisonnement (3).

Acide arsénieux (oxide blanc d'arsenic, oxide d'arsenic, arsenic blanc, mort aux rats, *vulgairement* arsenic). — Il est solide et peut exister sous deux états différents : ou il est limpide, légèrement jaunâtre, cohérent et a l'apparence du verre, ou bien il est blanc, translucide ou opaque, assez fragile et ressemblant à un émail très fin. Lorsqu'il est en poudre et qu'elle n'est pas trop fine, il a un aspect analogue à celui du sucre.

La saveur de l'acide arsénieux est d'abord très faible, puis elle laisse enfin un petit goût légèrement âcre analogue à celui des pommes sures. Il est volatil et répand des vapeurs blanches d'une grande âcreté, lorsqu'on le jette sur un test de porcelaine rougi ; mais si on le place sur un charbon incandescent, il est en partie décomposé, et donne alors des vapeurs alliacées d'arsenic métallique. Lorsqu'on le mêle intimement à du flux noir et qu'on le chauffe dans un tube effilé, on obtient de l'arsenic métallique reconnaissable aux caractères précités. L'acide arsénieux transparent est moins soluble que celui qui est opaque.

La dissolution est incolore : elle a une légère saveur âcre. L'acide sulfhydrique y fait naître un précipité jaune serin de sulfure d'arsenic lorsque les liqueurs sont concentrées :

(1) ORFILA, *Toxicologie*, t. I, p. 303, 4e édit., 1843.
(2) *Méd. lég.*, t. III, p. 408.
(3) DEVERGIE, *Méd. lég.*, 1840, t. III, p. 408

mais si elles sont étendues, la liqueur jaunit seulement et ne donne de précipité sensible que par l'évaporation, et mieux encore par l'addition de quelques gouttes d'acide chlorhydrique. Ce précipité est soluble dans l'ammoniaque, dont il est de nouveau séparé par les acides.

Le précipité de sulfure d'arsenic desséché et mêlé à du flux noir ou à de la potasse et du charbon, donne de l'arsenic métallique. Traité par l'eau régale à chaud, le produit repris par l'eau, évaporé et introduit dans l'appareil de Marsh, fournit de l'arsenic métallique. (Voy. *Appareil de Marsh.*)

La dissolution d'acide arsénieux offre encore d'autres réactions chimiques, mais qui deviennent inutiles lorsque l'on a obtenu les résultats indiqués plus haut. Elle précipite en blanc par l'eau de chaux (arsénite de chaux) : le précipité est soluble dans un excès d'acide arsénieux ou d'acide azotique. Saturé par la potasse ou la soude, l'acide arsénieux en dissolution donne un précipité vert-pomme d'arsénite de cuivre par le sulfate de cuivre. L'azotate d'argent fait naître un précipité jaune pâle d'arsénite d'argent, l'azotate de plomb un précipité blanc.

Les exemples d'empoisonnement par l'acide arsénieux sont, sans contredit, les plus fréquents; et cela tient à ce que cette substance est employée dans les arts, qu'on s'en sert communément comme mort aux rats, et que par conséquent ce redoutable poison est à la disposition de beaucoup de personnes.

Action sur l'économie animale. — Introduit dans l'estomac, l'acide arsénieux détermine les symptômes suivants : saveur âpre, constriction à la gorge, douleurs excessivement vives à l'épigastre, nausées, vomissements de matières diversement colorées, contenant parfois de petits grains blancs quand le poison a été pris en poudre, selles souvent sanguinolentes, accompagnées de violentes coliques ; resserrement spasmodique des mâchoires, hoquet, respi-

ration gênée, fréquente, puis lente; pouls, d'abord fréquent, irrégulier, fort et inégal, s'affaiblissant ensuite en
devenant imperceptible; urine rouge et quelquefois sanguinolente. Alors surviennent alternativement des syncopes et
des convulsions ; et la mort arrive, précédée soit d'une
insensibilité générale, soit d'angoisses horribles. Si la dose
a été très forte, des syncopes alternant avec l'insensibilité
sont les seuls symptômes qui se manifestent. On a même
rapporté des cas où aucun trouble apparent n'a précédé la
mort, survenue longtemps après l'ingestion du poison.

A l'autopsie, on remarque que la bouche, les lèvres, la
langue, les joues, offrent souvent une rougeur intense. La
membrane muqueuse de l'estomac est tantôt saine, tantôt
rouge ou comme macérée, et présente çà et là des ecchymoses; quelquefois l'estomac est perforé. Il arrive que
lorsque l'arsenic a été pris en poudre, on trouve à la surface de cet organe des petits points blancs, qui sont de
l'acide arsénieux ; il ne faut pas les confondre avec des cor-
puscules graisseux mêlés à de l'albumine, qui s'aplatissent
entre les doigts et ne présentent jamais de forme anguleuse.

Ces diverses lésions de l'estomac ne sont du reste pas
constantes, ainsi que l'ont démontré Chaussier, Marc et
d'autres auteurs, en sorte que leur absence ne suffirait
jamais pour conclure qu'il n'y a pas eu empoisonnement.

Les poumons sont gorgés de sang comme dans la mort
par asphyxie. Le cœur et les vaisseaux renferment un sang
noir et sirupeux. La roideur cadavérique est très prononcée.

Si le poison n'avait été introduit dans le canal intestinal
qu'après la mort, on le reconnaîtrait à la ligne de démarcation bien tranchée qui existerait entre la rougeur des
points en contact avec la substance vénéneuse et l'état sain
des parties voisines.

L'acide arsénieux ne paraît pas déterminer la mort par

l'action locale qu'il produit, mais bien par l'influence qu'il exerce sur le système nerveux.

Antidote. — On administrera du sesqui-oxide de fer hydraté, suspendu dans de l'eau sucrée. On en fera prendre 60 à 120 grammes, en même temps qu'on provoquera les vomissements.

Recherches chimiques. — Les expériences que l'on doit faire dans les recherches chimiques relatives à l'empoisonnement par cet acide, sont des applications de ce que nous avons dit plus haut.

S'il reste une portion de la matière suspecte qu'on suppose avoir occasionné la mort, on la soumettra d'abord à l'action du feu; ensuite on en dissoudra une certaine quantité dans l'eau bouillante, et on examinera si cette dissolution se comporte avec les réactifs comme nous l'avons indiqué précédemment.

Si le reste du poison a été dissous dans l'eau, on en fera évaporer une portion dans une capsule de porcelaine pour examiner le résidu, et on agira sur l'autre portion avec les réactifs précités.

Si tout le poison a été avalé, il faudra agir sur les matières des vomissements de la même manière que sur celles de l'estomac et des intestins. Ainsi, il faudra d'abord rechercher si à l'œil nu et ensuite à l'œil armé d'une loupe, on n'aperçoit pas de fragments d'acide arsénieux parmi ces matières, on les extrairait avec une pince pour les examiner en particulier.

Cette première exploration terminée, on lave et on arrose toute la surface de la membrane muqueuse avec de l'eau distillée, on décante toutes les eaux de lavage, et l'on aperçoit souvent au fond de ce liquide des parcelles d'acide arsénieux plus ou moins divisé; on les isole pour les laver de nouveau et les soumettre à l'analyse de l'acide arsénieux pur.

Alors on réunit les matières liquides et solides trouvées

dans l'estomac, aux eaux de lavage et à l'estomac lui-même coupé par morceaux. On fait bouillir pendant une heure avec de l'eau distillée, on laisse refroidir et on opère la filtration du liquide, en ayant soin de *mouiller préalablement le filtre avec de l'eau distillée.* On ajoute à la liqueur filtrée quelques gouttes d'acide chlorhydrique, afin de la rendre acide, puis on y fait passer un courant de gaz sulfhydrique.

Si la liqueur renferme de l'arsenic, elle jaunit au bout de quelque temps, puis il s'en précipite du sulfure d'arsenic à l'état de poudre jaune. Souvent le dépôt ne se forme pas immédiatement, mais il est ordinairement rassemblé au bout de vingt-quatre heures; quelquefois on ne l'obtient qu'au bout de plusieurs jours (1).

On fait passer la dissolution à travers un filtre, et on lave le sulfure d'arsenic. Si la quantité est tellement petite qu'on ne puisse le retirer du filtre, on l'enlève au moyen de l'ammoniaque caustique, qu'on évapore ensuite dans un verre de montre : le sulfure apparaît avec sa couleur jaune lorsque l'ammoniaque a été volatilisée; alors on y verse quelques gouttes de dissolution de potasse, qui se détache facilement; on y mêle du flux noir, et on dessèche doucement le mélange dans un *tube à réduction;* on chauffe légèrement l'extrémité du tube à la lampe à esprit de vin, afin de dessécher la matière, puis on absorbe au fur et à mesure l'humidité du tube, à l'aide d'un papier roulé sur un fil de fer, et quand il ne se dégage plus de vapeur aqueuse, on effile le tube à la lampe d'émailleur, on fait rougir alors l'extrémité fermée du tube, et on chasse peu à peu l'arsenic jusqu'à la partie rétrécie; il s'y trouve réparti sur une surface si petite qu'on peut reconnaître les doses les plus faibles.

Appareil de Marsh. — Le procédé que nous venons d'indiquer est aussi sûr qu'exact ; mais aujourd'hui on emploie un moyen beaucoup plus sensible : nous voulons

(1) *Annales d'Hygiène et de Médecine légale,* t. IX, p. 410.

parler du procédé publié par James Marsh en 1838. Ce procédé est fondé sur la propriété qu'a l'hydrogène à l'état de gaz naissant de réduire les acides arsénieux et arsénique, et de former avec leur radical métallique du gaz hydrogène arsénié, lequel se décompose à une température peu élevée. Il suffit, en effet, de faire passer ce gaz par un tube chauffé au rouge sombre pour le décomposer en hydrogène pur qui se dégage, et en arsenic métallique qui vient se condenser dans la partie antérieure plus froide du tube. D'un autre côté, quand on enflamme le gaz hydrogène arsénié, l'élément le plus combustible, l'hydrogène, brûle le premier ; et si l'on place dans la flamme un corps froid, il se dépose de l'arsenic métallique.

Ce sont ces propriétés que Marsh a eu l'heureuse idée de mettre à profit pour démontrer la présence de l'arsenic dans les cas d'empoisonnement.

L'appareil qu'il a mis en usage (fig. 1) se compose d'un tube de verre recourbé en siphon, de 2 à 2 centimètres et demi de diamètre intérieur, ouvert à ses deux extrémités ; un tube de métal muni d'un robinet et terminé par une ouverture circulaire très étroite, est engagé au moyen d'un bouchon dans la petite branche du tube. Une lame de zinc est suspendue dans cette branche, à quelques centimètres au-dessus de la courbure ; enfin, tout l'appareil est maintenu dans une position verticale au moyen d'un support.

Fig. 1.

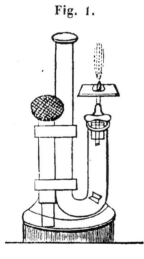

L'appareil étant ainsi disposé, le robinet ouvert, on verse la liqueur suspecte par la grande branche, après l'avoir convenablement acidulée avec de l'acide sulfurique ; la liqueur s'élève jusqu'à une petite distance du bouchon ; on ferme le robinet. Le zinc est attaqué, et il se dégage de l'hydrogène qui déprime la colonne liquide dans la grande branche : bientôt le zinc est mis à nu et le dégagement de gaz cesse. On essaie alors l'hydrogène qui s'est produit pendant la réaction ; pour cela, on ouvre le robinet, on enflamme le gaz à sa sortie, et l'on tient horizontalement en contact avec la flamme une lame de verre ou une soucoupe de porcelaine. Si l'hydrogène est mélangé d'hydrogène arsénié, il se forme un dépôt métallique d'arsenic.

A mesure que le gaz hydrogène s'écoule, la liqueur acide remonte et arrive de nouveau en contact avec le zinc : le dégagement recommence ; on ferme alors le robinet jusqu'à ce que la courte branche soit de nouveau remplie de gaz, et ainsi de suite.

Ce procédé réussit fort bien lorsque les liqueurs suspectes sont limpides ; mais lorsqu'elles sont visqueuses, comme cela arrive presque toujours dans les recherches médico-légales, le dégagement d'hydrogène donne beaucoup de mousse, et il faut attendre souvent longtemps avant que cette mousse soit tombée et qu'elle permette d'enflammer le gaz. Marsh recommandait, pour empêcher la formation de la mousse, de verser une couche d'huile à la surface du liquide. Nous verrons plus loin quels sont les procédés qu'on a conseillés et qu'on suit actuellement pour détruire complétement la matière organique ; à l'aide de ces procédés, on a des liqueurs limpides et qui ne donnent pas de mousse dans l'appareil de Marsh.

Le procédé de Marsh, d'une simplicité extrême, d'ailleurs, peut, comme l'a observé M. Liébig, donner lieu à des erreurs graves, si l'on se contente d'un examen superficiel des taches. Cet habile chimiste a vu, en effet, que l'appareil de Marsh pouvait donner des taches miroitantes, ressemblant beaucoup à celles de l'arsenic, quand la liqueur soumise à l'essai renferme en dissolution une quantité un peu notable de certains métaux, du fer, par exemple, à l'état de chlorure. Cela tient à ce que le gaz entraîne avec lui mécaniquement des gouttelettes de la dissolution, et alors les sels métalliques sont réduits dans la flamme de l'hydrogène et se déposent sous forme de taches sur la porcelaine.

M. Liébig recommande de faire passer le gaz à travers un tube de verre peu fusible, de quelques millimètres de diamètre, chauffé au moyen d'une lampe à alcool : l'arsenic vient former alors un anneau miroitant un peu en avant de la partie chauffée, tandis que les métaux entraînés mécaniquement avec la dissolution se réduisent par l'hydrogène dans la partie chauffée et s'y arrêtent. Cette modification a des avantages sur le procédé primitif.

L'appareil proposé par Marsh ne fut pas généralement adopté ; il était un peu compliqué et le dégagement de gaz était intermittent. On préféra se servir des flacons ordinaires des laboratoires, à l'aide desquels le dégagement devenait continu. Ainsi, Mohr employa la lampe philosophique représentée (fig. 2); M. Orfila fit usage d'un appareil très analogue à celui de Mohr ; cependant, il en diffère par la courbure du tube (fig. 3, p. 404). Afin d'éviter les chances d'explosion, on commence par chasser complétement l'air du flacon au moyen de l'hydrogène pur obtenu par la réaction de l'acide sulfurique seul sur le zinc, et on peut introduire ensuite la liqueur au moyen d'un tube de sûreté adapté au flacon. C'est ce qu'a fait M. Chevallier dans l'appareil qu'il a proposé (fig. 4).

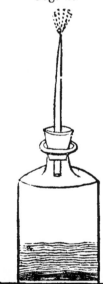

Fig. 2.

Ce dernier chimiste, conjointement avec M. Orfila, employa, dans une expertise, un appareil où se trouvent mises

Fig. 3.   Fig. 4.

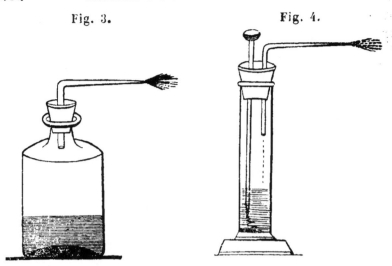

en pratique les modifications proposées par MM. Liébig
et Berzélius. Le gaz hydrogène se dégage du flacon (fig. 5);

Fig. 5.

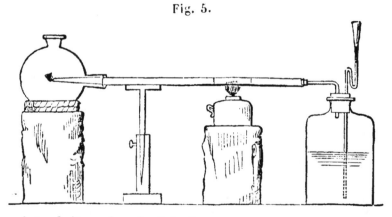

on introduit par le tube S la liqueur suspecte, et on chauffe
avec une lampe le tube horizontal ; on enflamme l'hydrogène dans le ballon qui termine l'appareil, et si de l'hydrogène arsénié a échappé à la chaleur décomposante de la
lampe, il brûle et se convertit en acide arsénieux qui se
dépose sur les parois du ballon, où l'on peut le recueillir
pour l'introduire de nouveau dans l'appareil.

M. Orfila a employé en dernier lieu un appareil extrêmement simple (fig. 6).

Il a allongé le tube à dégagement ordinaire du gaz, l'a cambré légèrement dans le tiers de sa longueur, et y a introduit un peu d'amiante. Il maintient une lampe à esprit de vin allumée sur cette dernière partie. Alors le gaz hydrogène arsénié se trouve décomposé par la chaleur de la lampe, et l'arsenic métallique se dépose sous forme d'un anneau facilement reconnaissable, tandis que l'hydrogène

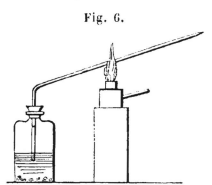

Fig. 6.

réduit se dégage et vient sortir par la partie effilée du tube. En l'enflammant, il ne déposera que de l'eau, s'il a abandonné tout son arsenic; mais s'il est mêlé d'hydrogène arsénié qui aurait échappé à l'action de la chaleur, celui-ci sera à son tour décomposé, et laissera déposer sur un corps froid, une soucoupe, par exemple, des taches arsenicales sur lesquelles on pourra facilement expérimenter. L'amiante a pour but d'abord de diviser le gaz, et ensuite de retenir les parcelles de solution de zinc qui auraient pu être entraînées, et donner des taches autres que celles du composé arsenical.

Les préparations antimoniales traitées dans les mêmes circonstances par l'appareil de Marsh, donnent des taches noires sur les capsules de porcelaine. Ces taches, que l'on pourrait confondre à la vue avec celles produites par les préparations arsenicales, s'en distinguent, 1° en ce qu'elles ne se volatilisent qu'en partie lorsqu'on les expose à la flamme du gaz hydrogène pur; 2° chauffées avec l'acide azotique, elles sont transformées en acide antimonieux qui n'éprouve aucun changement par la solution d'azotate d'argent, tandis que les taches d'arsenic fournissent, par le même réactif, de l'acide arsénique, qui précipite en rouge-brique par cette même solution.

M. Orfila a fait voir que l'acide arsénieux pouvait être retrouvé après la mort dans le sang, dans les viscères et dans l'urine (1).

Plusieurs procédés ont été conseillés pour détruire les matières organiques et obtenir des liqueurs propres à être introduites dans l'appareil de Marsh.

M. Orfila avait d'abord proposé de traiter les matières animales desséchées par trois fois leur poids d'acide azotique. Il les plaçait dans une capsule sur un feu doux, et lorsque la réaction charbonneuse de l'acide était terminée, il laissait refroidir le charbon obtenu, le traitait ensuite, à l'ébullition, par de l'eau distillée, et enfin la liqueur filtrée était introduite dans l'appareil de Marsh. — Mais M. Orfila a abandonné ce procédé, et il préfère actuellement le traitement par l'azotate de potasse, lorsqu'on ne peut pas employer le *chlore*, ainsi que l'a indiqué M. Jacquelain (voyez plus loin).

Ce procédé consiste à mélanger la matière animale avec le double à peu près de son poids d'azotate de potasse, et à la dessécher dans une capsule de porcelaine, à une douce chaleur, en agitant de temps en temps. Cette opération faite, on chauffe au rouge obscur un creuset de Hesse neuf, et on y ajoute par pincées le mélange organo-salin jusqu'à épuisement de la matière.

Si, dès la première pincée toutefois, le produit de la déflagration, au lieu d'être blanc ou simplement grisâtre, était encore charbonneux, ce serait une preuve que la proportion de nitre n'aurait pas été assez forte pour incinérer toute la matière animale; il faudrait alors ajouter au mélange une nouvelle quantité de sel comburant, ca-

(1) ORFILA, *Toxicologie*, t. ɪ, p. 347. 4e édit., 1843.

pable de produire un résidu salin, tel que nous l'avons dit.

Lorsque toute la masse a subi la déflagration, on retire le creuset du feu, et quand il est assez refroidi pour que la matière ait acquis une consistance molle, on verse dans le creuset, et par très petites parties, *un peu d'eau distillée*, afin de délayer cette matière et de pouvoir la verser dans une capsule de porcelaine. Si une partie de la masse saline restait adhérente au creuset, on la détacherait en faisant bouillir dans celui-ci un peu d'eau, que l'on verserait ensuite dans la capsule.

On décompose ensuite la masse saline par de l'acide sulfurique concentré et pur, que l'on emploie par petites parties et jusqu'à ce qu'il n'y ait plus d'effervescence : alors on fait bouillir pendant un quart d'heure, une demi-heure ou une heure, suivant la proportion de matière sur laquelle on agit, afin de chasser la totalité des acides azotique et azoteux. Pour faciliter le dégagement des dernières portions de ces acides, on ajoute, lorsque la masse est épaissie, une certaine quantité d'eau distillée, et on fait bouillir encore : il est indispensable de chasser complétement les acides azotique et azoteux, pour ne point enrayer, d'une part, le dégagement du gaz hydrogène, et de l'autre pour éviter les explosions.

Cette opération terminée, on reprend par l'eau le produit de l'évaporation saline, et le solutum est introduit dans l'appareil de Marsh. S'il était par trop acide, on le saturerait par de la potasse à l'alcool.

A l'aide de ce procédé, toute la matière organique est détruite : on obtient de l'arsenic ou des taches arsenicales qui présentent tous les caractères physiques et chimiques qui leur sont propres. Ce mode de traitement offre quelques difficultés d'exécution, et il a l'inconvénient d'exiger beaucoup d'acide sulfurique pour la décomposition de l'azotate de potasse ; si la décomposition de ce sel n'est pas complète, alors on éprouve des difficultés à faire marcher l'appareil de Marsh, parce que l'hydrogène mis à nu réagit sur les éléments de l'acide azotique.

M. Devergie a conseillé un procédé (1) qui consiste à dessécher modérément la matière animale, à la peser et à la faire bouillir avec de l'eau à laquelle on ajoute de la potasse à l'alcool en quantité suffisante pour dissoudre la matière animale. On prend ensuite un poids d'azotate de chaux égal à celui de la matière animale ; on ajoute un peu d'eau pour que le mélange soit bien homogène ; car la chaux de l'azotate de chaux est mise à nu par la potasse employée, et la matière s'épaissit et devient très calcaire. L'arsénite de potasse et l'azotate de chaux se décomposent mutuellement, d'où résultent de l'arsénite de chaux fixe et de l'azotate de potasse. Alors, en desséchant le mélange et élevant légèrement la température, la matière animale brûle aux dépens de l'acide azotique de l'azotate de potasse. La combustion est lente ; elle se communique de proche en proche dans la capsule, et on obtient un résidu calcaire noirci par du charbon. On traite ce résidu par l'acide chlorhydrique, jusqu'à ce qu'il n'y ait plus d'effervescence ; on filtre, et on obtient un liquide incolore ou légèrement ambré, qu'on introduit dans l'appareil de Marsh, en s'assurant qu'il n'est pas trop acide, ce que l'on reconnaît en en mettant une portion dans cet appareil.

Enfin, MM. Flandin et Danger ont indiqué un procédé de carbonisation dans lequel on n'emploie qu'un seul réactif, l'acide sulfurique. La matière organique étant placée dans la capsule de porcelaine, on ajoute environ un sixième de son poids d'acide sulfurique, puis on chauffe. La matière entre d'abord en dissolution, puis elle se charbonne pendant la concentration de la liqueur. On évapore en remuant continuellement avec une baguette de verre, et on

(1) *Méd. lég.*, 1840, t. III, p. 421.

continue à chauffer jusqu'à ce que le charbon paraisse friable et presque sec. On laisse alors refroidir la capsule, puis on ajoute avec une pipette une petite quantité d'acide azotique concentré ou d'eau régale avec excès d'acide azotique, dans le but de faire passer l'acide arsénieux à l'état d'acide arsenique, beaucoup plus soluble; on évapore de nouveau à sec, puis on reprend par de l'eau bouillante. La liqueur filtrée est traitée par l'appareil de Marsh, dans lequel elle ne donne jamais de mousse.

Une modification utile à apporter à ce procédé consisterait à carboniser la matière en vases clos, dans une cornue munie d'une allonge et d'un récipient. En agissant de la sorte, on serait certain de ne laisser échapper aucune portion du poison.

MM. Danger et Flandin, toujours préoccupés de l'inconvénient que présenterait la destruction incomplète des matières organiques, ont imaginé un appareil particulier dans lequel le gaz hydrogène est complétement brûlé, ainsi que l'arsenic et les matières entraînées. Cet appareil consiste :

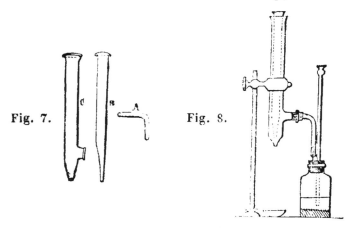

Fig. 7.   Fig. 8.

1° En un *condensateur* cylindrique C portant vers son extrémité inférieure une tubulure et se terminant par un cône dont la pointe reste ouverte ;

2° En un *tube à combustion* A recourbé à son milieu à

35

angle droit et pouvant s'adapter à la tubulure du condensateur à l'aide d'un bouchon ;

3° En un *réfrigérant* B dont la partie inférieure s'engage dans la partie conique du condensateur, et en ferme l'ouverture. Le tout est soutenu par un support (fig. 7 et 8).

La plus grande partie de l'arsenic se dépose à l'état d'acide arsénieux dans le tube à combustion ; une petite partie est entraînée et vient se condenser avec la vapeur d'eau sur les parois du réfrigérant. L'ouverture pratiquée à l'extrémité inférieure du condensateur permet de laisser écouler le liquide et de le recueillir dans une capsule.

L'opération achevée, on enlève le tube à combustion, on fait bouillir dans le tube quelques gouttes d'acide azotique que l'on verse dans la capsule qui a servi à recueillir l'eau condensée, et l'on évapore à sec ; le résidu desséché est mélangé avec un peu de flux noir et introduit dans un petit tube effilé, dans lequel l'arsenic est réduit comme il a été dit précédemment.

La commission de l'Académie des sciences a fait de nombreuses expériences qui l'ont conduite à une série de conclusions, dont nous rapporterons les principales.

Le procédé de Marsh rend facilement sensible 1/1000000 d'acide arsénieux existant dans une liqueur ; on obtient même quelques taches avec une liqueur renfermant 1/2000000 environ.

La quantité proportionnelle d'acide arsénieux étant la même, les taches ne se montrent pas mieux avec une grande quantité qu'avec une petite quantité de liqueur ; mais elles se forment pendant plus longtemps dans le premier cas que dans le second. Il résulte de là qu'il y a avantage à concentrer les liqueurs arsenicales : on obtient ainsi des taches beaucoup plus intenses.

Ainsi qu'il a été dit en décrivant l'appareil de M. Orfila, il est indispensable d'interposer sur le passage du gaz un tube de 3 décimètres au moins de long rempli d'amiante, ou , à son défaut, de coton , pour retenir les gouttelettes de la dissolution qui sont entraînées mécaniquement par le gaz ; autrement on est exposé à obtenir des taches d'oxisulfure de zinc qui présentent souvent l'aspect des taches arsenicales.

Lorsqu'on a à faire passer dans une petite quantité de liqueur une portion très minime d'arsenic qui existe dans un grand volume de liquide que l'on ne peut pas concentrer par évaporation, le procédé de M. Lassaigne peut donner de bons résultats. Il consiste à faire passer le gaz hydrogène arsénié à travers une dissolution bien neutre d'azotate d'argent ; à décomposer ensuite la liqueur par l'acide chlorhydrique ; à l'évaporer pour chasser les acides , puis à essayer sur le résidu les réactions de l'arsenic.

La dissolution d'azotate d'argent peut être remplacée par une dissolution de chlore ou par celle d'un chlorure alcalin.

La disposition indiquée par MM. Berzélius et Liebig , et reproduite avec plusieurs modifications utiles par MM. Kœppelin et Kœmpmann , a été adoptée par les commissaires de l'Institut.

Cet appareil, comme on va le voir, n'est autre chose que l'appareil de M. Orfila, mais un peu plus compliqué. Il se compose (fig. 9) d'un flacon à col droit A , à large ouverture, fermé par un bouchon percé de deux trous. Par le premier de ces trous on fait descendre jusqu'au fond du flacon un tube droit B de 1 centimètre de diamètre, et dans l'autre, on engage un tube de plus petit diamètre C , recourbé à angle droit. Ce tube s'engage dans un autre tube plus large D , de

Fig. 9.

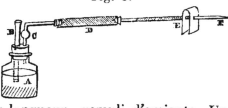

3 décimètres environ de longueur , rempli d'amiante. Un tube en verre peu fusible , de 2 à 3 millimètres de diamètre

intérieur, est adapté à l'autre extrémité du tube d'amiante. Ce tube, qui doit avoir plusieurs décimètres de longueur, est effilé à son extrémité F ; il est enveloppé d'une feuille de clinquant sur une longueur d'environ 1 décimètre.

L'appareil ainsi disposé, on introduit dans le flacon du zinc, de l'eau et un peu d'acide sulfurique. L'hydrogène qui se dégage chasse l'air du flacon. On porte au rouge le tube dans la partie qui est enveloppée de clinquant, au moyen de charbons placés sur une grille. Un petit écran empêche le tube de s'échauffer à une trop grande distance de la partie entourée de charbons. On introduit ensuite le liquide suspect par le tube ouvert au moyen d'un entonnoir effilé.

Si le gaz renferme de l'arsenic, celui-ci vient se déposer sous forme d'anneau en avant de la partie chauffée du tube ; on peut enflammer le gaz qui sort de l'appareil. Souvent on obtient encore des taches, quand on ne chauffe pas une partie assez longue du tube, ou lorsque celui-ci a un trop grand diamètre.

On peut également recourber le tube et faire plonger son extrémité dans une dissolution d'azotate d'argent, pour condenser au besoin les dernières portions d'arsenic.

Il est facile de constater toutes les propriétés physiques et chimiques de l'arsenic déposé dans le tube sous forme d'anneau.

Ainsi, l'on vérifiera facilement : 1° sa volatilité ; 2° sa conversion en une poudre blanche volatile, l'acide arsénieux, quand on chauffera le tube ouvert aux deux bouts dans une position inclinée ; 3° en chauffant un peu d'acide azotique ou d'eau régale dans le tube, l'arsenic passera à l'état d'acide arsenique très soluble dans l'eau. La liqueur évaporée à sec dans une petite capsule de porcelaine, donnera un précipité rouge-brique quand on versera dans la capsule quelques gouttes d'une dissolution bien neutre d'azotate d'argent ; 4° enfin, après toutes ces épreuves on peut isoler de nouveau l'arsenic à l'état métallique, en ajoutant une petite quantité de flux noir dans la capsule où on a fait la précipitation par l'azotate d'argent, desséchant la matière et l'introduisant dans un petit tube (fig. 10), dont une des extrémités *b* est effilée, et dont on ferme l'autre extrémité à la lampe, après l'introduction de la matière. En chauffant au rouge, on voit apparaître, dans la partie très étroite du tube, un anneau arsenical parfaitement caractérisé.

Fig. 10.

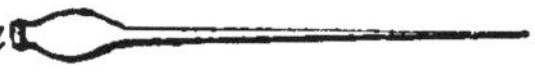

Ainsi que nous l'avons dit, et nous ne saurions trop insister sur ce point, il est de la plus haute importance que la matière organique soit complétement détruite ; sans cela, non seulement la liqueur mousse dans l'appareil de Marsh, mais encore elle peut donner des taches que M. Orfila, qui les a observées d'abord, a nommées *taches de crasse*. Ces taches se distinguent facilement par les réactions chimiques des taches arsenicales ; mais elles pourraient donner lieu à des méprises très graves, si l'expert se contentait des caractères physiques de ces taches.

Quant à l'arsenic que l'on avait annoncé exister dans le corps de l'homme à l'état normal, toutes les expériences faites par la commission de l'Institut, tant sur la chair musculaire que sur les os, ont donné des résultats négatifs.

La commission résumant les instructions contenues dans son rapport, a exprimé son opinion de la manière suivante :

« Le procédé de Marsh, appliqué avec toutes les précautions qui ont été indiquées, satisfait aux besoins des recherches médico-légales, dans lesquelles les quantités d'arsenic qu'il s'agit de mettre en évidence sont presque toujours très supérieures à celles que la sensibilité de l'appareil permet de constater. Bien entendu qu'il doit toujours être employé comme moyen de concentrer le métal

35.

pour en étudier les caractères chimiques, et qu'on devra considérer comme nulles, ou au moins comme très douteuses, les indications qu'il fournirait, si le dépôt qui s'est formé dans la partie antérieure du tube chauffé ne permettait pas à l'expert, à cause de sa faible épaisseur, de vérifier d'une manière précise les caractères chimiques de l'arsenic. »

Depuis l'époque encore récente à laquelle la commission de l'Institut a publié son rapport, des perfectionnements ont été apportés, soit dans la construction des appareils, soit dans le mode opératoire. MM. Chevallier et Barse (1) ont réuni dans leur Manuel tout ce qui a rapport aux modifications successives qui ont été faites à l'appareil de Marsh. Cet ouvrage est le plus complet qui ait été jusqu'à ce jour publié sur ce sujet.

Procédé de M. Jacquelain. — Le 2 janvier 1843, M. Jacquelain a présenté à l'Institut un procédé à l'aide duquel on extrait, suivant lui, tout l'arsenic d'une matière animale empoisonnée.

Si l'on opère sur de la fibre musculaire récente ou sur des viscères, on commence par les découper et les broyer dans un mortier de marbre. Si l'on expérimente sur des intestins non décomposés, on les coupe également en menus morceaux, puis on les broie encore à sec dans un mortier de marbre, en y ajoutant du sable purifié à l'acide chlorhydrique, et calciné.

On délaie le tout avec de l'eau distillée, de manière à faire un demi-litre, si l'on a pris 100 grammes de matière animale; on soumet ce mélange à l'action d'un courant de *chlore*. prolongé à froid, jusqu'à ce que toute la matière animale en suspension ait acquis la blancheur du caséum, ce qui exige *plusieurs heures*.

(1) *Manuel de l'appareil de Marsh*, 1 vol. in-8, avril 1843. Paris, Labbé.

Alors, en bouchant le ballon, on laisse réagir jusqu'au lendemain, puis on jette sur un linge fin lavé à l'eau distillée, aiguisée d'acide chlorhydrique.

La solution limpide et incolore doit être ensuite jaugée, portée à l'ébullition pour chasser l'excès de chlore, et enfin introduite avec 80 grammes de zinc dans un appareil composé d'un tube en S, par lequel on verse de l'acide sulfurique, d'un tube courbé à un angle, rempli dans sa branche horizontale d'amiante, calciné avec l'acide sulfurique, d'un tube droit peu fusible, long de 4 décimètres pour une section de 3 millimètres, qui communique avec un appareil *laveur* de Liébig, lequel est formé de six boules, et doit se trouver à moitié rempli d'une dissolution de *chlorure d'or*, représentant 0,5 d'or environ; ce chlorure doit être pur et préparé avec de l'or précipité du chlorure des laboratoires, à l'aide de l'acide sulfureux. Le tube droit, enveloppé vers son milieu d'une feuille de clinquant de 1 décimètre de longueur, doit être chauffé avec une lampe à alcool. L'arsenic se dépose, à l'état métallique, dans le tube chauffé au rouge; ce qui échappe vient réduire le chlorure d'or et former de l'acide arsénieux.

Reste donc à mettre en liberté l'arsenic fixé par le chlorure d'or et à le reconnaître, si toutefois l'arsenic n'est pas condensé dans le tube horizontal, puis à le doser au besoin.

Pour reconnaître comme pour doser l'arsenic, la marche est la même; à cet effet, on réduit le chlorure d'or excédant par l'acide sulfureux.

On chasse par l'ébullition l'excès du gaz acide sulfureux, on filtre. On distille *à siccité* la solution dans une cornue tubulée à l'émeri, munie d'un récipient, afin de décomposer une petite quantité de sel d'or qui n'a pas été réduit par l'acide sulfureux.

On lave ensuite la cornue à l'eau aiguisée d'acide chlorhydrique; on réunit cette liqueur au produit distillé,

pour soumettre le tout à un courant de gaz acide sulfhydrique.

On chasse l'excès de ce gaz par l'ébullition; enfin, on
lave par décantation à l'eau chaude, et l'on recueille le
précipité, séché à 100°. La quantité de sulfure obtenu indique la proportion d'arsenic métallique, et l'on peut aisément calculer combien cette proportion représente d'acide
arsénieux (1).

M. Orfila (2) a fait, de concert avec M. Jacquelain, des
expériences comparatives, et il en a conclu : 1° que le procédé de M. Jacquelain est sans contredit le meilleur qui ait
été proposé jusqu'à ce jour pour extraire l'arsenic d'une
matière organique *non pourrie*, parce qu'il fournit la *totalité* du métal que renferme cette matière, et qu'il est
indispensable, dans certaines expertises médico-légales où
la proportion d'arsenic contenue dans un organe est très
faible, d'employer la méthode la plus propre à déceler les
plus minimes proportions d'un composé arsenical ;

2° Qu'il est par conséquent nécessaire de le mettre en
pratique toutes les fois que l'on voudra *doser* la quantité
d'arsenic renfermée dans une matière organique ; et que
dans ce cas il est préférable à celui qui a été proposé par
l'Académie des sciences, parce que la destruction de la
matière organique par le chlore n'offre aucun des inconvénients que présente la carbonisation par l'acide sulfurique;

3° Que, malgré ces avantages, il n'est guère possible de
supposer qu'il soit souvent employé dans les expertises
médico-légales, parce qu'il faut pour l'exécuter un appareil compliqué et formé de plusieurs pièces, dont quelques unes même ne se trouvent pas dans les laboratoires les
mieux fournis, et que d'ailleurs il se compose d'une série
d'opérations nombreuses fort longues et délicates ;

(1) *Comptes-rendus des séances de l'Académie des sciences*, janvier 1843.

(2) Ouvrage cité, t. ı, p. 709.

4° Que ce procédé n'est pas susceptible d'application dans les cas *nombreux* où les experts sont obligés d'agir sur des matières organiques exhumées depuis longtemps et *déjà pourries*, à cause de la quantité de mousse qui se développe alors, et qui empêche l'appareil de Marsh de fonctionner.

Procédé de Reinsch. — Il consiste à aciduler par de l'acide chlorhydrique les liqueurs arsenicales, et à les faire bouillir avec du cuivre métallique, qui bientôt se recouvre d'une couche grisâtre d'arsenic. On soumet les lames de cuivre à la chaleur de la lampe dans un tube contenant de l'air, et on obtient de l'acide arsénieux. Si on fait cet essai sur une *petite partie* de la liqueur ou des aliments soupçonnés arsenicaux, et que l'on ait eu de l'arsenic, on peut traiter toute la masse par le chlore, ainsi que nous venons de le décrire.

DES RÉACTIFS. — Il est indispensable que l'expert essaie préalablement avec le plus grand soin tous les réactifs qu'il doit employer dans ses recherches.

L'acide *sulfurique* du commerce est souvent arsenical, et suivant M. Orfila, l'arsenic y est à la fois à l'état d'acide arsénieux et à l'état d'acide arsenique. Pour essayer l'acide dont on doit faire usage, il faut en saturer 125 grammes, par exemple, par la potasse, puis essayer le produit par l'appareil de Marsh. S'il donne des taches arsenicales, on peut, comme le propose M. Orfila, laisser cet acide en contact avec l'acide sulfhydrique pendant vingt-quatre heures, filtrer, faire bouillir quelques instants la liqueur filtrée, et distiller dans une cornue munie d'un récipient.

L'acide *azotique* ne contient pas ordinairement d'arsenic. Pour s'en assurer, il faut le saturer par de la potasse à l'alcool, décomposer l'azotate de potasse par de l'acide sulfurique *pur*, et mettre le sulfate acide de potasse dans l'appareil de Marsh. Toutefois, on sera certain d'avoir de l'acide azotique parfaitement pur lorsqu'on l'aura distillé sur de l'azotate d'argent.

L'acide *chlorhydrique* dit pur ou réactif renferme très rarement de l'arsenic. Du reste, s'il en contenait, il serait très facile de le purifier en distillant cet acide et rejetant les premiers produits de la distillation. Quant au moyen de s'assurer de sa pureté, il suffit d'en saturer 125 grammes par de la potasse à l'alcool, et d'essayer le chlorure de potassium formé, dans l'appareil de Marsh dont on dégage l'hydrogène au moyen d'acide *chlorhydrique*.

La *potasse à l'alcool* n'est presque jamais arsenicale. On peut s'en assurer, en en saturant 60 grammes par l'acide sulfurique ou l'acide chlorhydrique, et essayant le produit par l'appareil de Marsh.

L'*azotate de potasse* est très rarement arsenical. Pour reconnaître sa pureté, on en décomposera 180 grammes dans une capsule de porcelaine, à la température de l'ébullition, par de l'acide sulfurique concentré et pur, ajouté jusqu'à ce qu'il ne se dégage plus de vapeurs orangées d'acide hypo-azotique. On fait ensuite bouillir avec de l'eau distillée, pour dégager le reste de l'acide hypo-azotique, et on sature la liqueur refroidie par de la potasse à l'alcool, car sans cela la liqueur serait trop acide; et enfin on essaie dans l'appareil de Marsh.

On constate la pureté de l'*eau* en en mettant 3 ou 4 litres dans un grand appareil de Marsh, et en se servant de zinc et d'acide chlorhydrique purs.

Le *zinc et le fer* ne sont pas mêlés aussi souvent à l'arsenic qu'on l'a prétendu; il est même assez fréquent d'en trouver qui en soient tout-à-fait exempts. Au reste, il n'y a rien de plus simple que d'essayer l'appareil pendant un quart d'heure ou une demi-heure avant d'ajouter les liqueurs suspectes.

Le zinc est le plus souvent employé. Le zinc en grenaille doit être préféré au zinc laminé. Ce dernier exige toujours plus d'acide sulfurique pour le dégagement du gaz, et ce dégagement est toujours longtemps à se faire attendre.

Le zinc doit toujours être renouvelé pour chaque opération. Il résulte, en effet, des expériences de MM. Mohr et Liebig, qu'une partie de l'arsenic métallique réduit se dépose sur le zinc, s'y combine probablement, et se dégage ensuite quand on ajoute une nouvelle quantité d'acide sulfurique.

Il est nécessaire que l'expert fasse en même temps, ou immédiatement après l'expérience sur les matières empoisonnées, une expérience de contrôle, en employant les mêmes réactifs et en même quantité que dans l'expérience véritable.

POUDRE AUX MOUCHES. — Poudre d'un gris noirâtre qui contient une certaine proportion d'arsenic à l'état métallique et d'acide arsénieux. Mise sur un charbon ardent, elle y répand une odeur alliacée; si on la fait bouillir dans de l'eau, elle donne une dissolution d'acide arsénieux, qui se colore en jaune rougeâtre par l'acide sulfhydrique, et précipite par l'addition de quelques gouttes d'acide chlorhydrique. Le résidu chauffé dans un tube ou mis dans l'appareil de Marsh, donne dans les deux cas de l'arsenic métallique.

Les expériences de Renaud montrent que cette poudre est vénéneuse pour les chiens à la dose de 5 grains; deux observations recueillies chez l'homme dénotent aussi ses propriétés délétères (1) — (2).

Oxide noir d'arsenic. — C'est un mélange d'arsenic métallique et d'acide arsénieux : il présente donc toutes les propriétés de la poudre aux mouches. Son action sur l'économie animale est aussi la même.

(1) *Rapport sur les travaux de la Soc. d'émul. de Rouen*, frimaire an VII.

(2) ORFILA, *Toxicologie*, t. I, p. 463, 4ᵉ édit., 1843.

Poudres et pâtes arsenicales du frère Cosme, de Rous-
selot, de Dubois, de Dupuytren, etc.

Ces variétés de poudres et de pâtes ont pour éléments
actifs l'acide arsénieux et le sulfure rouge de mercure unis
au sang-dragon et à la cendre de vieilles semelles. Le sulfure rouge de mercure, qui, dans la poudre de Rousselot,
est dans une proportion seize fois plus considérable que
l'acide arsénieux, et trois fois plus dans la poudre du frère
Cosme, doit jouer un rôle comme matière vénéneuse, quoique la plupart des auteurs n'aient tenu compte, comme
substance active, que de l'acide arsénieux. Ces substances
appliquées sur des plaies ont promptement amené la mort.
M. Roux a publié l'observation d'une jeune fille qui mourut deux jours après qu'on lui eut appliqué la pâte arsenicale, à la suite d'une amputation de sein. La science possède d'autres faits analogues. (Hildani, *lib. de gangræna,*
cap. V, pag. 777; et cent. VI, obs. 12.)

On séparera facilement les matières qui la composent,
en la traitant d'abord par l'eau distillée bouillante, qui dissoudra l'acide arsénieux qu'on séparera par filtration. Les
deux dernières substances, après avoir été desséchées à
une température peu élevée, seront traitées par l'alcool,
qui dissoudra le sang-dragon : en filtrant, le sulfure de
mercure restera sur le filtre. L'alcool, évaporé, donnera
pour résidu une masse d'un rouge foncé, entièrement
combustible. Pour les autres matières, voyez *Acide arsé-*
nieux et *Sulfure de mercure.*

Sulfure d'arsenic.—Il existe deux composés chimiques
de soufre et d'arsenic, le protosulfure rouge et le bisulfure
jaune. Ces deux sulfures se trouvent dans la nature et peuvent aussi être préparés par l'art. Ainsi que M. Guibourt
l'a démontré, il y a une grande différence entre les sulfures
naturels et les sulfures artificiels (1). Ainsi, le sulfure jaune

(1) *Journal de Chimie médicale*, mars 1836.

d'arsenic artificiel est presque entièrement formé d'acide arsénieux, tandis qu'il en existe très peu dans le sulfure rouge, et qu'il n'en existe pas dans l'un et l'autre sulfures natifs.

Traités par la potasse et le charbon, ils donnent de l'arsenic métallique. Si on les fait bouillir dans de l'eau, ils fournissent des quantités variables d'acide arsénieux en dissolution, suivant leur espèce.

Ils se distinguent les uns des autres par leurs propriétés physiques. Le sulfure jaune d'arsenic natif est d'un jaune d'or très brillant, transparent, friable. Le sulfure jaune artificiel est en morceaux, d'un jaune opaque, demi-vitreux, ou bien en poudre jaune opaque et très fine soluble dans l'ammoniaque. Le sulfure rouge natif est brillant, rouge-orangé, tandis que le sulfure rouge artificiel est en morceaux ou en poudre opaque, et de couleur rouge-brique. Le soufre se reconnaît dans tous ces composés, en ce que, chauffés avec la potasse caustique et le charbon, ils donnent de l'arsenic et un résidu de sulfure de potassium capable de dégager de l'acide sulfhydrique par un acide. Traités à chaud par l'acide azotique et mis dans l'appareil de Marsh, ils donnent de l'arsenic métallique.

Il résulte des expériences de M. Renault qu'il existe une différence d'action très grande entre les sulfures natifs et les sulfures artificiels : il a fait prendre les premiers à la dose de 8 grammes à des chiens de différentes tailles, sans qu'ils en aient été incommodés. Ces différences d'action s'expliquent, du reste, très bien par la composition chimique de ces sulfates.

M. Robert a rapporté un cas d'empoisonnement dans lequel un homme ayant avalé, par méprise, une assez forte dose de sulfure d'arsenic (orpiment), mourut au bout de quelques jours (1).

(1) DEVERGIE, *Médecine légale*, 1840, t. III, p. 488.

Acide arsénique. — Solide et blanc, ou liquide, attirant l'humidité de l'air, rougissant le tournesol. Chauffé dans un tube avec du flux noir, il donne de l'arsenic métallique. Dissous dans l'eau, il ne précipite pas par l'acide sulfhydrique, à moins qu'on ne fasse bouillir le mélange ou qu'on n'ajoute de l'acide chorhydrique ; il précipite en rouge-brique par l'azotate d'argent, et mieux encore par l'azotate d'argent ammoniacal. Mis dans l'appareil de Marsh, il donne de l'arsenic métallique.

Les effets sur l'économie sont analogues à ceux de l'acide arsénieux, mais plus prompts, parce que sa grande solubilité rend son absorption plus facile.

Arsénite de potasse. — Solide ou liquide. Mis sur des charbons ardents, il dégage des vapeurs d'une odeur alliacée ; traité par l'acide sulfhydrique, il ne change pas de couleur ; mais si on ajoute un excès d'acide chlorhydrique, il se forme un précipité jaune-serin de sulfure d'arsenic. Ce sel donne, avec l'azotate d'argent, un précipité jaune-serin d'arsénite d'argent, soluble dans l'ammoniaque. Chauffé avec du flux noir, il donne de l'arsenic métallique ; dissous dans l'eau, il précipite en jaune-serin par le chlorure de platine.

Arsénite de soude. — Il présente toutes les propriétés du précédent ; seulement, il ne précipite pas par le chlorure de platine.

Teinture minérale de Fowler. — Elle est composée d'eau, d'arsénite de potasse et d'un peu d'alcool de mélisse ou d'esprit de lavande ; 4 grammes (1 gros) de cette liqueur renferment 25 milligrammes (demi-grain) d'arsénite de potasse. La solution arsenicale de Jacob et le savon arsenical de Bécœur, qui sert pour la conservation des animaux, ont pour base l'arsénite de potasse.

En raison de leur grande solubilité, les arsénites de potasse et de soude sont de tous les composés arsenicaux les plus vénéneux. M. Gendrin a rapporté (1) l'observation d'un homme qui avala exprès une once de savon de Bécœur en dissolution dans l'eau, et qui éprouva les symptômes les plus violents de l'empoisonnement par l'acide arsénieux. Toutefois, des soins bien entendus le rappelèrent à la vie.

Arséniates. — Ils offrent les mêmes réactions que les arsénites; ils s'en distinguent en ce qu'ils précipitent l'azotate d'argent en rouge brique (arséniate d'argent), et qu'ils ne précipitent pas par l'acide sulfhydrique, à moins qu'on ne les fasse bouillir avec lui.

CHAPITRE VII.

PRÉPARATIONS DE CUIVRE.

CUIVRE. — Métal rouge, brillant, malléable, dont la densité est de 8,5 environ, ne se fondant qu'au-dessus de la chaleur rouge-cerise. Il n'est pas attaqué à froid par les acides sulfurique et chlorhydrique, même concentrés. L'acide sulfurique bouillant et l'acide azotique à la température ordinaire l'attaquent très vivement; mais lorsque ce dernier acide est trop concentré, son action est nulle, et il faut y ajouter un peu d'eau.

Les dissolutions salines de cuivre ont une couleur bleue assez belle, tirant légèrement sur le vert. Un barreau de fer bien décapé, plongé dans ces dissolutions acidulées, se recouvre bientôt à sa surface d'une couche de cuivre métallique. L'acide sulfhydrique et les sulfhydrates précipitent en noir les sels de cuivre. La potasse et la soude caustique donnent d'abord un précipité bleu-verdâtre pâle de sous-sel de cuivre, puis un précipité un peu plus foncé

(1) *Journal général de Médecine*, de *Chirurgie et de Pharmacie,* juillet 1823.

d'hydrate d'oxide de cuivre, qu'elles ne peuvent redissoudre ; ce précipité, lavé et chauffé, se déshydrate, devient
noir. Chauffé sur un charbon, à la flamme intense du chalumeau, il reproduit du cuivre métallique. L'ammoniaque,
ajoutée lentement, fait naître un semblable précipité ;
versé en excès, il redissout le précipité et communique à la
liqueur une couleur d'un beau bleu. Le cyanure jaune de
potassium et de fer donne, avec les dissolutions de cuivre,
un précipité marron très foncé, si la liqueur est concentrée ; mais si elle est trop étendue, il ne lui communique
qu'une teinte brune-jaunâtre.

Le cuivre *pur* n'est pas vénéneux, mais il est susceptible
de le devenir quand il est placé dans certaines circonstances. Les principales sont : son exposition à l'air humide,
son contact avec les liquides aérés ou avec des aliments,
surtout quand ils renferment un acide libre ; aussi l'usage
des ustensiles de cuivre est-il très dangereux.

La limaille de cuivre introduite dans l'estomac n'amène
pas d'accidents. Il n'en serait pas de même si elle était
oxidée, car les acides de l'estomac formeraient avec l'oxide
un sel vénéneux (Drouard) (1). Portal a rapporté un cas
dans lequel le cuivre incorporé à de la mie de pain et administré à une hydropique, a amené des accidents (2).

Acétate de cuivre neutre (cristaux de Vénus, verdet
cristallisé). — Solide, d'un vert foncé, cristallisant en
prismes rhomboïdaux obliques ou en poudre d'un bleu
verdâtre. Il a une saveur astringente et métallique. Si on
le chauffe à la flamme d'une lampe à alcool dans un tube
fermé à l'une de ses extrémités et effilé, il fournit des
gouttelettes d'un liquide très acide qui donne au papier
de tournesol une couleur d'un rouge vineux, et répand

(1) *Expér. et observ. sur l'empoisonnement par l'oxide de cuivre.*
Dissertation, 1802, p. 8.

(2) PORTAL, *Observ. sur les effets des vapeurs méphitiques,* 6e édit.,
p. 437.

l'odeur pénétrante de l'acide acétique. Si l'on ferme le tube quand la distillation est terminée et si on l'ouvre après le refroidissement, on y trouve du cuivre en poudre impalpable, qui prend feu par l'approche d'un charbon incandescent, et brûle sans flamme en donnant de l'oxide noir de cuivre.

L'acide sulfurique, versé sur l'acétate de cuivre, en dégage de l'acide acétique reconnaissable à son odeur. La dissolution concentrée d'acétate neutre de cuivre a une couleur bleue-verdâtre très foncée, et jouit des propriétés des sels de cuivre qui ont été indiquées plus haut. Mais quand la dissolution est étendue, il est impossible d'y reconnaître la présence de l'acide acétique; dans ce cas, le ferro-cyanure de potassium est le réactif le plus sensible du cuivre.

M. Boutigny (1) a indiqué une réaction encore plus puissante, mais qui, en raison même de son extrême sensibilité, ne permet pas de conclure qu'il y a eu empoisonnement, lorsque ce moyen a été employé seul. Il consiste à suspendre, à l'aide d'un cheveu, la moitié d'une aiguille fine au milieu du liquide préalablement acidulé par l'acide sulfurique (six gouttes d'acide pur pour 250 grammes de liquide); l'appareil ainsi disposé est placé sous une cloche et abandonné à lui-même pendant deux ou trois jours, au bout desquels l'aiguille est recouverte de cuivre rouge si la liqueur renfermait ce pernicieux métal.

Acétate bibasique d'oxide de cuivre (verdet ou vert-de-gris du commerce). — Substance solide, bleue-verdâtre, en masses cristallines ou en poudre dont l'odeur rappelle quelquefois celle du vinaigre; sa saveur astringente et métallique est des plus désagréables. Chauffé sur une lame de platine à la lampe à alcool, cet acétate brûle avec flamme en scintillant, et laisse un résidu noir d'oxide de cuivre.

(1) *Journ. de Chim. méd.*, 1833.

Traité par l'acide sulfurique, il donne une odeur d'acide acétique, et se comporte en général comme l'acétate neutre de cuivre, si ce n'est qu'il n'est pas complétement soluble dans l'eau, qui, par des lavages prolongés, finit par laisser un résidu noir d'acétate polybasique.

MM. Drouard, Orfila et Smith ont fait des expériences propres à faire connaître l'action que les acétates de cuivre exercent sur l'économie animale. Il en résulte que ces poisons donnent la mort dans les premières vingt-quatre heures de leur ingestion, lorsqu'ils sont administrés à la dose de 12 à 15 grains; qu'au-delà de cette dose, la mort survient dans les deux premières heures.

Les symptômes sont ceux déterminés par les poisons les plus irritants. Le malade éprouve à la gorge une saveur âcre et cuivreuse, et quelquefois un resserrement spasmodique; la langue est sèche et la soif vive. Des douleurs déchirantes se font sentir à la région précordiale et dans tout l'abdomen, qui est souvent ballonné. Il y a des vomissements de matières bleuâtres, des selles abondantes mucoso-sanguinolentes, des crachotements continuels, une violente céphalalgie, de la dyspnée; le pouls est petit, fréquent, irrégulier; la mort est précédée d'une insensibilité presque complète ou de mouvements convulsifs, et même de secousses tétaniques. Lorsque l'empoisonnement est causé par des aliments préparés dans des vases de cuivre, ces accidents ne se déclarent guère que douze ou quinze heures après le repas, et lorsqu'on a arrêté les effets du poison (au moyen de l'albumine ou blancs d'œufs), les symptômes qui persistent le plus longtemps sont la cardialgie et les coliques.

Dans une expertise médico-légale, il est important de se mettre à l'abri de toute supposition relative au cuivre qui, d'après les recherches de M. Devergie, se trouve naturellement contenu dans le corps de l'homme (1).

(1) DEVERGIE, *Méd. légale*, 1840, t. III, p. 529.

Sulfate de cuivre (vitriol bleu, couperose bleue, vitriol de Chypre). — Ce sel se présente cristallisé en gros prismes transparents d'une belle couleur bleue ; il a une saveur âcre et styptique. Sa poudre est d'un blanc bleuâtre ; il s'effleurit à l'air et se recouvre d'une poussière blanche. Chauffé, il abandonne son eau de cristallisation et se transforme en une masse blanche, pulvérulente. Il est très soluble ; et indépendamment des caractères communs aux sels de cuivre, il donne un précipité blanc de sulfate de baryte qui paraît blanc-bleuâtre parce qu'il est mêlé d'oxide de cuivre.

Le sulfate de cuivre exerce sur l'économie animale la même action que le vert-de-gris ; il peut être absorbé, ainsi que le démontrent des expériences de M. Orfila (1) ; Campbell et Smith ne partagent pas cette opinion.

Il y a quelques années, beaucoup de boulangers du nord de la France et des Pays-Bas mêlaient à la pâte une petite quantité de *sulfate de cuivre* dans le but de favoriser la levée. Pour reconnaître une pareille fraude, il faut incinérer le pain et traiter les cendres par l'acide azotique ; on a alors un produit dans lequel il est facile de constater tous les caractères des sels de cuivre (2).

Sulfate de cuivre ammoniacal. — Liquide, d'un beau bleu céleste plus ou moins foncé, répandant l'odeur d'ammoniaque, verdissant le sirop de violettes, se comportant avec les réactifs comme le sulfate de cuivre, avec ces différences : 1° qu'il précipite immédiatement la dissolution d'acide arsénieux en vert (arsénite de cuivre) ; 2° que, traité par l'acide sulfurique, il donne un précipité bleu-verdâtre soluble dans un excès d'acide.

Son action sur l'économie est analogue à celle des autres sels de cuivre ; elle est même plus irritante, en raison de

(1) *Toxicol. gén.*, t. I, p. 648, 4e édit., 1843.
(2) KULMANN, *Journ. de Chim. méd.*, 1831, p. 65.

l'ammoniaque qu'il renferme et de la grande quantité d'oxide de cuivre qu'il peut tenir en dissolution.

Azotate de cuivre. — Solide, bleu, cristallisé, d'une saveur âcre, styptique. Mis sur des charbons ardents, il accélère la combustion et laisse une couche d'oxide de cuivre; dissous dans l'eau, il offre les caractères des sels de cuivre. Il exerce sur l'économie la même action que ces composés.

Oxides de cuivre. — Le bi-oxide seul est usité; il est bleu lorsqu'il est hydraté, et brun lorsqu'il est sel. Traité par le charbon à une haute température, il donne du cuivre métallique. Il se dissout très bien dans les acides sulfurique, azotique et chlorhydrique, et fournit des sels de cuivre reconnaissables aux caractères indiqués précédemment.

Cet oxide est moins vénéneux que les sels cuivreux, mais il devient aussi énergique lorsque des acides libres se trouvent contenus dans l'estomac : il est alors transformé en sel.

Arsénite de cuivre (vert de Schéele). — Solide, en poudre verte, dégageant des vapeurs blanches d'une odeur alliacée quand on le met sur des charbons ardents, insoluble dans l'eau. Si on le fait bouillir avec de la potasse en dissolution, il se décolore, se transforme en arsénite de potasse soluble et en bi-oxide de cuivre brun insoluble. La liqueur présente les caractères propres à l'arsénite de potasse. Le dépôt est soluble dans l'acide sulfurique; il forme avec lui une liqueur bleue qui présente les caractères du sulfate de cuivre.

Dans ces dernières années, des accidents ont eu lieu par l'usage de bonbons colorés en vert avec l'arsénite de cuivre. Si l'on avait à faire une analyse de ce genre, il faudrait mettre tremper les bonbons dans l'eau, laver le dépôt vert et le traiter comme de l'arsénite de cuivre seul.

CHAPITRE VIII.

PRÉPARATIONS D'ANTIMOINE.

ANTIMOINE MÉTALLIQUE. — Ce métal est d'un blanc bleuâtre, présentant beaucoup d'éclat, cassant, d'une texture rayonnée lamelleuse. Il fond à la chaleur rouge-cerise, est inattaquable à froid par l'acide sulfurique et par l'acide chlorhydrique. L'acide azotique l'attaque à chaud, et le transforme en une poudre blanche, insoluble, qui est de l'acide antimonieux. Chauffé avec l'eau régale, il se dissout promptement en passant à l'état de chlorure.

Lorsqu'on fond l'antimoine sur un charbon, à l'aide du chalumeau, une fumée blanche épaisse se condense peu à peu, et laisse déposer sur le charbon une auréole de petits cristaux blancs, prismatiques, blancs et volatils d'oxide d'antimoine.

La dissolution d'antimoine dans l'eau régale (chlorure d'antimoine) est incolore : elle est précipitée par l'eau en flocons blancs, solubles dans un excès de potasse ; en jaune orangé par la solution d'acide sulhydrique ou par celle d'un sulfhydrate. Enfin, une lame de fer ou de zinc en sépare l'antimoine sous forme de poudre noire qui, par la fusion, reprend son éclat métallique.

L'antimoine métallique peut être considéré comme un éméto-cathartique puissant. Les pilules perpétuelles en sont un exemple. Suivant Plenck, il peut donner lieu à des vomissements, des selles très abondantes, des tranchées insupportables, des convulsions, et par suite entraîner la mort.

Émétique (tartre stibié, tartrate d'antimoine et de potasse, tartrate antimonico-potassique). — Solide, cristallisé en octaèdres transparents, ou en poudre blanche. Il est inodore, d'une saveur âcre et nauséabonde. Les cristaux de ce sel, exposés à l'air, s'effleurissent et deviennent opaques à leur surface. Mis en contact avec les charbons ardents, il décrépite un peu, noircit en exhalant l'odeur du tartre brûlé, et laisse un résidu d'aspect métallique, qui est un alliage d'antimoine et d'une petite quantité de potassium. Cet alliage décompose l'eau en dégageant du gaz hydrogène.

Calciné dans un vase clos, l'émétique donne un charbon qui détone fortement quand on l'arrose avec un peu d'eau très divisée. L'émétique est soluble dans l'eau, plus à chaud qu'à froid. Sa dissolution donne des précipités blancs par la potasse, l'ammoniaque, l'eau de chaux et l'eau de baryte. Les carbonates alcalins la troublent aussi au bout de quelque temps. Le chlorure de platine donne un précipité jaune. L'acide sulfhydrique, le protosulfure de potassium y font naître un précipité jaune orangé de soufre doré floconneux.

L'infusion aqueuse et récemment préparée de noix de galle, ou le tannin, donnent un précipité blanc translucide.

L'acide sulfhydrique est le réactif le plus sensible de l'émétique et de toute préparation antimoniale. Mais il faut isoler l'antimoine métallique en agissant sur le soufre doré qui le contient.

Plusieurs procédés ont été proposés pour réduire le soufre doré obtenu par l'acide sulfhydrique; l'un, conseillé par M. Orfila, consiste à le mêler avec un peu de potasse et de charbon, et à le réduire de l'une des trois manières suivantes : 1° dans un creuset; 2° dans un tube de verre chauffé au rouge pendant huit ou dix minutes; 3° dans un petite cavité pratiquée sur un morceau de charbon, sur laquelle on fait arriver la flamme du chalumeau. Ce dernier moyen doit être préféré aux deux autres.

Le second procédé est dû à M. Turner. Il est fondé sur cette propriété connue de l'hydrogène de séparer le soufre de l'antimoine à une température élevée ; on obtient de la sorte des globules d'antimoine métallique (1).

Dans les empoisonnements par l'émétique, souvent le poison est immédiatement rejeté par les vomissements, et ne cause aucune lésion. Dans le cas contraire, c'est-à-dire quand les vomissements ne surviennent qu'au bout d'un certain temps, il détermine tous les symptômes de la plus vive irritation, et une dyspnée remarquable. — Les lésions reconnues après la mort ne sont pas toujours en rapport avec les symptômes observés. Le plus souvent, selon l'observation de M. Magendie, l'engorgement ou l'hépatisation des poumons paraît être la cause principale de la mort, l'inflammation des voies digestives n'ayant pas toujours lieu, ou du moins ne se développant qu'au bout d'un temps plus ou moins long.

Quant à la dose d'émétique capable de donner la mort à un individu, il est impossible de la préciser d'après les observations faites sur l'homme, observations qui ne coïncident pas avec les expériences de M. Magendie. Suivant ce physiologiste, il agit localement et par absorption (2).

Appliqué extérieurement, il développe de très gros boutons, et peut même produire des escarres; et souvent, outre cette action directe sur la partie avec laquelle il a été mis en contact, il détermine des pustules sur quelques surfaces cutanées ou muqueuses, plus ou moins éloignées, notamment aux parties génitales.

Pour rechercher l'émétique dans un cas d'empoisonnement, on peut opérer de deux manières, 1° faire bouillir les matières des vomissements avec de l'eau distillée, filtrer et agir sur elles comme sur une dissolution simple d'émétique ; 2° si la matière animale a décomposé le poison, M. Orfila conseille de calciner les matières dans un creuset

(1) DEVERGIE, *Médecine légale*, 1840, t. III, p. 558.
(2) *Toxicologie*, t. I, p. 473, 4ᵉ édit., 1843.

avec du charbon et de la potasse, pour obtenir l'antimoine métallique. M. Turner emploie un procédé différent : il transforme, à l'aide de l'acide tartrique, l'émétique décomposé, en une substance soluble ; puis il ajoute de l'acide chlorhydrique pour coaguler la matière animale, et il fait passer dans la liqueur filtrée un courant d'acide sulfhydrique. M. Devergie (1) préfère l'emploi du chlore pour précipiter la matière animale. Dans tous les cas, on réduit le sulfure d'antimoine avec la potasse et le charbon.

Enfin, si les résultats de l'analyse ont été négatifs, on évaporera les liquides, et on les desséchera, puis on les traitera par l'azotate de potasse ou l'azotate de chaux, comme il a été dit pour l'acide arsénieux, afin d'en retirer l'antimoine métallique par l'appareil de Marsh.

Les recherches récentes de M. Orfila ont prouvé que l'analyse de l'émétique pouvait être poussée aussi loin que pour l'acide arsénieux ; que l'on retrouvait dans les parois du tube intestinal, dans le foie, les reins et les autres organes, dans le sang, et surtout dans l'urine, l'émétique absorbé. Il faut suivre dans ces recherches le même procédé que s'il s'agissait d'acide arsénieux.

Beurre d'antimoine (chlorure d'antimoine, muriate d'antimoine). — Solide à la température ordinaire, transparent et incolore lorsqu'il est pur ; mais le plus ordinairement il est d'un gris sale, et souvent on le trouve sous la forme d'un liquide épais et d'apparence onctueuse ; sa saveur est des plus caustiques. Il détruit la peau, la désorganise. Lorsqu'il est solide, et qu'on l'expose à l'air, il se liquéfie promptement. Projeté sur un charbon incandescent, il fond tout-à-coup, et s'exhale en fumées blanches, acides, très irritantes, qui excitent la toux. Délayé dans l'eau, il se partage en deux parties : l'une sous forme de poudre blanche, insoluble dans l'eau, est la poudre d'Al-

_____

(1) *Méd. lég.*, 1840, t. III, p. 562.

garoth, ou un oxichlorure d'antimoine; l'autre, qui reste en dissolution, est un chlorhydrate acide de protoxide d'antimoine. Cette liqueur acide, saturée par l'ammoniaque et filtrée, donne avec l'azotate d'argent un précipité de chlorure d'argent.

Les deux substances, liqueur acide et précipité blanc, traitées par l'acide sulfhydrique, donnent un sulfure décomposable par la potasse et le charbon, comme il a été dit à l'article *Emétique.*

Introduit dans l'appareil de Marsh, il donne de l'antimoine métallique.

On ne connaît point de cas d'empoisonnement par cette substance.

Poudre d'Algaroth (oxi-chlorure d'antimoine). — Poudre blanche, insoluble dans l'eau. L'ébullition dans une dissolution de carbonate de soude la transforme en oxide d'antimoine et en chlorure de sodium. La liqueur filtrée précipite en blanc par l'azotate d'argent (chlorure d'argent). L'acide chlorhydrique transforme la poudre d'Algaroth d'abord en chlorure d'antimoine, puis en chlorhydrate de chlorure en ajoutant davantage d'acide. Olaüs Borrichius a rapporté un cas d'empoisonnement suivi de mort par le *mercure de vie* (oxi-chlorure d'antimoine) (1).

Kermès minéral (oxi-sulfure hydraté d'antimoine, soushydro-sulfate sulfuré d'antimoine). —Poudre rouge, brune, veloutée, d'une saveur odorante, sulfureuse, désagréable. Chauffé dans un tube fermé à une extrémité, il noircit, donne de l'eau et de l'acide sulfureux reconnaissable à son odeur. Le résidu, calciné avec la potasse et le charbon, donne de l'antimoine métallique. Le kermès est soluble dans l'acide chlorhydrique concentré, mais il ne se dissout qu'en partie dans cet acide affaibli. Il est décomposé à chaud par une solution de potasse, et on obtient une liqueur conte-

(1) ORFILA, *Toxicologie*, t. I, p. 501, 4ᵉ édition, 1843.

nant du sulfure de potassium, qui donne de l'acide sulfhydrique par les acides. Dissous par l'acide chlorhydrique et
introduit dans l'appareil de Marsh, il donne de l'antimoine
métallique.

Le kermès agit sur l'économie à la manière de l'émétique,
mais avec beaucoup moins d'intensité.

Soufre doré. (oxi-sulfure sulfuré d'antimoine hydraté.)
— Poudre jaune-orangée, possédant toutes les propriétés
du kermès. Il s'en distingue toutefois en ce que jeté sur des
charbons ardents, il brûle avec une flamme bleue ; et traité
par de l'huile volatile de térébenthine bouillante, il abandonne du soufre qui par le refroidissement peut cristalliser
en prismes déliés.

Il exerce sur l'économie la même action que le kermès.

Verre d'antimoine. (combinaison de sulfure et de
protoxide d'antimoine.) — Solide, transparent, jaune-
rougeâtre foncé, ordinairement sous forme de plaques brisées, renfermant de la silice, du sulfure et de l'oxide d'antimoine. Il fond à une température rouge. Sa poudre est
jaune et renferme des parcelles brillantes. Il est insipide,
inodore, insoluble dans l'eau. Traité par l'eau régale, il
donne du chlorure d'antimoine facile à reconnaître aux caractères précités.

Quand on fait digérer du verre d'antimoine dans du vin,
on obtient le *vin antimonié* ou *vin émétique*, lequel a causé
des empoisonnements qui sont consignés dans la science (1).
Les accidents produits se rapprochent de ceux que détermine l'émétique.

Protoxide d'antimoine. — Solide, blanc, soluble dans
l'acide chlorhydrique, de manière à se transformer en chlorure d'antimoine. Traité par le charbon, il donne de l'antimoine métallique.

Acide antimonieux (deutoxide d'antimoine). — Solide,

(1) ORFILA, *Toxicologie*, t. I, p. 499, 4ᵉ édition, 1843.

blanc, se comportant avec le charbon et l'acide chlorhydrique comme le précédent ; insoluble dans les autres acides, soluble dans la potasse (antimonite de potasse).

Acide antimonique (peroxide d'antimoine). — Jaune ; décomposable par le feu en oxigène et en acide antimonieux blanc, rougissant comme le précédent le tournesol, soluble dans l'acide chlorhydrique.

L'oxide d'antimoine et l'antimoniate de potasse ne paraissent pas vénéneux : les accidents graves qu'ils ont quelquefois déterminés résultaient de ce que l'antimoine qui sert à préparer ces produits, contient presque toujours de l'arsenic. C'est aussi par cette raison que l'antimoine diaphorétique est très dangereux quand il n'a pas été convenablement lavé : il contient de l'arséniate de potasse très soluble.

BISMUTH. — Métal solide , d'un blanc jaunâtre, fragile, fusible bien au-dessous de la chaleur rouge. Chauffé sur un charbon , à l'aide du chalumeau , il se réduit lentement en vapeurs qui se condensent sur le charbon et y laissent une auréole *qui n'est pas cristallisée et dont le bord est rougeâtre*. Les acides sulfurique et chlorhydrique n'attaquent pas ce métal à froid. L'acide azotique le *dissout* en produisant de l'azotate de bismuth.

Azotate de bismuth (nitrate de bismuth). — Il est cristallisable en prismes quadrilatères : sa saveur est très styptique. Il est blanc et accélère la combustion du charbon en y déposant un résidu jaune d'oxyde. Mis dans l'eau , il se décompose en deux sels, nitrate acide soluble, et sous-nitrate blanc insoluble (magister de bismuth, blanc de fard).

La dissolution est incolore ; elle rougit le tournesol, et donne des précipités blancs (oxide de bismuth) insolubles dans un excès du réactif, par la potasse caustique , l'ammoniaque et les carbonates des mêmes bases. L'acide sulfhydrique la précipite en noir (sulfure de bismuth), et en blanc jaunâtre par le cyanure jaune de potassium et de fer. Le zinc métallique réduit le bismuth et le précipite sous forme d'une masse noire et spongieuse.

Le précipité, mêlé à du charbon et à de la potasse, donne du bismuth métallique capable de se transformer par l'acide azotique en azotate acide, reconnaissable aux caractères que nous venons d'indiquer.

Il résulte des expériences de M. Orfila (1) que l'azotate de bismuth amène la mort des chiens, à la dose de 4 à 6 grammes et dans l'espace de douze à trente-six heures. Il faut 40 à 45 grammes (10 à 12 gros) de blanc de fard pour produire le même résultat. Il paraît enflammer les parties avec lesquelles il est mis en contact : suivant M. Orfila, il serait même absorbé. Le docteur Kerner de Werinsperg a rapporté (2) une observation d'empoisonnement suivi de mort et occasionné par 8 grammes de blanc de fard, mélangé de crème de tartre et suspendu dans l'eau.

M. Orfila (3) a constaté que les sels de bismuth étaient absorbés. Pour la recherche chimique de ces substances, il faut suivre la même marche que pour les sels de plomb, dont nous allons faire l'étude.

CHAPITRE IX.

PRÉPARATIONS DE PLOMB.

PLOMB. — Métal solide, d'un blanc bleuâtre, mou, flexible, ductile et très fusible. Chauffé sur un charbon, à l'aide du chalumeau, il s'entoure d'une auréole jaunâtre sans répandre de vapeurs. Traité par l'acide azotique, il se dissout à l'aide d'une douce chaleur, forme un azotate

(1) *Toxicologie*, t. II, p. 15, 4ᵉ édition, 1843.
(2) *Ann. de Heidelberg*, t. v.
(3) *Annales d'Hygiène et de Médecine légale* t. XXVIII, p. 219.

soluble dans l'eau et qui précipite par les réactifs des sels de plomb.

Le plomb est un métal dont les combinaisons sont seules vénéneuses : tant qu'il reste à l'état métallique, il n'a point de propriétés toxiques : un chien en a pris 112 grammes sans en être incommodé (1). Mais dès qu'il forme un oxide ou un sel, il devient vénéneux. Il s'altère dans l'eau, passe à l'état de carbonate qui devient soluble dans un excès d'acide carbonique, et il en résulte une eau vénéneuse (2). Il est encore plus facilement attaqué par les matières qui renferment des acides libres; mais il résulte d'un travail de Proust que lorsqu'il est allié à un métal plus oxidable que lui, l'étain par exemple, il ne présente aucun danger (3).

Lorsque le plomb est réduit en poussière, il devient un poison : sous cet état il donne lieu à ce que l'on appelle émanations saturnines et que produisent toutes les préparations de plomb. Les effets de ces émanations sont l'anorexie, l'abattement, des vomissements de matières le plus souvent blanches, des ténesmes, de la constipation, quelquefois des selles sanguinolentes, de violentes coliques, d'abord rémittentes, puis continues, avec rétraction des parois abdominales. La pression de la main sur ces parois procure un soulagement momentané. Enfin, dans les cas graves, surviennent des convulsions, l'aphonie, des sueurs froides, le trismus et la mort.

ACÉTATES DE PLOMB. — Deux de ces combinaisons sont surtout employées, ce sont : l'acétate neutre (sucre de saturne) et le sous-acétate (extrait de saturne). Ils ont pour caractère commun de dégager de l'acide acétique, quand on les traite par un acide fort, l'acide sulfurique par exemple.

L'acétate *neutre* est solide, blanc, en masses cristallines

(1) *Journal de Médecine de Leroux*, t. XXIII, p. 318.
(2) MÉRAT, *Traité de la colique métallique*, 2e édit., p. 98.
(3) *Ann. de Chim.*, t. LXII, p. 84.

ou en cristaux prismatiques, d'une saveur sucrée et astringente, soluble dans l'eau, et présente tous les caractères du
sous-acétate, alors qu'il est liquide. Il s'en distingue en ce
qu'il ne précipite que très faiblement par un courant d'a-
cide carbonique.

Le *sous-acétate* est toujours liquide. Les deux sels en
dissolution précipitent en blanc par la potasse. Le ferro-
cyanure de potassium, le sulfate de soude, le carbonate de
soude, y produisent un précipité blanc. L'acide iodhydrique et l'iodure de potassium donnent un précipité jaune
(iodure de plomb); l'acide sulfhydrique et les sulfhydrates simples, un précipité noir (sulfure de plomb); le
chromate de potasse, un précipité jaune-serin de chromate
de plomb. Enfin, calcinés et mêlés à du charbon dans un
creuset, ils donnent du plomb métallique.

On ne connaît pas d'exemple d'empoisonnement par l'a-
cétate de plomb. Les expériences de M. Orfila (1) sur les
animaux prouvent que les chiens peuvent supporter cette
substance à des doses assez fortes, 2, 4, 8 grammes. Mais
à des doses plus élevées, la mort arrive précédée des symptômes signalés précédemment.

A l'autopsie, on ne trouve le plus souvent qu'un rétrécissement du canal intestinal. Si cependant la mort a eu
lieu à la suite de l'administration d'une forte dose d'une
préparation de plomb, on trouvera tout le canal intestinal
enflammé et corrodé.

M. Orfila (2) a vu que les acétates et les autres sels de
plomb étaient absorbés, car il les a retrouvés dans les
foies et dans l'urine des animaux empoisonnés par ces substances.

Pour rechercher ces préparations dans les viscères, il
faut, suivant l'auteur, faire bouillir les organes dans l'eau

_____

(1) *Toxicologie*, t. 1, p. 194, 1843.
(2) *Ann. d'Hyg. et de Méd. lég.*, t. XXVIII, p. 219.

distillée, filtrer le décoctum et l'évaporer à siccité. Le produit est ensuite carbonisé par l'acide azotique, et le charbon sec est repris à chaud par le même acide, étendu de son volume d'eau et soumis à un courant de gaz acide sulfhydrique. On obtient ainsi un précipité de sulfure de plomb.

Il ne faut pas carboniser directement les organes par l'acide azotique, afin d'éviter les complications que pourrait faire naître le plomb qui existe *naturellement* dans nos tissus.

M. Orfila a trouvé que l'acétate de plomb donné aux chiens laissait dans l'estomac des traînées de substance blanche, même plusieurs jours après l'administration du poison et quoique des vomissements aient eu lieu. Cette substance blanche n'étant autre chose que de l'acétate de plomb décomposé, on devra, suivant M. Orfila, s'attacher à isoler autant que possible ces restes du poison ; faire macérer à chaud l'estomac dans de l'acide azotique à 30° étendu de son volume d'eau ; faire passer un courant d'acide sulfhydrique dans la liqueur, et après avoir recueilli le précipité de sulfure de plomb formé, le décomposer par la potasse et le charbon pour avoir du plomb métallique.

Si ces recherches n'avaient amené aucun résultat, il faudrait calciner les matières dans un creuset et traiter le résidu par de l'acide azotique ; mais il faudrait se rappeler qu'il existe du plomb naturellement contenu dans le corps de l'homme, et les conclusions, dans le cas de résultats positifs, devraient être subordonnées aux quantités de métal qu'on aurait pu obtenir. Pour plus de détails, consulter le mémoire de MM. Hervy et Devergie (1).

Carbonate de plomb (céruse, blanc de céruse, blanc de plomb). — Substance très lourde, blanche, en masses compactes, ou en poudre, insipide, inodore. Calcinée, elle laisse un résidu de litharge d'un beau jaune doré. Elle fait

(1) *Ann. d'Hyg.*, t. XXIV, p. 181.

effervescence avec les acides forts, et si l'on a employé de l'acide azotique, elle se dissout et constitue un azotate qui se comporte avec les réactifs comme l'acétate de plomb dissous.

Le carbonate de plomb pulvérisé, mêlé avec de l'huile et du noir de fumée, puis chauffé dans un creuset, donne un résidu de plomb métallique.

Oxide de plomb demi-vitreux (litharge). — La litharge est en petites paillettes jaunes-rougeâtres ou jaune doré, translucides, très denses, fusibles, insolubles dans l'eau. Chauffée avec du charbon ou un peu de résine, elle donne un culot de plomb.

Elle se dissout dans l'acide azotique et forme de l'azotate de plomb. Elle est soluble aussi dans l'acide acétique.

Oxide rouge de plomb (minium). — Poudre d'un rouge orangé vif, inodore, insipide. Chauffé avec de la résine, il donne comme la litharge un culot de plomb; mais lorsqu'on le traite par l'acide azotique ou par l'acide acétique, il ne se dissout qu'en partie, et laisse un résidu brun, de couleur puce, qui est un oxide de plomb plus oxigéné que le minium. La dissolution offre les caractères des sels de plomb.

CHAPITRE X.

PRÉPARATIONS DE ZINC, D'ÉTAIN, DE FER ET D'ARGENT.

ZINC. — Métal blanc-bleuâtre, cristallisé et lamelleux. Chauffé fortement au contact de l'air, il brûle avec une flamme très vive, jaune-verdâtre, et il répand une vapeur blanche (oxide de zinc) qui se condense dans l'air sous forme de flocons cotonneux. Mis en contact avec de l'acide sulfurique très étendu, il dégage de l'hydrogène et se transforme en sulfate de zinc.

D'après les expériences de Vauquelin et de Deyeux, l'eau qui séjourne dans des vases de zinc y acquiert une saveur métallique ; l'eau vinaigrée que l'on y fait bouillir contient de l'acétate de zinc : un mélange de suc de citron ou d'oseille hachée l'attaque également. Le sel ammoniac et le sel de cuisine forment aussi un sel de zinc. Enfin, ce métal est encore attaqué par le beurre chauffé (1). Cependant des expériences faites par Devaux et Dejaer de Liége démontrent qu'aucun accident n'est produit par des aliments qui ont été préparés dans des vases de zinc et qui ont attaqué ce métal. Ces expérimentateurs ont administré le citrate de zinc à la dose de 4 grammes, sans qu'il en soit résulté d'accidents.

Sulfate de zinc.— Pur, ce sel est en cristaux incolores, ou en poudre. Sa saveur est styptique et piquante. Il est soluble dans l'eau. Sa dissolution précipite en blanc l'azotate de baryte (sulfate de baryte). La potasse, la soude ou l'ammoniaque donnent un précipité blanc, gélatineux d'hydrate d'oxide de zinc qui se redissout dans un excès du réactif. L'acide sulfhydrique donne un précipité blanc (sulfure de zinc), si la dissolution est bien neutre ; le précipité est nul si elle est acide. Le cyano-ferrure de potassium donne un précipité blanc.

Le sulfate de zinc du commerce contient ordinairement du sulfate de fer : aussi donne-t-il un précipité bleu par le ferro-cyanure de potassium et une liqueur couleur d'encre par une infusion récente de noix de galle.

Le sulfate de zinc détermine rarement l'empoisonnement, parce que le plus souvent il est immédiatement rejeté par les vomissements (2). Dans le cas contraire, et s'il a été pris à haute dose, il détermine un sentiment de strangulation, des nausées, des vomissements, des déjections alvines

(1) *Ann. de Chim.*, t. LXXXVI.
(2) ORFILA, *Toxicologie*, t. II, p. 41, 4e édition, 1843.

fréquentes, la difficulté de respirer, l'accélération du pouls, la pâleur du visage et le refroidissement des extrémités.

A l'autopsie, on ne trouve qu'une inflammation peu intense de la membrane avec laquelle il a été immédiatement en contact; quelquefois on remarque du sang noir extravasé sur la membrane musculeuse de l'estomac et des intestins (1). M. Orfila a reconnu que les sels de zinc étaient absorbés. Pour les recherches, il faut agir comme pour les sels de plomb absorbés (voy. *Plomb*).

ÉTAIN. — Métal d'un blanc argentin, très mou, malléable et un peu ductile ; fusible au-dessous de la chaleur rouge. L'acide azotique concentré le transforme en une poudre blanche insoluble de bi-oxide d'étain. Chauffé avec de l'acide chlorhydrique, l'étain pur se dissout entièrement en dégageant du gaz hydrogène.

L'étain par lui-même n'est pas vénéneux (2) ; il ne le devient que lorsqu'il s'oxide ou se transforme en sel.

Protoxide d'étain. — Matière pulvérulente d'un gris noirâtre, prenant feu au contact d'un corps incandescent et continuant à brûler d'elle-même en se transformant en bi-oxide. Ce protoxide se dissout dans l'acide chlorhydrique et donne une liqueur qui est du protochlorure d'étain. Il est décomposé par le charbon et donne de l'étain métallique. Il est vénéneux à la dose de 8 grammes (Orfila).

Bi-oxide d'étain (acide stannique). — Solide, pulvérulent, blanc ou brun, infusible. Il est réductible par la chaleur dans un courant d'hydrogène sec : il se forme de l'eau, et on a de l'étain pour résidu. Il se dissout dans l'acide chlorhydrique, et donne du *bichlorure d'étain*. Même action sur l'économie que le protoxide.

Protochlorure d'étain (chlorure stanneux, protomuriate d'étain, sel d'étain). Ce sel, lorsqu'il est anhydre, se

(1) *Annales d'Hyiène et de Méd. lég.*, t. XXVIII, p. 219.
(2) *Recherches chimiq. sur l'étain*, par Boyle et Charlard. Paris, 1781. — PROUST, *Annales de Chim.*, t. LI et LVII.

présente en une masse fondue grisâtre, à cassure vitreuse; hydraté, comme on le trouve dans le commerce, il se présente en cristaux prismatiques aiguillés et incolores, d'une odeur de poisson et d'une saveur acide, très styptique. Il est soluble dans l'eau; quelquefois on est obligé d'ajouter un peu d'acide chlorhydrique pour que la dissolution soit claire. L'acide azotique versé dans cette dissolution donne un précipité blanc de bi-oxide et de bichlorure. L'acide sulfhydrique précipite en chocolat, et le précipité est insoluble dans un excès du réactif. La potasse le précipite en blanc; le cyano-ferrure de potassium donne également un précipité blanc; le chlorure d'or, un précipité pourpre. L'azotate d'argent donne un précipité blanc (chlorure d'argent). La dissolution de protochlorure d'étain versée dans une dissolution d'acide molybdique, la fait passer au bleu; ajoutée au minium, elle lui enlève sa couleur rouge. La dissolution de bichlorure de mercure y forme d'abord un précipité blanc de protochlorure de mercure, qui devient gris si on les fait bouillir ensemble, et n'est plus que du mercure métallique qui se réunit en globules. Calciné avec de la potasse dans un petit tube, il donne de l'étain métallique.

Le proto-chlorure d'étain du commerce, ou sel d'étain, a les mêmes propriétés que le précédent; seulement, comme il contient un sel ferrugineux, le ferro-cyanure jaune de potassium donne, avec sa dissolution, un précipité blanc qui passe au bleu, et l'acide sulfhydrique donne un précipité très foncé, et qui même quelquefois est noir.

Bi-chlorure d'étain (chlorure stannique, liqueur fumante de Libavius).— Liquide, très volatil, répandant des vapeurs irrespirables lorsqu'il est anhydre, mais perdant cette propriété en s'unissant à l'eau, et cristallisant. Sa saveur est styptique; il présente les propriétés du protochlorure, mais il s'en distingue d'abord par la liquidité, et ensuite en ce que l'acide sulfhydrique et les sulfhydrates

donnent un précipité jaune de bisulfure d'étain qui se redissout dans un excès du réactif. Il ne fournit pas d'ailleurs
de précipité gris avec le sublimé corrosif, et il ne précipite
pas par le chlorure d'or.

Il résulte des expériences faites par M. Orfila (1) que
les oxides et les sels d'étain sont vénéneux pour les animaux. Quelques observations recueillies chez l'homme
prouvent qu'ils sont délétères pour l'homme. Les symptômes sont : une saveur métallique des plus désagréables,
des nausées, des vomissements de matières blanches écu-
meuses, un sentiment de constriction à la gorge, des coliques affreuses; le pouls est fréquent et serré, la dypsnée
peu intense. L'individu succombe dans un état d'abattement complet, ou en proie à de violentes convulsions. On
trouve la muqueuse de l'estomac rouge-noire, épaissie,
comme tannée, et parfois ulcérée. Le lait est l'antidote des
sels d'étain. Il faut en donner une grande quantité et en
déterminer ensuite l'expulsion peu de temps après son administration.

Toutes les matières végétales et animales décomposent
les préparations d'étain en formant des composés insolubles.
Aussi, dans une expertise médico-légale relative à ces empoisonnements, faudrait-il, suivant le conseil de M. Orfila,
dessécher les tissus, les incinérer, et traiter les cendres
par de l'eau régale à une douce chaleur. On obtient ainsi
du chlorure d'étain dont on constate les caractères. M. Orfila (2) a vu aussi que les sels d'étain étaient absorbés. Il
faut, pour rechercher ces préparations, agir comme pour
les sels de plomb (voyez *Plomb*); seulement, ici il est nécessaire de traiter le charbon par l'eau régale, au lieu d'employer l'acide azotique.

SULFATE DE FER (proto-sulfate de fer, sulfate ferreux,

(1) *Toxicologie*, t. II, p. 5, 4e édition, 1843.
(2) *Annales d'Hyg. et de Méd. lég.*, t. XXVIII, p. 219.

vitriol vert, vitriol de mars ou de fer, couperose verte). — Ce sel se présente en prismes rhomboïdaux, obliques et transparents, d'un vert bleuâtre pâle ; sa saveur est douceâtre et astringente. Exposé à l'air sec, il devient d'abord blanc à sa surface et se recouvre ensuite d'une poussière jaunâtre de sous-sulfate de peroxide. Chauffé, il éprouve la fusion aqueuse et se dessèche en une masse blanchâtre.

Il est soluble dans l'eau, plus à chaud qu'à froid. Sa dissolution est verte ; elle forme, avec l'azotate de baryte, un précipité blanc ; avec la potasse, un précipité blanc-verdâtre, qui verdit d'abord, et passe au jaune par le contact prolongé de l'air. L'infusion de noix de galle ne colore pas immédiatement la liqueur ; mais au contact de l'air, ou par l'action d'une solution de chlore, il se manifeste une couleur noire plus ou moins foncée ; enfin, le cyanure de potassium et de fer donne un précipité blanc qui bleuit peu à peu à l'air ou sur-le-champ par la solution du chlore.

Des expériences faites sur les chiens par M. Orfila démontrent (1) : 1° que le sulfate de fer est un poison pour les animaux, soit lorsqu'il est introduit dans l'estomac ou dans les veines, soit lorsqu'il est appliqué sur le tissu cellulaire ; 2° qu'il détermine une irritation locale suivie de l'inflammation des parties avec lesquelles il est en contact.

ARGENT. — L'argent n'est pas vénéneux par lui-même, et parmi les composés qu'il forme, un seul a des propriétés corrosives énergiques : c'est l'azotate d'argent.

Azotate d'argent (nitrate d'argent, pierre infernale). — Il est solide, en cristaux incolores et transparents ; ou coulé sous forme de cylindres de la grosseur d'une plume à écrire, noirs à leur surface. Sa saveur est styptique ; il laisse une

(1) *Toxicologie*, t. II, p. 24, 4e édition, 1843.

38

tache blanche sur la langue, à l'endroit où il l'a touchée. Réduit en poudre et mêlé avec de la limaille de cuivre, il donne des vapeurs rouges par l'addition d'acide sulfurique contenant une demi-partie d'eau. Mis sur des charbons ardents, il en accélère la combustion, se décompose en dégageant des vapeurs jaunes-orangées d'acide hypo-azotique, et laisse un résidu d'argent métallique. L'eau à 15 degrés en dissout environ son poids. La dissolution est incolore et tache la peau en violet ; l'acide chlorhydrique ou la dissolution d'un chlorure donne un précipité blanc, caillebotté (chlorure d'argent), insoluble dans l'eau et dans l'acide azotique, soluble dans l'ammoniaque et noircissant à la lumière. Chauffé avec la potasse dans un petit creuset, il donne un globule d'argent. La potasse et la soude forment un précipité olive (oxide d'argent) soluble dans l'acide azotique et dans l'ammoniaque. L'acide sulfhydrique et les sulfures alcalins précipitent en noir ; l'arsénite de potasse en jaune-serin, et l'arséniate de potasse en rouge-brique.

Le chlorure de sodium est le réactif le plus sensible de l'azotate d'argent ; mais il faut isoler le métal du chlorure d'argent précipité. Cette réduction peut s'opérer à l'aide du procédé de Turner (voyez article *Antimoine*), en décomposant le chlorure d'argent à chaud par de l'hydrogène.

D'après les expériences de M. Orfila (1), l'azotate d'argent injecté dans les veines détermine promptement la mort ; son action est moins énergique lorsqu'on l'introduit dans l'estomac.

Il détermine tous les symptômes des plus violents poisons corrosifs. M. Poumarède a publié (2) une observation fort curieuse d'empoisonnement, dans laquelle la dose aurait été de 8 gros (32 grammes). Le malade, auquel on admi-

---

(1) *Toxicologie*, t. II, p. 24, 4e édition, 1843.
(2) *Journ. de Chim. méd.*, t. V, 2e série, septembre 1839.

nistra une grande quantité de chlorure de sodium, ne succomba point.

A l'extérieur, l'action de l'azotate d'argent se borne aux tissus qu'il touche. Le chlorure de sodium (sel de cuisine) est l'antidote de l'azotate d'argent.

Lésions. — Si le poison a été pris à une dose élevée, la membrane muqueuse gastrique est comme réduite en bouillie ; la membrane musculeuse est très rouge et souvent perforée. Si, au contraire, la dose était faible, la membrane muqueuse offre des espèces de mouchetures qui ne sont autre chose que des escarres blanches, grisâtres ou noires. Les poumons sont sains.

M. Orfila a fait des expériences (1), desquelles il résulte que l'azotate d'argent est absorbé, et qu'on peut constater sa présence dans le foie en carbonisant directement le viscère par l'acide azotique concentré. On traite le charbon obtenu par de l'acide azotique pur étendu d'eau et bouillant, et on précipite le *solutum* filtré par l'acide chlorhydrique ; on obtient à l'instant même du *chlorure d'argent* dont on peut retirer l'argent métallique après l'avoir bien lavé et desséché.

CHAPITRE XI.

POISONS VÉGÉTAUX.

Nous avons vu que l'analyse chimique permettait de reconnaître en général la plus petite dose d'un poison minéral ; mais il n'en est plus de même lorsqu'il s'agit d'une substance organique, et il faut avouer que malgré les progrès que la toxicologie a faits depuis quelques années, l'analyse est encore impuissante dans la plupart des empoi-

(1) *Annales d'Hyg. et de Méd. légale*, t. XXVIII, p. 221.

sonnements par les matières du règne végétal ou animal. Aussi, nous bornerons-nous à indiquer les caractères chimiques, malheureusement trop peu nombreux, qui servent à reconnaître certains poisons végétaux; et quant à la description des substances toxiques du règne végétal ou du règne animal, nous renvoyons aux traités de zoologie ou de botanique.

Poisons irritants végétaux.

BRYONE (couleuvrée, vigne blanche, navet galant, navet du diable; *bryonia divica*, D. C., *Flor. franc.*, 2822; Rich., *Bot. méd.*, p. 350, souvent confondue avec le *bryonia alba* de Linné, qui du reste a les mêmes propriétés) (cucurbitacées). — Cette racine, à raison de sa ressemblance avec le navet, a quelquefois causé des empoisonnements accidentels. Sa saveur est âcre, amère et désagréable. Elle agit comme poison irritant. M. Orfila (1) a trouvé que 16 grammes de cette substance amenaient la mort des chiens dans vingt-quatre heures.

RENONCULE ACRE, *ronunculus acris* (renonculacées). — Les feuilles de cette plante sont très âcres, et employées en Islande pour faire des vésicatoires; c'est assez dire que ce végétal doit être rangé au nombre des irritants.

ÉLATÉRIUM, concombre d'âne, concombre sauvage, *momordica elaterium*. — Baie de la forme d'une olive, de couleur jaune. L'extrait de cette substance détermine la mort des chiens en vingt-quatre heures à la dose de 8 à 12 grammes (2); non seulement il est irritant, local et purgatif, mais encore il est absorbé. Il doit ses propriétés à un principe blanc, cristallin (l'élatérine). 1/16 de grain (0,003) de cette substance produit chez l'homme les effets ordinaires de l'élatérium.

(1) *Toxicologie générale*, t. II, p. 81, 4ᵉ édition, 1843.
(2) *Ibid.*, p. 84.

RÉSINE DE JALAP, *convolvulus officinalis* (convolvula-cées). — Elle est essentiellement purgative et irritante du canal intestinal. M. Cadet de Gassicourt a fait sur cette substance des expériences nombreuses (1).

COLOQUINTE (*cucumis colocynthis*, L. sp. 1435; Rich., *Bot. méd.*, p. 532, (fam. des cucurbitacées). — Fruit d'une saveur extrêmement amère. C'est un purgatif drastique qui, à une dose élevée, peut amener la mort en vingt-quatre heures, suivant les expériences de M. Orfila (2). La muqueuse de l'estomac est enflammée, comme détachée et ulcérée; on observe des lésions analogues dans le rectum.

GOMME-GUTTE (mélange de résine et de gomme qui découle du *guttafera vera*) (guttifères). — Substance solide, en masses cylindroïdes, jaunes-orangées en dedans, plus foncées en dehors. Elle est inodore, mais sa saveur est extrêmement âcre et prend à la gorge. Elle colore la salive en jaune, se dissout entièrement dans l'eau, en partie dans l'alcool. Cette dissolution alcoolique se trouble quand on y ajoute de l'eau. Elle est purgative et irritante du canal digestif. Elle est administrée comme évacuant, à la dose de 20 à 40 centigrammes; elle amène la mort des chiens à la dose de 4 à 8 grammes (3). Suivant Hahnemann, le sous-carbonate de potasse est l'antidote de cette substance. Bourduc regarde, en effet, les alcalis comme propres à modérer son action.

GAROU, sain-bois, *daphne gnidium* (thymelées). — L'écorce du garou contient un principe âcre et irritant qui le fait employer souvent à l'extérieur comme vésicant. Prise à l'intérieur, elle a une saveur d'abord un peu amère, puis brûlante et caustique, assez persistante, qui se propage au pharynx. Elle a une action éminemment irritante. Dans les

(1) *Dissert. inaugur.*, 1817.
(2) *Toxicol. gén.*, t. II, p. 90, 4ᵉ édition, 1843.
(3) ORFILA, *ibid.*, t. II, p. 95, 4ᵉ édition, 1843.

expériences faites par M. Orfila sur les animaux (1), l'estomac, après la mort, était très enflammé ainsi que le
rectum.

RICIN (*palma christi, ricinus communis* (euphorbiacées). — La graine de ricin a le volume et un peu la forme
du haricot, luisante; elle est marbrée irrégulièrement de
gris rougeâtre et de blanc, avec quelques points jaunes;
son odeur est nulle, sa saveur est oléagineuse, puis légèrement âcre. — L'huile qu'on en retire est de consistance
sirupeuse d'un jaune pâle, d'une odeur fade, d'une saveur douce suivie d'une légère âcreté. L'alcool la dissout en
totalité, ce qu'il ne fait pas pour les autres huiles. — Les
semences de ricin d'Amérique contiennent un principe
âcre qui se retrouve aussi dans l'huile mal préparée, et
qui peut causer de violentes superpurgations et une gastro-
entérite. On ignore la nature de ce principe : les uns le
regardent comme résineux; d'autres le considèrent comme
étant formé d'un acide gras. Quoi qu'il en soit, M. Devergie (2) a vu deux malades mourir en trois heures à la suite
de l'administration, à chacun d'eux, de 30 grammes de
cette huile.

Les semences entières, à la dose de 2 à 4 grammes,
peuvent amener la mort des chiens. Elles agissent comme
irritants locaux et généraux (3).

EUPHORBE, suc des *euphorbia officinarum, antiquo-
rum, et canariensis* (euphorbiacées). — Substance jaunâtre, en larmes irrégulières, d'une saveur d'abord peu
sensible, mais devenant bientôt âcre, brûlante et corrosive; inodore. Il ne se dissout qu'en partie dans l'alcool
froid.

L'euphorbe est un des poisons les plus violents. La
moindre quantité cause des douleurs atroces au gosier,

(1) ORFILA, *Toxicologie*, t. II, p. 97, 4e édit., 1843.
(2) *Médecine légale*, 1840, t. III, p. 599.
(3) *Toxicol. gén.*, t. II, p. 100, 4e édition, 1843.

dans l'estomac, dans les entrailles; des vomissements, des syncopes, des sueurs froides, bientôt suivies de la mort. On trouve à l'intérieur une excessive inflammation des voies digestives. Il tue les chiens à la dose de 8 grammes, quand il est appliqué dans une plaie (1), et, à celle de 16 grammes, il les fait périr en vingt-quatre heures, lorsqu'il est introduit dans l'estomac.

SABINE, *juniperus sabina* (conifères). — Feuilles d'une odeur forte et désagréable, d'une saveur chaude et amère. Elles ont une action irritante très énergique. Dans des expériences faites sur les chiens par M. Orfila (2), la sabine a donné la mort à la dose de 16 à 24 grammes. Elle est essentiellement emménagogue; mais elle enflamme constamment les parties avec lesquelles elle est en contact. Elle est fréquemment employée pour provoquer l'avortement, à raison de son action sur l'utérus et le rectum; mais le plus souvent les accidents qu'elle détermine compromettent la vie.

STAPHYSAIGRE, herbe aux poux, *delphinium staphysagria* (renonculacées). — Les semences de staphysaigre sont anguleuses, comprimées, recouvertes d'un épisperme gris, noirâtre, rugueux; leur saveur est amère, âcre et brûlante; leur odeur est désagréable. On les emploie surtout pour détruire les poux chez les enfants; mais leur usage peut déterminer l'inflammation du cuir chevelu et des accidents cérébraux.

La staphysaigre en poudre tue les chiens à la dose de 32 grammes, en donnant lieu à une gastro-entérite aiguë (3).

Elle paraît devoir ses propriétés à une matière alcaline découverte par MM. Lassaigne et Feneulle, et que l'on appelle *delphine*. Cette substance blanche, incristallisable,

(1) ORFILA, *Toxicol. gén.*, t. II, p. 102, 4e édition, 1843.
(2) *Ibid.*, p. 113.
(3) *Ibid.*, p. 121.

est presque insoluble dans l'eau, soluble dans l'éther, et surtout dans l'alcool. Dissoute, elle offre la réaction alcaline; l'acide azotique la colore en jaune, mais ne la rougit pas ; l'acide sulfurique concentré la rougit avant de la charbonner ; le chlore ne l'attaque qu'à 160 degrés, la colore en vert, puis en brun foncé, et la rend friable.

La delphine donne la mort aux chiens à la dose de 30 centigrammes.

GRATIOLE, herbe à pauvre homme, *gratiola officinalis* (scrophulariées). — La gratiole peut déterminer les mêmes accidents et les mêmes lésions que la *coloquinte;* mais elle paraît de plus avoir une action particulière sur l'appareil génital. On l'a vue plusieurs fois causer la nymphomanie. L'extrait de cette plante tue les chiens à la dose de 12 grammes, en déterminant les symptômes d'une vive irritation. (Orfila.)

ANÉMONE, coquelourde, *anemone pulsatilla* (renonculacées). — Toutes les parties de la plante, à l'état frais, sont âcres et irritantes; elles causent des vomissements, des coliques violentes, et la mort est précédée de diminution de la sensibilité. Sèche, elle n'a presque plus d'influence délétère (1).

MANCENILLIER, *hippomane mancinilla* (tithymaloïdes). — Le fruit et le suc du mancenillier, pris à l'intérieur, déterminent la gastro-entérite la plus intense, l'ulcération des lèvres, une éruption de vésicules sur la langue et dans toute la bouche, et le ballonnement du ventre (2).

PIGNON D'INDE, *jatropha coreas, medicinis.* Ricin d'Amérique (euphorbiacées). — Graine oblongue, d'une teinte brune, qui agit comme irritant des parties avec lesquelles il est en contact, et exerce en outre une influence sur le système nerveux. Deux grammes de semence ingé-

(1) ORFILA, *Toxicol. gén.*, t. II, p. 132, 4ᵉ édition, 1843.
(2) *Ibid.*, p. 109.

rés dans l'estomac des chiens, tuent ces animaux au bout de dix heures.

Son huile est beaucoup plus active, puisqu'elle produit les mêmes effets à la dose de quelques gouttes.

RHUS RADICANS et TOXICODENDRON (térébenthacées). — Deux variétés de la même plante. Cet arbuste répand, dit-on, autour de lui une atmosphère malfaisante qui produit quelquefois au bout de peu d'heures, d'autres fois après quelques jours seulement, des démangeaisons, du gonflement, de la rougeur et même des pustules vésiculeuses au visage, au scrotum, etc. On cite un cas devenu mortel par suite d'attouchement des parties sexuelles après avoir manié des rameaux de ce végétal. La plante, ingérée dans l'estomac, enflamme son tissu. Seize grammes de son extrait aqueux ont amené la mort d'un chien en vingt-neuf heures (Orfila) (1).

CHÉLIDOINE, grande éclaire, herbe à l'hirondelle, *chedonium majus* (papavéracées). — Toute la plante est remplie d'un suc jaune, caustique, d'une odeur désagréable, auquel elle doit ses propriétés vénéneuses, et dont on se sert pour détruire les verrues et les cors aux pieds. Selon MM. Lassaigne et Chevallier, elle n'aurait pas de propriétés toxiques; mais, d'après les expériences de M. Orfila (2), 120 grammes de suc de chélidoine et 6 à 12 grammes d'extrait aqueux, ont amené la mort des chiens en cinq à six heures.

NARCISSE DES PRÉS. Porillon, aiault. *Narcisse, pseudonarcissus* (narcissées). — Quelques auteurs ont avancé que cette plante avait des effets émétiques très marqués; d'autres les ont niés. Suivant M. Orfila, 4 à 6 grammes d'extrait aqueux de cette plante tuent les chiens assez promptement.

---

(1) *Toxicol. gén.*, t. II, p. 115, 4ᵉ édition, 1843.
(2) *Ibid.*, p. 118.

CRÉOSOTE. — Cette substance, qui est extraite par distillation du goudron de bois, doit être rangée au nombre des matières végétales irritantes.

Elle est liquide, incolore, ou colorée en jaune brunâtre, oléagineuse, d'une odeur de goudron. Elle coagule instantanément l'albumine.

L'eau en dissout un quatre-vingtième de son poids. Ses dissolvants sont l'acide acétique, l'éther et l'alcool.

Administrée à la dose de 8 grammes à des chiens (1), elle a amené la mort au bout de deux heures avec des symptômes effrayants, étourdissements, vertiges, etc.

A l'autopsie, on a trouvé des traces d'inflammation dans le tube digestif; les poumons étaient gorgés d'un sang brun, les cavités du cœur renfermaient quelques petits caillots.

La créosote est employée pour calmer les douleurs des dents; mais si on en fait usage sans précaution, elle peut amener des ulcérations sur les gencives.

Mal préparée, elle contient un principe qui a une propriété émétique excessivement puissante.

Substances animales irritantes.

CANTHARIDES, *meloë vesicatorius*, *cantharis vesicatoria*, *lytta vesicatoria*. — Cet insecte est de l'ordre des coléoptères, section des hétéromères, famille des trachélydes.

La *poudre de cantharides*, employée en thérapeutique, en raison de son action vésicante, est un poison énergique. Elle est d'un gris verdâtre et parsemée, quelque fine qu'elle soit, de points verts, d'un brillant métallique, qui la font assez facilement reconnaître. Elle a une odeur nau-

---

(1) MIGNET, *Recherches chim. et médicales sur la créosote*. Paris, 1834.

séabonde, une saveur âcre; elle répand sur le feu l'odeur
fétide de la corne brûlée.

Les cantharides doivent leur principe vésicant à une
substance blanche (cantharidine) qui se dissout dans l'eau
bouillante. Aussi la poudre, privée de ce principe par l'é-
bullition dans l'eau, est-elle inerte.

La *teinture de cantharides* précipite en blanc par l'eau;
le précipité est soluble dans un excès de ce liquide. Le
ferro-cyanure de potassium donne un précipité jaunâtre;
le sulfhydrate d'ammoniaque un précipité jaune clair et
grumeleux, les acides chlorhydrique et sulfurique un précipité jaune-verdâtre; l'acide azotique un précipité jaune.

L'empoisonnement par les cantharides est assez fréquent,
et il est souvent le résultat de leur emploi comme aphro-
disiaque. Dans quelques cas, 1 gramme de cette substance
a suffi pour donner la mort.

Les extraits aqueux ou alcooliques agissent de la même
manière, mais encore avec plus d'énergie.

Les symptômes de cet empoisonnement consistent en
nausées, vomissements abondants, selles copieuses et souvent sanguinolentes, dans lesquels on peut quelquefois reconnaître des points brillants d'un vert bronzé; des coliques
violentes, des douleurs atroces à l'épigastre et dans les hy-
pochondres, une ardeur extrême vers la vessie, des urines
sanguinolentes, un priapisme opiniâtre et douloureux, parfois l'horreur des liquides, le plus souvent des convulsions,
du délire et la mort.

A l'autopsie, on trouve ordinairement la membrane
muqueuse gastrique ecchymosée et d'un rouge noirâtre; le
cerveau est gorgé de sang; la membrane muqueuse gé-
nito-urinaire est phlogosée.

Le camphre passe pour être l'antidote des cantharides.

Le mylabre de la chicorée (*meloë cichorii*) paraît être la
cantharide des anciens, et a des propriétés aussi énergiques
que notre cantharide ordinaire.

Le ver de mai (*meloe majalis*) et le scarabée ou proscarabée (*meloe proscarabœus*) agissent aussi comme les cantharides, mais avec moins d'intensité.

M. Poumet a indiqué un moyen ingénieux de retrouver sur le cadavre les traces des cantharides (1).

Ce moyen consiste à insuffler d'abord les intestins, puis, après les avoir desséchés et coupés par morceaux, à les examiner au soleil entre deux lames de verre. Alors on reconnaît parfaitement à l'œil nu des parcelles de cantharides, qui se présentent sous forme de points brillants d'un vert d'émeraude ou d'un jaune doré.

Suivant l'auteur, on ne trouve aucune trace de cantharides dans le tube digestif *encore humide* d'un animal empoisonné par cette substance. Il faut, pour apercevoir ces fragments si ténus, éliminer par la dessiccation les liquides qui ternissaient leur éclat.

Il y a plusieurs coléoptères dont l'aspect pourrait être confondu avec celui des cantharides; mais aucun de ces insectes n'est nuisible, excepté peut-être le bupreste.

Quant aux parcelles de cuivre ou d'oripeaux, il est impossible, avec un peu d'attention, de ne pas les distinguer des fragments de cantharides.

Le procédé de M. Poumet est simple et suffisant quand les cantharides ont été ingérées en poudre; mais il n'en est plus de même quand le poison a été administré sous forme de teinture. Dans ce cas, le toxicologiste devra s'attacher à retrouver la cantharidine.

MOULES (*mytilus edulis*, L.). — Ces mollusques sont, dans certaines circonstances et pour certains individus, un aliment dangereux, soit qu'ils aient éprouvé alors quelque altération accidentelle, soit qu'ils contiennent quelque substance particulière, comme la *crasse* de la mer, soit qu'ils renferment de petites étoiles de mer, comme M. Baumié l'a constaté.

(1) *Ann. d'Hygiène et de Méd. lég.*, t. xxviii, p. 347.

Les symptômes que les moules déterminent sont des douleurs à l'épigastre, des nausées, quelquefois des vomissements, de la dyspnée, ou même de la suffocation, la petitesse et la fréquence du pouls, le gonflement et la coloration de la face ; souvent la dilatation de la pupille, un prurit général, suivi d'une éruption ortiée sur quelques parties du corps. Quelquefois, si ces accidents ne sont pas immédiatement combattus (par l'éther, à la dose de 8 à 12 grammes, étendu d'eau, ou par l'eau vinaigrée), il survient des convulsions ou un coma précurseur de la mort. On ne trouve à l'autopsie qu'une légère inflammation du canal intestinal.

Le traitement de l'empoisonnement par les moules consiste à faciliter les vomissements, et ensuite à administrer de l'éther étendu d'eau à la dose de 8 à 12 grammes. On peut aussi employer avec avantage l'eau vinaigrée.

CHAPITRE XII.

POISONS NARCOTIQUES.

Opium. — L'opium est le suc épaissi des capsules du pavot blanc, *papaver somniferum album* (papavéracées).

L'analyse de l'opium y fait reconnaître dix-huit à vingt substances différentes, au nombre desquelles on peut citer comme principes essentiels : la *morphine*, la *codéine*, la *narcotine*, la *narcéine*, la *méconine*, la *thébaïne*, la *pseudo-morphine*, l'acide méconique, une huile volatile, une résine, et peut-être d'autres matières encore.

La couleur de l'opium varie du brun jaunâtre au noir ; il se présente dans le commerce sous forme de pains plus ou moins aplatis, d'une odeur nauséeuse toute particulière, d'une saveur amère. L'opium se dissout incomplètement dans l'eau distillée ; il procure par l'addition du chlorure de calcium un précipité presque entièrement formé de méconate de chaux. Si après avoir lavé et desséché ce précipité, on le met en contact avec l'acide sulfurique et du persulfate de fer, il se développe une belle couleur rouge. D'un autre côté, la liqueur qui surnageait le précipité donne, par l'ammoniaque, un précipité qui, desséché et traité par l'alcool bouillant, fournit de la morphine par le refroidissement.

L'extrait d'opium a toutes les propriétés de l'opium, si ce n'est qu'il est entièrement soluble dans l'eau, lorsqu'il a été convenablement préparé.

Il résulte d'expériences faites sur les animaux, que l'opium brut, à la dose de 12 grammes, donne la mort en vingt-quatre heures. L'extrait aqueux, à la dose de 8 grammes, tue en douze heures.

Les symptômes observés chez l'homme à la suite d'empoisonnement par l'opium sont très variables selon l'idiosyncrasie des sujets, et ont diverses causes qui n'ont jamais été appréciées. La dose nécessaire pour les déterminer est également très variable. Il est des personnes qui ne peuvent pas prendre des fractions de grain d'opium sans éprouver tous les accidents qui résultent de l'administration de cette substance à haute dose.

Le plus ordinairement on observe les phénomènes suivants : soif, sécheresse de la bouche et de la gorge, déglutition difficile, sensation incommode au creux de l'estomac, nausées, vomissements de matières noires ayant l'odeur de l'opium ; air égaré et hébété ; assoupissement dont il est quelquefois difficile de tirer le malade. Souvent cet assoupissement est précédé d'un délire gai ou furieux. La figure est parfois rouge et tuméfiée, fréquemment pâle et cadavéreuse. Quelquefois il y a distorsion de la bouche ; immobilité et insensibilité, principalement aux membres inférieurs ; démangeaison à la peau, comme dans l'empoisonnement par la morphine. La respiration est le plus souvent très lente, d'autres fois stertoreuse et précipitée; les battements du cœur sont tantôt forts, irréguliers et fréquents, tantôt ralentis et faibles. Les yeux sont assez ordinairement fermés; la pupille est aussi souvent dans l'état normal, que dilatée ou contractée. La mort succède enfin, soit au délire, soit à un état d'insensibilité telle que la respiration est le seul indice de vie. L'opium a une action encore plus prompte, lorsqu'il est donné en lavement, même à faible dose.

Le canal digestif est généralement sain chez les individus qui succombent à une forte dose d'opium; mais souvent les poumons sont peu crépitants et présentent des taches livides; le sang est tantôt liquide, tantôt coagulé dans les cavités gauches du cœur; la pie-mère et le cerveau sont quelquefois injectés.

Dans une analyse médico-légale, l'expert peut avoir à reconnaître l'opium: 1° à l'état de pureté; 2° sous les diverses formes d'extrait aqueux ou alcoolique, de teinture, laudanum de Sydenham et de Rousseau. Dans toutes ces préparations, on s'attache à démontrer l'existence de l'acide méconique et de la morphine, dont les réactifs décèlent le mieux l'existence de l'opium.

Les procédés proposés pour rechercher ces deux substances (1) consistent à faire bouillir les aliments et les tissus avec de l'eau aiguisée d'acide acétique, filtrer et évaporer. Le résidu est alors traité par l'alcool bouillant, et la liqueur est filtrée; on y verse du sous-acétate de plomb: il se forme un précipité de méconate de plomb et il reste dans la liqueur une solution d'acétate de morphine. On soumet le dépôt à l'action de l'acide sulfhydrique, et on sépare par le filtre le sulfure de plomb formé. On évapore lentement la liqueur, et on y constate la présence de l'acide méconique à l'aide

(1) DEVERGIE, *Méd. lég.*, 1840, t. III, p. 616.

d'un persel de fer en dissolution étendue. La liqueur qui contient l'acétate de morphine est soumise à un courant d'acide sulfhydrique, afin de la débarrasser de l'excès d'acétate de plomb qu'elle peut contenir; puis le liquide, séparé du précipité de sulfure de plomb, est évaporé et traité par l'acide azotique et les persels de fer aussi peu acides que possible. Si les résidus étaient trop colorés, il faudrait les décolorer par le charbon animal.

MORPHINE. — Solide, incolore, cristallisable en prismes hexaèdres irréguliers, le plus souvent terminés par des sommets dièdres. Elle est inodore et amère. Elle est insoluble dans l'eau froide, presque insoluble dans l'eau bouillante et dans l'éther sulfurique. L'alcool la dissout fort bien, et plus à chaud qu'à froid. Les acides étendus la dissolvent en s'y combinant. L'acide azotique *concentré* la jaunit d'abord, puis lui donne une couleur rouge de sang. La morphine est soluble dans la potasse et la soude, moins dans l'ammoniaque. Mêlée avec une solution d'amidon et un peu d'acide iodique, il se manifeste une couleur bleue très marquée, parce que l'acide iodique est décomposé, et l'iode est mis en liberté (Sérullas). La morphine bleuit par un persel de fer, et elle est précipitée par le tannin.

A la dose de 15, 20, 30, 40 centigrammes, la morphine donne lieu à des symptômes narcotiques analogues à ceux que produit l'opium. Mais on remarque presque toujours une démangeaison à la peau, sans sueur (selon M. Bally), précédant et accompagnant quelquefois une éruption de très petites élevures arrondies et incolores. Selon M. Trousseau, au contraire, la sueur ne manquerait presque jamais, et très souvent elle existerait en même temps que les démangeaisons. Il y a presque toujours rétention d'urine ou lenteur dans l'excrétion de ce fluide. Suivant M. Desportes, il existe une tendance aux hémorrhagies, soit dans le cerveau, soit par les bronches, etc. — Appliquée sur le tissu cellulaire sous-cutané, la morphine détermine les mêmes accidents.

Les lésions observées sur le cadavre sont les mêmes qu'après l'empoisonnement par l'opium.

Acétate de morphine. — Solide, pulvérulent, d'un gris jaunâtre, soluble *dans l'eau* et dans l'alcool, insoluble dans l'éther. Il se comporte avec les réactifs comme la morphine.

Codéine. — Solide, incolore, susceptible de cristalliser en beaux prismes à bases rhomboïdales; soluble dans l'eau; 100 parties d'eau dissolvent 26 de codéine à 15 degrés, et 588 à 100 degrés; cette substance est fusible à la manière des graisses, soluble dans l'éther. Les acides étendus s'y unissent en formant des sels neutres. L'acide azotique ne la colore pas, elle ne bleuit pas les persels de fer. Le tannin précipite abondamment ses dissolutions.

Les effets de la codéine sont à peu près les mêmes que ceux de la morphine; mais elle procure un sommeil plus agréable, et ne laisse pas de fatigue comme les autres préparations d'opium. (Barbier d'Amiens et Martin Solon.)

Laudanum (laudanum liquide de Sydenham, vin d'opium composé). — Liqueur jaune foncé, d'une odeur nauséeuse, qui tient de celle du safran, du girofle et de la cannelle; d'une saveur amère. Il donne de l'alcool par la distillation.

Le laudanum détermine les mêmes symptômes et les mêmes lésions que l'opium. On trouve presque toujours aux lèvres ou aux mains des taches jaunes, qui s'effacent par des lavages avec de l'eau; souvent aussi les matières des vomissements et des selles sont jaunes.

Le laudanum de Sydenham, qui est le plus fréquemment employé, contient par gramme 5 centigrammes d'extrait d'opium.

Le *laudanum de Rousseau* contient pour 2 grammes 25 centigrammes d'extrait d'opium; son action est par conséquent plus énergique.

Pour constater la présence de l'un ou l'autre de ces

39.

composés, il faudrait, si on avait assez de substance, la
dessécher et la traiter comme l'opium. Dans le cas contraire, on rechercherait au moins la présence de l'acide
méconique, qui offre une réaction caractéristique.

JUSQUIAME NOIRE, *hyosciamus niger* (solanées). —
La jusquiame noire, souvent confondue avec la blanche
(qui possède du reste des propriétés analogues), a des racines de la grosseur du doigt, qui ont été prises quelquefois pour de petits panais ou pour des racines de chicorée (1). Ses feuilles ont été confondues avec celles de pis-
senlit, et mangées en salade (2). Ses semences sont très
délétères. Toutes les parties de cette plante sont vénéneuses, et déterminent des vertiges, du délire, des hallucinations, la dilatation de la pupille, des convulsions;
quelquefois surviennent l'aphonie, la rigidité des membres.

Lorsque les individus ont succombé, on trouve à l'autopsie une congestion cérébrale, et l'estomac est le plus
ordinairement sain. En traitant par l'eau les substances
trouvées dans le tube digestif, et évaporant la dissolution,
on obtient un extrait qui, appliqué en très petite quantité
sur l'œil d'un chat, produit une énorme dilatation de la
pupille. Cette propriété, qui est commune à la belladone
et au datura stramonium, ne pourrait pas, il est vrai, résoudre la question, mais elle peut constituer un indice.

MM. Geiger et Hesse ont annoncé l'existence d'un alcali
dans la jusquiame, qu'ils ont nommé *hyosciamine*. Mais,
suivant MM. Brault et Poggiale, ce ne serait qu'un mélange de plusieurs sels.

ACIDE CYANHYDRIQUE (acide hydrocyanique ou prussique).—Liquide, incolore, très volatil, d'une odeur forte
et analogue à celle des amandes amères ou du laurier-ce-

(1) *Journal général de Médecine*, t. CVI, p. 169.
(2) NAVIER, *Ancien Journ. de Méd.*, t. IV, p. 213.

rise. Concentré, il se réduit en vapeurs à une très basse
température, et disparaîtrait bientôt si le refroidissement
que produit son évaporation ne la ralentissait.

Il se décompose assez promptement, quelquefois même
dans l'obscurité, en prenant d'abord une teinte rougeâtre
qui devient plus foncée et en déposant une masse charbonneuse. L'eau et l'alcool le dissolvent en toutes proportions
et retardent sa décomposition.

Dissous dans l'eau, cet acide, s'il est pur, n'agit pas sur
le tournesol. Sa dissolution, saturée par la potasse, donne
par un mélange de protochlorure et de perchlorure de fer
un précipité de bleu de Prusse (protocyanure et sesqui-
cyanure de fer); et par le sulfate de cuivre un précipité
marron de cyanure de cuivre, qui rend la liqueur simplement laiteuse, si elle est très étendue (Lassaigne). Dans
ces deux derniers cas, il faut ajouter, après le réactif, un
peu d'acide chlorhydrique pour enlever l'oxide métallique
qu'un peu de potasse en excès pourrait avoir précipité.

La solution d'azotate d'argent produit un précipité blanc,
floconneux, de cyanure d'argent, tout-à-fait insoluble dans
l'eau, ainsi que dans l'acide azotique faible et froid, soluble
dans l'ammoniaque. Ce précipité se distingue du chlorure
d'argent en ce qu'il ne brunit pas à la lumière et qu'il se
dissout dans l'acide azotique concentré et bouillant.

M. O. Henry (1) a conseillé, pour reconnaître des traces
d'acide cyanhydrique, de chauffer le cyanure d'argent obtenu avec un peu de chlorure de sodium et de l'eau, de
filtrer et de chauffer la liqueur avec un peu d'oxide de fer
vert hydraté, puis de filtrer de nouveau. Le liquide filtré
(ferrocyanate de soude) précipite les sels de fer en bleu
(bleu de Prusse), et ceux de cuivre en brun marron.

Enfin on peut, en n'agissant que sur *un demi-milligramme* de cyanure d'argent, obtenir du cyanure de po-

(1) *Journal de Pharm.*, janvier 1837.

tassium. A cet effet, on met dans un petit tube un **très** petit morceau de potassium avec le cyanure d'argent ; **on** chauffe au rouge obscur et on traite la matière **calcinée** par quelques gouttes d'eau distillée. On obtient alors **avec** les persels de fer et l'acide chlorhydrique, un précipité **de** *bleu de Prusse*, et par le sulfate de cuivre, un précipité *brun*-marron.

L'acide cyanhydrique est de tous les poisons connus **celui** qui agit le plus promptement et à la dose la plus faible. Une goutte de cet acide pur placée sur la langue d'un chien vigoureux le fait tomber roide mort; 2 à 3 gouttes produiraient sans doute le même effet sur l'homme. L'acide cyanhydrique médicinal (acide pur uni à six fois son volume **ou** huit fois et demie son poids d'eau) et l'acide cyanhydrique *au quart* (3 parties d'eau, et 1 d'acide) sont aussi de violents poisons.

Parmi les diverses observations d'empoisonnements **par** cet acide, la plus complète est celle qui a été rapportée **en** 1825 (1). A l'hospice de Bicêtre, sept malades épileptiques ont succombé dans l'espace d'une demi-heure à la suite de l'administration, par erreur, du sirop cyanhydrique **de** l'ancien Codex. Ils avaient pris chacun environ 1 **gramme** d'acide cyanhydrique médicinal (2), ou 25 centigrammes d'acide concentré. — Le sirop d'acide cyanhydrique **du** Codex (1 partie d'acide concentré, et 9 de sirop de sucre) donné à la dose de 8 à 12 grammes, détermine la mort **dans** l'espace de vingt à quarante minutes.

L'acide cyanhydrique pur tue trop promptement **pour** que l'on puisse observer aucun symptôme ni aucune lésion; mais lorsqu'il est étendu, on observe comme chez **les sept** malades de Bicêtre, deux ordres de symptômes bien distincts. D'abord un état de spasme et d'irritation, du tris-

(1) *Revue médicale*, t. 1, 1825.
(2) *Ann. de Méd. légale*, t. 1, p. 507.

mus, du tétanos, puis un affaissement général. Une odeur d'amandes amères s'exhale de la bouche ; l'épigastre est tantôt météorisé, tantôt contracté et déprimé. Souvent une roideur générale alterne plusieurs fois de suite avec un relâchement complet, pendant lequel les muscles sont affectés de tremblement. La respiration, souvent bruyante, est parfois suspendue pendant les accès de tétanos. L'état des pupilles et la coloration de la face sont très variables. On voit les extrémités se refroidir ; la respiration devient de plus en plus rare, et la mort ne tarde pas à arriver.

A l'autopsie, on trouve une inflammation manifeste de la membrane muqueuse gastro-intestinale, lorsque le poison a été introduit dans l'estomac et que le malade n'a pas succombé sur-le-champ. La rate et les reins sont d'une couleur violette, gorgés de sang et un peu ramollis ; le système veineux est plein d'un sang noir très liquide. La membrane muqueuse des bronches et de la trachée est d'un rouge foncé et les bronches sont remplies d'un liquide spumeux et sanguinolent. Les vaisseaux du cerveau participent de l'état du système veineux. Souvent les organes exhalent une odeur d'amandes amères : cependant cette odeur n'a été constatée chez aucun des sept malades dont MM. Marjolin, Marc et Adelon ont fait l'autopsie.

L'eau chlorée est le meilleur antidote de l'acide cyanhydrique. A défaut de chlore, l'eau ammoniacale, les affusions d'eau froide, la glace même sur la tête et la colonne vertébrale, peuvent être très avantageusement employées.

Lorsqu'on a à rechercher l'acide cyanhydrique dans un cas d'empoisonnement, il faut distiller les matières avec soin dans un appareil fermant bien et dont le récipient soit refroidie avec de la glace. Le produit distillé sera ensuite examiné par les réactifs indiqués plus haut. L'azotate d'argent devra être préféré comme étant le plus sensible.

M. Lassaigne fait observer que c'est toujours dans l'organe où cet acide a été introduit qu'il faut chercher à constater sa présence. Lorsqu'on a affaire à un organe putréfié, il faut ajouter un peu d'acide sulfurique à l'eau avec laquelle on le distille, afin de dégager l'acide cyanhydrique de sa combinaison avec l'ammoniaque formée.

Cyanure de potassium (hydrocyanate de potasse, prussiate de potasse). — Ce sel, lorsqu'il est pur, se présente en une masse blanche, cristalline. Il est déliquescent et a l'odeur d'amandes amères : sa saveur est âcre et un peu alcaline. Chauffé, il fond sans se décomposer à l'abri de l'air : l'eau et l'alcool le dissolvent. Sa solution aqueuse a une réaction alcaline.

Traité à froid par l'acide chlorhydrique ou l'acide sulfurique étendu, il laisse exhaler une odeur forte d'acide cyanhydrique que l'on peut recueillir et reconnaître comme il a été dit plus haut. Il reste dans le vase un sel de potasse dont les réactions sont faciles à constater (voy. *Potasse*).

La dissolution de cyanure de potassium précipite en *jaune orangé* le protosulfate de fer; en *blanc bleuâtre* le persulfate de fer; en *blanc* les sels de zinc, de plomb, d'argent et de palladium; et en *jaune cannelle*, les sels de bi-oxide de cuivre. Cette solution décompose le proto-azotate de mercure et en précipite du mercure métallique en poudre grisâtre.

LAURIER-CERISE, laurier amande, *prunus, lauro-cerisus* (rosacées). — Le laurier-cerise est un arbre de médiocre grandeur. Les feuilles et les noyaux de ses fruits contiennent de l'acide cyanhydrique et une huile essentielle particulière très vénéneuse. Aussi a-t-on des exemples d'empoisonnement ou d'accidents graves causés par les feuilles employées pour donner un goût d'amandes au lait, aux crèmes, etc. Le noyau du fruit, dont on se sert pour aromatiser certaines liqueurs, doit être employé avec beaucoup de prudence.

L'eau distillée de laurier-cerise, d'autant plus active qu'elle est plus récente et plus laiteuse, a l'odeur de l'acide cyanhydrique : elle est vénéneuse à la dose de 4 à 8 grammes. Les symptômes sont analogues à ceux que détermine l'acide cyanhydrique. Elle précipite en blanc par l'azotate d'argent (cyanure d'argent). L'*huile volatile*, à la dose de quelques gouttes, peut donner la mort.

LAITUE VIREUSE, *lactuca virosa* (chicoracées). — Il règne beaucoup de vague relativement aux qualités délétères de la laitue vireuse, puisqu'on a pu administrer près de 12 grammes de son extrait par jour. Dans les expériences faites par M. Orfila, 750 grammes de feuilles fraîches de laitue vireuse n'ont nullement incommodé un chien, tandis que 8 grammes d'extrait ont toujours tué ces animaux. Les symptômes développés par ce poison sont les mêmes que ceux de l'opium.

SOLANINE. — Cette substance se rencontre dans plusieurs parties des végétaux du genre *solanum*, dans les turions de la pomme de terre, les tiges de la douce-amère et les baies de la morelle. Elle est pulvérulente, blanche, opaque, quelquefois nacrée, d'une saveur légèrement amère et nauséabonde, peu soluble dans l'eau, dans l'éther, dans l'huile d'olives et dans l'essence de térébenthine; très soluble dans l'alcool, offrant la réaction alcaline, ne rougissant pas par l'acide azotique; elle forme avec les acides des sels incristallisables, dont la potasse précipite la solanine. Elle agit à la manière des narcotiques; mais elle détermine en outre des vomissements bientôt suivis de somnolence. Selon Dunal, elle dilaterait quelquefois la pupille. — A l'autopsie, point de lésions du canal digestif : mais les poumons offrent des taches rouges plus ou moins foncées.

CHAPITRE XIII.

POISONS NARCOTICO-ACRES.

ACONIT NAPEL, tue-loup, napel, *aconitum napellus* (renonculacées.)— La ressemblance de sa racine avec un petit navet a causé quelquefois des accidents. Les jeunes pousses, beaucoup moins dangereuses, ont été prises quelquefois pour du céleri.

La plante fraîche, appliquée sur la peau, est vésicante. 8 à 12 grammes produisent l'empoisonnement et l'ensemble des symptômes suivants : soif vive, vertiges, céphalalgie, vomissements, fixité des yeux et des mâchoires, dyspnée, dilatation des pupilles, ballonnement du ventre, tuméfaction de la face, sueur froide, véritable état de folie, engourdissement des lèvres et des gencives, et mort rapide.

Toutes les variétés d'aconit sont vénéneuses.

ÆNANTHE, *œnanthe crocata* (ombellifères).—C'est une des plantes les plus dangereuses. Son suc surtout jouit d'une grande âcreté ; un morceau de sa racine peut faire périr en une ou deux heures. Il en résulte une ardeur extrême à la gorge, un resserrement spasmodique des mâchoires, du délire, des syncopes, des taches rosées de forme irrégulière, particulièrement au visage, des convulsions et la mort. — Le canal intestinal est enflammé et les poumons gorgés de sang noir.

CÉVADILLE (cébadille, *veratrum sabadilla* (colchicacées). — Les capsules sont seules connues et employées. Les semences qu'elles renferment ont une saveur âcre et même caustique. La poudre de ces semences, connue sous le nom de *poudre du capucin*, a une action très irritante, surtout si elle n'est pas mêlée à celle de la capsule qui est beaucoup moins active. Elle doit ses propriétés vénéneuses à la vérarine et à la sabadilline.

VÉRATRINE. — Alcaloïde qui se trouve dans l'ellébore blanc, et surtout dans les semences de cévadille. C'est une substance solide, friable, à peine colorée, d'apparence résineuse, sans amertume, mais d'une âcreté excessive, qui provoque une abondante salivation. Elle est inodore et excite de violents éternuments. Elle fond à 115°; elle est presque insoluble dans l'eau, très soluble dans l'alcool, moins dans l'éther; elle forme avec les acides des sels à peine cristallisables et d'un aspect gommeux.

D'après les expériences de MM. Andral et Magendie, la vératrine est un poison très actif. Il suffit de 5 à 10 centigrammes d'acétate de vératrine pour enflammer l'estomac et les intestins d'un chien; une dose un peu plus forte accélère la respiration, amène le tétanos et la mort.

SABADILLINE. — Se trouve dans la cévadille, la racine d'ellébore blanc, le colchique. Blanche, cristallisée en étoiles, très âcre, assez soluble dans l'eau, très soluble dans l'alcool, insoluble dans l'éther, formant des sels cristallisables avec les acides sulfurique et chlorhydrique.

ELLÉBORE NOIR, rose de Noël, *helleborus niger* (renonculacées). — L'ellébore noir du commerce est par petites souches noirâtres, d'où partent beaucoup de radicules. Il est inodore, très âcre et très amer. D'après les expériences de M. Roger, 8 grammes d'ellébore en poudre n'ont causé aucun accident; 30 grammes de racine fraîche, donnée en substance, en infusion, en décoction, n'ont produit qu'une abondante sécrétion d'urine. Cependant les expériences de M. Orfila démontrent que, même à l'état sec, la graine d'ellébore a encore une grande activité qui réside dans sa partie soluble par l'eau.

Les symptômes sont : des douleurs abdominales intenses, une irrégularité très grande dans la circulation et la respiration, une grande faiblesse des muscles, des convulsions et la mort. — On trouve la membrane muqueuse de l'es-

40

tomac très enflammée, ainsi que celle du rectum, pour peu que la mort ait tardé de quelques heures.

Ellébore blanc, varaire, *veratrum album* (colchicacées). — Racine noirâtre, de la grosseur d'une plume de corbeau, agissant sur l'économie animale comme l'ellébore noir : elle doit ses propriétés aux gallates acides de vératrine qu'elle renferme.

COLCHIQUE, tue-chien, veillote, safran des prés, safran bâtard, *colchicum autumnale* (colchicées). — Le bulbe de colchique renferme, comme l'ellébore blanc, de la vératrine à l'état de gallate acide, qui ne se forme qu'à une époque de la végétation, et qui paraît être modifié par la dessiccation, ce qui explique les contradictions des auteurs au sujet des propriétés actives de ces plantes. Il renferme aussi de l'inuline, et un alcaloïde (colchicine) très vénéneux, découvert par MM. Geiger et Hesse.

Le bulbe de colchique, à une dose un peu élevée, détermine une sorte de strangulation, de la chaleur, des urines et des selles abondantes, des tremblements, une roideur tétanique et la mort. On trouve quelquefois l'estomac enflammé ou même gangrené par places ; mais souvent il existe à peine quelques traces d'inflammation.

SCILLE.—La scille que l'on trouve dans les pharmacies est le bulbe ou les squames du bulbe du *scilla maritima* (liliacées). A l'état frais, le bulbe de scille est très volumineux : il est formé de tuniques serrées, dont les plus externes sont rouges, sèches, minces, transparentes, presque dépourvues du principe âcre et amer de la scille ; les squames internes sont blanches, assez épaisses et chargées de sucs, et les squames moyennes, très amples, épaisses, recouvertes d'un épiderme blanc rosé, sont les plus actives. Elles sont pleines d'un suc visqueux, inodore, mais très amer, très âcre et très corrosif, propriétés qu'elles ne perdent qu'en partie par la dessiccation.

La scille, employée à trop haute dose, peut déterminer

la cardialgie, des nausées, des purgations, la violence des battements du cœur, la dilatation des pupilles, la difficulté de la respiration; mais le plus souvent on ne trouve dans les intestins aucune trace d'irritation, si la mort a été prompte; le poison a été absorbé et a exercé son action sur le système nerveux; le cœur est distendu par du sang noir, les poumons sont sains. Un cas d'empoisonnement par la scille a été rapporté par le docteur Wolfring (*Gazette des hôpitaux*, juillet 1842).

BELLADONE, *atropa belladona* (solanées). — Toutes les parties de la plante sont vénéneuses et doivent leurs propriétés délétères à un alcali (atropine) qui se présente sous forme de prismes à éclat soyeux, d'une saveur amère.

On connaît plusieurs exemples d'empoisonnements par les baies de belladone, qui ressemblent assez à une petite cerise. M. Gaultier de Claubry a cité (1) celui de cent cinquante soldats qui s'empoisonnèrent avec ce fruit.

La belladone détermine les symptômes suivants : vertiges, faiblesse, délire, hallucinations, défaillances, nausées, hébétement, injection de la conjonctive, *dilatation et immobilité* des pupilles, gesticulation, difficulté d'articuler des sons; pouls petit et débile, lent; insensibilité de la peau, état comateux et la mort.

La belladone est absorbée, car l'urine des animaux auxquels on a fait prendre de l'extrait est capable d'amener la dilatation de la pupille; 16 grammes d'extrait font périr les chiens (Orfila).

Administrée en poudre (à la dose de 12 milligrammes à 10 centigrammes par jour), ou en extrait (à dose moitié moindre), la belladone a une action sédative; mais à doses plus élevées, elle produirait les symptômes que nous avons indiqués.

DATURA STRAMONIUM, pomme épineuse, stramonium,

(1) *Journ. gén.*, t. XLVIII, p. 355.

endormie (solanées). — D'après les expériences de M. Trousseau, on ne peut saisir aucune différence essentielle entre les effets du *stramonium* et ceux de la *belladone ;* mais le stramonium serait beaucoup plus actif et plus dangereux.

Toutes les parties de la plante sont très vénéneuses. Elle paraît devoir ses propriétés à la daturine, alcali végétal découvert par MM. Geiger et Hesse.

Le stramonium, à très petite dose, ne provoque pas le sommeil. A dose un peu plus forte, il cause des étourdissements, des vertiges, obscurcit la vue, dilate la pupille, produit un léger délire : ces effets se passent au bout de cinq à six heures. A forte dose, il y a empoisonnement caractérisé par la cardialgie, une soif intense, un sentiment de strangulation, un délire souvent furieux, des mouvements convulsifs, suivis de paralysie et de symptômes de congestion cérébrale. La mort arrive au bout de douze à quinze heures ; on trouve l'estomac rouge, enflammé et le cerveau injecté.

M. Devergie a cité (1) un cas d'empoisonnement survenu chez deux individus qui avaient pris, par erreur, une infusion de stramonium. Bien que cette infusion fût très légère, il se manifesta des symptômes effrayants, et ils ne furent guéris qu'au bout d'un certain temps.

TABAC, *nicotiana tabacum*, nicotiane, petun (solanées). — Plante d'une odeur vireuse, fétide ; d'une saveur amère, âcre, surtout quand elle est sèche.

Les émanations du tabac ont souvent suffi pour causer de violentes céphalalgies, des vertiges, des vomissements opiniâtres, comme on l'a observé chez les ouvriers qui le préparent. — Le tabac en poudre, ou la décoction des feuilles sont un violent poison, lorsqu'ils sont introduits dans l'économie à une dose un peu forte.

(1) *Médecine légale*, 1840, t. III, p. 650.

Il peut donner la mort en produisant tous les symptômes des poisons narcotico-âcres, et entre autres phénomènes particuliers, des vomissements opiniâtres et un tremblement général; il est absorbé, et il agit plus rapidement quand on l'introduit dans l'estomac. A l'autopsie, on trouve la muqueuse gastro-intestinale enflammée.

Le tabac doit ses propriétés délétères à la *nicotine*, alcali liquide, transparent, incolore, d'une odeur piquante, rappelant celle du tabac; d'une saveur âcre et brûlante. Il peut être distillé à 140 degrés sans bouillir; il entre en ébullition à 246 degrés, et se décompose en même temps. Il est soluble dans l'eau et dans l'alcool. Il forme avec les acides étendus des sels cristallisables, qui ont tous la saveur du tabac (1).

Une goutte de nicotine peut tuer un chien; elle provoque des éternuments extrêmement forts.

DIGITALE POURPRÉE, *digitalis purpurea* (scrophulorinées). — Les herboristes ont quelquefois confondu les feuilles de cette plante avec celles de la grande consoude ou du bouillon blanc.

La digitale et ses préparations ont la propriété de ralentir la circulation. Mais à trop haute dose, elle détermine des nausées, des douleurs abdominales, de la diarrhée, des vertiges, une insomnie opiniâtre ou un état de somnolence et de délire. La peau est couverte d'une sueur froide, comme gluante; la respiration est peu gênée; le malade tombe dans un état de stupéfaction, prélude de la mort.

La digitale agit d'abord comme émétique, et les vomissements arrêtent souvent dès le début les phénomènes de l'empoisonnement.

Elle a une action bien marquée sur le système nerveux. Plusieurs circonstances, jusqu'ici mal appréciées, modifient sa propriété de ralentir la circulation : aussi observe-

(1) *Journ. de Pharm.*, juin 1836.

t-on quelquefois un effet tout opposé. Souvent, après la mort, on trouve les membranes de l'estomac saines, celles du cerveau injectées; quelquefois le cœur contient du sang coagulé.

Le principe actif de la digitale ne paraît pas encore bien connu, malgré les travaux sur ce sujet de MM. Dulong d'Astaford, A. Leroyer et Poggiale.

CIGUES. — On confond communément sous le nom de *ciguë* trois plantes de la famille des ombellifères, qui toutes trois sont vénéneuses.

Grande ciguë, ciguë officinale, ciguë des anciens, ciguë tachetée, *cicuta major* des pharmacies; *conium maculatum*. — (Voir, pour les caractères botaniques, Richard, *Bot. méd.*, p. 469; De Candolle, *Flore franç.*, 3494.)

Cette plante est assez reconnaissable aux taches ponctuées noires-rougeâtres dont sa tige est semée. Elle répand une odeur fétide, qu'on a comparée à l'urine du chat.

Plusieurs exemples d'empoisonnement par la grande ciguë, et des expériences faites par M. Orfila sur les animaux, prouvent que cette substance agit à la manière des narcotico-âcres (1).

Elle paraît devoir ses propriétés à une matière particulière, que Brandes a fait connaître, et qu'il a nommée *conéine* ou *cicutine*.

Ciguë vireuse ou *aquatique* (*cicutaria aquatica*, *cicutaria virosa*. Rich., *Bot. med.*, p. 472; De Cand., *Flore franç.*, p. 3494). — Cette plante a une racine blanche, charnue, allongée, qui a été prise quelquefois pour celle du panais; elle peut cependant en être facilement distinguée par le suc jaune et âcre qu'elle contient.

La ciguë vireuse est plus délétère que la grande ciguë: elle enflamme l'estomac, amène des convulsions horribles et le tétanos, ainsi que les poisons narcotico-âcres.

_____

(1) *Toxicol. gén.*, t. II, p. 422, 4e édition, 1843.

Petite ciguë, faux persil, ciguë des jardins (*œthosa cynapinus*. Rich., *Bot. med.*, p. 470; De Cand., *Flor. franç.*, p. 3436). — Elle a de l'analogie avec le cerfeuil ; elle en a moins avec le persil, et elle croît avec eux. Elle s'en distingue facilement, 1° par son odeur nauséeuse, quand on vient à la frotter entre les doigts ; 2° parce que les feuilles de la petite ciguë sont d'un vert noirâtre en dessus et luisantes en dessous.

La petite ciguë et peut-être plus active que la grande ciguë : elle occasionne assez souvent des empoisonnements accidentels, à cause de l'analogie de ses feuilles avec celles du persil et du cerfeuil. Elle est vénéneuse à la manière des narcotico-âcres. Ses diverses préparations paraissent être absorbées.

NOIX VOMIQUE, graine du vomiquier, *strichnos nux vomica* (apocynées). — Graine ronde, large de près d'un pouce, aplatie comme des boutons, d'une saveur excessivement amère. L'acide azotique lui donne une couleur jaune orangé.

Les propriétés délétères de la noix vomique sont dues à la strychnine et à la brucine qu'elle contient (voir plus loin l'histoire de ces deux corps). Son action ne diffère donc que par moins d'intensité. Quand le poison a été pris en poudre, on en retrouve ordinairement une portion dans le canal intestinal (1).

M. Orfila, dans un cas d'empoisonnement par la poudre de noix vomique, a pu en extraire la strychnine.

FÈVE DE SAINT-IGNACE, *ignatia amara*, *strychnos Ignatii Lamarck*. — Elle est grosse comme une olive ; arrondie et convexe d'un côté, subanguleuse et à trois ou quatre faces de l'autre. Sa substance est cornée, plus ou moins brune. Elle contient un peu de brucine et beaucoup de strychnine. C'est à ce dernier alcali qu'elle doit ses propriétés.

(1) ORFILA, *Toxicol. gén.*, t. II, p. 461, 4e édition, 1843.

UPAS TIEUTÉ. — Extrait par évaporation du suc d'un végétal sarmenteux, appartenant au genre des strychnos, qui croît à Java, et dont les naturels du pays se servent pour empoisonner leurs flèches. Il doit ses propriétés à la strychnine et à la brucine.

STRYCHNINE. — Substance solide, blanche, en cristaux prismatiques très petits, d'une amertume insupportable. L'eau qui n'en contient que 0,00000186 est encore amère. Chauffée, elle se boursoufle en se décomposant. Elle est presque insoluble dans l'eau, soluble dans l'alcool et insoluble dans l'éther. Elle est soluble aussi dans les huiles volatiles. Sa solution verdit le sirop de violette et ramène au bleu le papier de tournesol rougi par un acide. Elle sature les acides étendus d'eau, et forme avec elle des sels parfaitement cristallisables. L'acide azotique concentré dissout la strychnine à froid sans la colorer ; à chaud, il la jaunit en la décomposant.

Suivant M. Notus, le sulfo-cyanure de potassium produit dans la dissolution des sels de strychnine, des cristaux brillants, soyeux, nageant au milieu du liquide (1).

La strychnine n'est employée comme médicament qu'à la dose de quelques milligrammes, ou fractions de grain. 5 à 10 centigrammes peuvent donner la mort, si le malade n'a pas été amené graduellement à cette dose.

C'est donc un poison très énergique : les symptômes qu'il détermine, quand il est donné à trop forte dose, consistent dans un malaise général, avec roideur de tous les muscles du corps, renversement en arrière de la colonne vertébrale. Après une ou deux minutes, les muscles se relâchent, la respiration devient accélérée, puis survient un nouvel accès de contracture. Ces accès se succèdent à des intervalles de plus en plus rapprochés, et augmentent d'intensité, de manière à donner lieu à un tétanos complet,

(1) *Journal de Pharmacie*, 1838, p. 193.

pendant lequel le thorax est immobile : alors la respiration n'a plus lieu, et il y a une véritable asphyxie qui amène la mort. Le malade succombe ordinairement environ un quart d'heure après les premiers accidents.

Appliquée sur le tissu cellulaire sous-cutané, la strychnine produirait les mêmes effets.

Le calme qui sépare les accès, et la facilité avec laquelle ceux-ci se reproduisent sous l'influence du bruit le plus léger, sont les phénomènes caractéristiques de l'empoisonnement par la strychnine.

MM. Delille, Magendie, Desportes, n'ont jamais trouvé de lésion du canal intestinal. Selon M. Ségalas, le poison agit directement sur le système nerveux (1). M. Orfila a constaté qu'il est immédiatement absorbé, et de là résultent les accidents que nous avons signalés (2); les poumons et le cœur sont gorgés de sang noir.

ÉCORCE DE FAUSSE ANGUSTURE, angusture fine. — On attribue généralement cette écorce à un *strychnos,* à cause de la brucine qui s'y trouve contenue.

Elle est roulée sur elle-même, compacte, pesante, d'un gris jaunâtre, parsemée d'excroissances blanchâtres, ou de couleur de rouille. Sa saveur est très amère. Épuisée par l'alcool bouillant, elle donne une liqueur qui, évaporée, reprise par l'eau, filtrée, précipitée par l'acétate de plomb, filtrée de nouveau, et traitée par l'acide sulfhydrique, puis évaporée, fournit un résidu qui rougit par l'acide azotique.

La fausse angusture doit ses propriétés à la brucine, qui est combinée avec l'acide gallique à l'état de sel.

BRUCINE. — Solide, cristallisée en prismes ou en masses feuilletées, d'une saveur très amère, très soluble dans l'alcool, peu soluble dans les huiles volatiles, insoluble dans

____

(1) *Journ. de Physiol. expérim.,* année 1822.
(2) ORFILA, *Toxicol. gén.,* t. II, p. 450, 4ᵉ édition, 1843.

l'éther et les huiles grasses. Elle rougit par l'acide azotique, et devient d'un beau violet par l'addition de protochlorure d'étain. La morphine rougit comme elle par l'acide azoti-que ; mais elle ne devient pas violette par le sel d'étain.

La brucine donne lieu à tous les symptômes de l'empoisonnement par la strychnine.

CAMPHRE. — Le camphre est une espèce d'huile volatile solide fournie par le *laurus camphora* (laurinées).

Il est solide, blanc, facile à entamer avec les ongles, d'une odeur aromatique très forte, d'une saveur brûlante. Il est plus léger que l'eau, fond à 175 degrés, et bout à 224 degrés. Lorsqu'on approche le camphre d'une bougie allumée, il s'enflamme très facilement, et se consume sans laisser de résidu. Il est à peine soluble dans l'eau, mais très soluble dans l'alcool, l'éther, les huiles grasses et les huiles volatiles. Le camphre se dissout dans l'acide azotique (huile de camphre). A chaud, il est transformé en acide camphorique.

Les effets toxiques du camphre sont très variables. A la dose de 2 à 4 grammes, soit en poudre, soit dissous dans l'huile ou l'eau-de-vie, il détermine un sentiment d'ardeur dans la gorge, puis bientôt surviennent un malaise général, de la céphalalgie, des vertiges, l'obscurcissement de la vue, et même des hallucications. La face est tantôt pâle et altérée, tantôt rouge et bouffie ; le pouls, fort et dur dans certains cas, est le plus souvent faible et lent. Une odeur camphrée s'exhale de la bouche ; les urines ont la même odeur. Le malade se sent quelquefois plus léger qu'à l'ordinaire ; d'autres fois il perd connaissance, fait des efforts pour vomir, pousse des cris inarticulés, et éprouve des convulsions. La bouche est pleine d'une salive écumeuse, et si le malade revient à lui, il ne se souvient de rien.

Introduit dans l'estomac en fragments un peu gros, le camphre agirait principalement en ulcérant la muqueuse gastrique.

Pris en lavements, il occasionne les accidents que nous avons décrits.

A l'autopsie, on trouve le plus souvent la membrane muqueuse gastrique ulcérée ou enflammée. Tous les organes exhalent une odeur de camphre. Les poumons sont injectés ; les cavités gauches du cœur contiennent du sang rouge-brun. On a observé aussi l'inflammation des uretères, de l'urètre et du cordon spermatique.

COQUE DU LEVANT, fruit du *menispermum cocculus*, L. ; *cocculus suberosus*, D. C. (ménispermées). — Elle a le volume d'un gros pois, réniforme, et est composée d'une tunique extérieure noirâtre, rugueuse, d'une coque blanche, à deux valves, d'un placenta central et d'une amande blanchâtre ou roussâtre, très amère.

La coque du Levant est un poison très actif qui agit sur le système nerveux à la manière du camphre, et le plus souvent sans enflammer la membrane muqueuse gastrique. Elle enivre ou plutôt empoisonne le poisson, et est employée pour la pêche dans certains pays. Suivant M. Goupil, de Nemours, la chair des poissons pris avec la coque du Levant est presque aussi vénéneuse que la coque elle-même.

Elle doit ses propriétés actives à la picrotoxine.

PICROTOXINE. — Substance plutôt acide qu'alcaline, blanche, en aiguilles ou en filaments soyeux ; elle est très amère, soluble dans 25 parties d'eau bouillante, et dans 150 d'eau froide ; elle se dissout dans 3 parties d'alcool et dans près de la moitié de son poids d'éther. Elle se dissout dans les alcalis ; elle ne s'unit point aux acides. L'acide sulfurique la jaunit peu à peu, puis la fait passer au rouge safrané. L'acide azotique la transforme en acide oxalique. L'acide acétique la dissout.

Son action délétère est celle de la coque du Levant, mais beaucoup plus énergique.

Suivant M. Orfila, elle n'enflamme pas les tissus avec

lesquels elle est en contact : MM. Boullay et Goupil ont une opinion contraire.

UPAS ANTIAR, suc laiteux de l'*anthiaris toxicoria* (urticées). — Arbre qui croît à Java. Ce suc est employé dans l'Inde pour empoisonner les flèches. Les expériences sur les animaux, faites par MM. Andral, Delille, Magendie et Orfila, démontrent que cette substance détermine la mort lorsqu'elle est introduite dans une plaie, même en très petite quantité. La mort a lieu en quelques minutes, et elle est précédée de vomissements réitérés, de convulsions violentes et d'un état tétanique très prononcé.

CHAMPIGNONS (Rich., *Bot. Med.*, p. 18-34; Orfila, *Méd. lég.*, t. III, p. 460-483). — Les champignons présentent des espèces vénéneuses et des espèces comestibles; mais on ne possède malheureusement aucun moyen certain, et à la portée de tous, pour distinguer les bons champignons des mauvais; la connaissance exacte des espèces botaniques garantit de l'erreur, mais cette expérience n'appartient qu'à un petit nombre de personnes. On a quelques raisons de croire que tel champignon qui est bon à une époque de sa croissance peut être vénéneux à un autre moment de son développement; le genre de préparations culinaires qu'on fait subir aux champignons peut aussi détruire ou diminuer leurs propriétés malfaisantes.

En général, il faut rejeter tous les champignons qui sont remplis d'un suc laiteux, tous ceux qui ont des couleurs tristes, éclatantes ou bigarrées, qui ont la chair pesante ou très molle; ceux qui croissent dans l'obscurité, dans les caves ou sur les vieux troncs, dont la chair cassée se colore à l'air, et dont l'odeur est vireuse, ou ceux que les insectes ont mordus, puis abandonnés.

Les champignons vénéneux sont fournis par le genre *amainta :* fausse oronge, oronge vraie, l'oronge visqueuse, etc. et par le genre *agaricus*, agaric meurtrier, etc.

Les symptômes de l'empoisonnement par les champignons

sont très variables. Ce n'est ordinairement qu'au bout de sept à huit heures, et quelquefois plus tard, qu'un malaise général se fait sentir. Bientôt surviennent une soif vive, des coliques, des tranchées avec sueurs froides, des envies de vomir, suivies ou non de vomissements. Chez certains individus, et selon le genre de champignons qu'ils ont mangés, on observe un état comateux. Des douleurs abdominales augmentent d'intensité, avec selles plus ou moins abondantes et convulsions. La mort arrive ordinairement dans les trois ou quatre premiers jours qui suivent le début des accidents. Si le système nerveux est fortement excité, que des convulsions violentes, des vertiges, du délire, surviennent, alors la peau devient froide, pâle, couverte de sueur ; les yeux sont éteints, le pouls est extrêmement petit ; le corps est roide, le ventre tendu, et les mâchoires sont contractées. Le malade succombe ordinairement dans les vingt-quatre heures.

M. Devergie a rapporté un cas d'empoisonnement dans lequel l'individu a succombé au bout de deux jours (1).

Le docteur Fricker de Roth a relaté aussi (2) des accidents survenus chez un enfant qui avait mangé une fausse oronge.

A l'autopsie, on trouve des taches violettes et des gaz fétides dans le canal intestinal, dont la membrane muqueuse est recouverte d'un mucus épais ou jaunâtre ; quelquefois aussi il présente des traces évidentes d'inflammation, ou même des points gangréneux ; les cavités droites du cœur sont gorgées de sang ; le cerveau et les méninges sont injectés, et présentent aussi parfois, ainsi que la plèvre et le diaphragme, des taches gangréneuses.

Antidotes. — Après avoir administré de l'émétique, on fera prendre de l'eau vinaigrée, du jus de citron, et mieux

(1) *Médecine légale*, 1840, t. II, p. 666.
(2) *Gazette des Hôp.*, septembre 1842.

41

encore de l'éther sulfurique à la dose 4 à 32 grammes. (V.
Gaz. de Santé, 21 août et 1er nov. 1812.)

SEIGLE ERGOTÉ, secale cornutum, ergot de seigle, blé
cornu, seigle noir. — Le seigle ergoté est considéré par
beaucoup de naturalistes comme un champignon : M. De
Candolle l'appelle sclerotium clavus.

Il a à peu près la forme du grain de seigle sain, mais
développé trois ou quatre fois davantage. Il est brun-violet
à l'extérieur, plus rarement grisâtre, quelquefois recourbé
en croissant. Sa cassure est nette comme celle d'une amande.
Sa substance intérieure est compacte, homogène, blanche
au centre, d'une couleur vineuse près de la surface ; sa saveur est nulle d'abord, mais devient bientôt âcre et désagréable. Il a une odeur particulière de moisi.

Le seigle ergoté en poudre est souvent employé à la dose
de 1 gramme à 1 gramme 1/2, répétée trois ou quatre fois,
à de longs intervalles, pour stimuler l'utérus, dans les accouchements où les contractions de cet organe sont trop
faibles. On l'a employé aussi quelquefois dans le coupable
dessein de provoquer l'avortement. A trop haute dose, il
détermine les accidents que l'on a désignés sous le nom
d'ergotisme et qui sont de deux sortes : l'ergotisme convulsif et l'ergotisme gangréneux (1). Dans le premier, il
y a d'abord un sentiment incommode de fourmillement aux
pieds, puis des contractions violentes des doigts et des orteils, des vertiges, des spasmes, des convulsions, la roideur
des membres. Quelquefois les malades ont une faim canine.
L'ergotisme gangréneux est assez souvent précédé des symptômes que nous venons d'indiquer : mais le plus fréquemment débute par la pesanteur ; douleur vive avec chaleur
aux orteils, aux pieds et à la jambe, pâleur, lividité et
froid du pied, puis refroidissement de la jambe, tandis
que le pied est devenu insensible. Plus tard surviennent

(1) ORFILA, Toxicol., t. II, p. 535, 1843.

des taches violettes et des ampoules, signes précurseurs de la gangrène, qui fait des progrès variables suivant les individus.

A l'autopsie, on trouve quelquefois des taches noires dans l'estomac et les poumons, et à la surface du foie, de la rate, etc.; le cerveau est le siège d'un engorgement sanguin.

ALCOOL (esprit-de-vin). — Liquide incolore, ayant l'odeur de l'eau-de-vie et une saveur brûlante, volatil, inflammable, et brûlant avec une flamme bleuâtre. Il est beaucoup plus léger que l'eau, avec laquelle il se mêle facilement. Il bout à 78°.

Pur, ou mêlé à l'eau pour former l'eau-de-vie, l'alcool détermine l'*ivresse*. Lorsque cet état est porté à un certain degré, il y a des vertiges, de la somnolence ; la face, d'abord rouge et vultueuse, devient cadavéreuse ; tout sentiment est perdu, et un sommeil profond vient le plus souvent mettre fin aux accidents. D'autres fois se manifestent des symptômes apoplectiques (3e degré de l'ivresse): la face est livide, la respiration stertoreuse, la bouche rejette de l'écume, et le malade peut succomber à un coma qui dure quelquefois plusieurs jours (1). (Garnier.)

Il y a presque toujours, après la mort, une inflammation de la membrane muqueuse gastro-intestinale et injection sanguine du cerveau.

CYANURE D'IODE (iodure de cyanogène).—Blanc, en longues aiguilles ; odeur piquante, irritant vivement les yeux, et provoquant le larmoiement ; saveur très caustique. Chauffé, il donne des vapeurs d'iode ; et traité par la potasse et le sulfate de fer, il produit du bleu de Prusse.

Il agit à la manière des poisons narcotico-âcres, mais avec une promptitude extrême, au point que, dans quelques cas, on n'a pas eu le temps de poser l'animal à terre avant qu'il soit mort; il en faut 25 centigrammes pour

(1) ORFILA, *Toxicol. gén.*, t. II, p. 526, 4e édition, 1843.

tuer les chiens, et 25 milligrammes pour faire périr les lapins (1).

On peut, d'après M. Scoutetten, retrouver l'iode dans les cadavres, mais jamais le cyanogène, parce que les matières animales décomposent rapidement le cyanure d'iode.

CHAPITRE XIV.

POISONS SEPTIQUES.

Gaz acide sulfhydrique (hydrogène sulfuré, acide hydrosulfurique). — Il est gazeux, incolore, d'une odeur forte d'œufs pourris; il est inflammable, et brûle avec une flamme olive, en donnant lieu à de la vapeur d'eau, à un dépôt de soufre et à de l'acide sulfureux, dont la proportion varie suivant la quantité d'air employée pour la combustion. Quelques bulles de chlore le décomposent; il se dépose du soufre en même temps qu'il se forme de l'acide chlorhydrique.

Ce gaz est un des poisons les plus redoutables. D'après les expériences de MM. Thénard et Dupuytren, il tue les oiseaux quand il ne constitue que la 1,500e partie de l'atmosphère. Les chiens les plus forts sont asphyxiés dans un air qui n'en renferme qu'un 800e, et les chevaux dans celui qui en contient un 250e. Cependant, Parent-Duchâtelet (2) a vu des ouvriers respirer dans une atmosphère renfermant un 100e de gaz sans en être incommodés.

Le gaz sulfhydrique détermine une faiblesse générale,

----

(1) Scoutetten, *Archives générales de Médecine*, septemb. 1825.
(2) *Mémoire sur le curage des égouts*, p. 145.

une altération profonde dans la texture des organes, et probablement dans la composition du sang. Ce fluide et tous les viscères sont noirs; les muscles ont perdu leur contractilité, et toutes les parties sont fétides, moiles et faciles à se putréfier.

On reconnaît ce gaz en le faisant passer dans un liquide alcalisé, qui le sature et le retient, ou en le recevant dans une dissolution d'acétate de plomb acidulée.

La dissolution d'acide sulfhydrique est incolore; elle a l'odeur d'œufs pourris, et laisse déposer du soufre. Elle précipite en jaune (sulfure d'arsenic) la dissolution d'acide arsénieux acidulée par l'acide chlorhydrique; dans une dissolution d'émétique, elle produit un précipité de couleur de kermès; dans les dissolutions de plomb, d'argent, de bismuth, elle donne des précipités noirs, qui sont des sulfures.

DES ANIMAUX VENIMEUX.

On désigne ainsi les animaux dont la morsure détermine des accidents fâcheux, suivis quelquefois de la mort: tels sont les serpents et plusieurs insectes.

Les serpents qui sont venimeux offrent, *soit en avant, soit en arrière* de leur maxillaire, des crochets à venin et une glande spéciale, indépendante des glandes salivaires ordinaires, occupant en grande partie la place de la glande salivaire sus-maxillaire des serpents innocents.

Vipère commune (*vipera berus, coluber berus*). — Reptile ophidien, c'est-à-dire sans membres. La vipère est ordinairement longue de 2 pieds; sa grosseur est de 1 pouce, sa couleur d'un gris cendré ou d'un brun rougeâtre. Elle offre sur le dos une bande noire marquée en zigzag, avec une rangée de taches noires sur chaque côté des flancs. La peau est écailleuse, imbriquée. Le ventre et le dessous de la queue sont garnis de bandes transversales d'une couleur d'acier poli. La tête est plate, triangulaire ; sur le sommet, on voit deux lignes noires, figurant un V. Les yeux sont vifs, étincelants ; la langue bifide, très mobile, mais incapable de blesser.

On remarque à la mâchoire supérieure, de chaque côté, une dent en forme de crochet, longue, aiguë, traversée par un canal dans sa longueur, et surmontée d'une petite vésicule remplie d'un *suc jaunâtre*. Lorsqu'elle veut mordre, elle enfonce ses crochets dans l'animal et presse la vésicule ; le venin s'écoule par le canal et pénètre dans la blessure. Le venin de la vipère, d'après Fontana, est un liquide analogue au mucus.

La morsure de la vipère détermine les symptômes suivants : douleur aiguë, lancinante dans la partie blessée, et qui se répand bientôt jusque dans les organes intérieurs : la partie piquée se gonfle, la tumeur devient très dure et gagne les parties voisines. Ensuite surviennent des défaillances, des vomissements bilieux et des mouvements convulsifs ; il se développe quelquefois un ictère : l'estomac ne peut rien garder. Le pouls est petit, fréquent, irrégulier, la respiration difficile. Sueur froide, trouble de la vue et des facultés intellectuelles. La plaie donne d'abord un sang noirâtre, puis une humeur fétide, puis elle cesse d'exhaler un liquide ; alors la peau qui la recouvre se refroidit, et la mort arrive (1).

Traitement. — Appliquer immédiatement une ligature au-dessus de la partie mordue ; cautériser la blessure avec un fer chaud, et, à son défaut, avec du beurre d'antimoine ou tout autre caustique. L'application des ventouses a aussi produit de bons effets. (Bouillaud et Piorry.)

SERPENTS A SONNETTES. — Ils appartiennent tous au genre *crotalus*, de l'ordre des ophidiens, et de la famille des hétérodermes.

La morsure de ces serpents est très dangereuse, et

---

(1) ORFILA, *Toxicol. gén.*, t. II, p. 645, 4e édit., 1843.

donne lieu à des accidents semblables à ceux que produit la vipère (1).

INSECTES VENIMEUX.

Le *scorpion*, genre d'arachnides de l'ordre des pulmonaires, famille des pédipalpes, est un insecte dont la piqûre ne produit que des accidents inflammatoires passagers, auxquels on oppose avec avantage l'usage extérieur et intérieur de l'ammoniaque et des crucifères.

La *tarentule* (*lycosa tarentula*) est une grosse araignée dont la morsure produit une douleur assez vive, et qui a même quelquefois causé des accidents graves.

L'*araignée des caves* (*segestria cellaria*), l'*abeille domestique* (*apis mellifera*), de l'ordre de hyménoptères, famille des apiaires ; le *bourdon des pierres*, du même ordre et de la famille des mellifères ; la *guêpe* et la *guêpe-frelon*, de la tribu des guêpiaires ; enfin, la *guêpe commune* (*vespa vulgaris*), sont des insectes dont la piqûre est plus ou moins dangereuse, suivant la partie piquée, la saison, le climat ; selon aussi que l'aiguillon est ou n'est pas resté dans la plaie.

L'ammoniaque, la succion, les émollients, sont les moyens qu'on doit employer pour combattre les accidents qui se sont développés.

DES ALIMENTS DEVENUS VÉNÉNEUX PAR SUITE DES ALTÉRATIONS QU'ILS ONT SUBIES.

Les viandes dans un état de décomposition avancée agissent comme poisons septiques lorsqu'elles sont introduites dans les voies digestives, ou que leurs émanations pénètrent dans l'économie par absorption. C'est surtout en

(1) Expériences du docteur Rousseau. *Arch. gén. de Médecine*, t. XIX.

Allemagne, où on fait usage de viandes fumées, telles que boudins et saucisses, que des accidents ont été observés (1). En France, MM. Devergie (2), Ollivier d'Angers (3), Orfila, Barruel, etc., ont signalé des accidents produits par des jambons et autres charcuteries, et par des pâtés.

Des analyses faites avec soin n'ont pas pu faire découvrir la cause première de ces accidents.

Les symptômes les plus saillants sont : une douleur vive à l'épigastre, l'immobilité des paupières et de l'iris, l'altération de la voix, une dyspnée intense, des syncopes, la perte de la sensibilité ; enfin, plus tard, une aphonie complète et des convulsions, sans aucun trouble des facultés intellectuelles. A l'autopsie, on trouve le pharynx et l'œsophage enflammés, des taches gangréneuses dans l'estomac, la trachée-artère, les bronches et les parois internes du cœur plus ou moins rouges.

CHAPITRE XV.

FALSIFICATIONS DES ALIMENTS ET DES BOISSONS.

PAIN FRELATÉ. — Les diverses substances étrangères que l'on a introduites dans le pain sont : la fécule de pomme de terre, la poudre d'iris de Florence, le carbonate d'ammoniaque, le carbonate de magnésie, le carbonate de potasse, l'alun, le sulfate de zinc et le sulfate de cuivre.

L'existence de la fécule et de l'iris ne peut pas être démontrée.

(1) *Société des pharmaciens d'Allemagne*, t. xiv, cahier 2.
(2) *Méd. légale*, 1840, t. iii, p. 697.
(3) *Journ. de Chim. méd.*, t. vi, 1830, p. 236.

Le carbonate d'ammoniaque a d'abord été employé en Angleterre, puis en France, pour faire du pain poreux, vendu sous le nom de *pain anglais*. On constate jusqu'à un certain point sa présence en faisant digérer le pain dans l'eau, évaporant la liqueur en consistance d'extrait et traitant le résidu par de la potasse pour en dégager l'ammoniaque. Mais comme le pain non frelaté donne de l'ammoniaque, on ne peut juger le résultat obtenu que par la quantité plus ou moins considérable d'ammoniaque qui a été dégagée.

Le *carbonate de potasse* se reconnaît en ce que la liqueur fournie par l'action de l'eau sur le pain frelaté bleuit le papier de tournesol rougi, et que cette liqueur, évaporée en extrait et reprise par l'eau, précipite en jaune serin par le chlorure de platine.

Le *carbonate de magnésie*, mêlé à la farine de mauvaise qualité, améliore singulièrement le pain. Pour le reconnaître, on incinère le pain, on dissout les cendres dans l'acide acétique, on évapore à siccité, on reprend par l'alcool, on évapore de nouveau, on traite par l'eau et on verse dans la liqueur un excès de bicarbonate de potasse pour précipiter la magnésie.

L'*alun* a la propriété de rendre le pain plus blanc. Pour découvrir sa présence, on incinère le pain et on dissout les cendres par l'acide azotique ; on évapore à siccité, puis le résidu est repris par l'eau. On ajoute à la liqueur un léger excès de potasse pure, on chauffe et on filtre ; on précipite ensuite l'alumine par le chlorhydrate d'ammoniaque et on note le poids de cette alumine précipitée.

Le pain frelaté par le *sulfate de zinc* donnera, par sa macération dans l'eau, une liqueur qui précipitera l'azotate de baryte (sulfate de baryte). Le reste de la liqueur, traitée par l'ammoniaque et acidulée faiblement par l'acide azotique, donnera des précipités blancs par le ferrocyanure de potassium et le sulfhydrate d'ammoniaque.

Quant au pain frelaté par le sulfate de cuivre, voyez *Sulfate de cuivre* (p. 427).

Il entre quelquefois, dans la confection du pain, de la *gesse, pois chiches, pois cornus* (lathyrus cicera). M. Chevallier a cité (1) des faits qui démontrent que cette substance est nuisible à l'homme et aux animaux.

FARINE FRELATÉE. — La farine, qui contient ordinairement depuis 8 jusqu'à 16 pour 100 d'eau, est composée de fécule, de gluten, de sucre gommeux, d'albumine, de phosphate de chaux.

Les qualités de la farine de froment dépendent de la plus ou moins grande quantité de gluten qu'elles renferment; c'est sur celle-ci qu'on peut les établir. A cet effet, on forme une pâte avec une quantité pesée de farine, et on en extrait, en la malaxant sous un filet d'eau, le gluten qu'on dessèche et qu'on pèse.

Cent parties de farine desséchée fournissent par le lavage 0,34 de gluten non desséché renfermant 0,24 d'eau. (Vauquelin.)

Une des fraudes les plus communes est l'introduction de la fécule de pommes de terre dans les farines : les limites de cette falsification sont de 0,10 à 0,25 ; au-delà de cette proportion la panification n'est plus possible.

M. Roland, boulanger à Paris, a donné un procédé simple et facile pour découvrir la fécule mélangée aux farines (2). On prend 20 grammes de farine, on en extrait le gluten par les moyens ordinaires, et on reçoit dans un verre conique l'eau qui entraîne l'amidon. Au bout de quelque temps on enlève l'eau, et on a un dépôt formé par une couche supérieure grise qui est du gluten non élastique, et une autre inférieure blanche qui ne renferme que l'amidon. On enlève la couche grise, puis après avoir laissé sé-

(1) *Annales d'Hyg. et de Méd. légale*, t. XXVI, p. 126.
(2) *Journ. de Pharm.*, juin 1836.

cher la couche blanche, on l'enlève du verre sous forme
d'un cône. En enlevant avec un couteau et successivement
de ce cône des couches d'amidon de 1 gramme chacune,
et les triturant isolément et successivement dans un mor‑
tier avec un peu d'eau froide, la liqueur additionnée d'une
goutte de teinture d'iode prend immédiatement une teinte
bleue très belle, si elle est composée de fécule de pomme
de terre; elle devient seulement d'une couleur jaune ou
violette, si c'est de la fécule de farine.

Les farines ont quelquefois été frelatées par la farine de
haricots et de vesce. Galvani avait annoncé qu'un pareil
mélange faisait disparaître les propriétés plastiques du glu‑
ten, de manière à lui permettre de passer à travers un tamis
comme la fécule.

Il résulte des expériences de M. Orfila (1) : 1° qu'un tiers
de farine de haricots, mêlée à de la farine de froment, donne
un pain mat, dont on peut cependant faire usage sans incon‑
vénient; 2° qu'un tiers de farine de vesce donne un pain
mat d'une odeur et d'une saveur assez désagréable pour
qu'il ne puisse pas être employé ; 3° que dans aucun de ces
cas, le gluten de la farine de froment n'est détruit, mais il
est simplement très divisé.

SEL COMMUN. — Il est quelquefois altéré par l'eau pour
en augmenter le poids. Si, après l'avoir desséché, on trouve
une perte qui dépasse 8 à 10 pour 100, il y a probabilité
que le sel aura été mouillé (2).

On trouve souvent des iodures dans le sel commun, soit
qu'ils s'y rencontrent naturellement, soit que l'on ait em‑
ployé les sels de warech pour allonger le sel de mer. En
mêlant une partie de solution de chlore et deux parties de
solution d'amidon, puis ajoutant dans ce liquide une pincée

---

(1) *Méd. lég.*, 1836, t. III, p. 439.
(2) CHEVALLIER et TREVET, *Rech. sur les diverses falsificat. du sel
de cuisine.* 1833.

de sel à examiner, il se développera une nuance bleue ou violette.

Les chlorures de magnésium et de calcium rendent le sel déliquescent : dans ce cas, sa dissolution précipite en blanc par la potasse, l'ammoniaque et l'oxalate d'ammoniaque.

Lorsque du sulfate de chaux a été mélangé au sel commun, on traite par l'eau froide ; le sulfate de chaux n'est pas dissous et peut être facilement reconnu.

Le sulfate de soude a été quelquefois ajouté au sel de cuisine. Il faut le dissoudre dans l'eau, précipiter la dissolution par l'azotate de baryte, laver et sécher le précipité.

Chocolat frelaté. Cet aliment est assez souvent frelaté par la farine ou l'amidon. Pour reconnaître une pareille fraude, il faut faire bouillir le chocolat suspect dans 20 à 25 parties d'eau, puis verser dans la liqueur quelques gouttes de teinture d'iode, qui y fait naître une couleur bleue manifeste.

S'il était falsifié par des *poisons minéraux*, il faudrait l'examiner par les réactifs dont nous avons parlé en faisant l'histoire de chacun des poisons.

Bonbons. — Les bonbons sont souvent colorés en jaune par le chromate de plomb, le sulfure d'arsenic, la gomme-gutte ; en bleu avec le carbonate de cuivre ; en vert avec l'arsénite de cuivre, le vert-de-gris artificiel ; en rouge avec le vermillon et le minium.

Il faut, dans tous les cas, gratter la surface du bonbon pour enlever la matière colorante, en isoler le sucre en le traitant par l'eau, et déterminer la nature de la matière colorante, comme nous l'avons dit pour chacune des substances qui peuvent la constituer.

Du beurre et de l'huile. — Le beurre est quelquefois altéré par de l'oxide de cuivre, parce qu'il a été fondu dans des chaudières de ce métal. On le constate en en faisant fondre et l'essayant par le ferro-cyanure de potassium, qui donne une teinte cramoisie. On peut incinérer une autre portion, et après avoir traité la cendre par l'acide azotique, essayer la liqueur par les réactifs des sels cuivreux.

L'huile contient quelquefois des oxides de cuivre ou de plomb ; il est facile de reconnaître cette altération (voyez *Oxides de cuivre et de plomb*, p. 428, 440).

VINS FRELATÉS. — 1° *Par des matières colorantes.* Soit qu'on les ajoute à des vins peu colorés, soit qu'on fasse des mélanges d'eau-de-vie, de crème de tartre et de ces matières, pour imiter les vins naturels. Les substances colorantes employées à cet usage sont : les bois d'*Inde* et de *Fernambouc*, le *tournesol* en drapeau, les *baies d'yèble*, de *troëne* et de *myrtille*. Suivant M. Bouis, l'indigo est aussi souvent employé (1).

D'après M. Nees d'Esenbeck, l'alun et la potasse sont les deux réactifs qui offrent les résultats les plus certains (2).

2° *Par la potasse ou la chaux.*—Ces falsifications sont faites dans le but d'arrêter la fermentation et de saturer l'acide acétique que le vin contient en excès : il se forme alors de l'acétate de potasse ou de chaux. Après avoir fait évaporer la liqueur, on traite le résidu par l'alcool, qui dissout ces sels ; le chlorure de platine produit un précipité jaune-serin si l'on a employé la potasse ; et l'acide oxalique, un précipité blanc insoluble dans un excès d'acide, si on s'est servi de chaux. Pour constater la présence de l'acide acétique, on fait évaporer une partie de la solution alcoolique, et en versant quelques gouttes d'acide sulfurique sur le résidu, il se dégage des vapeurs d'acide acétique reconnaissable à son odeur.

Les acétates de potasse et de chaux se trouvent naturellement contenus dans le vin, mais en si petite quantité, que cette circonstance ne pourrait cacher la fraude.

(1) *Journ. de Chim. méd.*, p. 369, t. vi, 1830.
(2) *Ibid.*, t. ii, 1826, p. 289.

3° *Par la litharge, l'acétate de plomb, la céruse*, dans le but d'enlever au vin ses propriétés acides, et de lui donner une saveur sucrée : cette addition rend l'usage de ces vins très dangereux. Pour découvrir une pareille fraude, il faut décolorer le vin par le charbon animal, évaporer la liqueur à siccité, reprendre le résidu par l'acide azotique, évaporer de nouveau, dissoudre dans l'eau, et faire agir les réactifs des sels de plomb.

4° *Par l'eau-de-vie.* L'odeur et la saveur sont souvent les meilleurs indices de cette falsification. M. Marc a proposé (1) de la constater par le moyen de la déflagration, en jetant le mélange sur un brasier ardent ; mais il faut alors que la quantité d'eau-de-vie qui a été ajoutée soit considérable.

5° *Par le poiré.* Il a ordinairement la saveur de cette dernière substance. M. Deyeux a proposé d'évaporer le mélange au bain-marie en sirop clair, de laisser reposer et refroidir ; d'en séparer les cristaux de crème de tartre ; d'étendre la liqueur d'eau distillée pour la faire évaporer et cristalliser de nouveau ; de recommencer encore cette opération pour avoir un sirop ayant la saveur de la poire.

VINAIGRE FRELATÉ. — 1° *Par les acides minéraux.* On ajoute quelquefois au vinaigre les acides sulfurique, chlorhydrique et azotique, afin de lui donner plus de force.

Pour reconnaître l'*acide sulfurique*, il faut évaporer le vinaigre au huitième de son volume, laisser refroidir, et traiter le résidu par de l'alcool à 40 degrés ; filtrer la liqueur, y ajouter de l'eau distillée ; évaporer l'alcool, et traiter la solution aqueuse par l'azotate de baryte : il se forme du sulfate de baryte, qui, desséché et pesé, donne la proportion de l'acide qu'il renferme. L'emploi de l'alcool a pour but d'enlever l'acide sulfurique et de laisser les sul-

(1) *Dict. des Sc. méd.*, art. COMESTIBLES.

fates qui sont naturellement contenus dans le vinaigre.

Si le vinaigre a été frelaté par l'*acide chlorhydrique*, on le distillera, et on versera dans le produit distillé de l'azotate d'argent, qui formera un précipité de chlorure d'argent. Si on ne distillait pas avant d'employer l'azotate d'argent, on pourrait être induit en erreur ; car les vinaigres contiennent naturellement des chlorures, et l'on obtiendrait des traces de chlorure d'argent, comme s'il existait de l'acide chlorhydrique.

La sophistication par l'*acide azotique* est assez rare : on la reconnaîtrait en saturant par de la potasse pure une portion de vinaigre, et évaporant à siccité. Le résidu, traité par cinq ou six fois son poids d'alcool à 40 degrés, laisserait un sel blanc dans lequel on constaterait, par la déflagration sur les charbons ardents et par les réactifs, la présence de l'azotate de potasse.

2° Des *substances âcres*, telles que du poivre long, de la pyrèthre, de la moutarde, sont quelquefois ajoutées au vinaigre pour lui donner du montant. On ne peut constater cette fraude qu'en évaporant, au bain-marie, le vinaigre en consistance d'extrait. Le résidu a une saveur âcre particulière.

Le vinaigre contient quelquefois du *cuivre* ou du *plomb*, provenant des vases où il a séjourné. Pour reconnaître ces métaux, il faut réduire le vinaigre à un très petit volume, par évaporation, et examiner le résidu par les réactifs que nous avons indiqués aux articles *Cuivre* et *Plomb*.

EAU-DE-VIE. — On ajoute quelquefois à l'eau-de-vie les substances âcres que nous avons indiquées pour le vinaigre ; il faut suivre la même marche pour constater leur présence.

Le laurier-cerise a été employé pour donner une saveur agréable à l'eau-de-vie de grains et à celle de pomme de terre.

Cette falsification, qui n'est nuisible qu'autant que la

proportion de laurier-cerise ajoutée a été considérable, se reconnaît au précipité bleu que la liqueur fournit par un mélange de proto et de persulfate de fer. (Voy. *Acide cyanhydrique.*)

Bière. — Dans ces derniers temps, les fabricants de bière ont imaginé de remplacer le houblon par la strychnine impure. Pour constater cette fraude, qui est très dangereuse, il faut évaporer en extrait et au bain-marie deux ou trois litres de cette substance, reprendre le résidu par l'alcool et rechercher la strychnine dans la solution alcoolique au moyen des réactifs que nous avons indiqués.

Cidre. — MM. Chevallier, Ollivier (d'Angers) et Page ont rapporté (1) un cas d'empoisonnement occasionné par du cidre qui avait été placé, au moment de sa fabrication, dans un réservoir en bois doublé en plomb. Ce cidre contenait un sel de plomb, peut-être un malate.

Ces chimistes ont fait des expériences comparatives qui leur ont prouvé que le cidre contenu dans un vase de plomb attaque rapidement ce métal, puisqu'au bout de trois heures de contact, on peut y déceler la présence d'un sel soluble de plomb.

LAIT FRELATÉ. — La falsification la plus fréquente est, sans contredit, celle qui consiste à ajouter au lait de vache une certaine quantité d'eau. M. Quevenne a publié (2) dans son mémoire un procédé propre à faire connaître la densité du lait pur. Il se sert à cet effet d'un instrument nommé *lacto-densimètre.*

Dans le but de rendre le lait mélangé d'eau plus consistant et plus opaque, on y délaie quelquefois des jaunes d'œufs, de la farine, et même de la gomme adragant en poudre. (Lassaigne.)

La présence de la farine est facile à démontrer par quel-

(1) *Annales d'Hygiène et de médecine légale*, t. XXVII, p. 105.
(2) *Ibid.*, t. XXVII, p. 241.

ques gouttes de teinture d'iode, qui y font naître presque aussitôt une teinte violette ou bleue, tandis que le lait pur reste coloré en jaune par la teinte de la solution d'iode.

Quant à la gomme adragant, sa présence peut être constatée dans un dépôt gélatineux et demi-transparent, qui se forme, soit par le repos du lait, soit après l'avoir fait bouillir et l'avoir abandonné à lui-même.

Ces flocons gélatineux, délayés dans l'eau, prennent une teinte violacée par la teinture d'iode.

On a dit que le lait était quelquefois falsifié avec la cervelle des animaux. Bien qu'il n'ait pas été constaté que cette falsification ait eu lieu réellement, M. Gaultier de Claubry a fait connaître (1) un moyen sûr de découvrir cette fraude. Il consiste à évaporer le lait à siccité, à traiter le résidu par l'éther à chaud, évaporer les liqueurs qui fournissent des matières grasses, brûler celles-ci par l'azotate de potasse, puis dissoudre le résidu dans l'eau, et y ajouter du chlorure de baryum. S'il se forme un précipité de sulfate de baryte, c'est que le lait avait été falsifié par de la cervelle. En effet, le beurre ne contient pas de soufre, tandis que la matière cérébrale contient cet élément, qui, se trouvant acidifié par le nitre, donne du sulfate de potasse, lequel précipite le chlorure de baryum.

Barruel a publié (2) un mémoire complet sur les falsifications du lait.

CHAPITRE XVI.

EMPOISONNEMENT PAR LES GAZ.

Certains gaz irritants déterminent l'asphyxie non seulement en raison de l'action qu'ils peuvent exercer sur le sys-

(1) *Annales d'Hygiène et de Médecine légale*, t. XXVII, p. 287.
(2) *Ibid.*, t. I, p. 404.

42.

tème nerveux et sur le sang, mais encore par la vive inflammation qu'ils produisent dans les organes de la respiration. Parmi ces gaz délétères nous citerons :

GAZ AMMONIAC. — Incolore ; odeur forte et piquante, verdit le sirop de violette ; le mélange du gaz acide chlorhydrique le fait apparaître immédiatement sous forme de vapeurs blanches et épaisses. — Le gaz ammoniac agit sur la membrane muqueuse pituitaire et sur les conjonctives ; il occasionne les ophthalmies communes aux vidangeurs, et que l'on connaît sous le nom de *mite*.

Le vinaigre (acide acétique étendu) est l'antidote le plus efficace ; on le fait respirer par petites quantités, jusqu'au retour régulier des inspirations et des expirations.

ÉMANATIONS DES FOSSES D'AISANCES. — Elles sont formées de gaz ammoniac, de sulfhydrate d'ammoniaque, quelquefois aussi de gaz azoté. Le plus souvent ces gaz sont mêlés à beaucoup d'air atmosphérique et tiennent en dissolution de la matière animale en putréfaction.

Pour éviter les accidents résultant de la présence des gaz contenus dans l'atmosphère d'une fosse, on y descend des lampes allumées, et si elles s'éteignent, on introduit des réchauds remplis de charbons bien allumés, que l'on renouvelle au fur et à mesure que le combustible s'éteint, jusqu'à ce qu'il brûle dans la fosse, comme s'il se trouvait exposé à l'air libre.

Pour brûler complétement le gaz, il faut descendre dans la fosse un tuyau qui communique avec le cendrier d'un fourneau produisant un fort appel.

Les émanations ammoniacales sont reconnaissables à leur odeur vive, à l'irritation qu'elles causent aux narines et à la conjonctive, aux vapeurs blanches qu'elles donnent quand on y plonge une baguette de verre mouillée d'acide chlorhydrique ; les émanations de sulfhydrate d'ammoniaque ont une odeur infecte, analogue à celle des œufs pourris ; elles noircissent un papier imprégné d'acétate de plomb.

Symptômes. Les vapeurs ammoniacales ont, comme nous venons de le dire, une action irritante sur les membranes muqueuse, oculaire, nasale et bronchique, et pourraient déterminer l'asphyxie; cependant elles sont infiniment moins dangereuses que celles du sulfhydrate, parce que rarement l'individu qui les respire perd immédiatement connaissance. Au contraire, les vapeurs de sulfhydrate d'ammoniaque tuent quelquefois instantanément. Lorsqu'elles agissent avec moins d'intensité, l'individu éprouve comme un poids très fort qui lui comprime l'épigastre et lui serre la tête : de là le nom de *plomb* qui a été donné à cette asphyxie par les vidangeurs. Il y a bientôt perte de connaissance, privation de sensibilité et de motilité; une écume roussâtre s'échappe de la bouche, le corps est froid, la face livide, les yeux ternes, les pupilles dilatées et immobiles, le pouls presque imperceptible et très irrégulier. Bientôt surviennent des mouvements convulsifs et des nausées; le corps se renverse en arrière, et la mort arrive bientôt.

Lorsque l'air de la fosse est vicié seulement par le gaz azote et l'acide carbonique, l'asphyxie est plus lente et accompagnée d'un état d'accablement.

Les lésions observées sont analogues à celles que produit l'acide sulfhydrique.

Le chlore liquide ou le chlorure de soude peuvent être employés avec avantage dans un cas d'asphyxie de ce genre (1).

ÉMANATIONS DES ÉGOUTS. — Elles sont formées d'azote, d'acide carbonique, d'acide sulfhydrique. C'est surtout ce dernier gaz qui cause de graves accidents : les symptômes et les lésions sont analogues à ceux que peut produire ce gaz lui-même. Outre ces accidents, il y a quel-

(1) DEVERGIE, *Médecine légale*, t. III, p. 155.

quefois un délire furieux, un tremblement général, un véritable état de folie (1).

Le CHLORE est un gaz jaune-verdâtre, d'une odeur particulière qui le distingue de tous les autres. Il décolore la teinture de tournesol. Ce gaz pur détermine l'asphyxie; mêlé à l'air il occasionne de la toux et de l'éternument. On l'a employé en fumigations pour arrêter les progrès de la phthisie pulmonaire. On a cru remarquer que son action prolongée produisait l'amaigrissement (2).

Le GAZ ACIDE AZOTEUX est sous forme de vapeurs rutilantes; son odeur est piquante, nauséabonde; ce gaz est très délétère, et il a occasionné la mort dans les cas où il s'était dégagé lors de la rupture des vases renfermant de l'acide azotique (3).

GAZ ACIDE SULFUREUX. — Incolore, odeur caractéristique de soufre qui brûle, soluble dans l'eau et dans les solutions alcalines dont l'acide sulfurique le dégage à l'état gazeux. Ce gaz est très irritant; on combat son action par l'ammoniaque étendue.

M. Orfila, dans la nouvelle édition de sa Toxicologie (1843) a réuni dans un même chapitre (4) l'étude de plusieurs gaz, dont le mode d'action diffère de ceux que nous venons d'examiner, et qui ressemble sous plusieurs rapports à celui de quelques poisons narcotico-âcres. Nous profitons de l'obligeance extrême de M. Orfila, qui nous a communiqué les recherches nouvelles qu'il va publier.

GAZ PROTOXIDE D'AZOTE. — Ce gaz est invisible, incolore; il a une saveur douceâtre, il est soluble dans l'eau.

(1) *Annales d'hygiène et de Méd. lég.*, t. II, p. 49.
(2) CHISTISON, *Treatise on poisons*, p. 697, 2ᵉ édit.—BOURGEOIS, *Transact. méd.*, t. II, p. 156.
(3) *Dict. des Sciences médicales*, t. II, p. 388. — *Bulletin de la Soc. méd. d'Émulat.*, octobre 1823.
(4) ORFILA, *Toxicologie*, t. II, p. 545, 4ᵉ édit., 1843.

H. Davy, Proust, Pfaff, Nysten, ont fait sur ce gaz des expériences nombreuses desquelles il résulte : 1° qu'il se dissout avec la plus grande promptitude dans le sang veineux des animaux ; 2° qu'injecté à petites doses, ses effets sont peu notables, mais qu'administré en grande quantité il peut déterminer la mort; 3° qu'il n'occasionne aucun changement apparent dans le sang artériel.

LES GAZ HYDROGÈNE PHOSPHORÉ ET HYDROGÈNE ARSÉNIÉ sont très délétères. Le premier ne s'obtient que dans les laboratoires ; le second agit comme les préparations arsenicales, et nous nous sommes assez longuement étendu sur leur action (page 395) pour ne pas y revenir.

GAZ HYDROGÈNE BICARBONÉ. — Il est incolore, insipide, d'une odeur faible, à la fois éthérée et empyreumatique; il éteint les corps enflammés ; mais il brûle avec une belle flamme blanche au contact de l'air par l'approche d'un corps en ignition, et donne de l'eau et du gaz acide carbonique. Ce gaz est délétère par lui-même.

GAZ ACIDE CARBONIQUE. — Il est incolore, d'une odeur piquante, d'une saveur aigrelette. Il éteint les corps en combustion, se dissout dans l'eau, et rougit faiblement la teinture de tournesol; il précipite l'eau de chaux en blanc, et le carbonate déposé se dissout instantanément dans un excès de gaz.

Le gaz acide carbonique se produit : 1° toutes les fois que l'on fait brûler du charbon, du bois, de la houille ou toute autre matière organique ; 2° dans la fabrication du vin, du cidre, de la bière, lorsque le raisin, les pommes et beaucoup d'autres matières sucrées subissent la fermentation alcoolique; 3° pendant la putréfaction des matières végétales et animales. Ce gaz existe dans certaines grottes, et il s'exhale de sources d'eaux minérales.

Ce gaz est délétère par lui-même, et détermine les accidents que l'on observe pendant la carbonisation des matières végétales.

GAZ OXIDE DE CARBONE. — Il est incolore, transparent, inodore, insipide, sans action sur la teinture de tournesol. Il brûle à l'air avec une flamme bleue lorsqu'on approche de lui un corps en combustion. Ce gaz est peu soluble dans l'eau. Les expériences de MM. Tourdes (1) Leblanc (2) ont prouvé combien le gaz oxide de carbone mêlé à l'air atmosphérique exerce sur les animaux une action rapidement mortelle.

DE LA VAPEUR DU CHARBON DE BOIS. — Il résulte des expériences récentes de M. Orfila (3) que la vapeur du charbon contient toujours une quantité notable d'acide carbonique, beaucoup moins de gaz oxide de carbone, et une quantité très faible de gaz hydrogène carboné. Les proportions de ces divers gaz peuvent varier selon la nature des charbons, le degré plus ou moins avancé de la combustion, etc.

La vapeur du charbon est incolore, inodore (l'odeur que l'on sent au moment où le charbon s'allume n'a pas encore pu être analysée) ; elle éteint les corps en combustion, rougit faiblement la teinture de tournesol, ne se dissout qu'en très petite partie dans l'eau, précipite en blanc par l'eau de chaux, et ne s'enflamme pas par l'approche d'un corps en combustion.

Vapeur du charbon de terre, du coke. — Après la combustion avec flamme du charbon de terre, le coke continue à brûler à une température rouge, et la vapeur qui s'exhale contient les mêmes gaz que ceux du charbon de bois, et quoiqu'en proportions différentes, leur action est tout aussi délétère.

M. Ollivier d'Angers a rapporté un cas de double as-

(1) TOURDES, *Relation médicale des asphyxies par le gaz de l'éclairage*, 1841.

(2) LEBLANC, *Annales de Physique et de Chimie*, 3e série, t. v, p. 19.

(3) ORFILA, *Toxicologie*, t. II, p. 594, 4e édit., 1843.

phyxie par la vapeur du coke, produit par un vice de construction de tuyaux de cheminée (1).

Vapeur du bois carbonisé. — Les poutres fortement chauffées par des tuyaux de cheminée, de poêle ou de calorifère, peuvent se décomposer et se carboniser, alors même qu'elles sont à l'abri du contact de l'air. — Cette carbonisation ne s'opère que lentement; mais les gaz qui se dégagent sont les mêmes que les précédents, et ils produisent des accidents qui ont la même gravité.

Symptômes de l'empoisonnement par la vapeur du charbon. — Ils sont très variables, car ils résultent de causes dépendantes, soit des localités, soit du degré de combustion du charbon, de sa quantité, soit enfin des individus eux-mêmes, de l'âge, du sexe, de la force, etc. Ces symptômes ne sont pas caractéristiques de l'empoisonnement, et ils sont communs à un assez grand nombre de maladies.

Les malades éprouvent en général une grande pesanteur de tête, des bourdonnements et des tintements d'oreilles, le trouble de la vue et des autres sens, une grande propension au sommeil, la diminution des forces musculaires, le coma, la chute du corps. La respiration est difficile, lente; stertoreuse; les battements du cœur, d'a bord précipités, se ralentissent, puis deviennent plus forts.

M. le docteur Marye (2) a remarqué que le sang est *rouge et tellement coagulable,* qu'il suffit de quelques minutes pour qu'il se prenne en un caillot consistant; ce phénomène persiste après la mort, car M. Ollivier (d'Angers) a vu le sang *vermeil* dans quatre cas différents (3).

Signes cadavériques. — En général, la face des as-

(1) *Annales d'hygiène*, t. xxv, p. 290.
(2) MARYE, *De l'Asphyxie par la vapeur du charbon.* Paris, 1837.
(3) OLLIVIER (d'Angers), *Annales d'Hygiène*, t. xx, p. 114, 1838.

phyxiés est pâle et décolorée ; mais elle peut avoir une coloration violacée très prononcée ; la teinte *rosée* de la surface du corps persiste quelquefois assez longtemps après la mort. La roideur tétanique des cadavres est très développée, et elle fait conserver aux individus les attitudes qu'ils avaient avant de mourir. M. Devergie avait signalé comme caractéristique la coloration verdâtre du foie ; mais ce signe n'a pas de valeur, tandis qu'il a constaté avec raison que la putréfaction est retardée dans sa marche, et ne se développe pas avec la même rapidité que dans les autres genres de mort.

Il résulte des observations de MM. Marye, Ollivier (d'Angers), et des expériences de M. Orfila (1), que la digestion est ralentie chez les individus et chez les animaux exposés à l'influence de la vapeur de charbon.

Traitement de l'empoisonnement par la vapeur de charbon. — Les nombreux moyens indiqués peuvent être résumés ainsi (2) : exposer le malade tout nu au grand air : il sera couché sur le dos, la tête et la poitrine un peu plus élevées que le reste du corps, pour faciliter la respiration. — Affusion d'eau tiède sur le visage et la poitrine. — Frictionner le corps et surtout la poitrine avec des linges trempés dans l'eau vinaigrée, ou dans un liquide alcoolique. — Essuyer les parties mouillées avec des serviettes chaudes, puis recommencer les frictions avec de la flanelle sèche ou une brosse de crin. — Stimuler la membrane pituitaire avec la barbe d'une plume, des vapeurs soufrées, de l'acide acétique. — Administrer un lavement d'eau froide mêlée d'un tiers de vinaigre ; quelques minutes après, en donner un autre préparé avec de l'eau froide, 60 ou 80 grammes de chlorure de sodium et 30 grammes de sulfate de magnésie. — Si l'assoupissement continue,

(1) ORFILA, *Toxicologie*, t. II, p. 580, 4ᵉ édit., 1843.
(2) *Ibid.*, p. 589.

que le malade ait de la chaleur, on le saignera à la veine jugulaire ou au pied. — Enfin, lorsque les symptômes d'asphyxie sont dissipés, on couche le malade dans un *lit chaud*, et on lui fait prendre quelques cuillerées de vin chaud sucré.

Tous ces secours doivent être administrés avec la plus grande promptitude ; on les continue lors même que l'individu paraît être mort, car on a vu des asphyxiés ne reprendre connaissance qu'au bout de douze heures.

Deux affaires médico-légales très graves (Amouroux, Ferrand) (1) ont donné l'occasion aux magistrats de poser aux experts un assez grand nombre de questions ; la réponse à plusieurs d'entre elles peut être généralisée aux cas qui se présenteraient dans la pratique, et nous croyons utile de les mentionner.

L'état complet du putréfaction qu'a offert le corps de la femme Amouroux, après quatre jours et demi de décès, est-il compatible avec la supposition d'asphyxie, ou, au contraire, ne tend-il pas plutôt à éloigner cette supposition ?

Les faits observés prouvent que l'empoisonnement par la vapeur du charbon retarde la putréfaction au lieu de la hâter ; il n'est donc pas douteux que la femme Amouroux n'avait pas succombé à ce genre de mort, puisque la putréfaction du corps était complète quatre jours et demi après son décès.

Les individus du sexe féminin résistent-ils plus longtemps à la cause asphyxiante du charbon que les individus du sexe masculin ?

La solution de cette question ne peut être complète tant que l'on n'aura pas apprécié un grand nombre de circonstances particulières aux individus et aux localités ; mais en examinant le nombre des décès occasionnés par la vapeur du charbon pendant l'année 1835, on voit que la

(1) DEVERGIE, *Médecine légale*, t. III, p. 128, 1840.

43

mortalité a été de quatre cinquièmes pour les **hommes**, et seulement d'un tiers pour les femmes.

L'asphyxie est-elle plus facile lorsque les personnes se placent à la surface du plancher, ou, au contraire, n'éprouve-t-elle pas plus d'obstacle lorsque ces personnes sont situées à une certaine distance ?

L'empoisonnement aurait également lieu dans toutes les parties de la chambre, parce que les gaz qui se produisent pendant la combustion du charbon se mêlent promptement, et que la proportion de l'acide carbonique est la même en bas qu'en haut, alors même que la chambre a été complétement refroidie.

Quelle peut être la quantité de charbon qu'il faudrait brûler pour asphyxier des individus adultes, en ayant égard à l'étendue de la pièce qu'ils occupaient ?

Il est impossible de résoudre ce problème d'une manière satisfaisante, et il y a lieu de dire aux magistrats que l'on s'exposerait par trop à les induire en erreur en donnant une solution même approximative (1).

Quelle est la proportion de cendres que peut fournir une quantité donnée de charbon ?

On ne peut répondre à cette question que s'il reste dans la chambre où a eu lieu l'empoisonnement une partie du charbon employé, comme l'a fait M. Ollivier (d'Angers) (2) dans l'affaire Ferrand. Cet expert établit quelle était la quantité de cendres fournies par 1 kilogramme de **charbon** *restant*; et il calcula combien les 266 grammes de cendres trouvées dans les fourneaux et les terrines dont on s'était servi représentaient de charbon; il conclut qu'il en avait été brûlé plus de 3 kilogrammes 375 grammes, quantité plus que suffisante pour introduire dans l'air de la chambre le *quart en volume* au moins de gaz acide carbonique.

(1) ORFILA, *Toxicol. gén.*, t. II, p. 611, 4e édit., 1843.
(2) OLLIVIER (d'Angers), *Annales d'Hygiène et de Méd. légale,* t. XX, p. 114.

DE L'AIR NON RENOUVELÉ.

Par le seul fait du défaut de renouvellement de l'air dans une chambre où se trouve un grand nombre de personnes, la proportion d'acide carbonique augmente au point de pouvoir déterminer un véritable empoisonnement. En outre, l'air est vicié par la diminution d'oxigène libre, par la prédominance de l'azote, et par la présence de la vapeur aqueuse *animalisée* qui s'exhale par là transpiration cutanée et la transpiration pulmonaire.

M. Dumas a établi, par des expériences, qu'un homme consomme par heure tout l'oxigène contenu dans 90 litres d'air à peu près, et qu'il sort des poumons par heure 33 centimètres cubes d'air, dans lesquels il y a en moyenne 4 p. 100 d'acide carbonique.

M. Péclet évalue de 6 à 10 mètres cubes d'air la quantité nécessaire à un homme, par heure, pour maintenir la respiration dans de bonnes conditions.

M. Leblanc conclut des expériences de Séguin et de M. Dumas que la quantité de vapeur aqueuse *animalisée* exhalée par un homme dans les vingt-quatre heures peut s'élever en moyenne à 800 grammes qui suffisent pour saturer 60 mètres cubes d'air sec, ou 120 mètres cubes d'air humide, à la température de 10 degrés centigrades.

Une chandelle de 12 au kilogramme absorbe le tiers de l'oxigène contenu dans 340 litres d'air; une bougie de 10 au kilogramme consomme le tiers d'oxigène renfermé dans 435 litres d'air; et une lampe à gaz, pendant qu'on y brûle 42 grammes de combustible, absorbe le tiers de l'oxigène contenu dans 1,680 litres d'air.

Nous avons insisté sur ces détails pour que l'on comprenne avec quelle promptitude l'air insuffisamment renouvelé, s'altère dans les lieux de réunion occupés par la foule, et qui sont éclairés par un grand nombre de lumières.

GAZ DE L'ÉCLAIRAGE.

La composition du gaz de l'éclairage varie suivant la nature des corps qui l'ont fourni, et la température à laquelle il a été produit.

Il est délétère par lui-même; son action toxique doit être attribuée aux gaz hydrogène bicarboné, aux carbures d'hydrogène qu'il tient en suspension, et surtout au gaz oxide de carbone.

Les corps en ignition ne déterminent l'explosion du gaz que lorsqu'il forme plus du *onzième* de la composition de l'atmosphère; mais dans une proportion moins forte, ce gaz peut occasionner l'empoisonnement, même lorsque les lumières ou le charbon brûlent comme à l'ordinaire. Un quinzième suffit pour tuer les lapins en quelques minutes.

Symptômes. — On observe ordinairement au début des nausées, de la céphalalgie, des étourdissements; mais il y a peu de gêne de la respiration et absence de toux. La perte totale de connaissance, la prostration complète, la paralysie ou les convulsions se manifestent sous l'influence d'une action plus intense du gaz délétère, et bientôt le trouble de la respiration annonce les phénomènes de l'asphyxie.

Altérations cadavériques. — On a signalé fréquemment la coagulation du sang, au lieu de la liquidité, commune dans l'asphyxie. — Le tissu pulmonaire et la membrane muqueuse bronchique ont une coloration rouge vif toute particulière. Une écume abondante remplit les voies aériennes. Le système veineux cérébral est congestionné, et l'on a trouvé du sang coagulé épanché entre la dure-mère et le canal osseux (1).

Traitement. — Il faut combattre les congestions cérébrale, rachidienne et pulmonaire, et remédier à l'asphyxie.

(1) TOURDES, *Relation méd. de l'asphyxie par le gaz de l'éclairage.* Strasbourg, 1841.

Au début de l'empoisonnement, les accidents cessent par l'exposition au grand air et l'éloignement de la cause ; des boissons stimulantes, un laxatif, suffisent pour dissiper la prostration. S'il y a une congestion active, les émissions sanguines générales et locales sont urgentes. — Les divers symptômes d'asphyxie cèdent à l'emploi prolongé des frictions et des moyens divers que nous avons déjà indiqués précédemment (voyez p. 506).

PROCÉDÉS POUR RECUEILLIR LES GAZ.

Lorsqu'il s'agit de constater la présence d'un gaz, il faut d'abord en recueillir une portion. On se sert quelquefois, à cet effet, d'un flacon rempli de sable parfaitement sec, que l'on vide dans le lieu renfermant le gaz que l'on veut soumettre à l'expérience. Le vase étant ainsi vidé, le gaz y occupe la place du sable. On le bouche aussitôt, pendant qu'on le tient renversé, et on le maintient dans cette position en en plongeant l'extrémité inférieure dans l'eau jusqu'au moment de l'analyse. Mais le sable a l'inconvénient de tenir enfermé de l'air entre ses grains : aussi les vases pleins d'eau ou de mercure sont-ils préférables. L'eau dissout à la vérité plusieurs gaz ; mais quand on a soin de vider entièrement le vase, il y a peu d'inconvénients. Le mercure est certainement préférable en ce qu'il ne mouille pas le verre, mais il est difficile à transporter. On n'en a d'ailleurs pas toujours une quantité suffisante, et de plus il ne peut servir pour recueillir le chlore, avec lequel il se combinerait.

Lorsqu'on ne veut pas pénétrer dans le lieu infecté dans la crainte d'être asphyxié, ou pour ne pas y faire entrer l'air du dehors, on pratique dans la porte une ouverture pouvant recevoir un bouchon percé d'avance et dans lequel est ajusté un tube coudé qui entre par son autre extrémité dans un bouchon fixé sur un flacon plein d'eau. Dans ce dernier bouchon on a placé un tube droit qui

43.

dépasse le coude du tube précédent au-dehors et qui ne
déborde pas le bouchon dans l'intérieur du vase. En tenant
ce vase renversé, l'eau s'en écoule, et l'air de l'appartement vient la remplacer (1).

CHAPITRE XVII.

MALADIES QUE L'ON POURRAIT CONFONDRE AVEC L'EMPOISONNEMENT AIGU.

Un assez grand nombre de maladies débutant spontanément et sans signes précurseurs, leurs symptômes ont été
souvent confondus avec ceux de l'empoisonnement par les
personnes étrangères à l'art de guérir, et même par des
médecins; il est donc essentiel d'avoir présents à l'esprit les
principaux caractères de ces affections, pour l'étude desquelles nous renvoyons le lecteur aux traités de pathologie.
Les maladies qui peuvent simuler l'empoisonnement sont
notamment : le *choléra-morbus sporadique et asiatique*,
les *perforations spontanées de l'estomac*, la *gastrite aiguë*,
l'*ileus nerveux ou symptomatique d'un étranglement interne*, la *péritonite*, la *hernie étranglée*, l'*arachnitis*, la
fièvre ataxique, etc.

Le mode d'invasion de la maladie, les circonstances qui
l'ont précédée, et les lésions de tissu que l'autopsie fait
découvrir, doivent être notés avec grand soin. Si l'on avait
quelques doutes sur la cause de la mort, les matières qui
sont contenues dans le tube digestif, des portions de viscères thoraciques seraient recueillies et mises à part pour
que des opérations chimiques fussent pratiquées ultérieurement.

Est-il nécessaire, pour établir que l'empoisonnement a

(1) BRIAND, *Médecine légale*, p. 525.

*ou lieu, de recueillir une quantité déterminée de substance
véneneuse, ou bien suffit-il de prouver que cette substance
existe dans une proportion quelconque?*

Nous avons déjà insisté sur l'importance de cette question (page 340). Les débats animés auxquels elle a donné
lieu dans ces derniers temps nous font un devoir de reproduire les développements que M. Orfila vient de donner sur
ce sujet dans la dernière édition de son Traité de toxicologie (1).

Ce chimiste établit en premier lieu : « que dans certains
» cas d'empoisonnement par des substances minérales sus-
» ceptibles d'être décelées par des réactifs, l'expert peut se
» trouver dans l'impossibilité de découvrir le plus léger
» atome de ces substances. »

Il résulte des expériences sur les animaux et des faits
observés qu'un individu peut avoir pris une certaine dose
d'une substance vénéneuse, insuffisante pour le faire périr,
mais qui ait déterminé pendant cinq, dix ou quinze jours
des symptômes d'empoisonnement. Si, pendant ce temps,
la substance toxique est entièrement expulsée par les vomissements et par les selles, par la voie de l'urine ou par d'autres sécrétions, et que la mort survienne soit consécutivement à l'empoisonnement ou par toute autre cause, on ne
trouvera plus dans les liquides ou dans les viscères le poison que l'on aurait décelé si la mort fût survenue plus tôt.

Dans tous les cas d'empoisonnement présumé, où la
recherche de la substance vénéneuse aura été infructueuse,
l'expert devra donc, avant de se prononcer, examiner attentivement toutes les circonstances qui ont précédé, accompagné ou suivi la maladie, sa nature ou sa marche, ainsi
que les lésions cadavériques observées, qui serviront à baser
les conclusions qu'il présentera aux magistrats.

« Dans beaucoup de cas d'empoisonnement, l'expert ne

(1) *Toxicologie*, 4e édit., 1843, t. II, p. 731.

» peut, quoi qu'il fasse, retirer des matières suspectes que
» des proportions excessivement minimes de poison. »

Ce résultat a lieu nécessairement lorsque la mort ne survient que plusieurs jours après l'empoisonnement, et que
la substance vénéneuse a été déjà éliminée *en grande partie*, par les évacuations diverses. On ne pourrait pas cependant conclure qu'il n'y a pas eu intoxication.

Et d'ailleurs on ne peut exiger de l'expert qu'il présente
une quantité de poison ; car, outre que ces substances vénéneuses sont plus ou moins actives, qu'elles ont agi avec
une intensité et une rapidité très variables, il est impossible
d'extraire la totalité du poison qui se trouve dans les diverses parties du cadavre au moment de la mort.

Quant aux objections fondées sur l'existence dans le
corps humain de certains poisons minéraux *à l'état normal*, les recherches nombreuses et les discussions scientifiques les détruisent chaque jour. M. Couerbe avait dit que
le corps de l'homme en putréfaction renfermait de l'arsenic. M. Orfila établit, en 1839, qu'il n'y en avait pas dans
les viscères ; mais il annonça en avoir retiré des os. Depuis
cette époque on n'a extrait du corps aucune trace d'*arsenic
normal.*

M. Devergie avait écrit que le cuivre et le plomb se
trouvent *naturellement contenus* dans le corps de l'homme
(Voyez *Préparations du cuivre*, page 426). Tout récemment (24 avril 1843), MM. Danger et Flandin ont adressé
à l'Académie des sciences un paquet cacheté, contenant
les résultats de leurs recherches sur la question de la pré-
existence de certains métaux dans le sang et les viscères de
l'homme à l'état normal, et sur l'empoisonnement par les
composés de cuivre et de plomb ; ils annoncent en outre,
que, contrairement à l'opinion de plusieurs toxicologistes,
il n'existe point de cuivre ni de plomb dans le sang et les
viscères de l'homme à l'état normal.

EXEMPLES DE RAPPORTS D'ANALYSES CHIMIQUES.

Soupçons d'empoisonnement par des substances narcoti-
ques. — Analyse des liquides de l'estomac. — Absence
de poisons.

Nous soussignés J.-B. Chevallier, ..., H.-L. Bayard,
......, avons été commis par ordonnance en date du 2 février 1842, par M. Salmon, juge d'instruction près le
tribunal de la Seine, à l'effet de procéder aux opérations
chimiques et expertises décrites dans la commission rogatoire en date du 28 janvier 1842, de M. le juge d'instruction de l'arrondissement de Corbeil, au cours de la procédure qu'il instruit contre R.-F. L...., inculpé d'assassinat
sur la personne de V. Chamblin, homicidé dans la nuit du
20 au 21 du mois de janvier.

La commission rogatoire a pour objet : *de faire procéder*
à l'analyse chimique des liquides renfermés dans l'estomac
de V. Chamblin ; de constater et reconnaître s'il contient
des substances narcotiques ou autres qui auraient pu être
administrées à la victime dans l'intention de faciliter
l'exécution du crime.

Nous nous sommes transportés au Palais de Justice, dans
le cabinet de M. le juge d'instruction, et avons prêté serment entre ses mains de bien et fidèlement remplir la mission qui nous était confiée.

Remise nous a été faite, au greffe du tribunal, des vases
transmis par M. le juge d'instruction de Corbeil, et dont
description suit :

L'examen de ces objets et l'analyse chimique ont été
faits dans le laboratoire de l'un nous.

Un de ces vases est un pot en terre blanche, recouvert
d'une feuille de parchemin, ficelé et scellé, portant pour
inscription :

Liquide renfermé dans l'estomac de Chamblin. Procès-
verbal du 27 janvier 1842.

Le second vase, également en terre blanche, fermé par une feuille de parchemin, scellé, porte pour étiquette :

Estomac de Chamblin. Procès-verbal du 27 janvier 1842.

L'intégrité des scellés ayant été constatée, nous avons ouvert celui des deux vases qui devait contenir les liquides de l'estomac. Nous avons trouvé dans ce pot une éponge imprégnée d'une liqueur visqueuse et de sang. Cette éponge a été placée dans une capsule de porcelaine, traitée par l'eau distillée à plusieurs reprises. L'eau du lavage, recueillie, a été traitée, ainsi que nous allons en parler, dans le but de reconnaître si elle ne contenait pas de matières susceptibles de stupéfier ou de narcotiser la personne qui en aurait fait usage.

Ce liquide a été introduit dans une cornue de verre tubulée, à laquelle on avait adapté une allonge et un ballon, puis nous avons procédé à la distillation, de manière à obtenir 20 grammes du liquide distillé.

Ce liquide avait une odeur infecte qui ne participait nullement de l'odeur des amandes amères ; le liquide a été partagé en trois parties, l'une d'elles, traitée par le nitrate d'argent, a donné lieu à un précipité que nous avons reconnu pour être formé par le carbonate d'ammoniaque, dont les caractères chimiques ont été démontrés en le traitant par l'acide nitrique, qui l'a dissous et a donné lieu au dégagement de l'acide carbonique.

La seconde portion du liquide a été mise avec de la potasse à l'alcool qui a donné lieu à un dégagement sensible d'ammoniaque.

La troisième quantité a été traitée par une petite proportion de potasse, la liqueur rendue ainsi alcaline a été soumise à l'action d'une solution de sulfate de cuivre. Ce sel s'est décomposé par la potasse existant dans la liqueur et a donné lieu à un précipité.

Nous avons ajouté au mélange une petite quantité d'acide chlorhydrique pour redissoudre l'oxide de cuivre précipité par l'excès d'alcali. La dissolution se fit aussitôt ; mais la liqueur, abandonnée à elle-même, ne prit pas l'aspect laiteux, elle ne fournit aucun précipité, ce qui aurait eu lieu si la liqueur eût contenu de l'acide cyanhydrique (prussique).

Ces diverses expériences démontrent donc positivement que le liquide provenant de la distillation ne contient pas d'acide prussique (acide cyanhydrique).

Le liquide dont nous avions séparé par la distillation le produit soumis aux expériences précédentes, fut jeté sur un filtre ; il avait après cette opération un goût fade.

Nous l'avons traité 1° par le prussiate de fer ; 2° par l'acide nitrique ; mais rien n'indiqua la présence de substances narcotiques telles que l'*opium*.

La portion de liqueur non employée fut évaporée, le résidu traité par l'alcool bouillant.

La liqueur alcoolique filtrée, fut évaporée jusqu'à siccité à une douce chaleur, puis le produit de l'évaporation traité par l'eau, filtré de nouveau, fut décomposé par l'acétate de plomb qui y détermina un précipité.

Le précipité recueilli sur un filtre, la liqueur qui avait été mise à part fut soumise à un courant d'acide sulfhydrique suffisamment prolongé pour précipiter tout le plomb.

Le sulfure de plomb obtenu et séparé par le filtre, permit d'évaporer en consistance sirupeuse la liqueur qui le contenait. Le produit de l'évaporation, additionné d'un peu d'eau, fut essayé par le perchlorure de fer, par l'acide nitrique, et ne donna pas les caractères qui indiquent la présence de l'opium ou de ses composés.

Le précipité déterminé par le plomb fut détaché du filtre, délayé dans l'eau, et soumis à un courant d'acide sulfhydrique. La liqueur résultant de ce traitement, et qui contenait du sulfure de plomb en suspension, et de l'acide sulfhydrique en excès, fut filtrée, évaporée et traitée par un sel de fer. Cette liqueur ne prit pas la coloration rouge, caractéristique de la présence de l'acide méconique.

Toutes les matières solides qui n'avaient pas été employées dans les opérations précédentes, tous les filtres furent réunis. Le tout desséché, traité par l'acide nitrique, puis par la potasse; le produit qui contenait du nitrate de potasse fut incinéré dans un creuset neuf de porcelaine.

Le produit résultant de la déflagration par le nitre fut traité par l'eau. La solution aqueuse par l'acide sulfurique en excès, fut placée dans un appareil de Marsh fonctionnant, et fournissant de l'hydrogène pur. Nous n'avons obtenu aucune tache indiquant dans ce produit la présence de l'arsenic ou de l'antimoine.

La partie insoluble dans l'eau fut traitée par l'acide nitrique. La liqueur nitrique, filtrée et évaporée à siccité pour chasser l'excès d'acide, puis reprise par l'eau; elle fut soumise à l'action de l'acide sulfhydrique qui ne donna aucun précipité ou coloration indiquant la présence d'un sel minéral de nature toxique.

Une portion du produit qui n'avait pas été dissoute par l'acide nitrique fut traitée par l'acide hydrochlorique, filtrée, concentrée pour chasser l'excès d'acide, et enfin essayée par l'hydrogène sulfuré. Tous les résultats ont été négatifs, et il nous a été démontré *que le produit examiné ne contenait pas de substances toxiques* de nature minérale.

Examen de l'estomac de Chamblin. — L'estomac, extrait du pot dans lequel il était renfermé, fut coupé en petits morceaux. Traité par l'eau aiguisée d'acide sulfurique, on porta la masse à l'ébullition pendant quelques minutes, puis on laissa refroidir et on filtra.

Les liqueurs filtrées, évaporées et ramenées en consistance sirupeuse, furent traitées par l'alcool bouillant. Le liquide alcoolique repris par l'eau, filtré de nouveau, a été enfin traité comme nous l'avons déjà détaillé en parlant des liquides de l'estomac. Le produit des liqueurs et le précipité traités par l'hydrogène sulfuré ne décelèrent pas la moindre trace de substances narcotiques des composés de l'opium ou de l'acide méconique.

Toutes ces matières solides, tous les produits non dissous par l'eau furent desséchés puis mêlés à du nitrate de potasse, et décomposés par la chaleur dans un creuset neuf de porcelaine.

Le résidu de la déflagration fut examiné avec le même soin, et en suivant les procédés que nous avons décrits précédemment.

Nous avons reconnu que ces divers produits ne contenaient pas la moindre quantité de substances toxiques de nature minérale.

Conclusions. — De tout ce qui précède, il résulte pour nous que les liquides extraits de l'estomac de Chamblin, que cet estomac lui-même, ne contiennent pas la moindre trace de substances toxiques, soit de nature minérale, soit de nature organique.

Analyse de la matière déposée sur les parois d'un flacon;
acide azotique mélangé à de l'eau-de-vie.

Nous soussignés J.-B. Chevallier, professeur à l'École de pharmacie, membre de l'Académie royale de médecine; Henri-Louis Bayard, docteur en médecine; conformément à l'ordonnance, en date du 13 septembre, de M. Coppeaux, juge d'instruction au tribunal de la Seine, qui nous commet à l'effet de procéder à l'exécution de la commission rogatoire en date du 2 septembre 1839 de M. le juge d'instruction près le tribunal de Joigny, nous sommes transportés le 14 septembre au Palais de Justice, à Paris, dans le cabinet de M. Coppeaux, juge d'instruction.

Après avoir accepté cette mission, et prêté serment entre

ses mains, il nous a fait remise d'un paquet adressé à M. le procureur du roi près le tribunal de première instance à Paris. Nous avons détaché les enveloppes, l'une en papier blanc, la seconde en papier bleu, puis une troisième en papier blanc scellée de deux cachets de cire apposés par M. le juge d'instruction de Joigny, et portant la suscription suivante :

Flacon ayant contenu la substance à l'aide de laquelle Joseph Rigolet a tenté de s'empoisonner. Transmis le 2 septembre à notre collègue de la Seine par nous juge d'instruction de Joigny, soussigné.

Cette dernière enveloppe contenait un flacon de cristal de forme rectangulaire fermé par un bouchon de liége. Ce flacon est entièrement vide, et les parois intérieures sont tapissées à leur partie inférieure et dans une hauteur de 24 millimètres par une couche légère d'une substance jaunâtre.

Nous nous sommes réunis dans le laboratoire de l'un de nous pour procéder aux analyses chimiques et répondre aux questions suivantes qui nous sont posées.

1° Reconnaître, si cela est possible, quelle est la substance qui a été renfermée dans ce flacon, et qui a produit la teinte jaunâtre qui le tapisse à une hauteur de 3 centimètres.

2° Déterminer si une quantité d'acide sulfurique, ou de la substance trouvée, égale à celle que pourrait contenir la partie jaune du flacon, mêlée avec un petit verre d'eau-de-vie, a dû ou pu produire les accidents constatés par le docteur Delingette.

3° Si ces accidents ne pourraient pas résulter au contraire du vomitif fourni par J..... et de la façon extraordinaire dont Rigolet en aurait fait usage.

4° Si l'acide sulfurique ou la substance trouvée projetée sur du carreau doit occasionner le bouillonnement de celui-ci.

Examen du flacon.

L'examen physique du flacon a fait reconnaître, 1° qu'il n'existait plus dans ce vase que quelques traces d'un liquide : ce liquide était odorant, et l'odeur développée se rapprochait de l'odeur de l'éther nitrique ; 2° que le bouchon qui avait servi à fermer le flacon était corrodé, et avait acquis une couleur jaune semblable à celle qu'acquiert le liége qui a été en contact avec la vapeur d'acide nitrique ou avec l'acide lui-même ; 3° qu'il existait sur les parois du flacon, depuis le fond jusqu'à la hauteur de 24 millimètres (environ 1 pouce), une matière brune.

Une petite quantité d'eau ayant été introduite dans ce flacon et ayant été agitée, on vit bientôt disparaître la matière brune. Elle s'était dissoute dans l'eau ajoutée et qu'on eut le soin d'agiter. La liqueur provenant de cette dissolution était acide, elle rougissait fortement le papier de tournesol. Cette eau a été filtrée et divisée en 5 parties.

La première fut essayée par l'hydrogène sulfuré ; elle n'a fourni aucun précipité, aucune coloration indiquant dans ce produit la présence de l'émétique.

La deuxième fut traitée par le nitrate d'argent ; elle n'a donné aucun caractère indiquant la présence de l'acide hydrochlorique.

La troisième fut mise en contact avec du chlorure de baryum ; elle fournit une légère couche indiquant des traces d'un sulfate ou d'acide sulfurique ; mais l'acidité marquée du liquide, comparée aux couches obtenues, démontrait positivement que l'acidité ne pouvait être attribuée à l'acide sulfurique.

La quatrième partie a été évaporée dans une petite capsule pour rechercher le nitrate de potasse dans ce résidu ; mais les expériences faites démontrèrent que le liquide n'en tenait pas en solution.

La cinquième partie fut saturée par de la potasse, puis

évaporée à siccité. Le produit de l'évaporation examiné fut reconnu contenir du nitrate de potasse; il brûlait sur les charbons avec scintillation. Une portion de ce résidu, allongé d'une petite quantité d'eau et étendu sur du papier, puis séché, donnait à la partie du papier qui avait été imbibée du mélange la propriété de brûler comme de l'amadou en scintillant. La petite quantité du produit que nous avions à notre disposition ne nous a pas permis de pousser plus loin nos expériences.

Le bouchon, comme nous l'avons dit, avait une couleur jaune très marquée; ce bouchon était très acide; la partie colorée et acide a été détachée, à l'exception d'une petite portion que l'on a laissée comme pièce à conviction. Toute la partie enlevée a été divisée, puis traitée par l'eau distillée à plusieurs reprises et jusqu'à ce que l'eau ne fût plus acide; la liqueur acide fut ensuite saturée par la potasse, puis évaporée à siccité. Le résidu, amené presque à siccité, fut examiné : 1° sur du papier, qui en fut imbibé; 2° sur les charbons ardents, où il brûlait en scintillant; 3° dans un petit tube, avec de la limaille de cuivre et de l'acide sulfurique : il donna alors du gaz nitreux qui colora en bleu du papier touché avec de la teinture de gaïac.

Ces faits nous permettent de répondre de la manière suivante aux questions posées dans la commission rogatoire.

1° Que la liqueur qui était renfermée dans le flacon était une liqueur acide contenant de l'acide nitrique (de l'eauforte), mais que rien ne peut nous indiquer quel était le degré de force ou de concentration de cet acide;

2° Qu'il est probable que cet acide a été mêlé à l'eaude-vie, et que la matière colorante peut provenir de l'eaude-vie ou de toute autre substance de nature végétale;

3° Que la quantité d'acide azotique qui aurait rempli l'espace du flacon, à partir du fond jusqu'à la hauteur de 24 millimètres, mêlée à un petit verre d'eau-de-vie, aurait pu produire les accidents constatés par le docteur Delingette, cette quantité d'acide pouvant s'élever à 10 grammes (2 gros 1/2); qu'il est cependant probable que l'acide employé était étendu, puisque le médecin n'a pas observé de coloration en jaune de la commissure des lèvres ni de la membrane muqueuse, mais seulement une couleur blanche; que peut-être cette variation de couleur est due au mélange de l'acide avec l'eau-de-vie;

4° Qu'un vomitif composé de 2 grains d'émétique et de 4 grains de sel de nitre aurait déterminé des vomissements, mais non les altérations remarquées sur les membranes muqueuses, sur le tour des gencives et sur les lèvres;

5° Que l'acide nitrique projeté sur du carreau et additionné d'eau, peut donner lieu à une effervescence semblable à celle qui a été signalée.

Paris, 15 septembre 1839.

FIN.

44.

ERRATA.

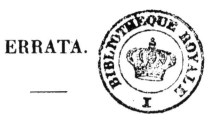

Page 356, *ligne* 16, jaunes-verdâtres... *lisez* : **jaunes-rougeâtres.**

358   13   se dissout mieux... *lisez* : se dissout moins.

365   20   par l'acide hypo-azotique... *lisez* : d'acide hypo-azotique.

371   4   rosé... *lisez* : rougi.

Id.   13   fournit un sel... *lisez* : fournit avec l'acide acétique un sel.

373   12   calcalescente... *lisez* : alcalescente.

373   25   d'un aspect gros... *lisez* : d'un aspect gras.

375   28   leurs opérations... *lisez* : leurs expériences.

376   11   il est incolore... *lisez* : elle est incolore.

Id.   23   sels de magnésie... *lisez* : sels acides de magnésie.

379   2   en entrainant d'abord l'humidité... *lisez* : en attirant...

Id.   5   se dissout... *lisez* : se réduit.

TABLE DES MATIÈRES.

DEUXIÈME PARTIE.

FIN DE LA TABLE DES MATIÈRES.

45

LIBRAIRIE MÉDICALE

DE GERMER BAILLIÈRE,

RUE DE L'ÉCOLE-DE-MÉDECINE, 17, A PARIS.

ABERCROMBIE. Traité des maladies de l'encéphale et de la moelle épinière, trad. de l'anglais avec des notes très nombreuses, par A. N. GENDRIN, médecin de l'hôpital de la Pitié. 1 fort vol. in-8, de 650 pages. 1835. 7 fr.

AMUSSAT. Leçons sur les rétentions d'urine, causées par les rétrécissements de l'urètre; et sur les maladies de la glande prostate; publiées par M. le docteur PETIT, DE L'ÎLE DE RÉ; 1832, 1 vol. in-8°, fig. 4 fr. 50 c.

AUBER (Ed.). Hygiène des femmes nerveuses, ou Conseils aux femmes pour les époques critiques de leur vie. 1843, 2e édition, 1 vol. gr. in-18 de 540 pages. 3 fr. 50 c.

AUBER (ÉDOUARD). Traité de philosophie médicale, ou exposition des vérités générales et fondamentales de la médecine. 1839, 1 vol. in-8, br., de 556 pages. 6 fr.

BÉRARD (A.). Diagnostic différentiel des tumeurs du sein, par A. BÉRARD, professeur de clinique chirurgicale à la Faculté de médecine de Paris. 1842, in-8, br. 5 fr. 50 c.

BÉRARD (A.). Maladies de la glande parotide et de la région parotidienne, opérations que ces maladies réclament. (Concours de médecine opératoire.) 1841, 1 vol. in-8 de 320 pag., 4 pl. 4 fr. 50 c.

BOUCHARDAT. Nouveau formulaire magistral, précédé d'une Notice sur les hôpitaux de Paris, de généralités sur l'art de formuler, suivi d'un Mémorial thérapeutique, et des secours à donner aux empoisonnés et aux asphyxiés, par M. le docteur BOUCHARDAT, pharmacien en chef de l'Hôtel-Dieu, 1843, 2e édition. 1 vol. in-18, br. 3 fr. 50 c.

BRIERRE DE BOISMONT. De la menstruation considérée dans ses rapports physiologiques et pathologiques. (Ouvrage couronné par l'Académie royale de médecine. 1842, 1 vol. in-8. 6 fr.

CAZALIS. Manuel de physiologie humaine, par le docteur CAZALIS, ancien interne des hôpitaux de Paris. 1843, 1 vol. gr. in-18. 3 fr. 50 c.

CERISE. Des fonctions et des maladies nerveuses, de leurs rapports avec l'éducation sociale et privée, morale et physique, ou essai d'un nouveau système de recherches physiologiques et pathologiques sur les rapports du physique et du moral. (*Ouvrage couronné par l'Académie royale de médecine*). 1842, 1 vol. in-8. 7 fr.

DESPRÉS. Vade mecum de l'anatomiste, par le docteur Després, prosecteur de la Faculté de médecine de Paris, 1843, 1 vol. gr. in-18 avec 200 fig. intercalées dans le texte.

DUPARCQUE. Traité des maladies de la matrice, par F. Duparcque, docteur en médecine, ancien interne des hôpitaux de Paris. 1839, 2 vol. in-8. 12 fr.

DUPUYTREN. Leçons orales de clinique chirurgicale faites à l'Hôtel-Dieu de Paris, recueillies et publiées par MM. les docteurs Brierre de Boismont et Marx; 2e édition entièrement refondue. 1839, 6 vol. in-8, br. 36 fr.

FODÉRÉ. Essai théorique et pratique de pneumatologie humaine, ou Recherches sur la nature, les causes et le traitement des flatuosités; suivi de recherches sur les causes et la formation de divers cas d'aberration et de perversion de la sensibilité, tels que l'*extase*, le *somnambulisme*, la *magi-manie* et autres vésanies, et sur les effets qui s'en sont suivis. 1829, 1 vol. in-8, br. 4 fr.

FOY. Traité de matière médicale et de thérapeutique appliquée à chaque maladie en particulier. 1843, 2 forts vol. in-8. 14 fr.

FOY. Formulaire des médecins praticiens, contenant les formules des hôpitaux civils et militaires français et étrangers; l'examen et l'interrogation des malades; un mémorial raisonné de thérapeutique; les secours à donner aux empoisonnés et aux asphyxiés; la classification des médicaments d'après leurs effets thérapeutiques; un tableau des substances incompatibles; l'art de formuler, par M. le docteur Foy, pharmacien en chef de l'hôpital Saint-Louis de Paris. 1843, 4e édition augmentée d'un supplément pour les médicaments nouveaux et les nouvelles formules, et d'une table alphabétique des auteurs et des matières; avec *les anciens et les nouveaux poids décimaux.* 1 vol. in-18. 3 fr. 50 c.

GAUTHIER. Introduction au magnétisme animal. Examen de son existence depuis les anciens jusqu'à l'époque actuelle, sa théorie, sa pratique, ses avantages, ses dangers, et la nécessité de son concours avec la médecine. 1840, 1 vol. in-8. 6 fr.

GENDRIN. Traité philosophique de médecine pratique, par A. N. Gendrin, médecin de l'hôpital de la Pitié; 3 forts vol. in-8. 21 fr.

GENDRIN. Leçons sur les maladies du cœur et des grosses artères, recueillies et publiées sous ses yeux, par MM. Colson et Dubreuil-Hélion. 1842-1843, 2 vol. in-8. 14 fr.

GIBERT. Traité pratique des maladies spéciales de la peau, enrichi d'observations et de notes nombreuses, puisées dans les meilleurs auteurs et dans les cliniques de l'hôpital Saint-Louis, par M. C. GIBERT, médecin de l'hôpital Saint-Louis. 1840, 2ᵉ édition, 1 vol. de 500 p. 6 fr.

GIBERT. Manuel pratique des maladies vénériennes, par C. M. GIBERT, médecin de l'hôpital Saint-Louis. Paris, 1837. 1 vol. gr. in-18, de 710 pages. 6 fr.

JACQUEMIER. Eléments de l'art des accouchements, suivis d'un Traité des maladies des femmes grosses et accouchées, et des enfants nouveau-nés, par le docteur JACQUEMIER, ancien interne de la Maison d'accouchements de Paris. 1843, 2 vol. gr. in-18, br. 9 fr.

KRAMER. Traité des maladies de l'oreille, trad. de l'allemand, par le docteur BELLEFROID. 1841, 1 vol. gr. in-18, fig. 4 fr. 50 c.

LISFRANC. Maladies de l'utérus, d'après les leçons cliniques faites à l'hôpital de la Pitié, par le docteur PAULY. Paris, 1836, 1 vol. in-8, br. 6 fr.

MAYOR (de Lausanne). Bandages et appareils à pansements, ou nouveau système de déligation chirurgicale, 3ᵉ édit., augmentée de Mémoires sur les bassins et les pessaires en fil de fer, les fractures de la clavicule, la cure radicale des hernies et le cathétérisme simple et forcé dans les rétrécissements de l'urètre. 1 fort vol. in-8, et atlas in-4, de 16 pl. 1838. 7 fr.

MOREAU. Traité pratique des accouchements, par MOREAU, professeur d'accouchements, des maladies des femmes et des enfants de la Faculté de médecine, de Paris. 1841, 2 vol. in-8. brochés. 14 fr.

— Le même ouvrage, avec un atlas de 60 belles pl. in-fol., fig. noires., 60 fr., et fig. coloriées. 120 fr.

MUNARET. Du médecin des villes et du médecin de campagne, Mœurs et science. 2ᵉ édition, entièrement refondue. 1840, 1 vol. gr. in-18. 3 fr. 50 c.

MUSSET (Hyacinthe). Traité des maladies nerveuses ou névroses, et en particulier de la paralysie et de ses variétés, de l'hémiplégie, de la paraplégie, de la chorée ou danse de Saint-Guy, de l'épilepsie, de l'hystérie, des névralgies internes et externes, de la gastralgie, etc. 1840, 1 vol. in-8. 6 fr.

NÉLATON. Éléments de pathologie chirurgicale, par NÉLATON, chirurgien des hôpitaux de Paris. 1843, 2 vol. in-8, br. 16 fr.

REQUIN. Éléments de pathologie médicale, par REQUIN, médecin des hôpitaux de Paris. 1843, 2 vol. in-8. 16 fr.

Imprimé en France
FROC022044230919
22214FR00011B/98/P

9 782329 321165